CATALOGUE

DES

PLANTES VASCULAIRES

DU DÉPARTEMENT

DE L'AVEYRON

PAR

ANTOINE BRAS

Docteur en médecine, Membre de la Société botanique de France,
Correspondant de la Société d'Histoire naturelle de Toulouse, Membre de la Société des Lettres, Sciences et Arts de l'Aveyron,
Chevalier de la Légion d'honneur, Officier d'Académie

VILLEFRANCHE

IMPRIMERIE ET LIBRAIRIE DE VEUVE CESTAN

MDCCCLXXVII

CATALOGUE

DES

PLANTES VASCULAIRES

DU DÉPARTEMENT

DE L'AVEYRON

— Villefranche (Aveyron), imprimerie de veuve Cestan. —

CATALOGUE

DES

PLANTES VASCULAIRES

DU DÉPARTEMENT

DE L'AVEYRON

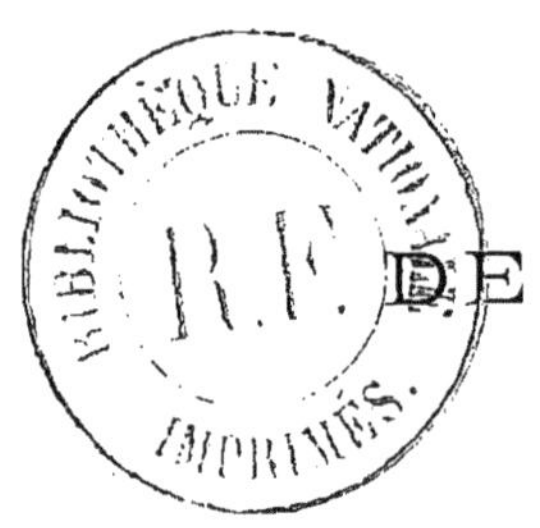

PAR

ANTOINE BRAS

Docteur en médecine, Membre de la Société botanique de France,
Correspondant de la Société d'Histoire naturelle de Toulouse, Membre de la Société
des Lettres, Sciences et Arts de l'Aveyron,
Chevalier de la Légion d'honneur, Officier d'Académie

VILLEFRANCHE

IMPRIMERIE ET LIBRAIRIE DE VEUVE CESTAN

MDCCCLXXVII

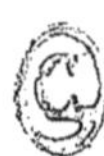

A MESSIEURS LES MEMBRES

DU

CONSEIL GÉNÉRAL

DE L'AVEYRON

Expression de ma vive reconnaissance

BRAS.

EXTRAIT

DES

PROCÈS-VERBAUX DES SÉANCES

DU

CONSEIL GÉNÉRAL DE L'AVEYRON

Séance du 23 août 1875

M. Maruéjouls, au nom de la commission spéciale nommée par le Conseil et chargée d'examiner la demande faite par M. Bras, donne lecture du rapport suivant :

MESSIEURS,

M. Bras, médecin à Villefranche, étudie depuis quarante ans la Flore de notre département; il a recueilli dans un catalogue raisonné le fruit des nombreuses herborisations qu'il a faites dans les diverses régions du territoire, et demande au Conseil général de prendre sous son patronage la publication de cet important travail.

Votre commission, après avoir pris connaissance de l'ouvrage de M. le docteur Bras, vous propose de répondre par un vote favorable à la demande qu'il vous fait.

Déjà, à une autre époque, le Conseil général de l'Aveyron a présidé à la publication d'un remarquable ouvrage de science ; je veux parler des *Esquisses géologiques* de M. Boisse.

Le *Catalogue botanique* de M. Bras se recommande au même titre.

Je n'ai pas besoin d'insister pour vous faire comprendre quel intérêt s'attache à ces travaux ; au point de vue départemental, ils formeront les deux premiers volumes d'une collection qui se complètera, nous l'espérons, par d'autres travaux sur toutes les branches de l'histoire naturelle de l'Aveyron ; au point de vue général, ces monographies, résultat d'études immenses faites par des savants modestes et consciencieux, seront la mine où iront puiser les généralisateurs dont le nom, à chaque époque, reste comme le symbole des progrès accomplis et des découvertes réalisées.

Du reste, si notre département offre un intérêt particulier à l'étude du géologue par la variété des terrains qui composent son territoire, on comprend qu'une Flore aveyronnaise est du plus haut intérêt pour le savant, par suite de la constitution si variée de notre sol, des brusques accidents qui le tourmentent et des écarts d'altitude qu'il présente.

Si l'utilité de l'ouvrage est incontestable, sa valeur intrinsèque ne l'est pas moins. Vous en avez pour garant l'examen qu'en ont fait ceux des membres de votre commission que leurs études spéciales rendaient particulièrement propres à cette tâche, et surtout la haute compétence en ces matières de M. Bras, qui compte au nombre des botanistes les plus éminents du midi de la France.

D'ailleurs, en assumant cette dépense, le département ne s'engage que dans des limites assez restreintes, puisqu'il résulte des renseignements qui nous ont été fournis que l'impression du *Catalogue* ne coûtera pas au département plus de 12 ou 1500 fr.; somme bien peu importante, si on la compare à celles qu'ont coûté les *Esquisses géologiques* de M. Boisse, et, un peu avant, les *Études historiques sur le Rouergue* de M. de Gaujal.

Enfin, Messieurs, nous avons pensé qu'il vous serait agréable, en favorisant l'éclosion d'une œuvre utile à notre pays, de donner un témoignage de haute sympathie à un homme qui fut longtemps votre collègue, et qui, dans tous les chemins qu'il a parcourus pendant une longue carrière, comme médecin, comme savant, comme administrateur, a partout marqué sa trace par de grands services rendus.

Votre commission vous propose donc de vous charger de la publication du *Catalogue des plantes de l'Aveyron* par M. le docteur Bras, en confiant à M. le Préfet le soin de s'entendre avec un imprimeur, pour que l'impression s'en fasse au mieux des intérêts du département.

Les conclusions du rapport sont adoptées à l'unanimité.

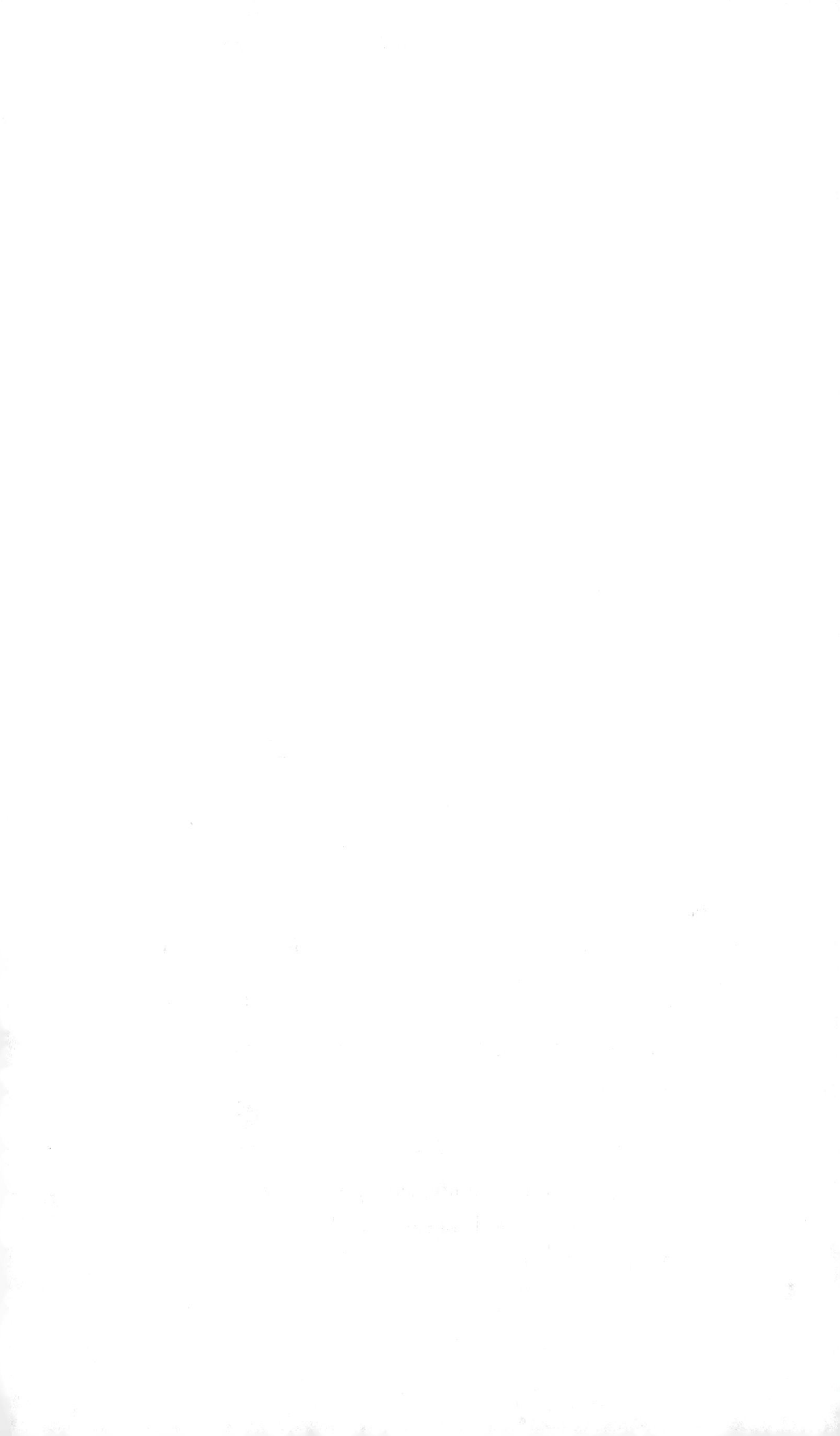

AVANT-PROPOS

J'ai exploré le département de l'Aveyron sans interruption depuis l'année 1833; j'y ai fait de nombreuses herborisations, tenant toujours une note exacte de mes récoltes; je dois à l'obligeance de plusieurs botanistes, qui ont étudié notre riche végétation, des communications importantes; des notes précieuses concernant notre flore ont été mises à ma disposition. J'ai réuni tous les matériaux que j'ai pu ainsi recueillir en un catalogue qu'il m'est permis de faire connaître aujourd'hui, grâce à la bienveillante générosité du Conseil général, qui a bien voulu mettre les frais de son impression à la charge du département.

Je ne saurais avoir la prétention de donner la note complète des végétaux qui croissent spontanément dans notre département. Son étendue ne m'a pas permis d'en explorer toutes les parties, et les documents que j'ai pu me procurer ne suffisent pas pour remplir cette tâche et former un ensemble qui me satisfasse, et qui soit digne, selon mes désirs, de la haute faveur dont mon travail a été honoré. J'ai toutefois la confiance qu'en enregistrant ainsi le resumé de mes nombreuses investigations, en groupant en faisceau les travaux dispersés des botanistes aveyronnais, j'aurai fait un travail qui ne sera pas sans utilité pour le pays, et il m'est permis d'espérer que, tout incomplet qu'il est, le tableau de notre végétation, que je publie, en facilitant les recherches, provoquera de nouvelles observations et pourra fournir ainsi le canevas d'une flore des plus intéressantes.

Le relief et la configuration du sol, sa constitution intime, exerçant une action puissante sur la nature de la végétation qui le recouvre, j'ai jugé convenable de donner un rapide aperçu géographique et géologique de notre région, afin de mieux faire ressortir la corrélation qui existe entre la richesse de notre flore et la variété de notre sol, les écarts d'altitude et, par suite, de température qu'il présente. J'ai puisé les éléments de cette partie de mon travail dans l'ouvrage, si complet et si remarquable, de M. Boisse, publié en 1870, aussi sous les auspices du Conseil général, sous le titre modeste d'*Esquisse géologique du département de l'Aveyron.*

Le catalogue que j'ai dressé ne contient pas seulement le fruit de mes recherches personnelles dans le département; je me suis attaché, autant qu'il a dépendu de moi, à le rendre plus complet par l'indication exacte et consciencieuse des travaux et des découvertes des botanistes aveyronnais mes prédécesseurs. Pour faire connaître l'importance des sources où j'ai pu puiser, j'ai cru devoir consacrer quelques lignes à la biographie de ces pionniers de la science phythographique dans notre contrée et témoigner ainsi de la reconnaissance qui leur est due pour les matériaux précieux qu'ils nous ont laissés. J'indiquerai par de courtes notices les travaux et les communications de mes contemporains.

Le département de l'Aveyron emprunte son nom à l'une de ses principales rivières, qui le traverse dans presque toute son étendue de l'est à l'ouest. Il appartient à la région méridionale de la France, et s'étend du 43° 41' au 44° 50' de latitude nord et du 1° 16' de longitude est à 0° 27' de longitude ouest. Sa surface mesure 874,213 hectares. Sous le rapport de l'étendue il occupe le quatrième rang parmi les départements.

Il est limité : au nord, par les hautes montagnes du Cantal ; à l'est, par les montagnes de la Lozère et des Cévennes ; au sud-est, de grands escarpements de calcaire jurassique forment la limite qui le sépare du bassin de la Méditerranée, s'appuyant, dans cette direction, sur la ligne de faîte du versant de cette mer et de celui de l'Océan pour s'incliner au sud-ouest et à l'ouest, par des pentes graduées, vers les basses plaines du bassin sous-pyrénéen.

Son niveau au-dessus de la mer, généralement élevé, oscille entre 144 mètres (niveau du Lot près de Cajarc) et 1442 mètres (sommet de la montagne de l'Astruque près d'Aubrac).

La position du département dans la zone tempérée septentrionale semblerait devoir lui assurer une température douce et uniforme, mais l'élévation générale de son niveau, le voisinage des hautes montagnes qui l'entourent en grande partie, les accidents de son sol tourmenté, contre-balancent les avantages de cette position. Aussi la température moyenne est-elle de beaucoup inférieure à celle de la plupart des lieux situés sur le même parallèle. Cette moyenne est aux environs de Rodez de 10° 5 centigrades.

Quatre rivières principales, le Tarn, le Lot, l'Aveyron,

le Viaur, arrosent le département. Toutes, tributaires de l'Océan, coulent de l'est à l'ouest, et indiquent, par la direction de leurs eaux, la pente générale de la contrée. Le lit de ces rivières est le plus souvent encaissé dans des vallées étroites et profondes, entre des berges abruptes qui s'élèvent à des hauteurs considérables. C'est surtout dans les vallées du Tarn et du Lot que se remarquent ces grandes différences de niveau entre le lit des rivières et le sommet des berges qui les dominent. Sur le Lot, à Entraygues, cette différence est de 484 mètres ; sur le Tarn, depuis le Mas-Lafon jusqu'à Millau, elle est de 500 mètres, et, près de Saint-Rome-de-Tarn, l'extrémité sud de la chaîne du Lévezou, est à 780 mètres au-dessus du lit de la rivière.

Dans quelques points, cependant, les vallées s'élargissent pour former de riches bassins, parmi lesquels on peut citer : sur le Lot, ceux de Saint-Côme, d'Espalion, de Saint-Julien-d'Empare et d'Ambeyrac ; sur le Tarn, aux environs de Millau, ceux de Compeyre et de Creissels.

J'ai déjà dit que le niveau du département était généralement élevé ; son sol présente, en effet, de nombreuses saillies, dont quelques-unes constituent des montagnes d'une hauteur considérable. Il faut signaler : au nord, le vaste massif de la chaîne d'Aubrac, dont le point culminant, au signal de *Maillebuau*, situé un peu en dehors de la limite du département, est à une altitude 1471 mètres ; au centre, la chaîne du Lévezou qui s'élève à 1160 mètres ; le Lagast dont la gibbosité atteint une altitude de 929 mètres ; au sud-est, la montagne de Saint-Guiral, près de Saint-Jean-du-Bruel, sur les limites de l'Aveyron et du Gard, qui s'élève à une altitude de 1365 mètres ; au sud, enfin, la chaîne de Lacaune, prolongement des Cévennes vers la Montagne-Noire par le plateau du Larzac, dont l'altitude, au pic de *Montalet*, est de 1260 mètres.

D'autres proéminences, formant des reliefs bien détachés, se remarquent encore, en grand nombre, dans le département. Elles sont désignées sous les noms de *Pics*, *Puech, Puys* et justifient la qualification de pays de montagne qui a été donné à l'Aveyron.

Dans le champ de cette surface tourmentée, l'on trouve de grands plateaux qui offrent tous, plus ou moins, des proéminences relativement peu saillantes. Il serait superflu d'en faire ici l'énumération ; il suffira de dire que le plateau du Larzac est le plus vaste et le plus remarquable de tous, en même temps qu'il est le plus intéressant au point de vue botanique. Presque entièrement circonscrit par les vallées du Tarn, de la Dourbie et du Cernon, il occupe une vaste surface et présente dans tout son pourtour des escarpements inaccessibles de trois à quatre cents mètres d'élévation.

Après ces développements géographiques sur le département, un peu trop étendus, peut-être, pour le cadre que nous nous sommes tracé, nécessaires cependant pour expliquer la richesse et la variété de notre flore, il convient, dans le même but, de faire connaître la constitution générale du sol de l'Aveyron et les diverses formations géologiques qui le caractérisent.

Il suffira à mon sujet de faire ici une énumération succinte de ces diverses formations.

En jetant un coup d'œil sur la carte géologique et minéralogique du département de l'Aveyron dressée avec un talent si remarquable par M. Boisse, carte résumant une longue série d'observations et de recherches faites dans notre région par ce savant ingénieur, l'on constate facilement que les trois grandes divisions des formations géologiques généralement admises, ainsi que les modifications qui en dérivent, sont largement représentées dans notre pays.

Les terrains cristallisés forment les massifs montagneux d'Aubrac, du Levézou, des Palanges; les roches subordonnées abondent dans cette formation. Les porphyres se remarquent aux environs d'Arvieu, à Calmont, à Najac, à la Garde-Viaur; la serpentine à Firmy, à Ferragut au-dessous de Najac; les basaltes couvrent la plus grande partie des monts d'Aubrac.

Les terrains sédimentaires forment des bassins d'une assez grande étendue dans les cinq arrondissements.

Les terrains de transition embrassent, par une bande demi-circulaire, toute la partie méridionale du département.

Le terrain houiller s'y montre en grande abondance; cette formation constitue le riche et vaste bassin d'Aubin, et celui, de moindre importance, qui s'étend, parallèlement au cours de l'Aveyron, entre Gages et Sévérac. Ce terrain se remarque aussi dans la vallée du Lot, où il constitue le bassin dit de Lassouts, l'on en trouve encore d'autres dépôts, en couches peu puissantes, sur d'autres points du département : à Saint-Georges, Cornus, Broquiès, Brousse.

De nombreux fossiles végétaux se rencontrent dans cette formation, notamment dans le bassin d'Aubin, où les géologues ont trouvé quarante-deux fougères, dix équisétacées, huit astérophyllées, quinze sigillariées, deux nœggerathiées, trois carpolithes.

Le Trias ou grès bigarré, vulgairement appelé *Rougier*, est très-développé dans l'Aveyron. On le voit au centre du département entre Firmy, Clairvaux, Marcillac, Saint-Cyprien; au sud-ouest entre Belmont, Coupiac, Vabres, Camarès. Quelques affleurements se remarquent encore sur d'autres points: vers Rignac jusqu'à la Trivale; aux environs de Rodez, sur la rive droite de l'Aveyron; aux Palanges; à Bozouls; à Gabriac.

Le terrain gypseux se montre aux environs de Saint-Affrique en zones longues et étroites de peu d'importance.

La formation jurassique occupe plus d'un quart de la superficie totale du département; on évalue son étendue à deux cent soixante mille hectares. Ce terrain forme plusieurs vastes plateaux, généralement assez élevés, désignés sous le nom de *Causses*. Les principaux sont le causse de Villefranche, de Montbazens, de Concourès, de Sévérac, le Causse-Noir, le Causse-Méjan, le plateau du Larzac le plus important.

Les dépôts tertiaires, qui ont dû recouvrir une grande étendue du département, ne forment plus aujourd'hui que de minces dépôts dispersés çà et là ; les principaux sont aux environs du Mur-de-Barrez, de Saint-Santin, à la côte d'Asprières.

Les terrains d'alluvion anciens se remarquent, alignés en terrasses, aux environs d'Entraygues, de Livinhac, de Capdenac, dans la vallée du Lot; de Creissels, de Comprenhac, de Saint-Rome, dans la vallée du Tarn. Les alluvions modernes remplissent des bassins d'une certaine étendue à Saint-Côme, Espalion, Livinhac-le-Haut, Saint-Julien-d'Empare, dans la vallée du Lot; à Montroziers, Gages, Villefranche, dans la vallée de l'Aveyron; à Millau, dans la vallée du Tarn; à Nant, dans la vallée de la Dourbie; à Saint-Affrique, à Vabres, dans la vallée de la Sorgue.

L'on peut observer dans le département la série presque complète des roches plutoniques, soit injectées, soit d'épanchement. Les premières, plus nombreuses, mais moins étendues, percent le sol en mille points divers. Dans ce groupe se remarque la puissante poussée serpentineuse du Puy-de-Volf, près de Firmy, l'une des plus considérables que présente ce terrain dans l'intérieur de la France, et celle de Ferragut, dans la vallée de l'Aveyron, au-dessous de Najac. Les roches plutoniques d'épanchement occupent la partie nord du département, où elles sont répandues en grandes nappes de laves basaltiques d'une vaste étendue, couvrant, d'un manteau presque continu, la chaîne d'Aubrac et de Laguiole, les plateaux de Cantoin, de Thérondels, de Lacroix.

De nombreux gîtes métallifères se sont développés au milieu des grandes perturbations qui ont tourmenté le sol de l'Aveyron aux diverses époques géologiques. Leurs filons sont disséminés en assez grand nombre sur la surface presque entière du département, et la richesse de quelques-uns a donné naissance à des exploitations d'une grande importance. Les métaux qui constituent le plus généralement ces gîtes sont le fer, le plomb, le cuivre et l'argent.

Sur la foi de quelques voyageurs, qui l'ont traversé en courant, le département de l'Aveyron passe pour une des régions les plus tristes et les plus sauvages de la France; M. Boisse, le savant auteur des *Esquisses géologiques sur le département de l'Aveyron*, a fait justice d'un tel jugement dans le tableau si pittoresque et si gracieux de notre contrée qu'il a inséré dans une notice publiée en 1840, tableau qu'il résume ainsi :

« Variété, tel est, en un mot, le cachet distinctif de
« l'Aveyron, cachet dont nous trouvons partout la vigou-
« reuse empreinte :

« Variété dans le relief du sol,

« Variété dans sa composition,

« Variété dans le climat,

« Variété dans les produits minéraux,

« Variété dans la végétation spontanée et dans les pro-
« duits agricoles,

« Variété dans les populations animales et jusque dans
« les caractères physiques et moraux des habitants des
« diverses régions. »

Les notes les plus anciennes que nous possédions sur la flore du département nous viennent de Jean Bernier, qui vivait au commencement du dix-septième siècle. L'existence de ce botaniste aveyronnais nous a été révélée par Mazuc, dans un travail, plein d'intérêt, présenté à la Société des lettres, sciences et arts de l'Aveyron, dans sa séance du 23 juillet 1854, sous le titre de *Premières origines de la Flore aveyronnaise*, et publié, en 1867, dans les mémoires de cette Société. Il faut lire dans cette publication par quelles ingénieuses recherches, par quelles sagaces inductions, Mazuc est arrivé à mettre en lumière le nom de notre botaniste.

Dans un exemplaire des *Icones stirpium* de Lobel, appartenant à la bibliothèque de Rodez, se trouvent, à côté d'un certain nombre de figures, des notes manuscrites indiquant la station de la plante figurée. Il résulte de ces annotations que le propriétaire de cet exemplaire avait herborisé dans le Rouergue et plus particulièrement aux environs d'Espalion. L'on y voit, en effet, souvent cités les villages qui avoisinent cette ville, Biounac, Flaujac, Lévinhac, Mandailles, Saint-Côme, Le Cayrol, Masse, Bonneval, les montagnes d'Aubrac; et l'on y trouve encore les noms de Rodez, Marcillac, Bozouls, Saint-Geniez, Villefranche.

Cent vingt-trois figures sont ainsi annotées et plusieurs de ces annotations portent que la plante a été cueillie par le botaniste lui-même : *Zacintha verrucosa, en notre champ de Garrigues; Physalis Alkekengi, in vinea nostra de Cestens; Dianthus superbus, in nostra sylva cædua de Carnéjac* etc., localités encore connues aujourd'hui. Si donc notre botaniste n'était pas d'Espalion même, il avait tout au moins sa résidence habituelle dans cette ville, ou dans ses environs.

Mais quel était son nom? L'exemplaire mentionné portant au bas du frontispice l'inscription : *Ranchinus professor Monspeliensis,* la première idée qui devait se présenter était d'attribuer les notes manuscrites à ce professeur. Mais l'indication si précise et si détaillée des stations des plantes annotées, la continuité des herborisations dans les environs d'Espalion, excluent cette supposition. L'on trouve d'ailleurs des notes qui portent la date de 1642 et de 1643, et toutes étant sensiblement de la même écriture, Ranchin, mort en 1641, ne pouvait pas en être l'auteur.

Forcé d'écarter le professeur de Montpellier, Mazuc

ne se décourage pas dans ses recherches et il finit par déchiffrer sur le frontispice des *Icones* le nom de *Bernier,* presque entièrement effacé. Il devenait dès lors probable que Bernier pouvait être l'auteur des annotations manuscrites que contenait cet exemplaire. Mais il restait encore à savoir quel était ce Bernier et si des familles de ce nom existaient, ou avaient existé, dans les environs d'Espalion. Mazuc se met encore à l'œuvre. MM. Henri Affre, archiviste du département et originaire d'Espalion, l'abbé Bousquet, curé de Buzeins, lui prêtent leur concours et lui fournissent des renseignements. Les recherches de ces deux zélés et savants collaborateurs, coordonnées avec l'ensemble des notes des *Icones,* lui permettent enfin d'établir une biographie complète de notre botaniste, biographie qui peut se résumer ainsi :

Bernier ou de Bernier (Jean) était originaire de Saint-Geniez, où son grand-père maternel exerçait la profession de pharmacien; mais sa famille dut venir plus tard s'établir à Espalion, ou dans ses environs. Il étudia la médecine à Montpellier, herborisa aux environs de cette ville dans les localités classiques qui sont encore visitées aujourd'hui : le bois de Grammond, Pérols, Frontignan, Maguelone, etc.; il ramassa des coraux au cap de Cette et eut des relations avec Richer de Belleval, fondateur du jardin botanique de Montpellier; étudiant à Padoue en 1598, il observait un certain nombre de plantes dans les environs de cette ville, il cueillait à Venise *l'Apocynum venetum,* et visitait à Pise le cabinet d'histoire naturelle. Il avait de plus, à diverses époques, observé des plantes au Mont-d'Or, au Cantal, à Toulouse; mais le plus grand nombre des annotations des *Icones* s'applique à des plantes des environs d'Espalion.

Indépendamment des deux cent vingt-trois plantes annotées dans les *Icones*, six cent cinquante-huit figures, représentant des plantes vulgaires ou ubiquistes, sont simplement soulignées. Cette indication doit faire supposer que ces plantes étaient connues par le possesseur de l'exemplaire. L'on est donc en droit d'admettre que notre botaniste a observé environ mille plantes, la moitié environ de celles qui étaient connues à cette époque; nombre considérable qui dénote un botaniste instruit et laborieux, si l'on tient compte des difficultés que présentait l'étude des plantes alors que la science s'apprenait moins dans la nature que dans les compilations des commentateurs.

La période des herborisations de Bernier dans le Rouergue date de 1598 et se termine en 1643. C'est vers 1602 qu'il paraît avoir fixé sa résidence à Espalion; il y est nommé quatre fois consul, la première fois en 1604, la dernière fois en 1635. Nous le voyons ainsi, pendant les cinquante années presque consécutives de son séjour dans cette ville, partager son temps entre l'exercice de la médecine, l'administration consulaire et l'étude des plantes.

Des notes de la même main que celles des *Icones*, consignées en marge d'un vieux livre de médecine (*Gynæceorum sive de mulierum affectibus commentarii* 1586) qui faisait partie de la bibliothèque de feu le docteur Richard et sur le frontispice duquel se trouvent encore les signatures de Bernier et de Ranchin, témoignent que notre botaniste était aussi un médecin observateur et qu'il apportait dans l'exercice de sa profession ce soin et cette méthode qui sont les attributs des études des sciences naturelles.

C'est donc à Jean Bernier que revient l'honneur d'être le plus ancien botaniste aveyronnais, c'est lui qui a posé les premiers jalons de notre riche flore.

Il mourut le 4 septembre 1648 et fut inhumé dans l'église paroissiale d'Espalion.

Bonnaterre (Pierre-Joseph) naquit à Saint-Geniez en 1752. Après avoir terminé ses études classiques dans le collége de cette ville, il entra au séminaire de Rodez, et, dans l'un et l'autre de ces établissements, il se fit remarquer par son ardeur pour l'étude, la facilité de sa mémoire, la vivacité de son esprit. De bonne heure les sciences naturelles eurent pour lui un attrait tout particulier. Une passion profonde pour la botanique se décèle déjà chez lui en philosophie ; plus tard, ses goûts impérieux l'entraînent et il renonce à ses fonctions de vicaire pour se livrer avec plus de liberté à l'étude de cette science, à laquelle il devait consacrer toute sa vie.

Arrivé à Paris, à l'âge de vingt-six ans, ses aptitudes heureuses et son goût pour le travail fixèrent l'attention de M. de Roquelaure, membre de l'Académie française, et de l'abbé Raynal, ses compatriotes. Le premier l'attacha à la publication d'une édition des *Œuvres de Fénelon* que le clergé faisait paraître ; le second lui prodigua toutes sortes d'encouragements. Mis en rapport avec les principaux auteurs de l'*Encyclopédie par ordre de matières*, il fut accueilli avec bonté par Daubenton qui l'associa à la rédaction de cet immense répertoire; il s'en occupa de 1788 à 1792, et c'est à lui que l'on doit, en très-grande partie, le *Tableau encyclopédique et méthodique des trois règnes de la nature*. Ce travail est le complément de celui que Daubenton avait fait, dans le même dictionnaire, pour les quadrupèdes et les poissons; il est plus méthodique, plus concis et peut encore être consulté avec fruit, malgré les progrès immenses que les sciences naturelles ont faits depuis.

A l'époque des grands troubles de la Révolution l'abbé Bonnaterre, qui s'était déjà montré peu partisan des idées nouvelles et qui avait osé condamner hautement les excès dont il était témoin, dut fuir la capitale et venir se réfugier dans nos montagnes; il se cachait dans les villages et les hameaux des environs de Saint-Geniez, trompant toujours l'ardeur impatiente de ses ennemis et cherchant encore dans l'étude de la belle et paisible nature une diversion à ses craintes et un remède à ses ennuis. Grâce au dévouement de quelques amis Bonnaterre put ainsi se soustraire aux conséquences d'un décret de la Convention, du 17 septembre 1793, qui le traduisait devant le tribunal révolutionnaire.

Lors de la fondation des Écoles centrales l'abbé Bonnaterre fut nommé professeur d'histoire naturelle pour le département de l'Aveyron. Ces écoles, foyers de lumière malheureusement trop vite anéantis, s'ouvraient partout avec beaucoup de solennité. Leur inauguration se fit à Rodez les 16 et 17 mai 1796; chaque professeur y prononça un discours sur les matières de son enseignement; Bonnaterre peignit éloquemment les douces satisfactions que l'on trouve dans l'étude de la nature.

Bonnaterre connaissait bien le pays; il dit dans son discours d'ouverture qu'il a herborisé dans le ci-devant diocèse de Rodez dès 1785 et les années suivantes, qu'il y a recueilli dix-huit cents espèces de plantes, dont plusieurs nouvelles, et manifeste l'intention de publier une flore aveyronnaise, flore, dit-il, telle qu'il n'y en aura peut-être point de plus riche et de plus nombreuse dans aucun département de la République.

Ce projet ne s'est malheureusement pas réalisé et l'on ne connaît de son travail que quelques notes, incomplètes, recueillies par quelques-uns de ses élèves.

Benoit de Glasses, qui avait suivi les leçons de Bonnaterre, a communiqué, en 1825, à MM. de Barrau un catalogue des plantes que notre botaniste avait trouvées dans l'Aveyron. Ce catalogue renferme onze cent cinquante noms environ; mais un assez grand nombre d'indications paraissent erronées; il y a des espèces qui n'ont pas été observées depuis dans le département et qu'il est fort douteux qu'on puisse y trouver. Quoi qu'il en soit, les frères de Barrau ont enregistré les découvertes de Bonnaterre dans un catalogue des plantes de l'Aveyron déposé, en 1856, dans les archives de la Société des lettres, sciences et arts de l'Aveyron, et c'est sur ce document que j'en ai fait moi-même le relevé dans mon travail.

Bonnaterre a publié à Rodez, pendant qu'il était professeur à l'École centrale, une notice sur la topographie du département de l'Aveyron et sur les productions les plus rares dans l'histoire naturelle qu'on y trouve. On a encore de lui un *Recueil de médecine vétérinaire* imprimé après sa mort (Toulouse, 1805); une *Notice sur le Sauvage de l'Aveyron* (Paris, an IX), notice intéressante sur cet enfant abandonné dans les bois de Lacaune, que l'administration départementale recueillit et que Bonnaterre fut chargé de conduire à Paris, où il fut soumis à l'observation de Pinel et confié aux soins d'Itard, médecin de l'institution des sourds et muets.

L'abbé Bonnaterre avait fondé à Rodez un jardin des plantes et un cabinet d'histoire naturelle, où devaient, sans doute, être déposées ses collections; aucune trace n'est restée de ces fondations. Il mourut à Saint-Geniez le 21 septembre 1804; son portrait est conservé dans la salle dite des Illustres de cette ville.

Le docteur Richard (Georges) né à Rodez en 1755 et mort dans la même ville le 18 juillet 1840, s'était beaucoup occupé de botanique. Il fit ses études médicales à Montpellier et y prit le grade de docteur ; pendant le cours de ses études ses relations avec l'illustre Broussonnet lui permirent de former un riche herbier contenant la plupart des espèces pyrénéennes, auquel il ajouta plus tard un grand nombre de plantes du pays. M. de Barrau, qui hérita de cet herbier, dit quelque part qu'il lui fut d'une grande utilité pour la détermination de beaucoup d'espèces. Mazuc en avait aussi recueilli quelques débris, trouvés dans sa bibliothèque achetée par la ville de Rodez. Les catalogues de ces botanistes ne contiennent cependant que de rares indications de plantes observées dans l'Aveyron par Richard.

Homme de mœurs douces, bon, affable, d'un esprit cultivé, passionné pour la botanique, Richard faisait ressortir avec chaleur au sein de la société les charmes que procure l'étude de cette science; il captiva bientôt par ses rares qualités MM. de Barrau et il peut être considéré en quelque sorte comme leur maître; c'est lui, en effet, qui inspira aux deux frères le goût des sciences naturelles.

Ancien oratorien, Richard était doué d'un esprit souple et facile, orné de connaissances étendues et variées. Faisant peu de pratique médicale, il partagea son temps entre les sciences et les lettres et la muse l'inspira quelquefois avec bonheur. Il était membre de la Société d'agriculture et fut maire de Rodez pendant les cent jours. Sur la fin de sa carrière ses aptitudes le firent nommer bibliothécaire de la ville de Rodez.

Vidal de Saint-Urbain (Jean-Baptiste), naquit à Saint-Laurent-d'Olt, le 10 juillet 1770. Son père, Joseph, était avocat au parlement de Toulouse. Après avoir fait ses études classiques au collége de Rodez, il se rendit à Montpellier pour étudier la médecine et y fut reçu docteur le 20 avril 1793. Les succès qu'il avait eus dans le cours de ses études, le firent remarquer de ses professeurs, qui lui donnèrent de sincères témoignages d'intérêt et d'affection. Ces témoignages lui inspirèrent de la confiance et le déterminèrent à se fixer à Montpellier où il séjourna jusqu'en 1807 ou 1808, se livrant avec succès à la pratique médicale; mais à cette époque il dut abandonner sa clientèle et rentrer à Saint-Laurent par suite du décès de ses deux frères aînés, morts sur le champ de bataille.

Pendant son séjour à Montpellier Vidal de Saint-Urbain se livrait avec ardeur à l'étude des plantes, il fut l'ami du professeur Gouan et son collaborateur pour certains travaux botaniques, notamment pour son *Traité de botanique et de matière médicale des plantes du jardin de Montpellier.* Il dut à son zèle pour la botanique et aux connaissances étendues qu'il avait acquises dans cette science, d'être nommé professeur suppléant de botanique et de matière médicale à la Faculté de Montpellier, alors que Gouan, professeur titulaire de cette chaire, profondément affligé par la perte de sa fille unique et devenu presque aveugle, n'avait plus d'yeux que pour pleurer.

Rentré dans ses foyers, Vidal de Saint-Urbain sut encore charmer les loisirs de sa modeste retraite par l'étude des plantes, herborisant aux environs de Saint-Laurent et dans la Lozère, sans renoncer à la médecine, faisant toutefois de cette science une étude plutôt spéculative que pratique et fournissant des matériaux à des journaux ou à des publications de médecine; ses confrères avaient une grande confiance dans ses connaissances, son opinion était recherchée et son concours réclamé dans les cas difficiles. Confrères et malades trouvaient toujours auprès de lui l'accueil le plus bienveillant.

Vidal de Saint-Urbain avait beaucoup herborisé dans l'Hérault, la Lozère, le Cantal, l'Aveyron ; il avait ainsi formé un herbier considérable qui fut donné à Mazuc en 1854 par la famille Saint-Urbain, un peu détérioré par le manque des soins assidus que nécessite la conservation de ces collections. Cet herbier, qui était bien préparé et dont les plantes étaient déterminées avec beaucoup de soin, doit faire partie des collections de la Société des lettres, sciences et arts de l'Aveyron à laquelle Mazuc a légué sa bibliothèque et ses matériaux scientifiques. Le catalogue de Mazuc fait mention des plantes de l'Aveyron qui se trouvaient dans cet herbier.

Vidal de Saint-Urbain mourut à Saint-Laurent le 20 septembre 1850.

Berthoud, étranger au département de l'Aveyron, y fut longtemps employé dans l'administration des postes en qualité de directeur, à Millau d'abord, puis à Sévérac-le-Château. Il avait un goût très-prononcé pour la botanique et employait à herboriser le peu de loisirs que lui laissaient ses fonctions. Il avait surtout exploré l'arrondissement de Millau et les environs d'Aubrac, où il allait se fixer pendant des quinzaines entières, consacrant ainsi à l'étude des plantes les congés qu'il pouvait obtenir. Ses investigations avaient enrichi son herbier d'un grand nombre d'espèces aveyronnaises; mais il était peu communicatif, d'un abord difficile et très jaloux de ses collections; d'un autre côté, à sa mort, son herbier fut emporté en Bretagne par ses héritiers. C'est ainsi que les recherches de ce botaniste instruit et plein de zèle ont été perdues pour la flore aveyronnaise.

Cependant MM. de Barrau purent le voir en 1827 et 1828 et prendre dans ses notes l'indication d'un assez grand nombre de stations qu'ils ont consignées dans le catalogue dressé par eux.

Berthoud mourut en 1829 à Sévérac-le-Château, directeur des postes dans cette localité.

Les frères de Barrau, Hippolyte et Adolphe, se sont beaucoup occupés de la flore aveyronnaise; ils ont exploré les stations les plus intéressantes du département : les montagnes d'Aubrac, la chaîne du Levézou, le Lagast, les vallons du Tarn, les environs de Millau, de Rodez. Ils ont, en outre, entretenu des relations avec des personnes qui s'occupaient d'histoire naturelle dans le département et c'est vers eux qu'ont convergé pendant plus de vingt ans toutes les découvertes des botanistes du pays. Ils ont eu la bonne chance d'avoir à leur disposition les manuscrits de Bonnaterre, de Richard et de Berthoud. Avec ces éléments ils ont rédigé un excellent catalogue qui a été communiqué en 1856 à la Société des lettres, sciences et arts de l'Aveyron, sous ce titre : *Catalogue des plantes observées dans le département de l'Aveyron jusqu'à ce jour par MM. de Barrau et autres botanistes.* Ce travail est un résumé complet des connaissances phytologiques que l'on possédait à cette époque sur le département. Les auteurs, en y condensant avec beaucoup de soin, non-seulement leurs propres recherches, mais encore celles des botanistes leurs prédécesseurs, ont ainsi sauvé de l'oubli des notes précieuses.

Ce catalogue, dressé d'après le système de Linné, contient environ deux mille deux cent soixante espèces aveyronnaises, parmi lesquelles mille sept cents phanérogames et cinq cents cryptogames. Les stations des plantes y sont soigneusement indiquées avec l'époque de leur floraison. Lorsque les auteurs n'ont pas vu eux-mêmes la plante dans la localité indiquée, ils ont soin de faire connaître le nom du botaniste qui l'y a observée.

Je ne connaissais ce grand travail de MM. de Barrau que par les notes de Mazuc et je ne l'ai eu en ma possession qu'au mois de mars 1874, alors que mon catalogue était déjà terminé. Je dois à l'obligeance de M. Eugène de Barrau, vice-président de la Société des lettres, sciences et arts de l'Aveyron, frère des auteurs, d'en avoir obtenu la communication : je remercie bien vivement M. de Barrau et MM. les membres du comité de cette société d'une faveur si précieuse qui m'a permis de faire un travail plus complet et de réparer bien des omissions.

Hippolyte de Barrau, auteur principal du catalogue des plantes de l'Aveyron, a fait à la Société des lettres, sciences et arts de l'Aveyron, dont il a été le fondateur et dont il a été maintenu président jusqu'à sa mort, des communications très-intéressantes sur divers sujets d'histoire naturelle, d'histoire locale, d'archéologie ; il a publié en outre un grand travail, vrai travail de bénédictin, sur les familles et les hommes remarquables du Rouergue (1) et des documents sur les ordres équestres dans le Rouergue, comprenant des notices très-détaillées sur les Templiers, sur l'ordre de Saint-Jean-de-Jérusalem ou de Malte, sur la Légion d'honneur (2).

Hippolyte de Barrau ne fut pas seulement un homme de sciences, il a fourni une carrière militaire qui compte douze ans de service comme officier de cavalerie, ses emplois civils en comptent plus de vingt. Maire, conseiller général, conseiller de préfecture, il apporta dans l'exercice de ces fonctions cette droiture d'esprit, cette

(1) *Documents historiques et généalogiques, sur les familles et les hommes remarquables du Rouergue*, 4 vol. in-8o, Rodez, 1853-1860.

(2) *Documents sur les ordres du Temple et de Saint-Jean-de-Jérusalem en Rouergue, suivis d'une notice historique sur la Légion d'honneur et du tableau raisonné de ses membres dans le même pays*, 1 vol. in-8o, Rodez, 1861.

rectitude de jugement, cette fermeté de caractère qui n'appartiennent qu'aux âmes d'élite. Appelé dans les conseils publics par la confiance de ses concitoyens, il s'y fit toujours remarquer par l'ardent amour dont il était pénétré pour son pays natal, par ses patriotiques aspirations. Plusieurs de nos institutions utiles doivent leur développement à son active influence, à ses généreux efforts : il faut citer en première ligne la Société des lettres, sciences et arts de l'Aveyron, dont la prospérité doit être rapportée en grande partie à son chaleureux patronage.

Hippolyte de Barrau fut nommé chevalier de la Légion d'honneur le 10 décembre 1850, récompense, trop tardive peut-être, de ses mérites et des services qu'il avait rendus. Né à Rodez le 23 mars 1794 il mourut à Carcenac en 1863, après une vie bien remplie, ayant bien mérité de son pays.

M. le docteur Adolphe De Barrau a herborisé successivement de 1820 à 1845 aux environs de Paris, à Montpellier, à Toulouse, dans l'île de Minorque, en Algérie. Ses connaissances en botanique, justement appréciées, le firent nommer membre de la commission exploratrice de l'Algérie; éprouvé par le climat de la nouvelle colonie il dut rentrer en France en 1840. Il a collaboré avec son frère au catalogue des plantes de l'Aveyron, mais il a pris une part moins active à sa rédaction qui est due tout entière à la plume d'Hippolyte. Rentré dans ses foyers, M. Adolphe de Barrau se livra à la pratique de la médecine et ses soins désintéressés s'appliquèrent plus spécialement au soulagement des malheureux.

Les sciences naturelles lui sont toujours restées chères et charment encore ses loisirs, son goût pour les plantes semble cependant avoir été un peu attiédi par l'attrait des études géologiques et minéralogiques auxquelles il se livre avec ardeur.

Payons donc ici aux frères de Barrau le tribut de reconnaissance qui leur est dû pour les services qu'ils ont rendus au pays et disons en toute sincérité, à leur louange, qu'ils ont été les principaux promoteurs de l'étude des sciences naturelles dans notre département.

Le botaniste qui aurait fait le plus d'honneur au département, si la mort ne l'avait pas emporté à la fleur de l'âge, c'est bien certainement Mazuc. Ce jeune compatriote, pénétré du feu sacré, se livrait avec une véritable passion à l'étude des plantes.

Né à Rodez le 23 janvier 1831, Émile Mazuc fit ses études classiques dans le lycée de cette ville, au sein de sa famille et sous la direction de son père, président du tribunal civil, dont les rares qualités attiraient l'estime de tous et commandaient le respect. S'inspirant des leçons et des exemples d'un si digne père, Mazuc fut un élève modèle par sa conduite, son application, ses progrès, toujours au premier rang dans ses classes, partageant cette prééminence avec son émule, Charles Gaches, qui a fourni une brillante carrière dans la presse. Son esprit sérieux et d'une maturité précoce lui fit rechercher de bonne heure la société des hommes graves et plus âgés que lui.

Sa vocation le portait vers le sacerdoce et l'on est en droit de supposer qu'il fut détourné de cette voie par la crainte de ne pouvoir concilier les devoirs du saint ministère avec les entraînements passionnés que lui inspirait l'étude des plantes. Mais si la botanique l'emporte sur la vocation, la vocation exercera toujours une puissante influence sur les études de Mazuc ; c'est ainsi que l'épigraphe de son premier travail sur la botanique est une prière : *Benedicite omnia germinantia in terra domino.* (DANIEL).

Ce premier travail intitulé *Botanique*, date de 1848 ; Mazuc l'a écrit alors qu'il n'avait que dix-huit ans. C'est un résumé très complet des notions élémentaires que l'on possédait à cette époque en phytologie. L'ouvrage est divisé en trois cahiers in-4° contenant en tout sept cent quatre-vingt-dix-sept pages ; pour faciliter l'intelligence du texte, il est illustré, en marge, de dessins faits avec beaucoup de goût, tracés à l'encre noire ordinaire et ombrées à la mine de plomb. Cette manière originale donne aux figures un relief remarquable et leur imprime un cachet on ne peut plus gracieux. Les sentiments élevés qui inspiraient Mazuc sont encore inscrits sur la première page de cette œuvre : « Puissions-nous, dit-il, en don-
« nant de cette science les notions les plus générales et
« les plus élémentaires, arriver au but que nous nous pro-
« posons, celui de faire admirer aux hommes combien
« sont magnifiques et sages les œuvres du Souverain
« Créateur de toutes choses. »

De 1853 à 1855, Mazuc recueille des éléments pour un catalogue des plantes de l'Aveyron ; il fait le dépouillement du catalogue de MM. de Barrau en y ajoutant les plantes qu'il a observées lui-même dans le département ou qui lui ont été communiquées. Ces notes de Mazuc portent le titre de *Catalogue des plantes qui ont été observées jusqu'à ce jour dans l'Aveyron ;* elles forment trois volumes in-4° dans lesquels de larges espaces sont laissés en blanc pour servir aux intercalations qui devaient y être faites. Ce travail, bien qu'incomplet, m'a fourni l'indication d'un grand nombre de stations intéressantes.

En 1853 notre jeune botaniste fait des recherches sur les noms patois des plantes dans l'Aveyron. MM. Valadier et l'abbé Cérés, lui fournissent de nombreux matériaux pour ce travail; des indications lui sont aussi données par le docteur Almez, pour Saint-Jean-du-Bruel, et par M. Majorel, pour Laguiole et Sévérac. Ces notes, très-restreintes, sont rassemblées en un petit cahier in-4°.

En 1854, sous le titre de *Notes phytostatiques*, Mazuc, prenant pour modèle les travaux de Turmann, passe sommairement en revue les terrains qui forment le sol du département et indique les plantes particulières à chaque nature de ces terrains. Le plateau dolomitique du Larzac, les montagnes basaltiques d'Aubrac, les causses de Concourès y ont une mention toute spéciale.

J'ai dit ailleurs, en parlant de Bernier, par quelles longues inductions Mazuc était parvenu à tirer de l'oubli le nom de ce botaniste espalionais. L'historique de ces ingénieuses recherches est consigné dans un Mémoire très-remarquable communiqué, en 1854, à la Société des lettres, sciences et arts de l'Aveyron. A la suite de ce Mémoire Mazuc donne, sous le titre de *Notes botaniques de J. Bernier*, la liste des plantes annotées par ce botaniste dans l'exemplaire des *Icones stirpium* qui lui avait appartenu, avec leur nom ancien, leur synonymie nouvelle et les indications manuscrites de l'auteur. Cette nomenclature, déjà si intéressante par elle-même, le devient encore davantage par les observations critiques que Mazuc y a ajoutées.

Parmi les autres manuscrits laissés par Mazuc l'on trouve encore, sous le nom de *Miscellanées*, des observations relatives à l'histoire naturelle, des extraits du *Cosmos*, des aperçus historiques, dès notes biographiques concernant les personnes qui se sont occupées de botanique dans l'Aveyron.

Mazuc mourut à Rodez le 7 janvier 1855, âgé seulement de 22 ans, emporté par une longue maladie dont il avait contracté le germe dans une herborisation faite à Aubrac pendant l'arrière-saison. Là, ne tenant nul compte de la délicatesse de sa constitution, il resta trop longtemps exposé à l'action des eaux vives de ces hautes régions et rentra au sein de sa famille déjà gravement atteint. L'on peut dire de ce jeune botaniste, sans crainte d'être taxé d'exagération, qu'il est mort victime de cette science qu'il cultivait avec une passion que ses forces étaient impuissantes à soutenir.

La rapide énumération que j'ai faite des travaux de Mazuc fait voir combien furent remplis les jours, hélas ! trop courts, que la Providence lui accorda, et combien il est à regretter, dans l'intérêt de la science en général et dans celui du département en particulier, que cette intelligence d'élite, moissonnée avant l'âge, n'ait pu produire les riches fruits qu'elle promettait.

M. Jules Bonhomme, botaniste des plus instruits, bien que porté par les tendances d'un esprit philosophique et généralisateur vers les regions élevées et spéculatives de la science, est cependant descendu dans le terre à terre des applications et des recherches locales; l'agriculture lui doit des travaux d'un grand intérêt, insérés dans des recueils spéciaux ou édités séparément.

Il publia en 1858 un premier fragment de *Notes sur quelques algues d'eau douce* (1). Ce travail, fruit d'ingénieuses recherches, où se montre une érudition profonde, puisée dans les auteurs les plus autorisés, est illustré de planches, dessinées avec une rare perfection par l'auteur lui-même, représentant des observations très-délicatement conduites sous un fort grossissement microscopique. Neuf espèces, la plupart nouvelles, toutes aveyronnaises et des environs de Millau, y sont décrites avec un soin minutieux. La perfection de cet opuscule fait vivement regretter que l'auteur se soit borné à cette première publication.

M. Bonhomme a herborisé sur différents points du département, particulièrement aux environs de Rodez, mais surtout dans le canton de Millau qu'il a exploré à fond. Il a laissé un *Catalogue raisonné des plantes phanérogames* qu'il a observées dans ce canton, catalogue des mieux faits que l'auteur a mis à ma disposition avec la plus gracieuse obligeance, et dans lequel j'ai relevé huit cents espèces environ; quelques-unes signalées comme nouvelles, d'autres accompagnées de notes critiques, qui décèlent un esprit profondément observateur; le dépouillement de ce catalogue est consigné, avec un soin scrupuleux, dans mon travail.

M. l'abbé Revel, aujourd'hui directeur de l'institution de Saint-Joseph à Villefranche, se livre depuis longtemps,

(1) Rodez, Carrère, aîné.

avec un zèle toujours soutenu, à l'étude des plantes et il peut être considéré comme un des botanistes aveyronnais des plus distingués. Séduit par les idées nouvelles en ce qui concerne les espèces et appartenant ainsi à l'école Jordanienne, sans toutefois en accepter toutes les exagérations, il s'est surtout attaché à l'étude des plantes critiques, apportant dans ses recherches, au milieu de l'immense chaos des formes nouvelles, un esprit de minutieuse et sagace observation; il est l'inventeur du *Ranunculus radians*, espèce admise dans les flores récentes, observée pour la première fois dans la Dordogne, près de Ménestrol, et dans la Gironde, aux environs de Bordeaux, près de Mérignac. Le genre *Erophila*, dans lequel M. Jordan a pu distinguer près de deux cents espèces, a aussi exercé la patience de M. Revel. Puisse-t-il se reconnaître dans ce dédale et trouver le signalement différentiel applicable à chacune de ces nombreuses individualités !

M. Revel a herborisé plus particulièrement dans la Dordogne, dans la Gironde, dans l'Aveyron. Le résultat de ses recherches dans ces départements est consigné dans un mémoire qu'il a présenté, en 1865, à la Société Linnéenne de Bordeaux. Son itinéraire commençant au cap Féret, se poursuit, par la Dordogne, jusqu'au Cantal et pénètre dans l'Aveyron par Lacalm. Notre botaniste parcourt le vaste massif d'Aubrac, la vallée du Lot, vers Saint-Geniez; les plateaux calcaires de Saint-Martin-de-Lenne, entre cette localité et Sévérac; les rochers de Gages; les causses d'Onet, de Salles-la-Source; les vallons du Cruou et de Cougousse. J'ai relevé dans ce mémoire les plantes qui appartiennent à l'Aveyron et j'en ai fait mention dans mon catalogue. Ma liste s'est encore enrichie de beaucoup d'autres plantes aveyronnaises dont je dois la communication à l'obligeance de ce botaniste.

Je suis heureux de consigner ici l'expression de ma vive reconnaissance envers M. l'abbé Revel pour le concours si empressé qu'il a bien voulu me prêter et les encouragements si bienveillants qu'il n'a cessé de me donner dans mon entreprise.

Au cours de l'impression de mon travail a paru la publication du compte rendu des séances du Congrès scientifique de France tenu à Rodez en 1874, où se trouve une étude que M. l'abbé Revel a communiquée au congrès sous le titre de *Notes et observations sur quelques plantes rares, litigieuses, nouvelles ou peu connues du sud-ouest de la France*; extrait d'un travail inédit ayant pour titre : *Recherches botaniques faites dans le sud-ouest de la France* (1).

Je ne saurais passer ici sous silence cette importante communication d'un botaniste aveyronnais.

Dans ces notes, fruit d'observations longtemps poursuivies avec une rare sagacité, de recherches persévérantes dans les auteurs anciens et modernes, tant au point de vue de la synonymie que de la diagnose, l'auteur s'est appliqué à élucider les obscurités dont certains genres sont enveloppés, à aplanir les difficultés que présente la détermination des espèces qui les constituent. Parmi les genres qui ont été plus particulièrement l'objet de ses études il faut citer, dans les Renonculacées, le genre

(1) *Congrès scientifique de France*, quarantième session, tome I, p. 221, Rodez, 1874.

Batrachium, créé par Wimmer, genre dont M. Revel avait déjà fait une savante exposition dans une *Notice sur les Renoncules Batraciennes de la Dordogne*, publiée dans le tome XIX des *Actes de la Société Linnéenne de Bordeaux* (1853); dans les crucifères, les genres *Barbarea*, *Biscutella*. Cette intéressante communication, dont l'étendue n'a pas permis l'insertion entière dans les comptes rendus des séances du Congrès, s'arrête malheureusement aux Cistinées. Il est vivement à regretter qu'un travail d'une aussi grande importance ait été ainsi tronqué. Espérons qu'il ne sera pas perdu pour la science et que l'auteur le livrera plus tard à la publicité.

Après avoir fait connaître dans les notices biographiques qui précèdent les diverses sources où j'ai pu puiser de nombreux matériaux pour mon travail, il me reste encore à mentionner les communications importantes qui m'ont été faites par d'autres botanistes, mes contemporains.

Parmi ceux à qui je dois le plus, il convient de citer plus particulièrement MM. Jordan-de-Puyfol, Puech, de Valon, Saltel, Giraudias.

La gracieuse obligeance de M. Jordan de Puyfol, qui porte si dignement un nom qui fera époque dans la science, a enrichi mon herbier de la flore presque complète du canton du Mur-de-Barrez, localité que ce zélé botaniste a explorée à fond et où il a fait de précieuses découvertes.

M. Puech, instituteur communal à Tournemire, canton de Saint-Affrique, a fourni à mon travail l'indication de stations des plus intéressantes, soit des environs de sa résidence, soit de la partie du Larzac qui s'étend, au-dessus du cirque de Tournemire, entre le Viala-du-Pas-de-Jaux, Sainte-Eulalie-du-Larzac et la Panouse-de-Cernon, localité qui se recommande d'une manière toute particulière aux botanistes par la découverte qu'il y a faite du *Saponaria bellidifolia* Smith, plante nouvelle pour la flore de France. Observateur infatigable M. Puech s'est appliqué avec une rare sagacité à l'étude des sciences naturelles et il communique d'une manière pratique et élémentaire à ses élèves les connaissances qu'il a acquises en ces matières. Ainsi voit-on dans son école des collections bien classées de minéralogie, de géologie et un riche herbier. L'administration a eu à cœur de reconnaître cette direction d'une utilité incontestable donnée à l'enseignement primaire par cet instituteur en lui accordant une médaille d'honneur.

M. Puech a bien voulu mettre à ma disposition la liste de ses richesses botaniques; je suis heureux de lui exprimer ici ma vive reconnaissance pour cette importante communication.

M. De Valon, aujourd'hui conservateur des hypothèques à Coulommiers, qui a résidé pendant quelque temps à Rignac, m'a fourni une nombreuse liste des plantes de cette région.

M. Saltel, frère de Saint-Viateur, instituteur à Saint-Julien-d'Empare d'abord, actuellement à Capdenac-gare, a beaucoup herborisé dans le département et ses collections forment déjà un riche herbier. Ce botaniste, plein de zèle, avec lequel j'entretiens des relations suivies, non moins fructueuses qu'agréables, m'a communiqué un grand nombre de plantes aveyronnaises et me fait connaître encore tous les jours, par de fréquents envois, les stations les plus intéressantes du bassin du Lot aux environs de ces localités.

M. Giraudias, receveur de l'enregistrement à Asprières, a aussi la bonté de me faire part de ses observations sur la flore des environs de sa résidence.

D'autres encore m'ont fourni des documents qui ne sont pas sans importance. Je me plais à exprimer ici le témoignage public de ma vive gratitude envers les botanistes que je viens de citer et envers toutes les autres personnes qui ont facilité ma tâche soit par leurs communications, soit par leurs conseils.

Les délimitations administratives étant parfois trop arbitraires, il m'a paru plus rationnel d'élargir mon cadre dans le sens, plus naturel, des dispositions géographiques. C'est ainsi que j'ai poursuivi mes explorations dans la vallée de l'Aveyron jusque dans le département de Tarn-et-Garonne, rattachant ainsi à notre flore les escarpements d'Anglars et les rochers de Bonnes, près de Saint-Antonin, localités où l'on trouve bien des espèces intéressantes. Par le même motif je comprends dans mon rayon : dans le Gard, la montagne de Saint-Guiral, dont les contre-forts s'étendent dans l'Aveyron jusqu'à Saint-Jean-du-Bruel ; le bois de Salbous, station remarquable, visitée par les grands botanistes et souvent citée dans les auteurs, notamment par Gouan dans ses *Herborisations aux environs de Montpellier*, par de Pouzolz dans la *Flore du Gard*. Ce bois touche à celui de Virenque qui appartient à l'Aveyron; ces deux localités ne sont séparés que par un étroit ravin qui forme la limite des deux départements et leurs flores se confondent. Je me suis avancé dans l'Hérault jusqu'aux environs du Caylar, limite orientale du riche plateau du Larzac. J'indique, dans la vallée du Lot, les plantes intéressantes de la rive droite de cette rivière dans la partie qui ne nous appartient pas, comprise entre Bouillac et Cajarc.

J'ai suivi l'ordre et la nomenclature adoptés par MM. Grenier et Godron dans leur *Flore de France*. Les *Icones floræ germanicæ et helveticæ* de Reichenbach m'ont été d'un grand secours dans mes déterminations. Pour les plantes critiques ou les genres difficiles, comme les Cypéracées et les Graminées, j'indique les figures de cet ouvrage qui m'ont servi de terme de comparaison.

Afin de faciliter les recherches et de mieux faire saisir l'ensemble de la végétation propre à chaque région, j'ai indiqué par arrondissement les localités où les plantes ont été observées. Les stations suivies du signe ! sont celles où j'ai cueilli moi-même la plante indiquée. Les stations qui appartiennent à d'autres botanistes sont suivies de l'initiale de leur nom ou d'abréviations dont la signification est indiquée dans le tableau placé à la suite de cet avant-propos.

ABRÉVIATIONS

---

ab. R.	M. l'abbé Revel.
B	M. Jules Bonhomme.
de B.	Hippolyte de Barrau.
Bern.	Bernier.
Berth.	Berthoud.
Bonnat.	Bonnaterre.
fr. M.-J.	Frère Marie-Joseph, ancien instituteur à Sévérac.
fr. S.	M. Saltel, frère de Saint-Viateur.
Giraud.	M. Giraudias.
Jord. de P f. . .	M. Jordan de Puyfol.
M.	Mazuc.
de V.	M. de Valon.
Esp.	Arrondissement d'Espalion.
Mil.	« de Millau.
Rod.	« de Rodez.
St-Af.	« de Saint-Affrique.
Villef.	« de Villefranche.

ABRÉVIATIONS

RR.	Très rare.
R.	Rare.
AR.	Assez rare.
AC.	Assez commun
C.	Commun.
CC.	Très commun.
①	Annuelle.
②	Bisannuelle.
♃	Vivace.
♄	Ligneuse.
!.	Signe de certitude. Indique que j'ai observé moi-même la plante dans la localité.
?.	Signe de doute.

CATALOGUE

DES

PLANTES VASCULAIRES

DU DÉPARTEMENT

DE L'AVEYRON

EXOGÈNES OU DICOTYLÉDONÉES

CLASSE I. THALAMIFLORES

FAM. I. RENUNCULACÉES

RANUNCULACÆ JUSS.

I. CLEMATIS L.

1. **Clematis Vitalba** L.; vulg. *Herbe-aux-gueux, Viorne.*

Haies, lisières des bois, broussailles, surtout des terrains calcaires; manque souvent dans les terrains primitifs.

♄ Juin-août. — CC.

II. THALICTRUM L.

2. **Thalictrum aquilegifolium** L.

Hautes montagnes.

Esp. Aubrac, sur les rochers de la cascade dite du Sal-del-Grel,

1

broussailles de la prairie le long du ruisseau, ravins vers le lac de Saint-Andéol, bois de Rigambal, bords de Boralde! — Bords du lac de Saliens (M.) — Environs de Paulhac (Valadier.)

♃ Juin, juillet. — AR.

3. **Thalictrum fœtidum** L.

Rod. Fontanges, lieux pierreux (de B.)

Plante des hauts sommets qui n'appartient probablement pas à notre flore.

♃ Juin, juillet.

4. **Thalictrum minus** Mut.; *T. montanum* Wallr.

Mil. Vallée de la Jonte, pentes rocailleuses! — Bois de Caussibal; sommet du coteau d'Ambousquèses; bois communal de la Garrigue; bois au nord du Puy-d'Andan (B.) — Bois de Saint-Estève (de B.) — Devèze de la Bastide (Puech.) — Saint-Martin de Lenne (ab. R.)

Rod. Roquemissou, près de Gages, buissons; Devèze de Floyrac, rochers et buissons; Salles-la-Source, non loin d'Onet-le-Château! (de B.)

St-Af. Route de Saint-Affrique à Tiergues, sur les coteaux (M.)

Villef. Causse de Saujac; coteaux de la Bastide-Capdenac; terrains incultes au domaine de Laurière près Villefranche!

Très-tenace dans les champs qu'il a envahis et où ses racines, profondément traçantes, bravent la charrue.

♃ Juin, Juillet. — R.

5. **Thalictrum saxatile** DC.; *T. flexuosum* Rchb.

Broussailles.

Mil. Bois de Saint-Estève (B.)

♃ Juillet, août. — RR.

6. **Thalictrum nutans** Desf.

Broussailles.

Mil. Coteaux de la Granède, vers le haut et au bord du chemin qui va des Fons à l'Hôpital-du-Larzac (B.)

♃ Juillet, août. — RR.

7. **Thalictrum expansum** Jord.; Bor. *Fl. cent.* 3e éd. p. 3.

Rod. Bois de Bourrignac; Devèze à l'ouest du village de Cadayrac (ab. R.) — Près du hameau de Bennac (ab. Soulié.)

♃ Juin, juillet. — RR.

8. **Thalictrum majus** Jacq.

Mil. Bois de Salbous ! — Devèze de la Bastide (Puech.)

Rod. Bois de la Frégière, près de Balzac (de B.)

Villef. Environs de Villefranche, coteaux de Laurières !

Racine non traçante.

♃ Juillet, août. — R.

9. **Thalictrum nitidulum** Jord. *frag.* 5, p. 17 ; Bor. *Fl. cent.* 3e éd. p. 4.

Rod. Environs de Rignac, au-dessous de l'étang du Roudillou, dans les prairies, le long des haies et du ruisseau; Bournazel, le long des fossés des prairies, près de l'étang!

♃ Juillet, août. — RR.

10. **Thalictrum flavum** L.

Fossés et lieux humides.

Esp. Environs d'Espalion, près de la Bouisse (Bern. 1620.)

♃ Juin, juillet. — R.

III. ANEMONE L.

11. **Anemone Pulsatilla** L.; *Pulsatilla vulgaris* Lob.; vulg. *Pulsatille, Coquelourde, Herbe-du-vent.*

Pelouses découvertes des hauts plateaux calcaires.

Esp. Saint-Geniez (Bern.)

Mil. Sauclières, pelouses du sommet du bois de Virenque; plateau du Larzac, sur les rochers du Caylar, causse de la Liquisse! — Sévérac, Laissac (M.) — Sommet du Puy-d'Andan, Saint-Martin-du-Larzac (B.)

Rod. Plateau de Salles-la-Source ; prairies de Sainte-Radegonde ; Lioujas ! — Cayssials, sur le schiste et le grès du lias ; tout le causse de Concourès ; Gages (M.) — Bois de la Barthe, environs d'Onet-le-Château, bois de la Praderie (ab. R.) — Causses de Vayssettes et de Lioujas (Bern.)

St-Af. Cornus, versant septentrional du bois de Guillaumard!

♃ Mars, avril. — AC.

12. **Anemone montana** Hoppe.

Esp. Pelouses vers le lac de Saint-Andéol ! — Montagnes d'Aubrac;

bords du lac de Saliens (de B.) — Lieutarès, sur la lisère du département du Cantal (fr. S.)

Indiquée dans l'Auvergne et dans la Lozère par Lecoq et Lamotte, *Cat. Pl. cent.* C'est à l'*A. montana* et non à l'*A. Pulsatilla* que doit être rapportée l'*A. rubra* de Lam. qui vient dans les montagnes d'Aubrac aux Places-Basses, aux environs de Laguiole près de Paulhac (ab. R.), au Bourguet, commune de Thérondels (Jord. de Pf.)

Fleur rouge vue à contre-jour.

♃ Avril-juin. — R.

13. **Anemone sylvestris** L.

Bois montueux (Berth. *in Cat.* M.)

Indication sans doute erronée.

♃ Mai, juin.

14. **Anemone nemorosa** L.; vulg. *Sylvie, Fleur-du-Vendredi-Saint, Pâquette.*

Bois et prés couverts.

Esp. Montagnes d'Aubrac, bois de Rigambal! — Bois de Bonneval (Bern.)

Mil. Environs de Sauclières, bois de Salbous; montagne de Saint-Guiral!

Rod. Cayssials; Ampuac, bois et prés humides (M.) — Bois de Carcenac (de B.)

Villef. Bois du Quoiti; bois du Pouget, commune de Morlhon; prés de Fargayroles au-dessous de Monteils; Saint-Julien-d'Empare, prairies des bords de la Diège; Sanvensa, bords du ruisseau de Talospios!

♃ Mars, avril. — CC.

15. **Anemone ranunculoides** L.

Prés couverts, particulièrement le long des cours d'eau.

Esp. Montagnes d'Aubrac, bois de Rigambal!

Mil. Bois de Salbous (Martin.) — Bois, champs argileux au Puech-Nègre (B.)

Rod. Bois de Madame, de Linars (M.) — Environs de Rignac, bords de l'Aveyron (de V.)

Villef. Le Pradélou, les Granges; Saint-Julien-d'Empare, le long de la Diége! AR.

♃ Mars, avril. — R.

16. **Anemone Hepatica** L.; *Hepatica triloba* DC.; vulg. *Hépatique-à-trois-lobes, Hépatique, Herbe-de-la-Trinité.*

Bois et broussailles du calcaire jurassique.

Esp. Notre-Dame-de-Lenne, près de Saint-Geniez (M.)

Mil. Coteaux entre Millau et Paulhe ; environs de Sauclières, bois de Salbous, petit bois sur le plateau du Rouquet ! — Nant ; environs de Sévérac (M.) — Environs de Millau, lieux incultes, bois (B.) — Côte de Saint-Jean-du-Bruel ; Saint-Martin-de-Lenne (de B.) — Salles-Curan (fr. S.)

Rod. Salles-la-Source ! — Parc de Vabre (M.) — Bois de Layroulles, près de Gaillac (de B.)

St-Af. Roquefort, fentes des rochers de Combalou ; plateau du Larzac, près du village de Figayrol !

♃ Mars, avril. — AR.

IV. ADONIS L.

17. **Adonis autumnalis** L. ; vulg. *Goutte-de-sang*.

Moissons, champs pierreux dans le calcaire.

Rod. Champs de Bozouls (Bern.)

Villef. Savignac ; Siols !

① Mai-septembre. — AR.

18. **Adonis æstivalis** L.

Moissons, friches du terrain calcaire.

Rod. Causse de Rodez (de B.)

Villef. Champs d'Estrabols ; plateau de la Bouisse !

Varie à fleurs couleur de minium, *A. miniata* Jacq. ; à fleurs jaunes, *A. flava* Vill.

① Juin, juillet. — AR.

19. **Adonis flammea** Jacq. ; *A. æstivalis* DC. *Syst.* ; Duby.

Esp. Au-dessous de Venzac (Jord. de Pf.)

Mil. Champs de Creissels ; Sainte-Eulalie, au pied des rochers ; moissons du causse de la Liquisse ; Sévérac-le-Château ! — Environs de la Pesade (Loret.)

Rod. Lioujas ; Salles-la-Source, terrains incultes près de la station du chemin de fer ; Bournazel ! — Champs calcaires des environs de Rodez ; Cayssials ; Gages ; Bozouls (M.)

Villef. Saint-Clair, champs rocailleux ; plateau de Saint-Remy ; Martiel !

Var. β *A. abortiva* G. G.; *A. anomala* Wallr.

Villef. Champs d'Estrabols !

Calice velu, trois pétales inégaux, pointus, lacérés au sommet.

① Juin, juillet. — AR.

20. **Adonis vernalis** L.

Mil. Indiqué dans la Lozère au causse Méjan, touchant au département de l'Aveyron; à Meyrueis par Lecoq et Lam. *in Cat. Plat. cent.* p. 49.

♃ Avril, mai.

V. CERATOCEPHALUS Mœnch.

21. **Ceratocephalus falcatus** Pers.; *Ranunculus falcatus* L.

Champs, lieux cultivés.

Mil. Champs au-dessus de Compeyre ! — Environs de Millau, champs humides; champs du Crès; Saint-Lambert; Creissels, près du château, aux cascades Raujoles; Plalong (B.)

Rod. Au moulin de Roualdesq, sur le Viaur; Cardaillac, sur l'Aveyron (de B.) — Camounil, près de Rodez (fr. S.)

① Mars, avril. — AR.

VI. RANUNCULUS L.

22. **Ranunculus hederaceus** L.; Rchb. *Ic. III,* fig. 4573; Coss. et Germ. *Atl. Fl. par.* tab. 1, fig. 1,2; *Batrachium hederaceum* Fries.

Bords des sources, filets d'eau vive dans les terrains siliceux.

Esp. Saint-Geniez (M.)

Rod. Dans les mares, Cayssials, Ampuac (M.) — Environs de Rignac, bords de l'Aveyron (de V.)

St-Af. Saint-Jean-d'Alcas (Puech.)

Villef. Dans les fossés du ségala; Cabanes, bords du ruisseau du Lézert; la Bastide-l'Évêque; côte de Sanvensa; Rieupeyroux; côte de Macarou; Claunhac; la Rivière; le Garriguet; le Moiron !

♃ Mai, juin. — AC.

23. **Ranunculus ololeucos** Lloyd; *R. Petiveri* Coss. et Germ. *Atl. Fl. par.* tab. 1, fig. 5 et 6.

Ruisseaux, fossés, bords des étangs.

Esp. Montagnes d'Aubrac, dans les petits ruisseaux de la prairie d'Aubrac!

Rod. Plateau de Sainte-Radegonde, dans l'étang d'Istournet (M.)

♃ Mai, juin. — R.

24. **Ranunculus confusus** G. G.

Eaux stagnantes.

Rod. Plateau de Sainte-Radegonde, dans l'étang d'Istournet (M.)

♃ Juin. — RR.

25. **Ranunculus aquatilis** L.; vulg. *Grenouillette.*

Marais, bords des rivières.

Rod. Mares et ruisseaux, Ceignac; bords de l'étang de Bournazel!

Var. α *fluitans* G. G.; *R. aquatilis* var. *heteropyllus* DC.

Esp. Aubrac, le long du ruisseau des Places; ruisseau de Rigambal, dans les eaux vives et courantes!

Villef. Livinhac-le-Haut, fossés le long du chemin; étang de Privezac!

Var. β *submersus* G. G.

Esp. Aubrac, dans le Boralde au-dessous de la cascade!

Feuilles submergées ou flottant sur l'eau, fines, molles et se réunissant en faisceau lors de l'émersion.

Les diverses modifications que présente cette espèce dépendent de la rapidité du courant ou du calme des eaux dans lesquelles elle vit et aussi selon son habitat dans l'eau ou hors de l'eau.

♃ Mai-septembre. — C.

26. **Ranunculus radians** Revel.

Eaux paisibles.

Espèce récoltée dans l'Aveyron par M. Adolphe de Barrau, décrite par M. l'abbé Revel dans un Mémoire communiqué à la Société Linnéenne de Bordeaux. (*Notice sur les Ren. de la Gironde*, p. 8, *Ic.*)

① Mai, juin. — R.

27. **Ranunculus tricophyllus** Chaix *in* Vill. *Fl. Dauph.*

Mares, ruisseaux à cours peu rapide.

Rod. Mares à Cayssials; Lioujas; le Monastère sous Rodez, dans l'Aveyron (M.)

Villef. Villefranche, ruisseau de Notre-Dame; domaine de l'Estang, dans le ruisseau! — Saint-Julien-d'Empare (fr. S.)

Var. β *terrestris* G. G.; *R. cœspitosus* Thuill.; Coss. et Germ. *Atl. Fl. par.* tab. 2, fig. 5.

Lieux bourbeux ou à demi-desséchés.

Villef. Domaine de Saint-Bel, bords des fossés de la route ; prairies tourbeuses du Rey, de Salles-Courbatiès !

♃ Mai-septembre. — AC.

28. **Ranunculus divaricatus** Schrank ; Bor. *Fl. cent.* 3e éd. p. 12.

Eaux paisibles.

Rod. Plateau de Sainte-Radegonde, dans l'étang d'Istournet (ab. R.)

♃ Juin-septembre. — AR.

29. **Ranunculus fluitans** Lam. ; *R. peucedanifolius* All.

Dans les rivières, les ruisseaux à cours rapide.

Rod. Sous Cayssials, dans l'Aveyron (M.) — Lauterne (de B.)

Var. α *fluviatilis* God. *Monog.*

Villef. Najac, dans l'Aveyron ; Saujac, Salvagnac, dans le Lot !

♃ Juin. — CC.

30. **Ranunculus aconitifolius** L.

Lieux humides de la région des montagnes.

Esp. Aubrac, dans la prairie, le long du ruisseau ; bois de Rigambal ; Laguiole, bords du ruisseau au moulin Bouysson ! — Entre Verlac et Viourals (ab. R.) — Vareilles, bords du Bromme (Jord. de Pf.)

Rod. Carcenac ; bois de Linars (de B.) — Environs de Rignac, bords de l'Aveyron (de V.) — Bonnecombe (fr. S.)

Villef. Rieupeyroux, le long des ruisseaux ; la Maynobe !

Saint-Guiral, près de la source, au pied du rocher du sommet ! — Saint-Guiral, dans le petit pré et le long du ruisseau (M.) *Gard.*

Var. α *flexicaulis* de Mart. *Pl. crit. Tarn*, p. 5, et *Fl. Tarn*, p. 11.

Villef. Rieupeyroux, lisière des bois, au-dessous de la chapelle !

Var. β *crassicaulis* DC. ; Lecoq et Lam. *Cat. Pl. cent.*

Esp. Au-dessous du Bourguet, sur le bord du ruisseau de Pleaux (Jord. de Pf.)

Pédoncules velus.

♃ Mai-août. — AR.

31. **Ranunculus platanifolius** L.

Mêmes régions que la précédente, mais dans des lieux plus secs, rarement au bord des eaux.

Esp. Montagnes d'Aubrac, au-dessus du bois de Rigambal, dans les broussailles; Aubrac, dans les broussailles de la prairie, montagne des Truques !

Rod. Bonnecombe (fr. S.)

Pédoncules glabres.

♃ Mai-août. — AR

32. **Ranunculus gramineus** L.

Pelouses sèches et montueuses des terrains calcaires.

Esp. Saint-Geniez, plaine calcaire entre Saint-Geniez et Sévérac (M.)

Mil. Sauclières, pelouses de la lisière du bois de Salbous; pelouses au sommet du bois de Virenque; plateau du Rouquet! — Sévérac (M.) — Sommet du Puy-d'Andan; Puy-de-France; chapelle du Larzac (B.)

Rod. Causse-Comtal; Veysette; Lioujas; Salles-la-Source, sur les rochers du ravin, près du viaduc du chemin de fer! — Carcenac (de B.) — Cayssials; Onet; rochers de Rocomissou; Gages (ab. Cérès *in Cat.* M.)

Villef. Saint-Clair, pelouses rocailleuses des Combes! R.

♃ Mai, juin. — R

33. **Ranunculus Flammula** L.; vulg. *Petite-Douve.*

Mares, fossés, lieux humides.

Esp. Montagnes d'Aubrac, plateau au-dessus du bois de Rigambal!

Rod. Prairies des terrains primitifs, vers le pont de Salars; Druelle!

Villef. Privezac, dans la prairie; Salles-Courbatiès; prairies tourbeuses du Rey; les Millets; tout le ségala!

♃ Mai-octobre. — CC.

34. **Ranunculus Lingua** L.; vulg. *Grande-Douve.*

Étangs, lieux fangeux, parmi les roseaux.

Rod. Carcenac, dans les marais (fr. S.)

Villef. Salles-Courbatiès, dans les fossés des prairies tourbeuses!

♃ Juin-août. — AR.

35. **Ranunculus auricomus** L.

Lieux ombragés et montueux.

Esp. Bois de Vilherols! (Jord. de Pf.)

Mil. Sauclières, lisière du bois de Virenque!

Rod. Bois du Pas! — Bois de Linars, de Madame, de Benéjou (M.) — Vallon du Cruou; Onet-le-Château; bois de la Praderie (ab. R.) — Environs de Rignac, près de la Mouline (de V.) — Carcenac; Bonnecombe; Fages (de B.) — Le Rouquet; bords du Vialou (fr. S.)

Montagne de Saint-Guiral, vers le sommet ! *Gard.*

Var. β *grandiflorus* Lecoq et Lam. *in Cat.*

Esp. Environs du Bourguet, pelouses montagneuses vers le pont de la Vielle (Jord. de Pf.)

♃ Avril, mai. — AR.

36. **Ranunculus acris** L.; Jord. *Obs. frag.* 6, p. 15; Gren. *Fl. jura.* p. 19; Rchb. *Ic. III,* tab. 17, fig. 4606.

Prés et pelouses; lisière des bois.

Esp. Montagnes d'Aubrac, pelouses des plateaux au-dessus du bois de Rigambal; dans les pâturages, lisière du bois d'Aubrac !

Rod. Druelle !

Var. α *multifidus* DC.; *R. Borœanus* Jord.

Rod. Cayssials ? (M.)

Mil. Coteau de la Granède; les Combes (B.) RR.

Var. β *sylvaticus* DC.; *R. Friesanus* Jord. *frag.* 1, p. 17.

Mil. Assez commun sur les rives du Tarn (B.)

Var. γ *lanuginosus* DC.; *R. Steveni Andrez.*

Mil. Bois de Salbous, (de Pouzolz.)

Rod. Druelle !

Poils du bas de la tige roussâtres, apprimés ainsi que ceux du sommet. Cultivé à fleurs doubles dans les jardins sous le nom de *Bouton d'or.*

♃ Mai, juin.

37. **Ranunculus polyanthemoides** Bor. *Fl. cent.* 3e éd. p. 16.

Esp. Montagnes d'Aubrac, pelouses vers le lac de Saint-Andéol (ab. R.)

♃ Mai-juillet. — R.

38. **Ranunculus spretus** Jord.

Bois et pelouses des montagnes.

Esp. Montagnes d'Aubrac, près du lac de Saint-Andéol (ab. R.)

♃ Juin-septembre. — R.

39. **Ranunculus rectus** J. Bauh. *Hist. III,* p. 416, fig. 1; *R. acris* L. (*pro parte.*)

Prés, pâturages.

Esp. Montagnes d'Aubrac, pelouses vers le lac de Saint-Andéol (ab. R.)

Mil. Cureplats, rivages du Tarn (B.)

♃ Mai-juillet. — R.

40. **Ranunculus sylvaticus** Thuill.; *R. nemorosus* DC.; *R. villosus* Saint-Amans; *Ranunculus Amansii* Jord. non G. G.

Bois et prairies.

Esp. Bois au-dessous de Trionnac (Jord. de Pf.)

Rod. Bois de Linars! — Bois de Bonnecombe (de B.) — Côte de Cruou; Salles-la-Source, aux Bayssières (ab. R.) — Environs de Rignac, dans les bois (de V.)

Var. β *elatior* Lecoq et Lam. *in Cat.*

Esp. Bois de Monteil (Jord. de Pf.)

♃ Mai-juillet. — AR.

41. **Ranunculus repens** L.

Bords des chemins, champs argileux et marécageux, lieux ombragés.

♃ Mai, juin. — CC

42. **Ranunculus bulbosus** L.

Prés, champs, pâturages, dans tous les terrains.

Esp. Laguiole, pâturages secs! — La Capelle-Bournhou (Jord. de Pf.)

Rod. Plateau de Salles-la-Source! — Bonnecombe, Carcenac (de B.)

St-Af. Roquefort, le long de la route de Saint-Affrique, dans les fossés (M.)

Villef. Saint-Clair, pelouses du plateau de la Bouissonnade; l'Estang; plateau d'Estrabols; bois de la vallée de l'Alzou; coteaux de Monteils!

Var. *parvulus* Coss. et Germ.

Mil. Sommet du Puy-d'Andan; coteaux d'Ambousquèses, ravin de Potensac (B.) AR.

♃ Mai-septembre. — CC.

43. **Ranunculus monspeliacus** DC. *Fl. fr. IV*, p. 899, *V*, p. 638, et *Ic. rar.* tab. 50.

Mil. Bois de Salbous (de Pouzolz.)

St-Af. Saint-Rome-de-Cernon (Puech.)

♃ Mai, juin. — RR.

44. **Ranunculus albicans** Jord. *Obs. frag.* 6, p. 10.

Pelouses, terrains sablonneux, incultes.

Rod. Salmiech (fr. S.)

St-Af. Saint-Rome-de-Tarn, terrains incultes de la rive gauche du Tarn ! Un seul échantillon. R. — Belmont (ab. Vaissier.)

Plante toute couverte de poils soyeux, appliqués.

♃ Mai, juin. — RR.

45. **Ranunculus chærophyllos** L.

Vignes, pelouses sèches, lisière des bois.

Mil. Environs de Sauclières, pelouses du sommet du bois de Virenque !

Rod. Champs sablonneux de Cayssials (M.) — Environs de Rignac (de V.) — Sous la Bastide, près de Carcenac ; la Barthe, près de Saint-Sauveur de Grandfuel (de B.)

Villef. Les Pesquiés, dans les vignes ; Najac ; Monteils ; plateau du Garriguet ! — Pont de la Madeleine (fr. S.)

Pacages de Saint-Guiral (de Pouzolz.) *Gard.*

♃ Avril-juin. — AR.

46. **Ranunculus philonotis** Retz.

Vignes et champs argileux, lieux inondés pendant l'hiver, bord des rivières.

Mil. Bois de Salbous (de Pouzolz.)

Villef. Monteils, station du chemin de fer, talus du village de Guilloux ; Saint-Remy, fossés le long de la route ; Floyrac, bords d'une mare ; entre Naussac et Asprières, dans les vignes, près du Moulin-de-Cavaillac ; Privezac !

Calice velu et marqué de maculations brun foncé.

Var. α *parvulus* L. — Champs sablonneux et secs (M.)

Var. β *Flore pleno.*

Villef. Salles-Courbatiès, prairies tourbeuses, le long des fossés !

♃ Mai-septembre. — CC.

47. **Ranunculus parviflorus** L.

Lieux frais, vignes, le long des murs, des haies.

Esp. Entre Verlac et Viourals (ab. R.) — Saint-Martin, près de Saint-Geniez (M.)

Mil. Compeyre, champs humides ! — Saint-Saturnin, près de Grun (ab. R.) — Millau, dans les vignes (B.)

Rod. Salmiech, contre la maison d'école (de B.) — Gages ; Ampiac ; côte vers Cassan (M.)

St-Af. Saint-Rome-de-Tarn, lisière des champs !

Villef. Villefranche, le long des murs des jardins à la rive de l'Aveyron, dans les ruelles ! — Saint-Julien-d'Empare, dans les vignes (fr. S.)

① Mai, juin. — AC.

48. **Ranunculus arvensis** L.

Champs, moissons, lieux cultivés.

① Mai, juin. — CC.

49. **Ranunculus muricatus** L.

Terrains marécageux (Bonnaterre *in Cat.* M.)

Je n'ai pas observé cette espèce dans le département; les botanistes qui y ont herborisé n'en font pas mention: elle est indiquée dans les lieux humides du midi, ainsi que dans l'Auvergne.

① Juin.

50. **Ranunculus sceleratus** L.

Pâturages marécageux (Bonnaterre *in Cat.* M.)

Je ferai pour cette espèce la même observation que pour la précédente. Elle n'a été trouvée dans le département ni par moi ni, à ma connaisance, par d'autres botanistes. Elle croît dans les marais et dans les fossés.

① Mai-septembre.

VII. FICARIA Dill.

51. **Ficaria ranunculoides** Mœnch; *Rannunculus Ficaria* L.; vulg. *Ficair, Petite-Chélidoine.*

Champs, prés, vignes.

♃ Mars-mai. — CC.

VIII. CALTHA L.

52. **Caltha palustris** L.; vulg. *Populage.*

Prés humides, bords des ruisseaux, marais.

♃ Avril-juin. — CC.

IX. TROLLIUS L.

53. **Trollius europæus** L.

Prairies des montagnes.

Esp. Montagnes d'Aubrac, bois de Rigambal, au sommet du bois;

Laguiole, dans les prairies ! — Aubrac, dans la prairie ; entre Verlac et Viourals (ab. R.) — Prés de Saint-Chély (Bern.) — Prairies au-dessous d'Yolet (Jord. de Pf.)

♃ Mai, juin. — R.

X. HELLEBORUS L.

54. **Helleborus viridis** L.

Bois couverts, le long des cours d'eau, prairies humides.

Esp. Bois au-dessous de Triunnac (Jord. de Pf.) — Montagnes d'Aubrac (Berth. *in Cat.* de B.)

Villef. Bords de l'Aveyron, lisière des bois en amont de Villefranche; au-dessous de Monteils, jusqu'à Najac; bords de la Sérène au-dessous de Najac; bois au delà de Marin, commune de la Capelle-Balaguier; Najac, bords de l'Aveyron, au bois Rond! — Bords de la Diége, sous Sonnac (fr. S.)

♃ Mars, avril. — AR.

55. **Helleborus fœtidus** L.; vulg. *Pied-de-Griffon.*

Coteaux et terrains incultes, bois clairs, décombres, bords des chemins. Commun dans les terrains calcaires, rare dans les terrains granitiques.

♃ Février-mai. — CC.

XI. ISOPYRUM L.

56. **Isopyrum thalictroides** L.

Lieux couverts, broussailles des lieux frais.

Esp. Montagnes d'Aubrac; au bas de la prairie d'Aubrac! - Bois de Rigambal; Sainte-Eulalie, bords du ruisseau qui descend de Pierrefiche (ab. R) — Au-dessous de Campheit (Jord. de Pf.) — Paulhac, sur le terrain volcanique (Valadier.)

Mil. Sévérac-le-Château, prairies de Cardenal, sur le calcaire jurassique (M.) — Salles-Curan !

Rod. Bois de Linars! — Devèze de Floyrac (M.) — Carcenac, dans le petit bois de Loubière, près de la passerelle du Gua (de B.)

♃ Avril-mai. — R.

XII. NIGELLA L.

57. **Nigella damascena** L.; vulg. *Cheveux-de-Vénus.*

Pentes rocailleuses exposées au midi, dans les terrains calcaires.

Mil. Plalong, dans les haies (B.)

Villef. Entre Najac et Laguépie, bois rocailleux des bords de l'Aveyron; Estrabols, canton de Villeneuve, pentes rocailleuses des Combes, CC.; plateau de Cubèle, près de Salvagnac; coteaux calcaires de la Rouquette!

① Mai, juin. — RR.

XIII. AQUILEGIA L.

58. **Aquilegia vulgaris** L.; vulg. *Ancolie.*

Bois et prés montueux, bords des rivières.

Esp. Bois de l'abbaye de Bonneval (Bern.)

Mil. Creissels; vallon de Saint-Martin; Massabiau (B.)

Villef. La Baume; Garrials; bois du Quoiti; prairies de Morlhon!

Rod. Vallon du Pas!

Var. *viscosa; A. viscosa* Gouan.

Mil. Bois de Salhous! — Bas du bois de Saint-Estève; bois d'Issis; Hôpital-du-Larzac (B.)

St-Af. Sur les hauteurs qui bordent la route entre Andabre et Sylvanès (M.)

La floraison de cette variété est d'un mois plus tardive que celle du type.

♃ Juin, juillet. — AC.

XIV. DELPHINIUM L.

59. **Delphinium Consolida** L.; vulg. *Pied-d'Alouette.*

Champs et moissons des terrains calcaires.

Mil. Hôpital-du-Larzac (B.)

Rod. Mondalazac (ab. R.)

Villef. Plateau d'Ordiget; la Gineste; Bernussou; Siols; le Rey; Barbat; Martiel; Villeneuve!

Vallée du Lot, Cadrieu! *Lot.*

① Juin-août. — AC.

60. **Delphinium peregrinum** L.; *D. cardiopetatum* DC.

Moissons des terrains calcaires.

Villef. Plateau d'Ordiget, d'Orlhonac; la Rouquette; champs près de Léonard; causses de Montsalès; vallée de l'Aveyron, vers Lexos; plateau calcaire des bords du Lot, dit de Cubèle, dans les moissons du mas de Mouysset; causses de Saujac; versant des Combes d'Estrabols !

Champs de Cadrieu ! *Lot*

① Juillet-septembre. — AC.

XV. ACONITUM

61. **Aconitum lycoctonum** L.; vulg. *Tue-Loup.*

Bois et prés des montagnes.

Esp. Aubrac, lisière orientale de la prairie; bords du Boralde, au-dessous de la cascade ! — Veuzac, bords du Bromme (Jord. de Pf.)

Mil. Bois de Salbous ! C. — Sévérac-le-Château (M.)

Rod. Rignac, prés de Saint-Félix ! — Bois de Bonnecombe; Devèze de Floyrac (M.) — Rignac, bords du ruisseau de la Mouline (de V.)

Villef. Villefranche, le Pradélou ; Privezac, bois des bords de l'Alzou !

♃ Juin-août. — AR.

62. **Aconitum Napellus** L.; vulg. *Aconit.*

Lieux pierreux des montagnes.

Esp. Montagnes d'Aubrac; Aubrac, parmi les rochers au-dessous de la prairie; au pied des rochers de la prairie, au-dessus du bois de Gandillot !

♃ Juin, juillet. — R.

63. **Aconitum paniculatum** Lam.

Esp. Montagnes d'Aubrac, au levant de la prairie d'Aubrac, parmi des blocs de rochers et des arbustes ! (31 juillet 1836.)

♃ Juillet, août. — RR.

XVI. ACTÆA L.

64. **Actæa spicata** L.; vulg. *Herbe-de-Saint-Christophe.*

Bois couverts et montueux.

Esp. Bois de Laguiole, le long des ravins de la partie supérieure du bois ! — Bois au-dessous de Monteïl (Jord. de Pf.)

Mil. Sauclières, bois de Salbous ! — Bois de Trie, sur le Lévezou (de B.)

Rod. Bois de Goulas, près d'Arvieu ; Fontanges, près de Rodez (de B.)

♃ Mai, juin. — R.

FAM. II. BERBÉRIDÉES

BERBERIDEÆ VENT.

I. BERBERIS L.

65. **Berberis vulgaris** L. ; vulg. *Épine-Vinette.*

Haies, buissons des terrains calcaires.

Rod. Solsac, sur les rochers de Bouche-Roland (M. Guillemin.)

St-Af. Cimetière de Calmels, près de Saint-Affrique (de B.)

Villef. Villefranche, murs des vignes du chemin haut de Sainte-Marguerite ; rive gauche de l'Aveyron, après le moulin à Foulon ! — Aubin, dans les haies (de B.)

♄ Mai, juin. — R.

FAM. III. NYMPHÉACÉES

NYMPHÆACEÆ SALISB.

I. NYMPHÆA Neck.

66. **Nymphæa alba** L. ; vulg. *Nénuphar-blanc.*

Étangs, eaux stagnantes et profondes.

Rod. Étang de Bournazel, du Roudillou, entre Rignac et Bournazel ! — Entre Cardaillac et la Rouquette dans l'Aveyron, au pied du rocher de Mascarou, plus commun à Gages et à Bertholène (M.) — Rivière de Veyron *(sic)* près de Rhodes (Bern.)

Villef. Salles-Courbatiès, dans les fossés des prairies tourbeuses ; environs de Montbazens, dans les prés marécageux, près de l'embranchement de la route de Roussennac ! — Étang de Privezac (M.)

♃ Juin, juillet. — AR.

II. NUPHAR Smith.

67. **Nuphar luteum** Smith; *Nymphæa lutea* L.; vulg. *Nénuphar-jaune.*

Eaux tranquilles et profondes.

Esp. Montagnes d'Aubrac, dans les ruisseaux, près du lac de Saliens !

Rod. Dans le ruisseau après le Pas ! — Dans l'Aveyron, rocher de Mascarou, Gages, Bertholène; dans la Briane, près du Monastère (M.)

♃ Juin-août. — R.

FAM. IV. PAPAVÉRACÉES

PAPAVERACEÆ JUSS.

I. PAPAVER L.

68. **Papaver somniferum** L.; vulg. *Pavot.*

Mil. Raujoles, sur les rochers et dans les vignes ! (18 juin 1848.) Vallée du Lot, sur les murs du château ruiné de Montbrun ! *Lot.*

Echappé probablement des jardins.

① Juin-août. — RR.

69. **Papaver setigerum** DC. *Fl. fr.* V, p. 585.

Villef. Vallée du Lot, gorge de Lantouï !

Vallée de l'Aveyron; Lexos, pentes rocailleuses, aux pieds des grands rochers ! *Tarn-et-Garonne.*

Cette espèce a beaucoup de ressemblance avec le *Papaver somniferum.* Il s'en distingue, suivant les auteurs, par les dentelures de ses feuilles, toutes terminées par une soie raide, longue de trois à quatre millimètres.

Ce caractère n'est pas constant.

Dans le pavot de Lexos et de Lantouï la plupart des dentelures sont dépourvues de poils; la dent seule qui termine les feuilles en est constamment munie; du reste, lorsqu'ils existent, ces poils sont très-caducs.

Sous tous les autres rapports, les caractères assignés par les auteurs au *P. setigerum* conviennent aux échantillons de la vallée de l'Aveyron et du Lot.

Tige droite, simple ou peu rameuse, terminée par deux, trois pédoncules allongés, garnis de poils longs, étalés; feuilles amplexicaules, glauques, glabres, oblongues, incisées, dentées à dents plus pointues que dans le *P. somniferum*, à bords très légèrement enroulés en dessous; fleurs rosées ou violet-clair, maculées à la base des pétales d'une large tache violet foncé; capsule petite, du volume d'une grosse noisette, à plateau chargé de six, huit stygmates.

Le *P. setigerum,* indiqué d'abord aux îles d'Hyères par Requien, en Corse par Thomas et Clément, a été observé plus tard dans le département du Gard, aux environs de Nîmes, près de Saint-Nicolas, dans les champs; sur la route de Beaucaire, dans les bois, près de l'ancien château de Saint-Romans, par de Pouzols, *Fl. du Gard*, et enfin dans le département des Alpes-Maritimes, dans les lieux cultivés du littoral, à Menton, Monaco, Nice, par M. Ardoino.

① Juin, juillet. — R.

70. **Papaver Rhæas** L.; vulg. *Coquelicot.*

Champs, moissons, terres cultivées.

① Mai-juillet. — CC.

71. **Papaver dubium** L.

Champs, vignes, lieux pierreux des terrains calcaires.

Mil. Plateau du Larzac, moissons de la Couvertoirade!

Rod. Bournazel, dans les champs! — Mondalazac (ab. R.)

Villef. Saujac, au pied des rochers du Saou-dé-lo-Mounino; champs près du moulin de la Bouisse!

① Mai-juillet. — C.

72. **Papaver modestum** Jord.; Bor. *Fl. cent.* 3e éd. p. 30.

Lieux pierreux, champs calcaires.

Esp. Saint-Geniez, vallée du Lot (ab. R.)

① Mai-juillet. — R.

73. **Papaver Argemone** L.; Rchb. *Ic. III*, tab. 14, fig. 4475.

Champs sablonneux ou pierreux, lieux incultes.

Mil. Vignes de Creissels!

Rod. Salles-la-Source! — Domaine de Saint-Joseph (ab. R.) — champs, lieux pierreux, Valady, Cayssials (M.) — Vignes du Crou (de B.)

St-Af. Cornus, au pied des rochers de la tour d'Aiguillon; Montjaux, champs du sommet de la côte!

Villef. Environs de Villefranche, terrains rocailleux, au pied de Garrigue-Redonde; Bernussou; bois de la Gineste; champs du plateau de Cubèle!

Filets des étamines d'un noir luisant, épaissis en spatule au sommet et terminés par une pointe courte et fine qui porte l'anthère.

① Mai-septembre. — C.

74. **Papaver hybridum** L.

Champs cultivés, moissons des terrains calcaires.

Mil. Sauclières, bois de Salbous!

Villef. Toulonjac, dans les champs!

① Mai-juillet. — AC.

II. MECONOPSIS Vig.

75. **Meconopsis cambrica** Vig.

Rod. Bois de Fages, bords du Viaur, sous Trémouilles (de B.) RR.

Plante des hautes montagnes, des Pyrénées, de l'Auvergne, que je n'ai pas eu occasion d'observer moi-même dans le département.

① Août.

III. GLAUCIUM Tournef.

76. **Glaucium luteum** Scop.; vulg. *Pavot-cornu.*

Lieux incultes, décombres, bords des routes.

Mil. Millau, sur la rive droite du Tarn; Creissels; montagne d'Ambousquèses! — Ravins de Cartayre; Creissels; Raujoles; Saint-Lambert; la Paulette (B.) — Vallée du Tarn (M.)

St-Af. Querbes, talus des champs, le long de la grande route; Roquefort, coteaux au-dessous du village! — Broquiès, grève du Tarn (de B.) — Environs de Tournemire (Puech.)

Villef. Saint-Martin-de-Bouillac (fr. S.) — Saint-Parthem (Chassaingt.)

② Juin, juillet. — AR.

77. **Glaucium corniculalum** Curt.

Champs du midi du département (de B.)

N'a pas été observé dans le département par d'autres botanistes.

IV. CHELIDONIUM Tournef.

78. **Chelidonium majus** L.; vulg. *Éclaire, Herbe-aux-verrues.*

Vieux murs, décombres, haies, lieux pierreux.

♃ Avril-septembre. — CC.

V. HYPECOUM Tournef.

79. **Hypecoum pendulum** L.

Mil. Millau, moissons (Berth. *in Cat.* M.)

N'est pas signalé dans le département par d'autre botaniste.

FAM. V. FUMARIACÉES

FUMARIACEÆ DC.

I. CORYDALIS DC.

80. **Corydalis solida** Smith; *C. bulbosa* DC.; *Fumaria bulbosa* γ L. *Sp.* 983.

Haies, bois, coteaux ombragés.

Esp. Prairies d'Aubrac; bois de Rigambal! — Prairies de Laguiole (M.) — Contre le rocher del Prat-Sarrat (Bern.)

Mil. Bois de Salbous; Sauclières (Martin.)

Rod. Bois de Madame, de Linars, de Bénéjou (M.) — Bords de l'Aveyron, près de Belcastel, rive gauche (de V.) — Bonnecombe; le Rouquet (fr. S.)

Villef. Environs de Villefranche, au mas de Bascau, sur les bords de l'Alzou!

Vers le sommet de la montagne de Saint-Guiral? *Gard.*

♃ Avril-juin. — AR.

81. **Corydalis lutea** DC.; *C. Capnoides* Pers.; *Fumaria lutea* L. *Mant.* p. 258.

Vieux murs (Berth. *in Cat.* M.)

Villef. Villefranche, échappé de la culture, naturalisé au jardin de Marre, sur les murs et autour du bassin!

♃ Juin, juillet.

82. **Corydalis claviculata** DC.

Rod. Près du Pont-de-Tanus (de Mart. *Fl. Tarn*, p. 29.)

① Juin, juillet. — R.

II. FUMARIA L.

83. **Fumaria capreolata** L.; DC. *Ic. rar.* tab. 34; *F. pallidiflora* Jord.; Bor. *Fl. cent.* 3e éd. p. 34.

Mil. Lieux cultivés des environs de Millau (Berth. *in Cat.* M.)

Cette station n'est acceptée qu'avec doute par Mazuc.

Villef. Aubin ; Bouillac (Chassaingt.)

Vallée de l'Aveyron à Saint-Antonin, au pied du rocher d'Anglars, le long des haies ! *Tarn-et-Garonne.*

Vallée du Lot à Montbrun, sur les murs des jardins ! *Lot.*

① Juin-août. — R.

84. **Fumaria Boræi** Jord. ; Bor. *Fl. cent.* 3e éd. p. 34.

Lieux cultivés.

Rod. Au pied des rochers de Kaymard, près de Pruines (ab. R.)

① Avril-septembre.

85. **Fumaria officinalis** L. ; vulg. *Fumeterre.*

Champs, vignes, jardins, lieux cultivés.

① Avril-octobre. — CC.

86. **Fumaria media** Lois. ; *F. officinalis* ; var. β *elatior* Lecoq et Lam.

Lieux cultivés.

Rod. Valady, dans les vignes !

① Mai-juillet.

87. **Fumaria Vaillantii** Lois.

Champs des terrains calcaires.

Esp. Au-dessus du château de Venzac (Jord. de Pf.)

Mil. Plateau du Larzac, champs près du Caylar; causse de la Liquisse, lisière des champs ! — Environs de Nant (Loret.)

Rod. Lioujas, lisière des dépressions cultivées au milieu du plateau ! — Environs de Rodez, champs calcaires (M.) — Champs près de la ferme du grand-séminaire (ab. R.)

Villef. Environs d'Asprières (Giraudias.)

① Mai-septembre. — AR.

88. **Fumaria parviflora** Lam.

Champs cultivés, vignes, jardins.

Mil. Millau, sur la rive droite du Tarn, vis-à-vis Creissels ! — Bords du Tarn (de B.) — La Tacherie, Hôpital-du-Larzac, Cureplats (B.) AC.

Rod. Vallon du Cruou (ab. R.)

① Juin-septembre. — AR.

FAM. VI. CRUCIFÈRES

CRUCIFERÆ JUSS.

A. SILIQUEUSES

I. RAPHANUS L.

89. **Raphanus sativus** L.

Cultivé sous le nom de *Radis*, *Petite-Rave*, *Raifort*; se rencontre quelquefois subspontané dans le voisinage des habitations rurales, et ça et là près des jardins.

① et ② Mai-août.

90. **Raphanus raphanistrum** L.; vulg. *Ravenelle*.

Moissons, qui en sont souvent infestées, surtout dans les terrains primitifs.

① Mai-juillet. — CC.

II. SINAPIS L.

91. **Sinapis arvensis** L.; vulg. *Moutarde-sauvage*.

Champs, vignes, cultures.

Mil. Plateau du Larzac, lisière des champs à la Pesade; environs de Millau, alluvions de la Dourbie; champs de Saint-Germain; Dourbias!

Rod. Vabre, dans les moissons; Salles-la-Source; plateau de Balzac; champs du domaine de Vayssettes! — Bords de la route de Rodez au Monastère (de B.)

St-Af. Entre Saint-Affrique et Saint-Rome-de-Tarn, dans les moissons; environs de Roquefort!

① Juin-octobre. — CC.

92. **Sinapis Schkuhriana** Rchb. *Ic. II*, p. 20, fig. 4425; Bor. *Fl. cent.* 3e éd. p. 49; de Mart. *Fl. Tarn*, p. 38.

Mêmes lieux que le précédent et souvent confondu avec lui.

Rod. Lioujas, dans les moissons!

Siliques plus allongées que dans le *S. arvensis*, toruleuses et flexueuses à la maturité, munies de cinq nervures dont deux moins saillantes; bec allongé, conique, subulé, non ancipité, monosperme. Les siliques du *S. arvensis* sont courtes, cylindriques, raides, non toruleuses à la maturité, munies de trois nervures seulement, supportées par un pédicelle court et épais. Dans l'une et l'autre espèce, on trouve des siliques hispides et des siliques glabres. L'hispidité est donc un caractère de peu de valeur.

① Juin-août. — AR.

93. **Sinapis Cheiranthus** Koch; *Brassica Cheiranthus* Vill.

Terrains granitiques et sablonneux, sables humides des rivières.

Esp. Laguiole, bords du ruisseau; Saint-Geniez, sur les rochers des bords du Lot, en venant d'Aubrac! — Valcaylès (Jord. de Pf.)

Mil. Salles-Curan, bords du Tarn! — Rochers à Saint-Laurent-d'Olt (M.) — Peyrelebade (de B.) — Environs de Millau, alluvions de la Dourbie (B.)

M. Bonhomme ne l'a trouvée qu'une fois sur les bords de la Dourbie et il suppose qu'elle y a été apportée par les eaux.

Rod. Sur les rochers de la côte, au delà du Monastère! — Rochers du Monastère, sous Rodez, aux bords de la Briane (M.)

Villef. Salvagnac, bords du Lot!

Var. β *cheiranthiflora* G. G.; *Brassia cheiranthiflora* DC. *Syst.* Sommet de Saint-Guiral! *Gard.*

Mai, juin. — AR.

94. **Sinapis alba** L.; vulg. *Moutarde-blanche.*

Bords des champs, des chemins, décombres, rarement dans les moissons.

Rod. Descente du Monastère! — Sommet de la côte du Monastère, dans les moissons, aux environs de Rodez (M.)

St-Af. Environs de Tournemire (Puech.)

Villef. Najac, le long de la nouvelle côte; Capdenac, sous le village!

① Mai-juillet. — AR

III. ERUCA DC.

95. **Eruca sativa** Lam.; vulg. *Roquette.*

Cultivé dans les jardins et subspontané çà et là.

① Mai, juin.

IV. BRASSICA

96. **Brassica oleracea** L.; vulg. *Chou.*

Cultivé dans les jardins potagers, souvent subspontané dans les cultures. Présente un grand nombre de variétés comestibles.

② Mai, juin.

97. **Brassica Napus** L.; vulg. *Navet.*

Généralement cultivé et souvent subspontané.

Var. α *oleifera*, vulg. *Colza*, racine grêle.

Var. β *esculenta*, vulg. *Navet*, racine charnue.

① et ② Avril, mai.

98. **Brassica Rapa** L.; *B. asperifolia* Lam. *Dict.*

Var. α *oleifera,* vulg. *Navette d'été,* racine grêle, annuelle.

Subvar. *biennis*, vulg. *Navette,* racine bisannuelle.

Var. β *esculenta,* vulg. *Rave,* racine charnue, renflée.

Ces deux dernières espèces et leurs variétés, généralement cultivées, se retrouvent çà et là subspontanées dans les moissons, les vignes, sur les vieux murs.

① et ② Avril, mai.

Le *Brassica campestris* ne serait, d'après Koch, que le *B. Rapa* provenant de graines échappées des cultures l'année précédente.

99. **Brassica nigra** Koch; *Sinapis nigra* L.; vulg. *Moutarde-noire, Sénevé-noir.*

Bords des rivières, des champs, lieux incultes.

Rod. Marcillac; Saint-Christophe; Auzits! — Gages; vallée du Cruou (de B.) — Bords de l'Aveyron (M.)

Villef. Villefranche, prairies de Notre-Dame; champs du domaine de Lestang; côte de Sanvensa, bords de la route; Najac!

① Juin-septembre. — AC.

V. HIRSCHFELDIA Mœnch.

100. **Hirschfeldia adpressa** Mœnch; *Sinapis incana* L.

Champs arides.

Mil. Choisy; Cureplats; la Pomarède; Grosfesenque, champs sablonneux (B.)

St-Af. Broquiès, bords du Tarn (de B.)

① Juin-septembre. — RR.

VI. DIPLOTAXIS DC.

101. **Diplotaxis tenuifolia** DC.; *Sisymbrium tenuifolium* L.

Rochers, champs sablonneux, murs, décombres, bords des chemins.

Mil. Creissels, sur les rochers du château ! — Choisy (B.)

Rod. Salles-la-Source !

Villef. Bords du Lot, entre la Roque-Bouillac et Livinhac-le-Haut; Salvagnac !

♃ Avril-octobre. — AR.

102. **Diplotaxis muralis** DC.

Terrains sablonneux, champs, vignes, vieux murs.

Mil. Environs de Millau, alluvions de la Dourbie; Creissels, le long de la route ! — Saint-Lambert, champs du Prieur (B.) — Chemin de Massabiau près de Millau (B. *in Cat.* de B.)

Villef. Bouillac (Chassaingt.)

① Juin-octobre. — AR.

103. **Diplotaxis erucastrum** G. G. *Fl. fr. I*, p. 81; *Brassica erucastrum* L.; *Erucastrum obtusangulum* Rchb.

Mil. Choisy, champs sablonneux (B.)

♃ Juin, juillet. — AR.

VII. HESPERIS L.

104. **Hesperis matronalis** L.; vulg. *Julienne.*

Bords des rivières, des ruisseaux, le long des haies.

Rod. Environs de Rignac, bords de l'Aveyron (de V.) — Fontanges; Bonnecombe, pré sous le Moulin-de-Laval (de B.) — Bords de l'Aveyron (M.)

Villef. Toute la vallée de l'Aveyron, les Granges, Monteils, Najac etc.; vallée de l'Alzou; vallon de Veuzac; canals de Morlhon; Martiel !

♃ Mai, juin. — AR.

VIII. MATTHIOLA R. Brown.

105. **Matthiola incana** R. Brown; vulg. *Giroflée.*

J'ai trouvé cette plante le 9 mai 1851 dans la vallée du Lot, entre la Madeleine et Capdenac, dans les vignes, sur les rochers et les murs. Je l'ai encore retrouvée, le 28 juin 1868, dans la même vallée du Lot, entre Saint-Martin-de-Bouillac et la Roque-Bouillac, sur les rocailles qui soutiennent les petites parcelles de terre cultivées en jardin sur les flancs de la montagne.

Échappée des jardins, cette plante est-elle annuelle ou vivace? Je ne saurais rien affirmer à cet égard. Je la crois plutôt annuelle. Elle se rapprocherait alors du *Matthiola annua* dont elle s'éloigne cependant par la forme émoussée du sommet de ses siliques.

De Candolle, *Syst.*, soupçonne que, par l'effet de la culture, ces deux espèces peuvent passer de l'une à l'autre: que le *M. annua* devient *incana* (vivace) et réciproquement. Il appelle l'attention des jardiniers sur cette transformation.

106. **Matthiola annua** DC. *Syst. II*, p. 165; *Hesperis æstiva*, Lam. *Dict. III*, p. 324, var. β; vulg. *Giroflée-quarantaine.*

Capdenac, dans les fentes des rochers qui courent au Levant! *Lot.*

Cette plante qui, d'après Brown, n'est peut-être qu'une variété de la précédente, est annuelle et incontestablement subspontanée. Elle vient, en effet, dans les fentes des rochers à pic à une hauteur où je n'ai pu l'atteindre qu'en montant sur les épaules de mon guide, et où elle ne peut avoir été semée par la main des hommes. J'en ai cueilli, le 9 mai 1851, deux échantillons seulement. D'autres sujets, en assez grand nombre, étaient au-dessus de ma portée.

① Mai, juin.

IX. CHEIRANTHUS R. Brown.

107. **Cheiranthus Cheiri** L.; vulg. *Giroflée-jaune, Giroflée-de-muraille, Violier-jaune.*

Vieux murs, rochers calcaires.

Var. α *fruticulosus; C. fruticulosus* L. Mant.

Villef. Najac, sur les murs du château; Capdenac, sur les rochers!

Mars-juin. — CC.

Var. β *hortensis; C. Cheiri* L. *Sp.*

Vieux murs, tertres, jamais sur les rochers.

Une sous-variété à fleurs doubles est cultivée dans les jardins sous le nom de *Bouton-d'or.*

Avril, mai. — AR.

X. ERYSIMUM L.

108. **Erysimum cheiranthoides** L.

Moissons, décombres.

Mil Entre Millau et le Monna, au pied des grands rochers! — Sommet du Puy-d'Andan, moissons (B.)

S^t^-*Af.* Broquiès, bords du Tarn (de B.)

① Juin-octobre. — RR.

109. **Erysimum virgatum** Roth; var. *genuinum* G.G.; *Cheiranthus sylvestris* Lois.

Murs, lieux incultes.

Mil. Lieux secs aux bords du Tarn (de B.) — Environs de Millau, au pied des grands rochers du Monna ?

Les siliques tétragones sont couvertes de poils trifurqués ainsi que les feuilles ; les tiges sont couvertes de poils en navette.

② Juin, juillet. — RR.

110. **Erysimum confertum** Jord. *Diagn.* p. 151.

Rod. Près de la station de Salles-la-Source ; près du hameau de Bennac (l'abbé Soulié *in Rech. bot.* de l'abbé Revel, p. 57.)

111. **Erysimum perfoliatum** Crantz ; *Brassia perfoliata* DC. ; *Erysimum orientale* R. Brown.

Champs pierreux des terrains calcaires.

Esp. Au-dessus du château de Venzac (Jord. de Pf.)

Mil. Champs calcaires (M.)

Rod. Environs de Rodez, dans les moissons ; Salles-la-Source ! — Montdalazac (ab. R.)

St-Af. Entre Saint-Affrique et Saint-Rome-de-Tarn, dans les moissons ; sommet de la côte de Montjaux ! — Saint-Félix, monastère de Tripadou (de B.)

Villef. Villefranche, mas de Bonnet ; Bernussou ; champs de la Gineste ; plateau de Monteils ; Villeneuve, champs du Rey ; champs d'Estrabols !

① Mai-juillet. — AC.

XI. BARBAREA R. Brown.

112. **Barbarea vulgaris** R. Brown.

Lieux humides, herbeux, fossés, endroits cultivés.

Mil. La Pomarède (B.)

Rod. Bords de l'étang de Sainte-Radegonde ! — Bois de Madame, de Bénéjou ; bords de l'Aveyron (M.)

Villef. Villefranche, au-dessus de Gourgassiès ; Najac, bords de l'Aveyron !

② Avril-juin. — CC.

113. **Barbarea rivularis** de Mart. *Fl. Tarn*, p. 44 ; *B. stricta* Bor. *Fl. cent.* 3e éd. p. 39.

Lieux frais, rigoles des prés, bords des petits ruisseaux, des fossés ; le long des haies.

Rod. Bois de Madame; bords de l'Aveyron (M.)

Villef. Environs de Villefranche, au-dessous de Garrials, dans les mares sur les bords de l'Aveyron; Monteils, terrains vagues près du village! Lanuéjouls et Montbazens, le long des fossés de la route.

① Mai, juin. — AC.

114. **Barbarea intermedia** Bor. *Fl. cent.* 3e éd. p. 40.

Lieux frais, humides, bords des ruisseaux.

Esp. Saint-Geniez, près de la Capelle-des-Buis (ab. R.)

Mil. La Pomarède (B.)

Rod. Cayssials? (M.) — Bords de l'étang de Sainte-Radegonde; environs de Montdalazac, près de l'exploitation du minérai de fer (ab. R.)

Villef. Environs de Villefranche, vallée de l'Alzou; vignes du Calvaire; Najac, bords du ruisseau de la vallée du Roubel!

② Avril-juin. — AR.

115. **Barbarea patula** Fries; *Erysimum præcox* DC.

Lieux frais, cultures, haies et fossés.

Mil. Environs de Sauclières, lisière du bois de Virenque! — Choisy (B.)

Rod. Bois de Madame, de Linars (M.) — Sur les rochers de la côte du Monastère, près du domaine de Sorp (ab. R.) — Saint-Félix, Arvieu, Vabre, près de Carcenac (de B.)

St-Af. Roquefort, sur le plateau du rocher de Combalou!

Villef. Environs de Villefranche, plateau du Calvaire; Najac, le long du ravin de Ferragut; Saujac, dans les vignes!

② Avril-octobre. — AC.

XII. SISYMBRIUM L.

116. **Sisymbrium officinale** Scop.; vulg. *Vélar, Herbe-aux-chantres.*

Décombres, bords des chemins, lieux incultes.

①. Mai-octobre. — CC.

117. **Sisymbrium polyceratium** L.

Le long des murs, sur les anciens édifices.

Mil. Millau, bords du Tarn!

Villef. Villefranche, le long des murs des maisons au faubourg

Guiraudet, sur le quai le long de l'ancien tribunal; Najac, le long du chemin de fer!

① Juin-août. — AR.

118. **Sisymbrium asperum** L.

Lieux inondés pendant l'hiver, fossés desséchés.

Esp. Salacroux; Saint-Chély!

Mil. Lenne, dans les prés, (ab. R.)

Rod. Au-delà du Monastère, fossés de la côte; sources du ruisseau de Salles-la-Source; Druelle! — Cayssials; Flavin (M.) — Puech-Mourguiol, près de Rodez, dans les fossés du chemin (de B.)

Villef. Privezac, dans les fossés, le long des chemins; chemin de Siols à Martiel!

① Juin, juillet. — AR.

119. **Sisymbrium Columnæ** Jacq.

Lieux pierreux, décombres.

St-Af. Querbes, sur les bords du Dourdou!

Lieux pierreux, murs (Berth. *in Cat.* M.)

② Juin, juillet. — RR.

120. **Sysimbrium Alliaria** Scop.; *Erysimum Alliaria* L.; vulg. *Alliaire.*

Lieux frais et ombragés, haies, bords des ruisseaux, bois humides.

② Avril, mai. — CC.

121. **Sisymbrium Irio** L.

Vieux murs, décombres, bords des chemins.

Vallée de l'Aveyron, Penne, murs du village! *Tarn-et-Garonne.*

① et ② Avril-juin. — AR.

122. **Sisymbrium Austriacum** Jacq.

Var. γ *acutangulum* Koch, *Syn.* p. 40; *Sisymbrium acutangulum* DC.

Sur les rochers, les vieilles murailles.

Villef. Montsalès, sur les murs du château et sur les rochers au-dessous du château; Saujac, sur les rochers des bords du Lot, dits Saou-dé-lo-Mounino!

② Mai, juin. — RR.

XIII. NASTURTIUM R. Brown.

123. **Nasturtium officinale** R. Brown; *Sisymbrium nasturtium* L.; vulg. *Cresson.*

Ruisseaux et fontaines.

♃ Juin-septembre. — CC.

Var. β *siifolium* Steud.; *N. siifolium* Rchb.

Mil. La Borie-Blanque; ravin de Potensac; ravin de Cartayre; Creissels (B.)

124. **Nasturtium sylvestre** R. Brown; *Sisymbrium sylvestre* L.

Bords des eaux, lieux humides, endroits inondés pendant l'hiver.

Rod. Lieux sablonneux et humides des environs de Rodez (de B.)

Villef. Saint-Julien-d'Empare, bords de la Diége; vallée et bords du Lot, Montbrun, Salvagnac, Cadrieu; Laguépie, bords de l'Aveyron!

♃ Mai-septembre. — AR.

125. **Nasturtium rivulare** Rchb. *Ic.* fig. 4365; Bor. *Fl. cent.* 3e éd. p. 38.

Bords des rivières, fossés, terrains sablonneux.

Villef. Vallée du Lot, alluvions de cette rivière, au-dessous de Vic; Cadrieu; au-dessus de Penchot!

♃ Juin-septembre. — AR.

XIV. ARABIS L.

126. **Arabis brassicæformis** Wallr.; *Brassica alpina* L.; Rchb. *Ic.* fig. 4338.

Bois montagneux.

Mil. Environs de Sauclières, bois de Salbous, partie orientale et découverte du bois!

St-Af. Environs de Tournemire, bois de Fajas!

Indiquée par Grenier et Godron dans les Cévennes, par Prost, dans les bois de Mende.

♃ Mai, juin. — RR.

127. **Arabis auriculata** Lam.

Rochers, coteaux calcaires.

Esp. Saint-Geniez; Saint-Martin-de-Lenne, dans les bois!

Mil. Environs de Sauclières, sur le plateau du Rouquet ! — Entre Lenne et Saint-Martin (ab. R.) — Saint-Martin ; Puy-de-France ; Puy-d'Andan ; Creissels (B.)

Indiquée dans les Cévennes par Grenier et Godron, à Mende, par Prost.

① Avril, mai. — RR.

128. **Arabis ciliata** Koch.

Rochers, vieux murs, clairières des bois.

Var. β *hirsuta* Koch ; *A. hirsuta* DC. ; *A. virgata* α Lois.

Mil. Environs de Millau (B.) — Sévérac (M.)

Rod. Lioujas, sur les rochers du plateau ! — Le Rouquet (de B.)

St-Af. Cornus, versant septentrional du bois de Guillaumard !

Villef. Combes de Salvagnac, dans les fentes des rochers ; bois de la Bouisse ; plateau de Saint-Remy !

② Juin, juillet. — AR.

129. **Arabis sagittata** DC.

Bois, prairies, lieux pierreux.

Esp. Saint-Geniez, sur les murs ; rive droite du Lot (ab R.)

Mil. Plateau du Larzac, près de la Couvertoirade ; Sauclières, plateau du Rouquet ! — Sévérac (M.) — Le Monna, sur les rochers (B.)

Rod. Lioujas ! — Cayssials (M.)

Villef. Najac, lisière des bois, le long du chemin de fer ; au-dessus de Monteils, sur les rochers des ravins de la Bouysse ; Saint-Clair, plateaux rocailleux ; Capdenac, sur les rochers !

② Mai, juin. — CC.

130. **Arabis hirsuta** Scop. ; Bor. *Fl. cent.* 3e éd. p. 42 ; Rchb. *Ic.* fig. 4342.

Haies, prés, murs.

Esp. Pelouses rocailleuses au bas du bois d'Aubrac !

Mil. Creyssels (B.)

Rod. Salles-la-Source, sur les grands rochers ! — Le Rouquet, sous Trémouilles (de B.)

Villef. Villefranche, coteaux d'Ordiget, sur les rochers ; entre Penchot et Livinhac, sur les pentes rocailleuses de la rive droite du Lot !

② Mai-juillet. — AR.

131. **Arabis Gerardi** Bess. ; G. G. *Fl. fr. I*, p. 102.

Prairies, bords des chemins.

Esp. Saint-Geniez, sur les murailles (ab. R.)

② Mai, juin. — RR.

132. **Arabis muralis** Bertol.

Murs et rochers.

Mil. Environs de Millau, plateau du Rouquet, au pied des rochers ! — Puy-de-France, Creissels, Pourcayras (B.)

St-Af. Roquefort, sur les rochers de Combalou !

De Candolle, *Fl. fr. V*, p. 592, indique cette espèce à Campestre, station peu éloignée de celle où j'ai cueilli mes échantillons, mais il lui donne un duvet composé de poils simples ; sur ma plante, les poils nombreux qui couvrent les feuilles et les tiges sont tous étoilés ou bifurqués. Est indiquée près de Mende par Prost.

♃ Mai, juin. — RR.

133. **Arabis perfoliata** Lam.; *Turritis glabra* L.

Bois des montagnes, rochers.

Esp. Saint-Geniez, près de la Chapelle-des-Buis (ab. R.)

Mil. Campagnac, sur les corniches des rochers qui dominent la vallée de Saint-Laurent-d'Olt ! — Saint-Laurent-d'Olt (M.) — Bois du Serre, bords de la Dourbie (B.)

Rod. La Roque, près de Rodez; Fabreguette, près de Gaillac (de B.)

St-Af. Tournemire (Puech.)

Villef. Villefranche, bords de l'Alzou, au mas de Tézic; au-dessous de Monteils, sur les rochers des ravins de la Bouysse ; bords du Lot, entre Capdenac et Penchot; entre Livinhac et Bouquiès, rive gauche du Lot; Najac, bords de l'Aveyron !

② Mai-juillet. — AR.

134. **Arabis cebennensis** DC.; *Hesperis inodora* Gouan, *Fl. monsp.* p. 167.

Esp. Montagnes d'Aubrac, le long des ruisseaux et auprès des sources; rochers près des burons, au sommet de la prairie d'Aubrac; bords du ruisseau du bois de Rigambal ; rochers humectés par des sources vives près du buron de la Maynobe ; ravins du bois d'Aubrac, le long du torrent !

♃ Juillet. — RR.

135. **Arabis Thaliana** L.

Terrains sablonneux et pierreux principalement dans le calcaire.

Rod. Carcenac, le Rouquet ! — Dans les vignes (de B.)

Villef. Commun aux environs de Villefranche, dans les vignes, les champs, Pénevaire, les Tourettes; Najac, le long des chemins; Monteils, station du chemin de fer !

Feuilles radicales couvertes de poils rameux assis sur un tubercule ou petit mamelon.

① Avril-août. — CC.

136. **Arabis alpina** L.

Rochers, lieux pierreux des montagnes.

Esp. Bois au-dessous de Thérondels, en allant à Billé (Jord. de Pf.)

Mil. Millau, sur un rocher, au bord de la route ! — Saint-Laurent-d'Olt, bois de la Resse (fr. M.-J. — ab. R. *Rech. S.-O.* p. 44.)

St-Af. Roquefort, fente des rochers éboulés au pied de Combalou; Saint-Rome-de-Tarn, sur les rochers des cascades !

♃ Juin, juillet. — RR.

137. **Arabis turrita** L.

Bois montagneux, rochers.

Esp. Sainte-Eulalie, sur une muraille du bourg (ab. R.)

Mil. Sauclières, sur les rochers dans le bois de Salbous; Nant, sur les rochers du Roc-Nantais; bois du Puy-de-France; entre Millau et Paulhe, sur les rochers du sommet de la montagne ! — Bois de la Resse, près de Saint-Laurent-d'Olt; environs de Sévérac-le-Château; Lenne, près Saint-Geniez (M.) — Millau (B. *in Cat.* M.) — Bois de Serres; Paulhe, murs des chemins; bois de Saint-Estève; ravin de Pourcayras (B.)

Rod. Rochers de Cayrouls, près de Gaillac (de B.)

Villef. Montsalès, versant au-dessous du château; Najac, ravin des bois des bords de l'Aveyron; gorge de l'Aveyron, au-dessous de Monteils, sur les rochers; le long du chemin de fer, entre Capdenac et Saint-Martin-de-Bouillac; vallée de la Diége, au-dessous de la station de Naussac !

Dans l'herbier, cette plante macule le papier d'une belle couleur violette.

② Mai-juillet. — AR.

XV. CARDAMINE L.

138. **Cardamine latifolia** Vahl.

Esp. Bords du Goul, au-dessous de Trionnac, commune de Taussac, canton du Mur-de-Barrez (Jord. de Pf.)

♃ Juin, juillet. — RR.

139. **Cardamine pratensis** L.

Prés humides, bois, bords des eaux.

♃ Mai, juin. — CC.

140. **Cardamine amara** L.

Lieux humides, bords des ruisseaux des montagnes.

Esp. Laguiole, dans les ravins du bois; Aubrac, dans les prairies et les pâturages des environs; bois de Rigambal, sur les bords du Boralde! — Aubrac (de B.)

Rod. Environs de Carcenac, lieux humides et ombragés (de B.)

♃ Juin, juillet. — AR.

141. **Cardamine impatiens** L.

Lieux frais, bords des ruisseaux.

Esp. Notre-Dame-de-Lenne, près de Saint-Geniez! — Aubrac (de B.) — Saint-Geniez, Moulin-de-Juéry (ab. R.) — Notre-Dame-de-Lez, bords du Goul (Jord. de Pf.)

Mil. Saint-Laurent-d'Olt. (M.)

Rod. Bois de Linars, Cayssials, Bonnecombe, sur le calcaire et les terrains primitifs (M.) — Environs de Rignac (de V.)

Villef. Villefranche, bords de l'Aveyron; domaine de l'Estang! — Saint-Julien-d'Empare, bords de la Diége (fr. S.)

② Mai, juin. — AC.

142. **Cardamine hirsuta** L.

Lieux humides et cultivés dans tout le département.

Villef. Garrials, sur les murs humides; Monteils, dans les ravins de la Bouysse; environs de Salvagnac, entrée de la grotte de la Vayssière; Saujac!

① Avril-juin. — CC.

143. **Cardamine sylvatica** Link.

Lieux frais et ombragés, bords des ruisseaux, prairies humides.

Esp. Saint-Geniez, bords du ruisseau du Moulin-de-Juéry (ab. R.) — Aubrac (de B.) — Valcaylès, bords de la Trueyre (Jord. de Pf.)

Rod. Ampiac (M.)

Villef. Environs de Villefranche, le long du ruisseau de la Maladrerie; entre Najac et Laguépie, talus du chemin de fer!

Var. β *umbrosa* G. G.

Villef. Capdenac, bords du Lot, près de l'ouverture inférieure du tunnel, aux endroits couverts !

② ou ♃ Avril-juin. — CC.

144. **Cardamine parviflora** L.

Lieux herbeux et humides.

Rod. Carcenac, le long des haies (de B.)

Villef. Entre Najac et Laguépie, sur les talus maçonnés du chemin de fer ; bords de l'Aveyron, près de Laguépie !

① Mai-juillet et en automne. — RR.

XVI. DENTARIA L.

145. **Dentaria digitata** Lam.

Bois des montagnes.

Rod. Le Roüquet ; Bonnecombe (de B.)

St-Af. Bois de Fajas (Puech.)

♃ Mai, juin. — RR.

146. **Dentaria pinnata** Lam.

Bois montagneux, lieux frais.

Esp. Montagnes d'Aubrac, dans les bois d'Aubrac, de Gandillot, de Rigambal !

Mil. Environs de Sauclières, bois de Salbous !

Rod. Bois de Linars (M.) — Vallon de Cruou (ab. R.)

Villef. Environs de Villefranche, ravins des bois de la Baume, bois du Quoiti !

♃ Mai, juin. — AC.

B. SILICULEUSES

XVII. LUNARIA L.

147. **Lunaria rediviva** L.

Indiquée par Prost dans les montagnes d'Aubrac.

♃ Mai, juin.

148. **Lunaria biennis** Mœnch ; *L. annua* L.

Subspontanée dans quelques jardins d'où elle s'échappe quelquefois.

② Avril, mai.

XVIII. ALYSSUM L.

149. **Alyssum calycinum** L.

Lieux secs et pierreux.

Mil. Millau, sables des bords du Tarn ! — Cureplats ; vallon de Saint-Martin ; la Pomarède ; Grosfesenque ; Puy-de-France (B.)

St-Af. Entre Saint-Affrique et Roquefort, le long de la route !

Villef. Villefranche, le long des chemins ; Capdenac, vignes !

① Mai, juin. — CC.

150. **Alyssum campestre** L.

Champs sablonneux.

Rod. Environs de Rodez, la Roque (de B.)

① Mai, juin. — RR.

151. **Alyssum montanum** L.

Coteaux calcaires.

Mil. Environs de Cornus, sables dolomitiques, au pied des rochers, vers la tour d'Aiguillon ; plateau du Larzac, à la Pesade, sur les rochers de Servières !

Rod. Rochers de Rocomissou, près de Gages (M.)

St-Af. Environs de Tournemire, devèze du Viala !

Indiquée dans les Cévennes et dans l'Auvergne par Grenier et Godron.

♃ Mai-juillet. — AR.

152. **Alyssum spinosum** L.

Coteaux calcaires.

Mil. Corniches de Lescandorgue, aux bords de Lergues ! — Environs de Millau, lieux secs et chauds (Berth. *in Cat.* M.) — Caussibal, sur les rochers ; Puy-de-France (B.)

St-Af. Environs de Roquefort, bois de Bouïs (Puech.)

♃ Mai, juin. — R.

153. **Alyssum macrocarpum** DC.

Sur les rochers calcaires.

Mil. Sur les rochers de la vallée du Tarn, vis-à-vis Peyre ; sur les rochers du Monna ; Millau, rochers d'Ambousquèses ! — Creissels ; vallon de Saint-Martin ; Puy-de-France (B.) C.

St-Af. Roquefort, rochers de Combalou; château de Brusques; Tournemire, rochers de Castels-Viels!

Villef. Vallée du Lot, Saujac, sur les rochers du Saou-dé-lo-Mounino; Salvagnac, sur les rochers des bords du Lot!

Vallée de l'Aveyron, Saint-Antonin, sur les rochers d'Anglars; Montricoux! *Tarn-et-Garonne.*

Les feuilles, sur l'une et l'autre face, le sommet des tiges et les sépales sont couverts d'un duvet rayonnant très-serré.

♃ Mai, juin. — AR.

XIX. DRABA L.

154. **Draba aizoides** L.; *D. ciliaris* DC.

Sur les rochers calcaires.

Mil. Plateau du Larzac, la Pesade, dans les fentes des rochers de Servières; rochers de Sainte-Eulalie; environs de Cornus, sur les rochers près de la Tour d'Aiguillon! — Hôpital-du-Larzac (B.)

St-Af. Environs de Tournemire, sur les rochers du bois de Montclarat! — Sur les rochers de Fajas (Puech.)

♃ Avril, mai. — RR.

155. **Draba muralis** L.

Murs, tertres, bords des chemins.

Esp. Côte de Saint-Martin près de Saint-Geniez (M.) — Saint-Geniez, Moulin-de-Juéry (ab. R.)

Mil. Sévérac (M.) — Sommet du Puy-d'Andan; rochers du Serre; Creissels; Saint-Martin (B.)

Rod. Carcenac (de B.)

St-Af. Tournemire (Puech.)

Villef. Villefranche; Saint-Clair; Salvagnac; Saujac!

① Avril, mai. — CC.

156. **Draba verna** L.; *Erophila vulgaris* DC.

Lieux secs, terrains incultes, bords des chemins, pelouses arides, vieux murs.

M. Jordan, en étudiant les nombreuses formes que présente cette espèce, a reconnu dans ces variétés des caractères assez tranchés pour constituer cinquante-trois espèces qui sont décrites dans ses *Diagnoses.*

① Février-avril. — CC.

XX. RORIPA Bess.

157. **Roripa nasturtioides** Spach; *Sisymbrium palustre* DC.; Rchb. *Ic.* fig. 4362.

Lieux humides, bords des cours d'eau, fossés.

Villef. Villefranche, au Temple, dans les fossés, près de l'usine à gaz; bords de l'Aveyron, Monteils, Najac; fossés le long du ruisseau de Peyrusse, dans la plaine; Penchot; Capdenac; Cadrieu; au-dessous de Vic!

Var. β *Rivularis* Rchb. *Ic.* p. 15; *Nasturtium rivulare, ibidem,* fig. 4365; Bor. *Fl. cent.* 3e éd. p. 38.

Lieux humides, bords des rivières.

Villef. Bords du ruisseau de Peyrusse, dans une dérivation près du domaine de las Cazes; vallée de la Diége; Penchot, rive droite du Lot, endroits abandonnés pendant les basses eaux!

Commun dans les fossés creusés sur les bords de l'Aveyron entre Lexos et Varens! *Tarn-et-Garonne.*

② Juin-septembre. — AR.

158. **Roripa pyrenaica** Spach; *Nasturtium pyrenaicum* R. Brown.

Sables des rivières, bords des routes, lieux humides.

Esp. Aubrac, prairies de la Maynobe; entre Aubrac et la tour de Belvezet; Saint-Chély, sur le chemin d'Aubrac!

Mil. Sévérac, (fr. M.-J. *in Cat.* M.) — Saint-Laurent-d'Olt (M.) — La Maladrerie, sur les graviers du Tarn (une seule fois, B.)

Rod. Au delà du Monastère, fossés de la route! — Le Monastère (M.)

Villef. Capdenac, endroits humides, aux bords du Lot; Firmy, sur le Puy-de-Volf!

♃ Mai-juillet. — AC.

159. **Roripa amphibia** Bess.; *Sisymbrium amphibium* L.; *Nasturtium amphibium* R. Brown; Rchb. *Ic.* fig. 4363.

Bords des ruisseaux, des rivières, fossés, eaux stagnantes.

Rod. Anglars, dans l'Alzou! — Saint-Félix, près de Rodez (de B.)

Villef. Monteils, Najac, bords de l'Aveyron; Martiel, dans le ruisseau de las Fons; la Roque-Bouillac; Penchot, bords du Lot!

♃ Juin-août. — AR.

160. **Roripa rusticana** G. G. *Fl. de Fr. I*, p. 127; *Cochlearia Armoracia ;* vulg. *Grand-Raifort, Raifort-sauvage.*

Prairies humides.

Rod. Gages; Bournazel (de B.)

Villef. Villefranche, prairies de Notre-Dame, le long du fossé du pré de l'Hospice !

♃ Mai, juin. — RR.

XXI. KERNERA Medik.

161. **Kernera saxatilis** Rchb.; *Myagrum saxatile* L.

Fentes des rochers.

Mil. Environs de Millau, sur les rochers du Monna; sommet de la côte du Larzac; Nant, fentes des rochers du Roc-Nantais; Sauclières, rochers de Roquefoulet ! — Nouvelle côte du Larzac, au-dessus du Serre; la Granède; Creissels; Puy-de-France (B.) — Sauclières (de B.)

Rod. Gages !

St-Af. Cornus, versant septentrional du bois de Guillaumard; Devèze-du-Viala ! — Bois de Fajas; de la Bastide (Puech.)

Var. β *foliis caulinis basi cordato sagittatis, auriculis acutis* Lois.; *Myagrum auriculatum* DC.

Mil. Plateau du Larzac, sur les rochers du Caylar; environs de Sauclières, fentes des rochers du Rouquet; Tournemire !

♃ Juin-août. — AR.

XXII. MYAGRUM L.

162. **Myagrum perfoliatum** L.

Bords des champs, moissons.

Mil. Vers Paulhe, le long des chemins ! — Sommet du Puy-d'Andan (B.)

Rod. Moissons des environs de Rodez, Sainte-Radegonde; Salles-la-Source ! — Mondalazac (ab. R.) — Rignac, Pont-de-la-Monnaie (de V.) — Gages (de B.)

Villef. Villeneuve, dans les moissons du Rey; moissons du plateau de Cubèle; la Capelle-Balaguier; champs d'Estrabols; l'Estang; Saint-Georges !

① Mai, juin. — AC.

XXIII. CAMELINA Crantz.

163. **Camelina sylvestris** Wallr.

Mil. Plateau du Larzac, moissons de la Couvertoirade ; Sauclières, dans les petites cultures du plateau du Rouquet ; bois de Salbous, lieux découverts à la partie orientale du bois ! — La Tacherie (B. *in Cat.* de B.)

① Juin, juillet. — RR.

164. **Camelina sativa** Fries ; *Myagrum sativum* C. Bauh. ; *M. dentatum* Willd.

Moissons (Bonnaterre *in Cat.* M.) — Meyrueis, moissons (Lecoq et Lam. *Cat.*) — Moissons (Berth. *in Cat.* de B.)

Mil. Plalong ; la Tacherie (B.)

① Juin, juillet. — RR.

XXIV. NESLIA Desv.

165. **Neslia paniculata** Desv.

Moissons des terrains calcaires.

Mil. Sauclières, lisière du bois de Salbous ; Millau, champs des bords du Tarn ; Nant ; Sainte-Eulalie ; la Pesade !

Rod. Champs des environs de Sainte-Radegonde ; plateau de Balzac ; Salles-la-Source ! — Mondalazac (ab. R.)

St-Af. Entre Saint-Affrique et Saint-Rome-de-Tarn ; plateau du Larzac, champs du village de Figayrol !

Villef. Plateau de la Bouisse ; mas de Bonnet ; Bernussou ; plateau de Mauriac ; Saint-Clair ; Salvagnac ; Estrabols etc. ; plateaux calcaires qui dominent la vallée du Lot !

① Mai-juillet. — CC.

XXV. CALEPINA Adans.

166. **Calepina Corvini** Desv. ; *Bunias cochlearioides* DC.

Cultures des terrains calcaires.

Mil. Vieux fourrages (B.)

Rod. Prés des environs de Rodez, Cayssials (M.) — Extrémité du coteau de Cruou, au midi ; environs de Mondalazac (ab. R.)

St-Af. Tournemire, devèze du Viala (Puech.)

Villef. Villefranche, vignes du Temple ; sur les talus de la gare, parmi les acacias ; champs de fourrages à l'entrée de l'Hospice ; les Pivolettes !

① Mai, juin. — R.

XXVI. BUNIAS R. Brown.

167. **Bunias Erucago** L. ; vulg. *Fausse-Roquette.*

Moissons, champs cultivés, dans tous les terrains.

Esp. Le Tourriol, près de Laissac (ab. R.)

Mil. Environs de Millau, alluvions de la Dourbie !

Rod. Environs de Rodez, Cayssials (M.) — Environs de Rignac (de V.) — Champs du causse (de B.)

Villef. Villefranche, Garrials, bords des champs ; le Garriguet ; Najac, aux pieds des murs ruinés du château, bords de l'Aveyron !

① Juin, juillet. — CC.

168. **Bunias orientalis** L. ; *Myagrum taraxacifolium* Lam.

Subspontané dans quelques champs aux environs de Millau (de B.)

XXVII. ISATIS L.

169. **Isatis tinctoria** L. ; vulg. *Pastel.*

Spontané sur les rochers, les pentes rocailleuses.

Mil. Sévérac, sur les rochers du château (M.)

Rod. Rochers de Salles-la-Source (ab. Vaissier *in Cat.*M.) — Salles-la-Source, le long de la vieille côte (ab. R.)

St-Af. Sur les rochers de Caylus, au levant ; Saint-Sernin ! — Gaillac, champs pierreux (de B.) — Tournemire, carrière de tuf (Puech.)

Capdenac, vallée du Lot, sur les rochers du village ! *Lot.*

Vallée de l'Aveyron, rive droite, sur les rochers de Montrosier entre Lexos et Fenayrols ! *Tarn-et-Garonne.*

② Mai, juin. — RR.

XXVIII. BISCUTELLA L.

170. **Biscutella lævigata** L. ; *B. variabilis* Lois.

Lieux pierreux, rochers.

Var. α *integrata* G. G.; *B. longifolia* Vill.

St-Af. Environs de Tournemire, bois de Fajas!

Var. β *dentata* G. G.; *B. saxatilis* Schleich.

Mil. Millau, coteaux du Monna; environs de Sauclières, bois de Virenque, sur les rochers; travers de Brocuéjouls, vers Peyre!

Villef. Vallon de la Serène, sur les rochers!

Vallée de l'Aveyron, Saint-Antonin, sous le rocher d'Anglars! *Tarn-et-Garonne.*

Var. γ *Intermedia* G. G.; *B. ambigua* DC.

Mil. Sauclières, sur les rochers du plateau du Rouquet! — Bois de la Garrigue (B.)

Rod. Lioujas!

St-Af. Cornus, versant du Guillaumard; rochers de Sainte-Eulalie!

Villef. Au-dessous de Najac, sur les roches serpentineuses des bords de l'Aveyron, à Ferragut; Firmy, au Puy-de-Volf, sur les rochers de même nature!

Var. δ *Pinnatifida* G. G.; *B. coronopifolia* All.

Mil. Bois de Salbous! — Sévérac (fr. M.-J.)

Rod. Lioujas; rochers de Rocomissou, près de Gages (ab. Cérès.)

St-Af. Brusques, sur les rochers du château (M.)

♃ Mai-août. — AR.

XXIX. IBERIS L.

171. **Iberis pinnata** Gouan.

Moissons des terrains calcaires.

Mil. Plateau du Larzac, la Pesade, dans les moissons; Saint-Jean-du-Bruel, dans les moissons des bords de la Dourbie; Sauclières, parties découvertes des bois de Virenque et de Salbous; Nant, dans les moissons au pied de la montagne; Millau, champs au-dessous des rochers d'Ambousquèses; champs entre la Pesade et la Couvertoirade; sables des bords du Tarn, vers Peyre; coteaux du Monna; alluvions de la Dourbie; champs au sommet de la côte de Montjaux! — La Tacherie (B.) — Bords de la Dourbie (B. *in Cat.* M.)

St-Af. Entre Saint-Affrique et Roquefort, moissons le long de la route!

② Mai-août. — AC.

172. **Iberis linifolia** L.

Coteaux calcaires.

Mil. Sauclières, bois de Salbous; environs de Millau, le Monna, au pied des grands rochers, au sommet de la montagne !

Se distingue de l'*I. prostii* en ce que ses fleurs sont disposées en petites ombelles ou plutôt en petites corymbes qui ne s'allongent pas pendant la floraison et en ce que ses pédicelles sont grêles, rapprochés et presque contigus.

② Juillet, août. — RR.

173. **Iberis Prostii** Soy.-Willm. *in* God. *Fl. lorr. I*, p. 73.

Coteaux arides.

Mil. Environs de Sauclières, bois de Salbous (de Pouzolz, *Fl. Gard.* — Martin.)

① Juillet, août. — RR.

174. **Iberis saxatilis** L. *Amœn.*

Coteaux calcaires.

Mil. Environs de Sauclières, sur les rochers des bords de la Virenque (Martin.)

♄ Mai, juin. — RR.

175. **Iberis amara** L.

Dans les moissons.

Esp. Peyrat (Jord. de Pf.)

Rod. Sainte-Radegonde !

Villef. Villefranche, plateau de la Bouisse ; mas de Bonnet ; environs de Salvagnac-Cajarc, plateau de Cubèle ; causse de Saujac !

Var. *ruficaulis* Koch, *minor, foliis angustioribus, caule purpurascente, calice violoceo, petalisque in violaceum convergentibus.*

Villef. Plateau du Puy-Descarts !

② Juin-octobre. — CC.

176. **Iberis affinis** Jord. ; Bor. *Fl. cent.* 3e éd. p. 57 ; de Mart. *Fl. Tarn*, p. 63.

Pentes rocailleuses.

Lexos, au pied des rochers.

Aux caractères que les auteurs indiquent pour distinguer cette espèce de l'*I. amara*, il faut ajouter la précocité ; elle est, en effet, en pleine floraison à la fin de mars ; et en fruits complétement mûrs et détachés de la tige, au commencement de juin, tandis qu'à cette même époque l'*I. arama* fleurit à peine dans les moissons de la plaine.

① Mars, avril. — R.

XXX. TEESDALIA R. Brown.

177. **Teesdalia nudicaulis** R. Brown ; *Iberis nudicaulis* L.

Champs, bruyères, lieux incultes des terrains siliceux.

Mil. Saint-Saturnin (ab. R.)

Rod. Vers le Pont-de-Salars, bois le long de la route! — Environs du Monastère; rochers de Kaymard, près de Pruines (ab. R.)

Villef. Villefranche, montagne de Pénevaire; Najac, versant des bords de l'Aveyron; bois de la Trivale; bois de Sanvensa; Firmy, sur le Puy-de-Volf; Rieupeyroux!

① Avril, mai. — CC.

XXXI. ÆTHIONEMA R. Brown.

178. **Æthionema saxatile** R. Brown.

Sur les rochers calcaires.

Mil. Gorge de la Jonte, au-dessus de Peyreleau, fentes des rochers; le Monna, sur les rochers du sommet; bois de Salbous; Nant, sur les rochers du Roc-Nantais; vallon du Mensou; Compeyre! — Ravins de Cartayre; bois de Caussibal; sur les rochers du bois du Serre; Puy-de-France (B.)

St-Af. Roquefort, fente des rochers de Combalou; plateau du Larzac, entre Cornus et le Figayrol; Tournemire, rochers des Arnals! — Tournemire, rochers de Castels-Viels (Puech.)

♃ Avril-juin. — RR.

XXXII. THLASPI Dill.

179. **Thlaspi arvense** L.; vulg. *Monnoyère, Herbe-aux-écus.*

Moissons, décombres, bords des chemins.

① Mai-septembre. — CC.

180. **Thlaspi montanum** L.

Esp. Aubrac, le Rouquet (de B.)

Cette espèce ne figure pas dans le *Catalogue du Plateau central de la France* de Lecoq et Lamotte; ces auteurs la soupçonnent dans les montagnes du Cantal, où elle est indiquée par Delarbre, mais ils ne l'y ont pas observée eux-mêmes. — Les Cévennes, Grenier et Godron.

♃ Avril, mai. — RR.

181. **Thlaspi perfoliatum** L.

Champs, vignes, jardins, décombres, surtout dans les terrains calcaires.

① Mars-mai. — CC.

182. **Thlapsi alliaceum** L.

St-Af. Pont-de-Camarès, pelouses (M.)

Cette espèce, rare, même dans les localités où elle est indiquée, à Draguignan, à Fréjus, à Cette, dans la Loire-Inférieure et dans le Loir-et-Cher, n'a pas été retrouvée dans le département.

183. **Thlaspi virgatum** G.G.; *T. brachypetalum* Jord. *Obs. frag.* 3, p. 5; *T. Alpestre* Vill. non L.

Bois clairs et pâturages des terrains volcaniques.

Esp. Aubrac, au bas de la prairie; bois de Rigambal, clairières des bois de la rive droite du Boralde, parties élevées de la vallée; pâturage près de la tour de Belvezet ! — Tertres près du Bourguet (Jord. de Pf.)

② Juin, juillet. — R.

184. **Thlaspi Alpestre** L.; Rchb. *Ic. II*, fig. 4184; *T. sylvestre* Jord.

Pâturages des montagnes.

Esp. Laguiole, pentes rocailleuses des prairies; Aubrac, prairie de la Maynobe; pentes rocailleuses du bassin du lac de Saint-Andéol; montagne de las Truques, pelouses rocailleuses ! — Paulhac, canton de Sainte-Geneviève (Valadier *in Cat.* M.)

Mil. Environs de Sauclières, dans la partie découverte du bois de Salbous ! — Bois de Salbous (de Pouzolz.)

Villef. Firmy, sur le Puy-de-Volf !

② et ♃ Juin, juillet. — R.

Voir Grenier, *Fl. Jur.* p. 70, observations sur la légitimité des espèces établies par M. Jordan dans le démembrement du *Thlaspi alpestre* des auteurs, notamment en ce qui concerne la couleur des anthères.

185. **Thlaspi occitanicum** Jord. *Obs. frag.* 3, p. 12, et *Diagn. I*, p. 260.

Bois et pelouses des terrains calcaires.

Mil. Entre Lenne et Saint-Martin (ab. R.)

Rod. Bois de Bourignac (ab. R.)

② Mai-avril. — R.

XXXIII. CAPSELLA Ventenat.

186. **Capsella Bursa-pastoris** Mœnch; *Thlaspi Bursa-pastoris* L.; vulg. *Bourse-à-pasteur*.

Commun surtout dans les lieux cultivés et le long des chemins.

① Mars-décembre. — CC.

187. **Capsella rubella** Reut. *Bull. Soc. Hall.* p. 18; de Lacroix, *Bull. Soc. bot. fr.* t. VIII, p. 259; *C. rubescens*, Personnat, *Bull. Soc. bot. fr.* t. VII, p. 511.

Mêmes localités que la précédente.

Sépales purpurescents au sommet, surtout dans les boutons, pétales blancs dépassant à peine le calice; silicule longuement atténuée à la base, en raison de la forme particulière de ses bords, qui, au lieu de se prolonger en ligne droite, présentent une courbe légèrement rentrante.

① Mars-septembre. — AC.

XXXIV. HUTCHINSIA R. Brown.

188. **Hutchinsia petræa** R. Brown; *Lepidium petræum* L.

Rochers, lieux pierreux, collines arides, vieux murs, surtout dans les terrains calcaires. Plus rare dans les terrains granitiques.

Mil. Sauclières, sur les rochers du Rouquet; Sévérac; Saint-Germain, dans les champs du Causse-Rouge; entre Millau et Paulhe, sommet de la montagne! — Environs de Millau, Creissels, Saint-Martin, ravins de Cartayre (B.) — Côte de Millau au Larzac (de B.) — Saint-Martin-de-Lenne (ab. R.) — Notre-Dame-de-Lenne, près de Saint-Geniez (M.)

Rod. Gages (M.)

St-Af. Saint-Affrique, sur les rochers de Caylux; Roquefort, sur les rochers de Combalou!

Villef. Combes de Salvagnac; rochers à Saujac; grotte de la Vayssière; Montsalès, sur les murs de l'ancien parc; Capdenac, sur les rochers du Verdier (fr. S.)

① Mars-mai. — AC.

189. **Hutchinsia procumbens** Desv.; *Lepidium procumbens* L.

Lieux sablonneux, humides. (Bonnat. *in cat.* M.)

Cette espèce, qui n'a pas été retrouvée dans le département depuis Bonnaterre, est indiquée, dans la Lozère, par M. Loret, *Herb. de la Lozère*, p. 10, sur les rochers de Saint-Privat et de la Vabre; dans les Cévennes, par M. Planchon, d'après Cambassède. Elle croît, exposée au nord et à l'abri du soleil et de la pluie, sous les voûtes un peu humides des rochers du calcaire jurassique, en mars et avril.

XXXV. LEPIDIUM L.

190. **Lepidium sativum** L.; vulg. *Cresson-alénois*, *Cresson-des-jardins*, *Nasitor*.

Cultivé et fréquemment subspontané dans les jardins et dans le voisinage des habitations.

① Juin, juillet.

191. **Lepidium campestre** R. Brown.

Bords des chemins, terrains incultes, clairières des bois, surtout dans les terrains calcaires.

Mil. Environs de Sauclières, bois de Salbous, le long des chemins!

Rod. Champs de Sainte-Radegonde! — Moissons de Cayssials (M.)

St-Af. Roquefort, dans les champs; Saint-Rome-de-Tarn!

Villef. L'Estang; Monteils, le long des chemins, sur les bords de l'Aveyron; Asprières, plateaux rocailleux; Firmy, au Puy-de-Volf!

① Mai-juillet. — CC.

192. **Lepidium heterophyllum** Bent.

Var. β *Canescens* G. G.

Mil. Environs de Sauclières, bois de Salbous (de Pouzolz.)

St-Af. Environs de Tournemire, le long du grand chemin (Puech.)

♃ Mai, juin. — RR.

193. **Lepidium hirtum** DC.

Mil. Environs de Sauclières, bois de Salbous!

Rod. Rodez (G. G. *Fl. fr. I*, p. 151.)

St-Af. Environs de Tournemire, au Viala-du-Pas-de-Jaux (Puech.)

♃ Mai-juillet. — RR.

194. **Lepidium ruderale** L.

St-Af. Camarès, pelouses derrière l'église (M.)

① Juin-octobre. — RR.

195. **Lepidium graminifolium** L.; *L. Iberis* L.; vulg. *Petit-Passerage.*

Lieux incultes, au pied des murs, bords des chemins.

Mil. Environs de Millau; château de Brousse (M.) — Choisy; Cureplats; la Tacherie (B.)

Villef. Villefranche, sur les murs de l'allée de la Douve; chemin de Notre-Dame; côte du Calvaire; Orlhonnac; Monteils!

♃ Mai-octobre. — CC.

196. **Lepidium latifolium** L.; vulg. *Passerage.*

Prés humides, bords des rivières.

Mil. Au-dessous du Tourriol, (ab. R.)

Rod. Montrozier, sur les murs (l'abbé Cérès *in Cat.* M.)

♃ Juin, juillet. — RR.

197. **Lepidium Draba** L.; vulg. *Drave.*

Champs cultivés, bords des routes, lieux arides.

Mil. Environs de Millau, dans les champs des alluvions de la Dourbie; vignes vers Creissels ! — Bois de Mayol; Pourcayras (B.)

Villef. Villefranche, entre la Magdelaine et Garrials, talus du chemin de fer !

C'est la seule localité où j'aie encore rencontré cette espèce dans l'arrondissement de Villefranche; elle a dû être transportée pendant les travaux du chemin de fer. Elle existe, en effet, dans la basse vallée de l'Aveyron en grande abondance, à Penne, aussi le long de la voie ferrée.

♃ Mai-juillet. — RR.

XXXVI. SENEBIERA Pers.

198. **Senebiera Coronopus** Poir. *Dict.*; *Coronopus Ruellii* Gærtn.

Bords des routes, lieux incultes, fossés desséchés.

Mil. Sévérac (fr. M.-J.)

St-Af. Sylvanès (de B.)

Rod. Environs de Mondalazac (ab. R.)

Villef. Au bas de la montagne du Calvaire; plateau calcaire entre Saint-Remy et le plateau de Saint-Igest ! — Saint-Julien-d'Empare (fr. S.)

① Juin-septembre. — AR.

XXXVII. RAPISTRUM Boerh.

199. **Rapistrum rugosum** All.; *Myagrum rugosum* L.

Champs sablonneux, moissons dans les terrains calcaires.

Esp. Saint-Geniez, bords du Lot (ab. R. *in Cat.* M.)

Mil. Saint-Jean-du-Bruel, dans les champs; Nant, au pied de la montagne du Roc-Nantais; devèze de Sainte-Eulalie ! — Montels; Raujoles; Creissels; le Castelas (B.) — Sévérac (de B.)

St-Af. Lisière des champs, vignes près de Roquefort; Tournemire! — Sylvanès, dans la cour de l'établissement (de B.)

① Mai, juin. — AR.

FAM. VII. CISTINÉES

CISTINEÆ DC.

I. CISTUS L.

200. **Cistus laurifolius** L.

Mil. Saint-Jean-du-Bruel, sur les schistes de la vallée de la Dourbie, au-dessus du Moulin-Boudou ; entre Saint-Jean-du-Bruel et Saulières, le long de la route, au sommet de la côte ; entre Nant et Saint-Jean-du-Bruel, dans une châtaigneraie des bords de la Dourbie ! — Environs de Millau, au-dessus de Massabuau, sur la rive gauche de la Dourbie (B.)

Rod. Vallée du Tarn à Combradet (de B.)

St-Af. Belmont, où il couvre toute une montagne (de B.)

Les bourgeons sont visqueux et répandent une odeur balsamique très-agréable.

♄ Juin, juillet. — R.

201. **Cistus salviæfolius** L.

Lieux rocailleux, rochers schisteux et calcaires.

Mil. Nant, au-dessous du Roc-Nantais ! — Saint-Jean-du-Bruel (M.)

St-Af. Saint-Affrique, versant rocailleux de la montagne de la Rouquette ; Andabre ; Sylvanès ; Broquiès ! — Sylvanès (M.) — Malrieu (Puech.)

Villef. Très-commun à la Roque-Bouillac, sur la montagne ; le Puy-Descarts, bois de la Pourtie !

♄ Mai, juin. — AC.

II. HELIANTHEMUM Tournef.

202. **Helianthemum salicifolium** Pers.

Coteaux arides et calcaires.

Rod. Solsac, Roc-Ponsard (ab. R.)

① Juillet. — RR.

203. **Helianthemum vulgare** Gærtn.

Pelouses sèches des coteaux et des bois, le long des chemins, principalement dans les terrains calcaires.

Mil. Bois du Puy-de-France; Ambousquèses; Caussibal (B.)

Villef. Sur les rochers de la vallée du Lot !

Var. β *virescens* G. G.; *H. grandiflorum* DC.

Mil. Rochers de Raujoles, d'Ambousquèses ! — Bords du Tarn, Choisy (B.)

♃ Mai-juillet. — CC.

204. **Helianthemum polifolium** DC. *Fl. fr. IV,* p. 823; *H. pulverulentum* DC. *Fl. fr. IV,* p. 823; *H. apenninum* DC. *Fl. fr. IV,* p. 824.

Sur les coteaux calcaires.

Mil. Millau, bords du Tarn, sur les rochers du Monna; pelouses du plateau du Larzac; la Pesade, sur les rochers de Servières; Sauclières, parties rocailleuses du bois de Salbous; pelouses rocailleuses du causse de la Liquisse ! — Sévérac (M.) — La Tacherie; ravin de Cartayre (B.) — Mostuéjouls; Saint-Dalmazy (de B.)

Rod. Pâturages secs et pierreux du causse ! — Onet; Valady; Gages; Lioujas (M.) — Sur les rochers de Salles-la-Source (ab. R.)

St-Af. Cornus, sur les rochers ! — Tournemire (Puech.)

Villef. Villefranche, coteaux d'Ordiget; Saint-Clair, pelouses rocailleuses; côte de Saujac; combes de Salvagnac; bois d'Estrabols; Monteils !

Var. α *velutinum*. Jord.

Mil. Saint-Jean-du-Bruel, au Moulin-Boudou, sur les schistes de la Dourbie !

♄ Mai, juin. — AC.

205. **Helianthemum Itaticum** Pers.

Var. α *glabratum; H. œlandicum* DC. *Fl. fr. IV*, p. 817.

St-Af. Devèze de Tournemire (Puech.)

Var. β *alpestre* G. G.; *H. Alpestre* DC. *Fl. fr. V*, p. 622.

Montagnes d'Aubrac (Bonnaterre *in Cat.* M.)

♄ Mai, juin. — R.

206. **Helianthemum canum** Dunal; Rchb. *Ic.* fig. 4534; *Cistus marifolius* Smith, *Brit.* 572.

Causses, coteaux calcaires.

Mil. Commun sur tout le plateau du Larzac; la Couvertoirade; environs de Sauclières, bois de Salbous, pelouses du sommet; Nant, plateau au-dessus du Roc-Nantais; Vinnac, bois de Caussibal; Sévérac; puech de la Camuselle; Puy-de-France! — Entre Saint-Geniez et Sévérac; entre Saint-Dalmazy et Mostuéjouls (de B.) — Saint-Saturnin, le long de la route (ab. R.) — Saint-Martin (B.)

Rod. Gages! — Lioujas; Puech-Mourgniol, près de Rodez (M.) — La Roque, près de Saint-Austremoine (ab. R.)

St-Af. Plateau de Cornus; Tournemire, plateau des Arnals!

Villef. Salvagnac, canton de Villeneuve, sur les rochers de Vaïffier, versant du gouffre de Lantouï.

Feuilles vertes en dessus, portant de petits pinceaux apprimés, composés de trois ou quatre poils; face inférieure des feuilles couverte de poils, courts, étoilés, tomenteux.

♄ Juin, juillet. — C.

207. **Helianthemum guttatum** Mill.

Lieux arides, pâturages maigres, bords des bois.

Mil. Saint-Jean-du-Bruel, sur les terrains schisteux des bords de la Dourbie, au-dessus du Moulin-Boudou!

Rod. Environs de Carcenac, au moulin de Renel (de B.)

St-Af. Broquiès (de B.)

Villef. Villefranche, montagne de Pénevaire; Najac, au Roubel!

① Mai-juillet. — AC.

III. FUMANA Spach.

208. **Fumana procumbens** G. G.; *Helianthemum Fumana*, Mill.

Coteaux arides, calcaires, fentes des rochers.

Mil. Saint-Jean-du-Bruel, coteaux arides des gorges de la Dourbie; coteaux des bords du Tarn, vers Peyre; rochers à la Couvertoirade! — Bois, débris calcaires, vallon de Saint-Martin, Puy-de-France (B.)

Rod. Valady, Salles-la-Source (M.) — Coteaux de Bruéjouls; Solsac, au Roc-Ponsard; rochers de Fonfrège (ab. R.) — Gages (de B.)

St-Af. Saint-Affrique, plateau du Beau-des-Singles!

Villef. Ordiget; gorges de Floyrac, fentes des rochers; Saujac, sur les rochers du Saou-dé-lo-Mounino; combes de Salvagnac!

♄ Mai-juillet. — AC.

209. **Fumana Spachi** G. G.

Même habitat que la précédente, mais plus rare.

Mil. Côte de Montjaux! — Hôpital-du-Larzac; Puy-de-France; bois de Caussibal (B.)

Jeunes rameaux, feuilles et pédoncules munis de poils étalés et glanduleux, dans le *F. procumbens*, ces poils sont appliqués ou crispés.

♄ Mai, juin. — AC.

FAM. VIII. VIOLARIÉES

VIOLARIEÆ DC.

I. VIOLA Tournef.

210. **Viola palustris.** L.

Prés tourbeux et marécageux des terrains granitiques.

Esp. Prairie d'Aubrac !

Rod. Carcenac, marécages de Cabrières (de B.) — Environs de Rignac, prairies du Buenne (de V.)

Villef. Rieupeyroux, prairies tourbeuses, au-dessous de la barraque de Pauquetou !

♃ Mai, juin, refleurit en septembre. — AC.

211. **Viola hirta** L.

Prés secs, vignes, haies, broussailles, bois taillis dans les terrains calcaires.

Villef. Villefranche, vignes des Tourrettes, d'Ordiget ; Saint-Igest ; bois de l'Estang, près de Martiel ; Saujac, lisière des bois.

Sépales bordés de dents glanduleuses, noirâtres, courtes.

♃ Mars, avril. — AC.

212. **Viola odorata** L.

Haies, broussailles, berges des chemins, prés secs.

♃ Février-avril. — CC.

213. **Viola multicaulis** Jord. *in* de Mart. *Fl. Tarn*, p. 77.

Haies, bords des bois, prés, lieux couverts.

Villef. Najac, au bois Rond !

♃ Mars, avril. — AR.

214. **Viola collina** Bess. ; Rchb. *Ic.* fig. 4497.

Broussailles et rochers herbeux.

Mil. Environs de Sauclières, bois de Salbous (Martin *in Fl. du*

Gard. par Pouzolz ?) — Saint-Saturnin, à l'entrée du village, dans les fissures d'un rocher qui borde la route (ab. R.)

♃ Mai. — RR.

215. **Viola sylvatica** Fries ; *V. sylvestris* Koch ; Rchb. *Ic.* fig. 4503.

Bois, haies, buissons, lieux humides et ombragés.

Mil. Environs de Sauclières, bois de Salbous ! — Ravin de Saint-Bauzély, rivages du Tarn (B.)

Rod. Environs du Pont-de-Salars, dans les prairies, le long des fossés ! — Bois de Linars (M.)

Villef. Garrials, bords de l'Aveyron ; bois de l'Estang, près de Martiel ; bois de la Trivale !

♃ Avril-juin. — CC.

216. **Viola Riviniana** Rchb. *Ic.* fig. 4502 ; *Viola sylvatica,* var. β *grandiflora* G. G. *Fl. fr. I,* p. 178.

Bois, haies, broussailles, prairies.

Mil. Bords du Tarn, rivages du Rouquet (B.)

Rod. Environs de Mondalazac (ab. R.)

♃ Mars-mai. — AC.

217. **Viola Reichenbachiana** Jord. ; Bor. *Fl. cent.* 3e éd. p. 78 ; *V. sylvestris* Rchb. *Ic.* fig. 4053, non Lam.

Bois, surtout dans les terrains calcaires.

Mil. Tertres, haies, bois, lieux incultes (B.)

Rod. Environs de Mondalazac (ab. R.)

♃ Mars, avril. — R.

218. **Viola arenaria** DC.

Mil. Près de Sévérac, sur les rochers, le long de la route de Saint-Geniez (M.) ?

Espèce peut-être nouvelle d'après M. Timbal-Lagrave.

♃ Avril-juin.

219. **Viola canina** L. ; *V. sylvestris* Lam.

Lisière des bois, bruyères, pelouses sablonneuses.

Esp. Aubrac, bois de Gandillot !

Rod. Cayssials, dans les prés (M.)

Villef. Villefranche, la Maladrerie, bois de la Baume ; Najac, vignes de Mazerolles !

♃ Avril-juin. — CC.

220. Viola elatior Fries ; *V. Montana* DC.

Indiquée par Berthoud, *Catalogue* de MM. de Barrau, dans les bois et pâturages montueux du département, mais sans désignation de localité Est signalée dans les bois et bruyères des montagnes du département du Tarn par de Martrin, *Fl. Tarn*, p. 82.

221. Viola tricolor L.

Var α *pallescens* G. G. ; *V. pallescens* Jord.

Mil. Grosfesenque, champs sablonneux (B.)

Var. β *agrestis* G. G. ; *V. agrestis* Jord. *Obs. frag.* 2, p. 15, pl. 2, fig. A.

Mil. La Pomarède (B.)

Villef. Sanvensa, dans les champs ; montagnes de la Roque-Bouillac !

Var. γ *segetalis* G. G. ; *V. segetalis* Jord. *Obs. frag.* 2, p. 12, pl. 1, fig. B.

Esp. Pierrefiche, champs cultivés (ab. R.)

Rod. Salles-la-Source, moissons du plateau !

Villef. Sanvensa, dans les moissons.

Var. δ *gracilescens* G. G. ; *gracilescens* Jord. *obs. frag.* 2, p. 20, pl. 2, fig. B.

Esp. Trionnac, sables argileux (Jord. de Pf.) — Sainte-Eulalie (ab. R.)

Mil. Sommet de la côte du Larzac, dans les moissons ! — Entre Saint-Martin et Lenne (ab. R.) — La Pomarède (B.)

Rod. Environs de Rodez, vers Sainte-Radegonde, lisière des bois ! — Domaine du grand séminaire (ab. R.)

Villef. Près de la Bastide-l'Évêque, moissons !

Var. ε *vivariensis* G. G. ; *V. vivariensis* Jord. *Obs. frag.* 1, p. 17, pl. 2.

Mil. Environs de Sauclières, bois de Salbous ! — Bois de Virenque (Martin.)

Var. ζ *Sagoti* G. G. ; *V. Sagoti* Jord. *obs. frag.* 2, p. 34.

Montagnes de Saint-Guiral, limites du Gard et de l'Aveyron, pelouses, au-dessus de la limite des châtaigneraies !

Var. η *multicaulis*, *V. multicaulis* Jord. *Pugil.* p. 15 ; Bor. *Fl. cent.* 3e éd. p. 74.

Esp. Coteaux vers Pierrefiche (ab. R.)

Var. θ *peregrina*, *V. peregrina* Jord. ; Bor. *Fl. cent.* 3e éd. p. 82.

Esp. Entre Verlac et Viourals, terres cultivées (ab. R.)

Mil. Plalong, moissons (B.)

Var. ι *viola Timbali* Jord. *Pugil.* p. 22.

Rod. Cayssials, champs et moissons, terrains calcaires (M.)

Var. ϰ *viola permixta* Jord. *Obs. frag* 7, p. 64; Bor. *Fl. cent.* 3e éd. p. 74.

Rod. Entre Billorgues et Solsac (ab. R.)

222. **Viola Deseglisei** Jord. *in* Bor. *Fl. cent.* 3e éd. p. 82.

Villef. La Bastide-l'Évêque, dans les moissons.

223. **Viola lutea** Smith; *V. sudetica* Willd.; Bor. *Fl. cent.* 3e éd. p. 84.

Esp. Montagnes d'Aubrac, pelouses au-dessus des bois, le long du chemin de Laguiole à Aubrac; pelouses du sommet de la prairie d'Aubrac; Laguiole, dans les prairies, le long des murs; montagnes de las Truques !

Var. β *grandiflora* G. G; *V. grandiflora* Vill. *Fl. Dauph. II*, p. 667.

Esp. Prairie d'Aubrac, sommet de la prairie du buron de la Maynobe, le long des rochers; pelouses rocailleuses au bas du bois d'Aubrac, au pied des rochers; au-dessus du bois de Gandillot; parties découvertes du bois de Rigambal !

♄ Juin, juillet. — R.

FAM. IX. RÉSÉDACÉES

RESEDACEÆ DC.

I. RESEDA L.

224. **Reseda Phyteuma** L.

Champs, vignes des terrains calcaires.

Mil. Sauclières, cultures du plateau du Rouquet; champs de Compeyre; sommet de la côte de Nant, champs incultes; environs de Millau, alluvions de la Dourbie; vignes de Creissels, de Raujoles; la Pesade, champs ! — Vallée du Tarn, Millau (M.) — La Pomarède, champs du Prieur (B.)

St-Af. Roquefort, dans les champs, au bas de la montagne ! — Environs de Saint-Affrique (M.)

② Mai-août. — AR.

225. **Reseda odorata** L.; vulg. *Réséda-odorant.*

Cultivé dans les jardins, quelquefois subspontané autour des habitations.

①

226. **Reseda lutea** L.

Lieux incultes, pierreux, champs, vignes.

Esp. Montagnes d'Aubrac (de B.)

Mil. Plateau du Larzac, moissons de la Couvertoirade; gorge de la Jonte, fente des rochers au-dessous de Meyrueis; environs de Sauclières, lisière du bois de Virenque; environs de Millau, alluvions de la Dourbie! — Creissels; vallon de Saint-Martin; bois de Roucoules (B.)

Rod. Environs de Rodez, coteaux près du moulin de la Voute; Salles-la-Source! — Valady, rochers calcaires; Bertholène (M.)

St-Af. Dans les moissons! — Saint-Rome-de-Cernon (Puech.)

Villef. Villefranche, coteaux de la Romiguière; plateau d'Estrabols; gorges de Montsalès!

② Mai-juillet. — AC.

227. **Reseda Jacquini** Rchb.; Lecoq et Lam. *Cat. Pl. cent.* p. 89.

Mil. Sauclières, terrains rocailleux du plateau!

St-Af. Bournac, commune de Saint-Affrique (Puech.)

Indiqué sur les bords du Tarn, dans la Lozère, par Lecoq et Lamotte; à Mende, par Prost.

① Mai-août. — RR.

228. **Reseda Luteola** L.; vulg. *Gaude.*

Bords des chemins, terrains incultes, décombres, vieux murs.

Esp. Espalion, dans les champs du Foiral (Bern.)

Mil. Millau, bords du Tarn, vers Peyre; vignes de Raujoles! — Château de Creissels; Roucoules (B.)

Rod. Sévérac; Saint-Laurent (M.)

Villef. Salvagnac, moissons du plateau de Cubèle; Morlhon.

② Mai-septembre. — AC.

II. ASTEROCARPUS Necker.

229. **Asterocarpus sesamoides** Gay.

Coteaux arides des terrains pierreux.

Saint-Guiral, limites de l'Aveyron et du Gard, lieux sablonneux (M.) *Gard.*

♃ Juillet, août. — RR.

FAM. X. DROSÉRACÉES

DROSERACEÆ DC.

I. DROSERA L.

230. **Drosera rotundifolia** L.; vulg. *Rossolis*, *Rosée-du-soleil.*

Prairies tourbeuses, pacages marécageux et spongieux des montagnes granitiques et volcaniques.

Esp. Aubrac, parties tourbeuses de la prairie; prés marécageux, près de la tour de Belvezet!

Rod. Les Palanges (M.) — Environs de Rignac (de V.) — Carcenac (de B.)

Villef. Prairies tourbeuses de Morlhon, de Grillières, de Rieupeyroux!

♃ Juin, juillet. — CC.

231. **Drosera Intermedia** Hayne.

Marais, prairies tourbeuses.

Rod. Carcenac, marécages de Cabrière (de B.)

Villef. Prairies tourbeuses de la barraque de Pauquetou!

♃ Juillet, août. — R.

II. PARNASSIA Tournef.

232. **Parnassia palustris** L.

Prés humides, bords des ruisseaux, marais des montagnes.

Esp. Aubrac, dans la prairie! — Sainte-Eulalie-d'Olt, pré del Tombarol-de-Solaiges; environs d'Espalion, pré de Garrigues (Bern.)

Rod. Tanus, près du pont (de Mart.) — Carcenac (de B.)

Villef. Rieupeyroux, fossés des prairies; environs de la Bastide-l'Évêque; la lande du Serre; prairies de Pelras!

♃ Août-septembre. — AC.

FAM. XI. POLYGALÉES

POLYGALEÆ Juss.

I. POLYGALA L.

233. **Polygala comosa** Schk.; Coss. et Germ. *Atl. Fl. par.* tab. 8, fig. A, nº 6.

Pelouses sèches.

Mil. Pâturages, Hôpital-du-Larzac; vallon de Saint-Martin (B.)

♃ Mai-juillet. — R.

234. **Polygala vulgaris** L.; Coss. et Germ. *Atl. Fl. par.* tab. 8, fig. A, nº 1-5.

Prés, bois, pelouses.

Esp. Aubrac, montagne de las Truques !

Mil. Coteaux du Monna ! — Caussibal; le Rouquet; vallon de Saint-Martin (B.)

Villef. Vallée de l'Aveyron, plateau calcaire au-dessus de Lexos; Rieupeyroux !

Fleurs variant du rose au bleu et au blanc.

Var. β *Alpestris* Koch.

Esp. Montagnes d'Aubrac, pelouses rocailleuses du bois d'Aubrac !

♃ Avril-juin. — CC.

235. **Polygala calcarea** Schultze; *P. amarella* Coss. et Germ. *Alt. Fl. par.* tab. 7, fig. 4-6.

Prairies sèches, coteaux rocailleux.

Esp. Mur-de-Barrez, côte blanche (Jord. de Pf.)

Mil. Environs de Millau sur les rochers du Monna; sommet de la côte du Larzac; environs de Sauclières, bois de Salbous ! — Millau (B.) — Sévérac, pelouses calcaires (M.)

Rod. Lioujas ! — Valady; Onet (M.)

St-Af. Roquefort, au pied des rochers de Combalou !

Villef. Vallée de la Diége, bois de Saint-Julien-d'Empare; entre Naussac et Asprières, prairies sèches !

Plante à saveur herbacée.

♃ Mai, juin. — AC.

236. **Polygala depressa** Wend.; Coss. et Germ. *Atl. Fl. par.* tab. 8, fig. B.; *P. serpyllifolia* Weihe.

Pelouses, bruyères, prés secs, bois taillis des montagnes des terrains primitifs, volcaniques.

Esp. Montagnes d'Aubrac, pelouses vers la tour de Belvezet! — Saint-Geniez, Moulin-de-Juéry, endroits humides (ab. R.) — Peyrat, dans les châtaigneraies (Jord. de Pf.)

Rod. Bois de Carcenac (de B.) — Rignac (de V.)

St-Af. Plateau du rocher de Caylux!

Villef. Terrains schisteux, Rieupeyroux; les Alets, dans les châtaigneraies; la Trivale, dans le bois Grand; la Bastide-l'Évêque, le long des haies; barraque de Pauquetou, le long du ruisseau.

♃ Mai-juillet. — AC.

237. **Polygala Austriaca** Crantz; Coss. et Germ. *Atl. Fl. par.* tab. 7, fig. 1-3; *P. uloginosa* Rchb.

Pelouses humides, prairies tourbeuses.

Esp. Aubrac (Bert. *in Cat.* M.) — Montagnes d'Aubrac, sur les sommets (de B.)

Villef. Pelouses entre Vabre et la Rivière?

Plante à saveur amère.

♃ Mai, juin. — RR.

FAM. XII. SILÉNÉES

SILENEÆ DC.

I. CUCUBALUS Gærtn.

238. **Cucubalus bacciferus** L.

Lieux frais, haies, buissons.

Esp. Haies du chemin de Brommes au Mur-de-Barrez (Jord. de Pf.)

Rod. Environs de Rodez, dans les haies (M.)

Villef. Villefranche, bois du Quoiti; l'Estang; Najac, haies des bords de l'Aveyron!

♃ Juillet, août. — AR.

II. SILENE L.

239. **Silene Inflata** Smith; *Cucubalus Behen* L.; vulg. *Behen-blanc, Carnillet.*

Bords des chemins, pâturages, lieux secs et incultes, moissons.

♃ Juin-septembre. — CC.

240. **Silene conica** L.

Lieux secs, pelouses sablonneuses.

Mil. Commun sur tout le plateau du Larzac; Sauclières, bois de Salbous, dans les moissons! — Saint-Laurent-d'Olt (M.) — Environs de Millau, alluvions de la Dourbie; entre la Couvertoirade et le Caylar; Hôpital-du-Larzac (B.)

Rod. Lioujas, pelouses rocailleuses; plateau de Sébazac! — Ruines du château de Gages (ab. R.)

St-Af. Cornus, lisière septentrionale du bois de Guillaumard! — Tournemire, devèze de la Bastide; Sainte-Eulalie (Puech.)

Var. β *Minor* tige de dix à quinze centimètres, pauciflore.

Hôpital-du-Larzac, pelouses calcaires. (B.)

① Mai-juillet. — AR.

241. **Silene Gallica** L.

Moissons, champs sablonneux, lieux incultes.

Esp. Trionnac, dans les champs de blé (Jord. de Pf.)

Mil. Saint-Jean-du-Bruel, bords de la Dourbie, au Moulin-Boudou; environs de Millau (M.)

Rod. Commun aux environs de Rignac (de V.)

Villef. Villefranche, plateau du Calvaire; environs de Villefranche; moulin du Mazet, près de Morlhon!

① Mai-juillet. — CC.

242. **Silene Armeria** L.

Coteaux pierreux.

Esp. Saint-Geniez, près de la Chapelle-des-Buis (ab. R.)

Mil. Saint-Jean-du-Bruel, dans les vignes; plateau du Larzac, bois de Cervières, près de la Pesade!

Rod. Environs de Naucelle (M.)

St-Af. Environs de Saint-Affrique, rochers calcaires (M.) — Broquiès, sables du Tarn (de B.)

Villef. Environs de Villefranche, vignes de Pénevaire, le Calvaire, Gourgassiers; vallée de la Diége !

① Juin, juillet. — AC.

243. **Silene saxifraga** L.; Rchb. *Ic. VI*, tab. 285, fig. 5085.

Sur les rochers.

Esp. Au-dessous de Bars, dans les interstices des rochers basaltiques (Jord. de Pf.)

Mil. Saint-Jean-du-Bruel, sur les rochers du lit de la Dourbie, au Moulin-Boudou !

Villef. Au-dessus de Livinhac, sur les rochers du port de la Combe; Saujac, sur les rochers des bords du Lot dits Saou-dé-lo-Mounino !

Vallée de l'Aveyron, sur les ruines du château de Penne! (de Mart.) — Saint-Antonin, sur les escarpements des rochers de Bonne et d'Anglars ! (Lagr.-Foss. *Fl. T.-et-G.*) *Tarn-et-Garonne.*

♃ Juin-août. — RR.

244. **Silene noctiflora** L.

Mil. Environs de Sauclières, bois de Salbous (de Pouzolz.)

① Juillet-septembre. — RR.

245. **Silene pratensis** G. G.; *Lychnis dioica* DC.; *L. vespertina* Sibth.; vulg. *Compagnon-blanc.*

Champs, prés, prairies artificielles, broussailles; commun dans le calcaire, plus rare dans les terrains granitiques.

Fleurs blanches, odorantes le soir.

♃ Mai, juin. — CC.

246. **Silene diurna** G. G.; *Lychnis sylvestris* Hoppe; DC.; vulg. *Compagnon-rouge.*

Haies, bois, pâturages des montagnes, plus rare dans les plaines.

Esp. Laguiole, prairies d'Oustrac; Aubrac, montagne de las Truques, lisière des bois ! — Aubrac; Laguiole (M.) — Entre Verlac et Viourals (ab. R.)

Villef. Villefranche, la Baume, vallée de l'Alzou; Najac, vallée de l'Aveyron; prairie de Marmont !

Fleurs purpurines.

♃ Mai-juillet. — AC.

247. **Silene nutans** L.

Coteaux arides, bois, prés secs, bords des chemins.

Esp. Aubrac, pelouses (M.)

Mil. Environs de Millau, coteaux du Monna; alluvions de la Dourbie; Sainte-Eulalie ! — Massabuau, près de Millau (B.) — Saint-Jean-du-Bruel; Saint-Laurent-d'Olt (M.)

Rod. Cayssials; devèze de Floyrac (M.) — Près de la station de Salles-la-Source; lieux herbeux, au-dessus de la gorge d'Argentelle (ab R.) — Carcenac (de B.)

Villef. Villefranche, la Romiguière, la Baume, Pénevaire; Najac !

♃ Juin, juillet. — AC.

248. **Silene Italica** Pers.

Coteaux pierreux, rochers bien exposés.

Mil. Sauclières, sur les rochers de Roquefoulet; Saint-Jean-du-Bruel, bords de la Dourbie, sur les murs au bas du village; ravins entre Sauclières et le bois de Salbous ! — La Granède; Hôpital-du-Larzac; Massabuau; Creissels (B.)

St-Af. Entre Saint-Affrique et Saint-Rome-de-Tarn, terrains rocailleux du plateau; entre Saint-Rome et le Minier !

♃ Mai-août. — R.

249. **Silene Otites** Smith.

Lieux pierreux, pelouses sablonneuses.

Mil. Plateau du Larzac, la Pesade, lisière des bois; gorge de la Jonte, pentes rocailleuses au-dessus de Peyreleau !

Rod. Au pied des rochers du causse de Cayssac ! — Devèze calcaire entre Gages et Lioujas (M.)

St-Af. Plateau du Larzac, entre Cornus et le Figayrol; pâturages des Cabanissès; le Guillaumard !

♃ Mai-juillet — R.

III. VISCARIA Rohl.

250. **Viscaria purpurea** Wimm.; *Lychnis Viscaria* L.

Rod. Carcenac (de B.)

Mazuc avait des doutes sur la détermination de M. de Barrau, tous les échantillons désignés sous ce nom dans l'herbier de MM. de Barrau appartiennent au *Silene nutans*. Cette espèce est cependant indiquée, comme étant commune, sur la montagne de la Lozère (Lecoq et Lam. *Cat.*)

IV. LYCHNIS L.

251. **Lychnis Flos-cuculi** L.; vulg. *Fleur-de-Coucou.*

Prairies, bois humides des plaines et des montagnes.

Une variété à fleur double est cultivée dans les jardins sous le nom de *Véronique.*

♃ Mai-juillet. — CC.

252. **Lychnis Coronaria.** L.; vulg. *Coquelourde*, *Passe-fleur.*

Côteaux arides, calcaires et schisteux.

Esp. Au-dessous de Pierrefiche, au sud-est (ab. R.) — Route d'Entraygues au pont de Couesques, bords de la Trueyre (Jord. de Pf.) — Saint-Geniez, gorges de la Trueyre (Valadier.)

Rod. Rochers de Castan, près d'Ampiac; Cayssials, bords du Rieutort; Moyrazès, bords de l'Aveyron (M.) — Rochers primitifs des bords du Lot, au-dessous de Grand-Vabre (ab. Vaissier.)

Villef. Environs de Villefranche, Gourgassiers, coteaux calcaires des bords de l'Aveyron; près de Najac, Courbières, entrée du tunel de Najac; vallée de l'Aveyron, au-dessous de Najac, après le pont du chemin de fer de Mergieux, rive gauche; la Roque-Bouillac, sur les rochers; entrée du ravin du ruisseau de Peyrusse, dans les bois, près du domaine de las Cazes, CC.; entre Penchot et Livinhac, rive droite du Lot; Livinhac, bords du Lot, au port de la Combe!

Boreau avait des doutes sur la spontanéité de cette espèce qui peut-être serait seulement naturalisée. Elle est trop répandue dans notre région et dans des localités trop variées et trop éloignées de toute habitation pour qu'il en soit ainsi.

♃ Juin, juillet. — CC.

Le *Lychnis Calcedonica* est cultivé dans les jardins sous le nom de *Croix-de-Malte* ou *Croix-de-Jérusalem.*

V. AGROSTEMMA L.

253. **Agrostemma Githago** L.; vulg. *Nielle-des-blés.*

Moissons, champs cultivés.

① Juin, juillet. — CC.

VI. SAPONARIA L.

254. **Saponaria officinalis** L.; vulg. *Saponaire.*

Bords des ruisseaux, des champs, fossés, lieux humides.

♃ Juillet, août. — CC.

255. **Saponaria bellidifolia** Smith, *Spicil.* 5; Poir. *Dict. VI*, p. 529; DC. *Prodr. I*, p. 366; *Globularia lutea montana* Col. *Ecphr. I*, p. 152, tab. 153; *Bellis montana globoso luteo flore* C. Bauh. *Pin.* 262; *Lychnis rubra, globulariæ capitulo* Bocc. *Mus. part. II*,

p. 75; *Lychnis rubra montana globulariæ capite et facie, ibid.* tab. 62, fig. 1. (La couleur rouge attribuée aux fleurs est une erreur de Boccone.) *Lychnis lutea, montana, globulariæ capite et facie* Barr. *Ic.* p. 63, nº 659, tab. 498; *Smegmathamnium bellidifolium* Frenzel, Rchb. *Ic. VI,* tab. 244, fig. 4992.

Racines épaisses munies de quelques fibres, se divisant vers leur sommet en plusieurs ramifications qui forment autant de plantes distinctes, mais réunies par leur base. Tiges droites, simples, cylindriques, presque nues, très-glabres. Feuilles radicales en touffe, presque spatulées, retrécies en pétiole à leur base, un peu mucronées au sommet, légèrement sinuées en leurs bords, glabres sur leurs deux faces, un peu nerveuses, semblables à celles du *Globularia vulgaris*; les caulinaires au nombre de deux ou quatre, opposées, étroites, presque linéaires, connées; la paire supérieure ciliée à la base. Fleurs disposées en une tête globuleuse. Calice cylindrique, droit, velu, divisé en cinq dents ovales. Corolle petite, de couleur jaune pâle, ou plutôt d'un blanc jaunâtre; pétales étroits, linéaires, presque cunéiformes, échancrés et même crénelés à leur sommet; étamines jaunâtres, plus courtes que la corolle; deux styles, stigmates un peu réfléchis. Ovaire ovale; graines petites, presque rondes, un peu échancrées.

St-Af. La Panouse-du-Cernon, canton de Cornus, le long du sentier qui conduit de la Panouze à la devèze du Viala-du-Pas-de-Jaux, non loin de cette dernière localité!

Plante d'Italie, nouvelle pour la flore de France, découverte en 1870 par M. Puech, instituteur primaire à Tournemire, cueillie par moi, dans la même localité, le 4 juin 1875 communiquée et distribuée le 21 du même mois à la Société botanique de France pendant sa session extraordinaire tenue à Angers.

♃ Juin. — RR.

256. Saponaria ocymoides L.

Lieux incultes, rocailleux, dans les vallées calcaires.

Esp. Au sortir d'Entraygues, sur les rochers de la route de Rodez (Jord. de Pf.)

Mil. Sauclières, sur les rochers du plateau du Rouquet; environs de Millau, alluvions de la Dourbie; Millau, côte du Larzac! — Plateau du Larzac, sur les rochers de Sainte-Eulalie, sur les rochers de Combazéma; plateau de Saint-Saturnin, près du hameau d'Ourdis (ab. R.) — Massabuau; Caussibal, ravin de Cartayre; Grosfesenque; bois d'Issis (B.)

Rod. Lioujas, sur les rochers au-dessus de Bruéjouls! — Sur les rochers calcaires, Gages, Lioujas, Salles-la-Source (M.) — Environs de Saint-Austremoine, village du Puech, sur les vieilles murailles (ab. R.)

St-Af. Cornus, lisière septentrionale du bois de Guillaumard?

Villef. Anglars, près de Saint-Clair, plateau rocailleux de la Bouissonnade; Capdenac, sur les rochers, CC.; combes de Salvagnac; Saujac; gorges de Montsalès!

Montagne de Saint-Guiral, vers le sommet! *Gard.*

♃ Mai, juin. — AR.

VII. GYPSOPHYLA L.

257. **Gypsophyla Vaccaria** Sibth.; *Saponaria Vaccaria* L.

Moissons des terrains calcaires et sablonneux.

Mil. Plateau du Larzac, la Pesade; Sauclières, bois de Salbous, au pied des rochers de Roquefoulet; Saint-Jean-du-Bruel, moissons des bords de la Dourbie!

Rod. Cayssials, moissons des terrains calcaires (M.)

Villef. Environs de Salvagnac-Cajarc, plateau de Cubèle.

① Juin, juillet. — AR.

258. **Gypsophyla muralis** L.

Terrains sablonneux, humides, bords des rivières.

Rod. Bournazel, bord de l'étang! — Cayssials, champs sablonneux (M.) — Olemps; Gages; Arvieu (de B.)

Villef. Au-dessous de Monteils, sables au bord de l'Avoyron; Najac, le long du chemin de fer; Firmy, le long des chemins; prairies du Baldrac; Ambeyrac!

① Juin-octobre. — CC.

VIII. DIANTHUS L.

259. **Dianthus saxifragus** L. *Sp.* 1re éd. p. 413; *Gypsophyla saxifraga* L. *Sp.* 2e éd. p. 584; DC. *Fl. fr. IV*, p. 737; *Tunica saxifraga* Rchb. *Ic. VI*, tab. 247, fig. 5006.

Lieux arides.

Mil. Environs de Sauclières, fentes des rochers du plateau du Rouquet! (3 juin 1853.)

♃ Juin-août. — RR.

260. **Dianthus prolifer** L.

Lieux secs, le long des chemins, bords des champs, dans tout le département.

① ou ② Juin, juillet. — CC.

261. **Dianthus barbatus** L.; Rchb. *Ic. VI*, fig. 5013; vulg. *Œillet-de-Poëte, Jalousie, Bouquet-fait.*

Esp. Gorges de la Trueyre, dans un petit bois en remontant le cours de la rivière, au-dessus de Laussac, commune de Thérondels (Jord. de Pf., 12 juillet 1867.)

♃ Juillet, août. — RR.

262. **Dianthus Gerardini** Lamotte, *in Bull. Soc. bot. de Fr.* t. XXI, p. 120 (1874.)

Tiges de vingt-cinq à cinquante centimètres, ascendantes, arrondies, glabres, lisses, simples ou *rameuses* dans le haut. Feuilles *largement lancéolées*, assez longuement atténuées au sommet, contractées au-dessus de la base, assez épaisses, d'un *vert foncé*, glabres et très-brièvement ciliées-rugueuses sur les bords, parsemées à la surface de petites dépressions qui, vues à contre-jour, sont transparentes, à nervures latérales très-peu saillantes ; les caulinaires soudées à la base en une gaîne aussi large que longue, sur laquelle se prolongent les nervures de la feuille. *Fleurs disposées en panicule lâche, terminant, au nombre de deux ou trois, chaque rameau plus ou moins allongé d'une trichotomie régulière ;* chaque petit capitule muni à sa base de deux feuilles florales, étroites-linéaires, l'égalant à peine. Ecailles calicinales oblongues-ovales, largement blanches-scarieuses et ondulées sur les bords *non-ciliés*, contractées en une arête verte, linéaire, molle, *égalant à peine* le tube du calice, finement et brièvement ciliée-rugueuse sur les bords. Calice de vingt millimètres de long, cylindrique, finement strié, à cinq dents lancéolées-acuminées d'un rouge-brun, égalant presque le tiers de la longueur totale du calice. Pétales à limbe obovale-rhomboïde, denté, atténué brusquement en onglet égalant deux fois sa longueur, d'un beau rouge piqueté de blanc vers le milieu ; à gorge moins foncée, *garnie de quelques poils* courts, raides, à demi-couchés ; anthères petites, ovales, violet-pâle; stigmate violet-rouge. Capsule ovale-oblongue, arrondie dans le bas, subquadrangulaire dans la moitié supérieure, à angles blanchâtres ainsi que la partie libre des valves, obtuse au sommet, plus courte que le calice, atteignant seulement la moitié de la longueur des dents. Graines mûres d'un noir mat, suborbiculaires-ovales, finement striolées-chagrinées au centre, chagrinées sur les bords.

Découvert dans le Cantal, au bois de la Borie, commune de Paulhenc, près de la Truyère, par M. Roche, instituteur à Paulhenc; trouvé, dans l'Aveyron, le 16 juillet 1874, par M. Jordan de Puyfol, dans les bois qui avoisinent Laussac, commune de Thérondels, canton du Mur-de-Barrez.

② ou ♃ juillet. — RR.

263. **Dianthus Armeria** L.

Bords des chemins, bois taillis, vignes, pâturages secs.

Rod. Côteaux des bords de l'Aveyron, au-dessous de Rodez, bois de Bourran ! — Gaillac ; bois du Causse (Majorel *in Cat* de B.)

Villef. Villefranche, vignes de Pénevaire ; gorges de l'Alzou ; Monteils, le long du chemin de fer ; Najac, bords de l'Aveyron ; Penchot, bords du Lot ; vallée de la Diége ; entre Floyrac et Monteils !

② Mai-octobre. — CC.

264. **Dianthus Carthusianorum** L. ; vulg. *Œillet-des-Chartreux.*

Commun dans les prairies et les bois.

Esp. Pâturages d'Aubrac ! — Aubrac, cascade de Saliens (M.)

Mil. Plateau volcanique du Puech de Buzeins (de B.) — Puy-de-France (B.) R.

Rod. Devèze de Floyrac ; Salles-la-Source ! — Cayssials (M.)

Villef. Villefranche, vignes de Pénévaire ; Najac, lisière des bois, sur les schistes ; Monteils, sur les rochers des bords de l'Aveyron ; Livinhac, rochers du port de la Combe ; Combes de Salvagnac-Cajarc ; Bouquiès, côteaux des bords du Lot ; côte de Sanvensa ; au bas de la côte d'Asprières !

Var. β *Congestus* G. G. ; *D. atrorubens* Lois.

Villef. Lisière des bois près la station de Villeneuve ; Najac, sur les rochers de la station du chemin de fer ; Nastiès, rochers des bords de l'Aveyron ; la Roque-Bouillac, sur les rochers !

♃ Juin-septembre. — AC.

265. **Dianthus sylvaticus** Hoppe ; *D. Seguieri* Rchb. *Ic. VI,* fig. 5023, non Vill. ; *D. asper* var. β *collinus Seringe in* DC. *Prodr.* ; Duby, *Bot.* p. 72.

Pâturages des montagnes.

Esp. Prairie d'Aubrac ! — Pâturages au-dessus du Bourguet (Jord. de Pf.) — Laguiole, bois de Curières (de B.)

Se distingue du *D. Seguieri*, de Villars, par ses écailles calicinales ovales ou obovées, non ciliées, brusquement contractées en une pointe courte, appliquée ; par son calice plus court non atténué au sommet.

♃ Juillet-août. — AC.

266. **Dianthus hirtus** Vill. ; *D. attenuatus* var. β Lois. I, p. 307 ; *D. graniticus* Jord. *Obs. frag.* 7. p. 13.

Esp. Gorges de la Trueyre, au-dessous de Lieutadès, près le pont des Anglais (Jord. de Pf.) — Gorge de la Trueyre (Lecoq et Lam. *Cat.*)

Mil. Saint-Jean-du-Bruel, sur les rochers schisteux des bords de la Dourbie, vers le Moulin-Boudou; entre Nant et Saint-Jean-du-Bruel, sur les rochers de la rive droite de la Dourbie ! — Même indication (M.)

Montagne de Saint-Guiral (M.) *Gard.*

♃ Juin, juillet. — RR.

267. **Dianthus brachyanthus** Boiss. ; *D. pungens* Poir. *Dict. IV*, p. 526; *D. caryophyllus* var. β *uniflorus* Lagr.-Foss. *Fl. T.-et-G.* p. 43.

Vallée de l'Aveyron à Saint-Antonin, sur les rochers d'Anglars, de Bonnes, au Rouge, CC. *Tarn-et-Garonne.*

Les pétales ont le limbe tantôt denté, tantôt entier, aussi long que l'onglet ou une fois plus court que lui. Les modifications du limbe sont dues à l'exposition ; il est plus petit sur les rochers exposés au soleil, plus long et plus développé dans les localités ombragées ; ce qui explique la division en deux variétés *genuinus* et *macranthus* admise par MM. Grenier et Godron, *Fl. fr. I*, p. 235.

Les échantillons cueillis sur les escarpements de Bonnes et d'Anglars par Lagrèze-Fossat et communiqués à Chaubard ont été trouvés conformes à ceux du *Pertus* près de Bellegarde, Pyrénées-Orientales. J'ai constaté la même conformité avec les échantillons que j'ai cueillis sur les rochers de la Clappe, près de Narbonne.

♃ Juin. — RR.

268. **Dianthus deltoides** L.; Rchb. *Ic. VI*, fig. 5040.

Bois découverts, pâturages, pelouses des montagnes schisteuses, volcaniques.

Esp. Montagnes d'Aubrac, pelouses des pâturages rocailleux; bois et prairie d'Aubrac; pelouses boisées du sommet du bois de Rigambal; près de la tour de Belvezet; pâturages entre Aubrac et Saint-Geniez; sommet du bois de Laguiole !

Mil. Viourals, canton de Campagnac (fr. M.-J. *in Cat.* M.)

Rod. Le Salze ! — Arvieu (de B.) — Le Rouquet (M.)

♃ Juillet, août. — AC.

269. **Dianthus cœsius** Smith; Rchb. *Ic. VI*, fig. 5044.

Esp. Montagnes d'Aubrac, commun dans tous les pâturages !

♃ Juillet, août. — AC.

270. **Dianthus sylvestris** Wulf.

Var. β *bracteatus* G. G.; *D. Scheuchzeri* et *caryophylloides* Rchb. *Ic. VI*, tab. 247, fig. 5048 et 5050.

Indiqué sur le Larzac et à Saint-Affrique par l'abbé Vaissier (Note de M. Valadier.)

♃ Juillet, août.

271. **Dianthus virgineus** G. G. *Fl. fr. I,* p. 238; Jord. *Pug.; D. Godronianus* non L. *ex* Jord.

Coteaux stériles et rocailleux, rochers.

Mil Sauclières, lisière du bois de Salbous, plateau du Rouquet; côte de Nant; environs d'Aguessac; vallon du Menson, sur les rochers! — Hôpital-du-Larzac; vallon de Saint-Martin; Puy-de-France (B.) — Sévérac-le-Château (M.)

St-Af. Saint-Affrique, sur les rochers, au sommet des vignes, au couchant, ainsi que sur le plateau! — Environs de Camarès; Gissac (de B.) — Environs de Tournemire, lisière du bois de Fajas (Puech.)!

♃ Juillet, août. — R.

272. **Dianthus Caryopyllus** L.; vulg. *Œillet-des-fleuristes.*

Rochers, vieux murs.

Rod. Bournazel, sur les murs du village! — Les Camps, au-dessus de Gaillac (Majorel, *in Cat.* de B.)

St-Af. Environs de Tournemire, rochers de Castels-Viels (Puech.)

Villef. Najac, sur les murs du presbytère, sur les murs en ruine du château, plus abondant dans l'enceinte du château; sur les rochers, au pied des murailles et au sommet de la tour; sur les ruines du château de Boisse, près de Viviers; Capdenac, sur les rochers!

♃ Juin-août. — AR.

273. **Dianthus monspessulanus** L.

Bois et pâturages.

Esp. Montagnes d'Aubrac; Aubrac, prairie le long du Boralde; lisière du bois d'Aubrac! — Environs d'Espalion, bois d'Aurifeuelhe? (Bern.) — Au-dessus de Peyrat (Jord de Pf.)

Mil. Sévérac-le-Château, montagne de la Camusèle; Sauclières, bois de Salbous! — La Granède; bois de Roucoules (B.)

Rod. Saint-Christophe! — Cassagnes-Comtaux; Bonnecombe (de B.) — Valady; Marcillac; bois de Madame; les Palanges (M.) — Salles-la-Source, pentes rocailleuses; château de Colombier (ab. R.)

St-Af. Tournemire (Puech.) CC.

Indiqué à Rodez par Grenier et Godron, *Flore française.* Je ne l'ai pas observé dans l'arrondissement de Villefranche.

♃ Juillet, août. — AR.

274. **Dianthus superbus** L.

Bois, prés couverts.

Esp. Environs d'Espalion, bois taillis de Carnéjac (Bern.) — Au-dessus de Venzac (Jord. de Pf.)

Rod. Gages-le-Bas, dans un taillis (ab. Vaissier.)

♃ Juillet, août. — RR.

FAM. XIII. ALSINÉES

ALSINEÆ BARTL.

I. SAGINA L.

275. **Sagina procumbens** L. ; Rchb. *Ic. V,* fig. 4954.

Lieux sablonneux, humides, endroits herbeux.

Mil. Grosfesenque; Cureplats; Creissels (B.)

Rod. Au Rouquet, sur les rochers (de B.)

Villef. Villefranche, côte de Macarou, chemin de la Baume, rochers de la Gasse, côte de l'Alzou; Monteils, sur les bords de l'Aveyron; Penchot, au pied des rochers humides des bords du Lot; la Bastide-l'Évêque, près du village du Serre; la Roque-Bouillac !

♃ Mai-septembre. — CC.

276. **Sagina apetala** L.; Rchb. *Ic. VI*, tab. 200, fig. 4958.

Champs sablonneux, murs, terres humides et légères.

Rod. Valady; Cassagnes-Comtaux; le Rouquet (de B.)

Villef. Au-dessus de Najac, le long du chemin de fer; vallée de l'Aveyron, au pied des grands rochers de Lexos; près de Laguépie, talus des chemins humides !

① Mai-juillet. — AC.

277. **Sagina filicaulis** Jord. *Obs. frag.* 7, p. 16; Bor. *Fl. cent.* 3e éd. p. 101.

Champs et lieux sablonneux.

Cette espèce est très-rapprochée des *Sagina apetala* L. et *ciliata* Fries, ayant comme ces deux espèces les feuilles très-ciliées, mais elle se distingue de la première par ses sépales toujours appliqués sur le fruit et non étalés en croix ; de la seconde par ses pédoncules dressés et non courbés en crochet. Elle est plus grêle qu'elles, surtout que le *ciliata*. Ses feuilles sont plus allongées et plus fines; ses tiges moins diffuses, quoique très-grêles et filiformes.

① Juin-septembre. — AR.

278. **Sagina subulata** Wimm.; *Spergula subulata* Sw.; *Spergella subulata* Rchb. *Ic. V*, tab. 202, fig. 4963.

Pelouses sablonneuses et humides.

Mil. Creissels !

Rod. Chemin de Druelle à Moyrasès; champs à Castan, près d'Ampiac (M.)

Villef. Environs de Villefranche, pelouses des montagnes de Peyre-Morte; côte de Macarou; plateau du Calvaire ! — Bords du Lot à Capdenac (Puel.)

♃ Mai-septembre. — R.

279. **Sagina nodosa** Frenzel; *Spergula nodosa* L.

Lieux sablonneux (Bonnat. *in Cat.* M.)

♃ Juillet, août. — CC.

II. BUFFONIA L.

280. **Buffonia macrosperma** Gay, *Monog. inéd.*; *B. annua* DC. *Fl. fr. IV*, p. 768; *B. tenuifolia* Rchb. *Ic. V*, tab. 203, fig. 4899; *B. paniculata* Delarbre, *Fl. Auv.*; *Poligonum angustissimo gramineo folio erectum* Magn. *Bot. monsp.* p. 211; Gérard, *Gallo-Pro.* p. 400.

Lieux pierreux, dans les terrains calcaires.

Mil. Vignes de Creissels; environs de Sauclières, lisière des petites cultures sur le plateau; vallon du Mensou sur les rochers et dans les bois ! — Route de Millau à Sévérac; coteaux calcaires (M.)

Rod. Carcenac, prés secs; la Bastide (de B.)

S^t^-*Af.* Environs de Tournemire, plateau des Arnals !

Villef. Environs de Salvagnac-Cajarc, au pied des petits rochers, au sommet de la côte, le long des fossés de la route !

① Juillet-octobre. — RR.

281. **Buffonia perennis** Pourr.

Cette espèce, qui appartient à la région méridionale, est indiquée par M. de Barrau, entre Sévérac et Millau, sur les rochers calcaires. Cette station ne peut être admise qu'avec doute.

♃ Juin, juillet

III. ALSINE Wahl.

282. **Alsine tenuifolia** Crantz; *Arenaria tenuifolia* L.; *Subulina tenuifolia* Rchb. *Ic. V,* fig. 4916.

Champs sablonneux, bords des chemins, coteaux arides, vieux murs

Esp. Montagnes d'Aubrac, dans les prairies tourbeuses, le long des petits cours d'eau!

Rod. Lioujas, pelouses rocailleuses! — Gaillac du causse, sur les murs (de B.)

Var. β *viscida* G. G.; *Arenaria viscidula* Thuill. p. 219; *A. hybrida* Vill.

Mil. Cureplats; vallon de Saint-Martin; Calès (B.)

① Mai-septembre. — C.

283. **Alsine Jacquini** Koch; *Arenaria fasciculata* DC.; *Sabulina fastigiata* Rchb. *Ic. V*, tab. 206, fig. 4919.

Rochers calcaires.

Mil. Sauclières, pelouses au-dessus du bois de Salbous, plateau du Rouquet! — Sévérac, sur les rochers calcaires (fr. M.-J.) — Rochers de Fonfrège (ab. R.)

Rod. Lioujas, fentes des rochers! — Gages (ab. Vaissier.)

① Mai-juillet. — RR.

284. **Alsine mucronata** L.; *Arenaria mucronata* DC.

Rochers, vieux murs.

Mil. Sauclières, sur les rochers de Roquefoulet; plateau du Larzac, à la Pesade, sur les rochers de Servières; Millau, vallée du Tarn, sur les rochers de la Cadenède, vers Peyre; le Monna; Saint-Jean-du-Bruel, montagne de Dourbias; sur les rochers du Roc-Nantais! — Côte de la Granède; au-dessus de Roucoules; Puy-de-France (B.)

St-Af. Cornus, sur les rochers de la tour d'Aiguillon; environs de Tournemire, bois de Fajas!

Villef. Bords du Lot, rochers de Salvagnac; Saujac, sur les rochers du Saou-dé-lo-Mounino; corniches des rochers entre Salvagnac et la gorge de Lantouï!

Vallée de l'Aveyron, à Saint-Antonin, sur les escarpements d'Anglars! *Tarn-et-Garonne.*

Feuilles velues, surtout vers le sommet où elles sont lanugineuses; la face dorsale des sépales est marquée de trois nervures : deux vertes, séparées par une nervure blanche.

♃ Mai-août. — AR.

285. **Alsine verna** Bartl. ; G.G. ; *Arenaria verna* L. ; DC. ; *Sabulina verna* et *cæspitosa* Rchb. *Ic. V*, fig. 4927, 4929 et 4928.

Pelouses rocailleuses.

Rod. Lioujas, pelouses rocailleuses ! — Causse de Sébazac (ab. R.)

♃ Juin-août. — R.

286. **Alsine Villarsii** M. et K. ; *Neumayera Villarsii* Rchb. *Ic. V*, fig. 4926 ; *Arenaria triflora* Vill.

Lieux montueux et secs (Berth. *in Cat.* M.)

♃ Août.

287. **Alsine striata** Gren. *Mém. Soc. Doubs.*

St-Af. Devèze de la Bastide-des-Fonds (Puech.)

Indiquée au Vigan par Grenier et Godron.

♃ Août.

IV. MŒHRINGIA L.

288. **Mœhringia trinervia** Clairv. ; Rchb. *Ic. V*, fig. 4943.

Champs, lieux humides, haies et buissons.

Esp. Venzac, sur les tertres (Jord. de Pf.)

Rod. Carcenac, bois de chênes (de B.)

Villef. Environs de Villefranche, gorge de Morlhon, endroits humides et rocailleux le long du ruisseau ; sur les rochers de la rive gauche de l'Aveyron, au delà de la Baume ; entre Najac et Mergieux, bords de la Sérène ; Laguépie, lisière des bois ; Capdenac !

① Mai-juillet. — CC.

V. ARENARIA L.

289. **Arenaria montana** L.

Pelouses sèches, landes et bruyères.

Mil. près de Nant, bords de la Dourbie ! — Saint-Guiral, limites de l'Aveyron et du Gard (M.)

Indiqué au Vigan par de Pouzolz et à Mende par Grenier et Godron.

♃ Juin, juillet. — RR.

290. **Arenaria Ligericina** Lecoq et Lam. *Cat. Pl. cent.* p. 104.

Mil. Sauclières, sur les rochers de Roquefoulet, vers le bois de Salbous !

Montagne de Saint-Guiral, versant occidental au-dessus de la limite des châtaigniers ! *Gard.*

Indiqué dans la Lozère, à Florac, par Lecoq et Lamotte.

Cette espèce a beaucoup de rapports avec l'*A. hispida*; elle s'en distingue : 1° par sa consistance plus herbacée ; 2° par sa racine grêle qui paraît annuelle ou bisannuelle ; 3° par ses feuilles ovales-lancéolées et non subulées.

① ou ② Juin, juillet. — RR.

291. **Arenaria leptoclados** Guss.; Bor. *Fl. cent.* 3e éd. p. 109.

Vieux murs, terrains sablonneux.

Rod. Murs du village de Mondalazac (ab. R.)

① Juin, juillet. — RR.

292. **Arenaria serpyllifolia** L.

Plaines et montagnes, lieux pierreux, murs, terrains incultes.

② Juin, Juillet. — CC.

293. **Arenaria hispida** L.; DC. *Fl. fr. IV*, p. 689.

Mil. Plateau du Larzac, fentes des rochers à la Pesade; la Couvertoirade; Sauclières, rochers du Rouquet, fentes des rochers de Roquefoulet, sur les rochers près du village !

Souche tortueuse, dure, sous frutescente. Toute la plante est couverte de petits poils raides, transparents, articulés ou glanduleux, plus marqués sur la face inférieure des feuilles.

♃ Avril-juin. — R.

294. **Arenaria controversa** Boiss.; *A. Conembricensis* Gay; Boreau.

Terrains calcaires, secs et pierreux.

Mil. Sauclières (M.) — Pâturages de Lagarrigue (B.)

Rod. Lioujas; rochers entre Salles-la-Source et la station; Onet-le-Château ! — Cayssials; Lioujas; Onet, pelouses et champs calcaires (M.) — Pâturages au nord-ouest du village de Cadayrac; entre Rodez et Rignac (de V.) — Environs d'Onet-le-Château, bois de la Praderie; plateau de Saint-Joseph (ab. R.) — Environs de Rodez, au Puech-Mourguiol (de B.)

Villef. Canton de Villeneuve, Saint-Clair, terrains rocailleux entre le village et le Juge ; Salvagnac, sur le plateau de Cubèle, côte de Salvagnac; côte de Saujac; plateau de Courbières, près de Najac; la Rouquette, plateau de Combe-Cave !

J'ai visité plusieurs fois, vers la fin de septembre, le plateau de Salvagnac et le causse de Saujac, où cette espèce abonde, pour y rechercher la forme automnale dont parle M. Des Moulins dans le *Catalogue des plantes de la Dordogne*, je n'ai jamais pu l'y trouver. Les débris de la forme printannière avaient entièrement disparu.

① ou ② Mai-juillet.

295. **Arenaria tetraquetra** L.

Var. α *Legitima* G. G.; *A. aggregata* Lois.

Mil. Plateau du Larzac, pelouses rocailleuses, la Couvertoirade, la Pesade; Sauclières, plateau du Rouqnet; causse de la Liquisse, sur les rochers et les sables dolomitiques; Hôpital-du-Larzac (B.)

Rod. Ruines du château de Gages (de B.)

St-Af. Environs de Tournemire, plateau des Arnals !

♃ Juillet, août. — R.

VI. STELLARIA L.

296. **Stellaria nemorum** L.

Bois couverts, lieux frais et herbeux.

Esp. Aubrac, dans le bois, au bas de la prairie, bois de Rigambal, bois de la haute vallée du Boralde; Saint-Chély bords du Boralde (M.) — Bois au-dessus du Bourguet (Jord. de Pf.)

Rod. Bois de Bonnecombe (M. — de B.) — Bois de Fages, au bord des torrents (de B.)

Villef. Environs de Villefranche; vallée de l'Aveyron, île du moulin d'Orlhonac, dans les broussailles; bois de la rive gauche de l'Aveyron, au-dessous de Moussouze; Salvagnac, bords du Lot, dans les broussailles !

♃ Mai-juillet. — R.

297. **Stellaria media** Vill.; *Alsine media* DC.; vulg. *Mouron-des-Oiseaux*.

Jardins, lieux cultivés et incultes.

① Février-décembre. — CC.

298. **Stellaria holostea** L.

Haies, bois, lisière des bois, dans tout le département.

Esp. Trionnac (Jord. de Pf.)

Villef. Saujac, dans les haies; Najac, lisière des bois !

♃ Avril-juin. — CC.

299. **Stellaria Cantalica** Jordan de Puyfol, *Moniteur du Cantal*, 6 décembre 1872.

Esp. Chemin de Triohnac au pont de Marcillac (Jord. de Pf.)

Je dois la communication de cette espèce à l'obligeance de M. Jordan de Puyfol, qui en a donné la description dans le *Moniteur du Cantal* du 6 décembre 1872. Elle diffère du *S. holostea* par ses fleurs de moitié plus petites ; ses pétales plus profondément striées ; ses étamines violacées à pollen très-caduc ; ses panicules plus fournies, plus amples, plus divariquées ; ses feuilles moins longues et moins larges.

♃ Mai.

300. **Stellaria graminea** L.

Haies, buissons, lisière des bois.

♃ Mai-septembre. — CC.

301. **Stellaria uliginosa** Murr. ; *Larbrea aquatica* St-Hill. ; *Stellaria aquatica* Ser. *in* DC. *Prodr.*

Lieux humides, prés fangeux des terrains primitifs, bords des ruisseaux, des sources.

Esp. Aubrac, buron de la Maynobe, près des sources !

Rod. Cayssials, près d'une source dans la vieille côte !

Villef. Villefranche, côte de Macarou; la Rivière; chemin de la Baume; chemin de l'Alzou; île du moulin d'Orlhonac; Sanvensa, prairies tourbeuses au-dessous de Lauret; Privezac, bords de l'étang !

① Mai-juillet. — CC.

VII. HOLOSTEUM L.

302. **Holosteum umbellatum** L.

Champs sablonneux ; vignes.

Mil. Sauclières, pelouses au sommet du bois de Salbous ; entre Millau et Paulhe ! — Hôpital-du-Larzac ; Plalong (B.)

Rod. Murs de Rodez (M.) — Sur les murs de la côte du Monastère (de B.)

St-Af. Tournemire, près du moulin (Puech.)

Villef. Villefranche, vignes de Pénevaire ; vignes de Saint-Clair ; champs d'Estrabols, du causse de Saujac, de Barbat; Najac, dans les vignes de Mazerolles !

① Mars-mai. — AR.

VIII. CERASTIUM L.

303. **Cerastium glaucum** Gren. *Monog.*; *Sagina erecta* L.; *Mœnchia erecta* Rchb. *Ic.* fig. 4953; *Cerastium erectum* Coss. et Germ. *Fl. par.* 2e éd. p. 50.

Pelouses sèches, champs sablonneux, bords des fossés, des routes.

Rod. Environs de Rignac (de V.) — Champs sablonneux à Cayssials (M.) — Domaine du Sorps (ab. R.)

Villef. Villefranche, fossés de la route à la montagne Macarou; Peyre-Morte; côte de l'Alzou; talus de la route de Rieupeyroux, à la Peyrière, CC.; la Bastide-l'Évêque, le long des chemins!

Esp. Laguiole, prés secs!

Mil. Saint-Jean-du-Bruel, près de Dourbias!

① Mai-juillet. — AR.

304. **Cerastium viscosum** L.; G. G.; *C. glomeratum* Thuill.; *C. vulgatum* L.; DC.; Lois.

Champs cultivés, bords des fossés et des chemins.

Villef. Villefranche, vignes d'Ordiget; Najac, vignes de Roubel!

① Avril-septembre. — CC.

305. **Cerastium brachypetalum** Desp. *ap.* DC. *Fl. fr. IV*, p. 777; DC. *Ic. rar.* tab. 44; Coss. et Germ. *Atl. Fl. par.* tab. 4, fig. 6, 7, 8.

Terrains sablonneux, vignes, pelouses, lieux secs.

Esp. Environs de Saint-Geniez (M.)

Mil. Grosfesenque (B.)

Rod. Devèze de Floyrac (M.)

St-Af. Tournemire (Puech.)

Villef. Vallée de l'Aveyron, au-dessous de Najac; combes de Salvagnac!

① Avril, mai. — AC.

306. **Cerastium semidecandrun** L.; *C. varians* Coss. et Germ. *Atl. Fl. par.* tab. 5, fig. 7, 9; *C. pellucidum* Chaub. *ap.* Saint-Amans, *Fl. Agen.*

Coteaux sablonneux, pelouses, champs cultivés.

Esp. Environs d'Aubrac (de B.)

Mil. Environs de Millau (B. *in Cat.* M.) — Rivages à Choisy (B.)

Rod. Rochers de Gages (ab. R.)

Villef. Bois d'Estrabols !

① Avril, mai. — AC.

307. **Cerastium glutinosum** Fries ; *C. obscurum* Chaub. *ap.* Saint-Amans, *Fl. Agen ; C. pumilum* Curt. ; Rchb. *Ic. VI*, fig. 4969.

Pelouses sèches, sablonneuses, bruyères, lieux incultes.

Mil. Environs de Millau, coteaux arides vers Saint-Georges ; environs de Sauclières, bois de Salbous ! — Plateau au-dessus de Raujoles ; Puy-de-France (B.)

Rod. Cayssials, champs sablonneux (M.) — Gages ; bois de Bourrignac (ab. R.)

Villef. Firmy, sur le Puy-de-Volff ; plateau de Cubèle, au-dessus de Salvagnac !

① Avril, Mai. — AC.

308. **Cerastium Riæi** Des Moulins, *Suppl. Cat. Dord. 1er fasc.* p. 68 ; *C. ramosissimum* Boiss. *Elench. Hisp.* p. 23.

Mil. Pâturages, Hôpital-du-Larzac (B.) .

① Mai, juin. — R.

309. **Cerastium vulgatum** L. ; *C. triviale* Link ; Coss. et Germ. *Alt. Fl. par.* tab. 2, fig. 1,2.

Champs cultivés, terrains vagues.

♃ Mai-octobre. — CC.

310. **Cerastium arvense** L. ; Vail. *Bot. par.* tab. 30, fig. 4-5 ; Rchb. *Ic. VI*, fig. 4980, 4981, 4983.

Lieux incultes, bords des chemins, bruyères, pâturages secs, pelouses.

Esp. Laguiole, prairie sèche ; Aubrac, près du buron de la Maynobe, sommet de las Truques, tour de Belvezet !

Mil. Sommet de la côte du Larzac !

Rod. Lioujas ; Balzac ; Salles-la-Source ! — Cayssials, champs calcaires (M.)

Villef. La Magdelaine, bords de l'Aveyron !

Var. *strictum.* — Lavergne, près de Sévérac (M.)

♃ Avril-juin. — CC.

IX. MALACHIUM Fries.

311. **Malachium aquaticum** Fries; *Cerastium aquaticum* L.; *Larbrea aquatica* Ser. *in* DC. *Prodr.*

Bords des eaux, lieux couverts, fangeux et marécageux.

Mil. Le Tourriol, bords de l'Aveyron (ab. R.)

Rod. Bords de l'Aveyron, entre Ampiac et Agnac. (M.)

Villef. Villefranche, au moulin de Recoules; chaussée du moulin du Teulel !

♃ Juin-octobre. — AC.

X. SPERGULA L.

312. **Spergula arvensis** L.; vulg. *Spargoute.*

Champs, bruyères des terrains sablonneux dans tout le département.

① Mai-octobre. — CC.

313. **Spergula vulgaris** Boënng.; Bor. *Fl. cent.* 3e éd. p. 103.

Champs sablonneux.

Villef. Sanvensa, dans les champs !

Se distingue de l'*arvensis*, par les papilles blanchâtres dont la graine est hérissée principalement vers les bords.

① Mai-octobre. — C.

314. **Spergula pentandra** L.

Moissons dans les champs sablonneux.

Esp. Sablières de Trionnac (Jord. de Pf.)

Villef. Environs de Villefranche !

① Juin, Juillet — C.

315. **Spergula Morisonii** Bor.

Champs sablonneux, bruyères des champs incultes, des terrains siliceux.

Esp. Laguiole, lisière des champs ! — Sommet des rochers de Lesclausade-de-Yolet (Jord. de Pf.)

Mil. Saint Jean-du-Bruel !

Rod. Cayssials, pelouses sablonneuses (M.)

Villef. Villefranche, sur les rochers de la Maladrerie; Najac, pelouses rocheuses des coteaux des bords de l'Aveyron ; vignes de Mazerolles !

① Avril-juin. — AC.

XI. SPERGULARIA Pers.

316. **Spergularia rubra** Pers.; *Arenaria rubra* L.

Terrains sablonneux, pelouses, bord des chemins.

Esp. Aubrac, bois de Rigambal, pelouses du sommet !

Rod. Cayssials, lieux sablonneux (M.)— Rochers de Kaymard, près de Pruines (ab. R.)

Villef. Villefranche, côte des Taillades; côte de Sanvensa, le long de la route ; côte de Macarou ; la Rivière ; Ambeyrac, bord du Lot; la Bastide-l'Évêque !

① Mai-septembre. — CC.

FAM. XIV. LINÉES

LINEÆ DC.

I. LINUM L.

317. **Linum campanulatum** L. ; *L. glandulosum* Mœnch.

Sur les rochers.

Mil. Environs de Sauclières, bois de Salbous, sur les rochers découverts au milieu du bois, C; plateau du Rouquet, fentes des rochers ; bois de Virenque ; environs de Millau, le Monna, sur les rochers du sommet où il forme de grandes touffes ; sur les rochers de la montagne de Dourbias ; la Pesade, sur les rochers de Servières ! — Vallon de Saint-Martin (B.) — Sur les rochers calcaires, le long de la route de Saint-Geniez à Sévérac (M.)

St-Af. Cornus sur les rochers du versant septentrional de Guillaumard ! — Environs de Tournemire, bois de Montclart (Puech).

♃ Juin. — RR.

318. **Linum gallicum** L.

Coteaux rocailleux des terrains calcaires et schisteux.

Rod. Saint-Cyprien (ab. Cérès, *in Cat.* M.) — La Boutique, commune de Nauviale (Jord. de Pf.)

St-Af. Saint-Sernin !

Villef. Villefranche, montagne de Pénevaire ; plateau de la Bouisse ; Peyre-Morte ; Najac, entre les roches serpentineuses des bords de l'Aveyron à Ferragut ; Salvagnac-Cajarc, plateau de Cubèle !

① Juin-septembre — CC.

319. **Linum strictum** L.

Coteaux des terrains calcaires, vignes, lieux arides.

Mil. La Tacherie ; bois de Caussibal ; Puy-de-France ; ravin de la Borie-Blanque (B.) — Gorge de la Jonte (Lecoq et Lam.)

Rod. Saint-Austremoine, clairières du bois de Sourguières (ab. R.)

St-Af. Saint-Affrique, plateau des montagnes de la Rouquette !

Villef. Plateau calcaire vis-à-vis de Saint-Remy ; plateau d'Ordiget ; coteaux de la Bouisse ; Léonard, commune de la Rouquette ; côte de Salvagnac-Cajarc ! — Capdenac (Puel, *in Cat.* M.)

Var. β *Cymosum* G. G.

Villef. Villefranche, à la Roumiguière, terrains incultes, au milieu des vignes.

① Mai-août. — AC.

320. **Linum tenuifolium** L.

Coteaux calcaires et rocailleux, lieux incultes, bord des bois.

Mil. Millau, coteaux de la rive droite du Tarn, vers Peyre ; Sauclières, pelouses rocailleuses du plateau ! — Environs de Millau, coteaux secs ; Caussibal ; la Borie-Blanque (B.)

Rod. Saint-Christophe, coteaux rocailleux ! — Lioujas, pelouses rocailleuses ; Salles-la-Source, pelouses du plateau ; Balsac ; Solzac ; au Roc-Ponsard ; Fonfrège (ab. R.) — Saint-Félix, près de Rodez (de B.)

St-Af. Côte de Saint-Rome-de-Tarn à Montjaux ; plateau entre Saint-Affrique et Saint-Rome-de-Tarn ; entre Cornus et le Figayrol ; Tournemire, plateau des Arnals !

Villef. Plateau d'Ordiget ; bois du Quoiti ; la Romiguière ; Monteils ; combes de Salvagnac, plateau de Cubèle ; bois d'Estrabols !

Cadrieu, vallée du Lot ! *Lot.*

Les cils glanduleux qui bordent les sépales se remarquent aussi sur les pistils.

♃ Mai-août. — AC.

321. **Linum suffruticosum** L. ; *L. salsoloides* Lam.

Lieux secs et stériles.

Mil. Entre Saint-Geniez et Sévérac-le-Château ; Sauclières, pelouses du plateau du Rouquet ! — Caussibal ; Puy-de-France ; Hôpital-du-Larzac (B.) — La Tacherie (de B.)

Rod. Saint-Félix ; Florac, talus des chemins ! — Onet ; Cayssials ; Valady (M.) — Plateau de Salles-la-Source ; environs de Rodez près de la Peyrinie (ab. R.)

♃ Juin, juillet. — AR.

322. **Linum Narbonense** L.

Coteaux calcaires.

Mil. En général sur tout le plateau du Larzac ; Millau, au pied des rochers d'Ambousquèses ; vallée du Tarn, vers Peyre, travers de Brocuéjouls ; Nant, au pied de la montagne du Roc-Nantais ; entre Nant et Saint-Jean-du-Bruel, sur les rochers ! — Côte de Nant ; Puy-d'Andan ; ravin de Cartayre (B.)

St-Af. Côte de Saint-Rome-de-Tarn à Montjaux, pentes rocailleuses des montagnes au couchant ; Roquefort, sur les rochers ; versant au-dessous du rocher de Caylux ; Cornus, pelouses, au-dessous du rocher de la Tour d'Aiguillon ; le Figayrol ; la Pesade ; environs de Tournemire, devèze de la Panouse !

♃ Juin, juillet. — AR.

323. **Linum angustifolium** Hudson.

Bord des chemins, coteaux secs et pierreux.

Rod. Cayssials, prés secs et pelouses (M.) — Environs de Rignac sur le Grès (de V.)

Villef. Les Pesquiés ; Monteils, le long du chemin de fer ; Rieupeyroux, lisière des bois ; Firmy, le long du chemin, près de la Vaysse ; combes de Salvagnac ; bord du Lot, entre Saint-Julien-d'Empare et la Madeleine ! — Saint-Parthem ; la Vitarelle ; Montbazens (Chastaingt).

Les sépales extérieurs plus grands et plus obtus que les intérieurs, sont entourés, à leur base, d'un bord membraneux, mais ni les uns ni les autres ne sont ciliés.

♃ Juin-août. — AR.

324. **Linum usitatissimum** L.

Généralement cultivé et subspontané dans les moissons çà et là.

① Juillet, août.

325. **Linum Alpinum** L.

Coteaux secs et calcaires.

Mil. Environs de Sauclières, sommet du bois de Salbous !

Villef. Combes de Salvagnac, sur les rochers; pelouses du plateau de Salvagnac dit de Cubèle !

Var. α *alpicola* G. G.; *L. alpinum* Jacq.

Les sépales extérieurs sont marqués de cinq nervures, les intérieurs n'en ont que trois.

St-Af. Cornus, pelouses au-dessous du rocher de la Tour d'Aiguillon! — Fajas (Puech).

Var. β *Collinum* G. G.; *L. Leonii* Schultz.; *L. perenne* Lois.

Mil. Pelouses près de la Liquisse !

Rod. Plateau de Lioujas !

St-Af. Plateau du Viala-du-Pas-de-Jaux !

Villef. Pelouses près du mas de Mouysset, plateau calcaire de Cubèle, au-dessus de Salvagnac-Cajarc !

♃ Mai, juin. — AR.

326. **Linum Austriacum** L.; Koch, *Syn.* 140; God. *Fl. Lorr.* p. 127; G. G. *Fl. fr. I*, p. 284; Rchb. *Ic. VI*, fig. 5156.

Collines sèches.

Rod. Plateau de Salles-la-Source, terrains rocailleux et incultes près du bois de Prous (ab. R.)

Villef. Combes de Salvagnac sur les corniches des grands rochers; Saujac, escarpements des rochers dits Saou-dé-lo-Mounino dans la brèche pour sortir de la Sevène ! — Au Pont de la Madelaine (fr. S.)

Feuilles des pousses stériles, plus courtes que celles des tiges fleuries, imbriquées, couvertes d'aspérités ; sépales à cinq nervures qui n'atteignent pas le sommet, ovales, un peu mucronés, les intérieurs très-obtus, étroitement membraneux sur les bords.

Cette espèce a beaucoup de rapports avec le *L. alpinum*. Elle s'en distingue par l'onglet des pétales qui est triangulaire, aussi long que large et bordé d'une bandelette jaune, par ses pédoncules défleuris, courbés pendants et unilatéraux.

♃ Juin, juillet. — R.

327. **Linum Loreyi** Jord.; Bor. *Fl. cent.* 3e éd. p. 116.

St-Af. La Bastide-Pradines (ab. Vaissier, note de M. Valadier).

♃ Mai-juillet. — RR.

328. **Linum catharticum** L.

Prés, pâturages, pelouses, bruyères, bois taillis, dans tout le département.

① Mai-octobre. — CC.

II. RADIOLA Gmel.

329. **Radiola linoides** Gmel.; *Linum Radiola* L.; Vail. *Bot.* tab. 4, fig. 6.

Lieux humides et couverts.

Esp. La Borie-de-Garde, terrain volcanique, un peu marécageux (Jord. de Pf.)

Mil. Saint-Jean-du-Bruel, sur les rochers du lit de la Dourbie, au Moulin-Boudou.

Rod. Carcenac; Arvieu, lieux sablonneux et humides (de B.)

Villef. La Roque-Bouillac, sur les rochers au-dessus du village, endroits humides, CC.; Lanuéjouls, dans les châtaigneraies !

① Juin-octobre. — RR.

FAM. XV. TILIACÉES

TILIACEÆ Juss.

I. TILIA L.

330. **Tilia platyphylla** Scop.; *T. grandiflora* Ehrh.; vulg. *Tilleul-commun, Tilleul-de-Hollande.*

Spontané, bois, lieux pierreux; planté sur les promenades, dans les parcs.

Esp. Environs d'Espalion, bois taillis d'Aurifeuille (Bern.)

Rod. Bois de Bonnecombe (de B.) — Vallon du Cruou, au précipice de Frontignan (ab. R.)

Villef. Bord du Lot, au-dessous de Saint-Julien-d'Empare !

♄ Juin, juillet. — AR.

331. **Tilia sylvestris** Desf.; *T. micophylla* Vent.; *T. parviflora* Ehrh.; vulg. *Tilleul-à-petites-Feuilles*

Dans les bois, plus commun que le précédent, souvent cultivé.

Rod. Bois de Bonnecombe (de B.) — Vallon du Cruou, précipice de Frontignan (ab. R.)

Villef. Villefranche, bord de l'Alzou ; bois du Quoiti !

♄ Juin, juillet. — AR.

FAM. XVI. MALVACÉES

MALVACEÆ R. Brown.

I. MALVA

332. **Malva Alcea** L.

Lisière des bois, haies des prés, pâturages buissonneux.

Esp. Saint-Geniez, Moulin-de-Juéry !

Villef. Villefranche, bord de l'Alzou, du ruisseau de Notre-Dame, du ruisseau des Granges; Najac, prairies des bord de l'Aveyron; Livinhac-le-Haut !

Var. β *fastigiata* Koch ; *M. fastigiata* Cav.

Mil. Puy-de-France (B.)

Rod. Côte de Cruou (ab. R.)

Villef. Villefranche, ruisseau de Notre-Dame; Monteils, bord de l'Aveyron ; Laguépie, lisière des bois ; Penchot, bord du Lot, près de la verrerie ! — Livinhac (Chastaingt).

♃ Juin-août. — AC.

333. **Malva moschata** L.

Lieux secs, bord des bois, prés, buissons.

Esp. Aubrac, parties rocailleuses de la prairie !

Mil. Environs de Sauclières (Martin).

Rod. Prés et bois du causse; Saint-Félix ; la Moulinette près de Rodez (de B.)

Villef. Villefranche, la Baume; le Garriguet; prairie de Durcu; Najac, bord de l'Aveyron; l'Estang, dans la prairie; chapelle de Rieupeyroux !

Var. β *Intermedia* G. G.

Villef. Vallée de la Diége, prés du domaine de las Cazes.

♃ Mai-septembre. — AC.

334. **Malva laciniata** Desrous. *in* Lam. *Dict. III*, p. 750; Bor. *Fl. cent.* 3e éd. p. 119; *M. moschata* var. α *laciniata* G. G. *Fl. fr. I*, p. 289.

Mêmes localités que le précédent, mais moins commun.

Esp. Montagnes d'Aubrac, pâturages près de la Tour de Belvezet !

Mil. Villefranche-de-Panat (Puech).

Villef. Rieupeyroux, terrains vagues au-dessous de la chapelle ; prairies de Réquista ; Sanvensa, prairies sèches !

♃ Mai-septembre. — AR.

335. **Malva sylvestris L.**

Haies, décombres, le long des murs des villages.

② Juin-août. — CC.

336. **Malva crispa L.**; vulg. *Mauve-crépue.*

Cultivé et subspontané dans quelques jardins.

337. **Malva rotundifolia L.** ; vulg. *Petite-Mauve, Fromagère.*

Le long des chemins, lieux arides, décombres.

① Mai-septembre. — CC.

II. ALTHÆA L.

338. **Althæa officinalis L.**; vulg. *Guimauve.*

Lieux humides, bord des ruisseaux, des fossés.

Mil. Chemin des Bourines, à Laissac ; bord de la prade des Bourines (Bern.)

Rod. Anglars du causse (Cérès, *in Cat.* M.)

Villef. Bord de l'Aveyron, au moulin d'Orlhonac ; Monteils, bord des fossés du village !

♃ Juin-septembre. — AR.

339. **Althæa hirsuta L.**

Champs, vignes, coteaux incultes dans le calcaire.

Esp. Mur-de-Barrez, à la côte Blanche (Jord de Pf.)

Mil. Bois de Salbous ! — Laissac (M.) — Pourcayras ; Caussibal (B.)

Rod. Plateau de Salles-la-Source ! — Cayssials ; Onet ; Marcillac (M.)

Villef. Environs de Villefranche, moissons des plateaux calcaires d'Ordiget, de la Bouisse ; plateau de Saint-Remy ; champs entre Lacapelle-Balaguier et Estrabols ; plateau de Salvagnac ; vallée de l'Aveyron, terrains incultes !

L'*Althœa rosea* Cavanile, vulgairement *Rose-trémière, Passerose, Bouton-de-Saint-Jacques,* est fréquemment cultivé dans les jardins, où il est en quelque sorte naturalisé.

① Mai-juillet. — AC.

FAM XVII. GÉRANIÉES

GERANIACEÆ D C.

I. GERANIUM L.

340. **Geranium pratense** L.; Rchb. *Ic. V*, fig. 4883.

Prairies, bois.

Esp. Prés de la Sale, lieux couverts; Saint-Geniez, bord du Lot, rive droite, en avant du pont (ab. R.)

Mil. Sévérac-le-Château (M.)

Rod. Carcenac, prés humides (de B.)

♃ Juillet, août. — RR.

341. **Geranium sylvaticum** L.; Rchb. *Ic. V*, fig. 4882.

Bois, broussailles, pâturages des montagnes.

Esp. Montagnes d'Aubrac, sommet du bois de Rigambal, parmi les taillis de hêtres formant broussailles; Aubrac, parmi les broussailles, dans la prairie; lisière du bois de Gandillot; autour du lac de Saint-Andéol, parmi les rocailles! — Prairies du château de Venzac (Jord. de Pf.)

♃ Juin, juillet. — R.

342. **Geranium nodosum** L.; Rchb. *Ic. V*, fig. 4887.

Bois, haies, broussailles, lieux ombragés.

Esp. Aubrac, lisière du bois d'Aubrac, bois de Gandillot, prairie d'Aubrac, le long du ruisseau! — Bois à Longanhac (Jord. de Pf.)

Mil. Environs de Sauclières, bois de Virenque. — Saint-Jean-du-Bruel (M.) — Rancasouque (B.)

Rod. Salles-la-Source! — Bois de Madame, de Linars, de Bonnecombe; Valady; Saint-Cyprien (M.)

St-Af. Roquefort, sur les rochers! — Au Passet d'Anglans (Puech).

Villef. Villefranche, commun le long des haies, sur les bords de l'Aveyron, la Baume; coteaux de Fontanes; Garrials; Najac; Laguépie!

♃ Juin-août. — AC.

343. **Geranium phæum** L.; Rchb. *Ic. V*, fig. 4890.

Bois, prairies, surtout dans la région montagneuse.

Esp. Aubrac, dans la prairie ! — Aubrac (de B.) — Bois du Goul, au-dessous de Trionnac (Jord. de Pf.)

Villef. Penchot, dans les haies qui bordent la grande prairie, près de la verrerie, le long du chemin ! — Environs de Saint-Julien-d'Empare à Guiraldolt (Giraud.) — Près de Vitrac (fr. S.)

♃ Mai, juin. — RR.

344. **Geranium sanguineum** L.; Rchb. *Ic. V,* fig. 4894; Coss. et Germ. *Atl. Fl. par.* tab. 6, fig. A.

Collines calcaires.

Mil. Saint-Jean-du-Bruel, sur les rochers de la Dourbie; environs de Sauclières, bois de Virenque; sur les rochers du Puy-de-France; la Pesade, au pied des rochers de Servières ! — Vallon de Saint-Martin; Puy-de-France (B.) — Sévérac-le-Château; Aguessac (M.)

Rod. Rochers calcaires, à Rocomissou, près de Gages; Salles-la-Source (M.) — Carcenac (de B.) — Bois de Bourignac (ab. R.)

St-Af. Saint-Affrique, montagnes de Montclar; coteaux de Caylux; côte de Montjaux, pentes rocailleuses; Cornus, versant du Guillaumard ! — Environs de Tournemire (Puech).

Villef. Combes de Salvagnac; Saujac !

♃ Juin-septembre. — AR.

345. **Geranium columbinum** L.; Rchb. *Ic. V*, fig. 4894; Coss. et Germ. *Atl. Fl. par.* tab. 6, fig. B.

Buissons, endroits pierreux, lieux incultes, bord des chemins, haies, vignes; très-commun dans tout le département.

Graines ponctuées, alvéolées, pétales barbus à la base.

① Mai-juillet. — CC.

346. **Geranium dissectum** L.; Rchb. *Ic. V,* fig. 4876; Coss. et Germ. *Atl. Fl. par.* tab. 6, fig. C.

Champs, prés, bord des haies, vignes.

① Mai-juillet. — CC.

347. **Geranium Pyrenaicum** L.; Rchb. *Ic. V,* fig. 4881; Coss. et Germ. *Atl. Fl. par.* tab. 6, fig. F.

Haies, bord des chemins, le long des murs, s'élève jusqu'à nos plus hauts sommets.

Esp. Laguiole, lisière des prés secs; Aubrac, prairies du buron de la Maynobe, pâturages près la Tour de Belvezet; Saint-Chély; sommet de la côte d'Espalion à Rodez, talus de la route ! — Mur-de-Barrez à la Côte-Blanche (Jord. de Pf.)

Mil. Plateau du Larzac à la Pesade et près du Caylar; Sauclières, lisière des bois; Roquefort, au pied des rochers; Millau, vallée du Tarn, vers Peyre, le long du chemin; rochers d'Ambousquèses; Nant, bord de la Dourbie! — Saint-Estève; Creissels; Hôpital-du-Larzac (B.)

Rod. Environs de Rodez, prairies du Monastère; prairies des bords de l'Aveyron, au moulin de la Voute; bois de Bourran; pont de Lauterne; la Chartreuse! — Terrasse du séminaire de théologie (ab. R.) — Carcenac (de B.) — Marcillac (Chastaingt).

St-Af. Côte de Montjaux, le long des haies! — Environs de Tournemire, sur le pont neuf (Puech).

Villef. Villefranche, bords de l'Aveyron, au-dessous du moulin du Teulel! — Agrez (Chastaingt).

♃ Mai-août. — AR.

348. **Geranium molle** L.; Rchb. *Ic. V*, fig. 4879, 4880; Coss. et Germ. *Atl. Fl. par.* tab. 6, fig. E.

Bord des champs, haies, vignes, murs.

Mil. Saint-Estève (B.)

Villef. Villefranche, montagne de Pénevaire; la Romiguière; Toulonjac; Marin; Capdenac, pelouses des bords du Lot, au pied des rochers!

① Mai-octobre. — C.

349. **Geranium rotundifolium** L.; Rchb. *Ic. V*, fig. 4878; Coss. et Germ. *Atl. Fl. par.* tab. 6, fig. G.

Lieux secs, le long des murs et des chemins, champs, jardins potagers.

① Mai-octobre. — CC.

350. **Geranium lucidum** L.; Rchb. *Ic. V*, fig. 4872; Coss. et Germ. *Atl. Fl. par.* tab. 6, fig. H.

Rochers, vieux murs humides, lieux pierreux et ombragés.

Esp. Au-dessous de Bars, sur les rochers (Jord. de Pf.)

Mil. Environs de Millau, près du village de Peyre, sur les murs; rochers d'Ambousquèses! — Les Pincelles; Creissels; le Serre (B.)

Rod. Rodez (M.) — Mondalazac (ab. R.)

St-Af. Saint-Rome-de-Tarn, sur les murs; Larzac, sur les murs du village de Figayrol! — Tournemire, carrière de tuf (Puech).

Villef. Villefranche, les Pivolettes, chemin de la Baume, chemin de Pénevaire; Toulonjac; Claunhac; Capdenac, sur les rochers au nord; Najac, sur les vieux murs; Saint-Georges !

① Mai-août. — CC.

351. **Geranium Robertianum** L.; Coss. et Germ. *Atl. Fl. par.* tab. 6, fig. I.

Haies, vieux murs, rochers, taillis.

MM. Grenier et Godron, *Flore de France*, tome premier, page 306, établissent deux variétés dans cette espèce :

La var. α *Genuinum*, qui a les fleurs assez grandes et les rides des valves du fruit écartées, vient dans les lieux ombragés, sur les murs, le long des haies, CC.

La var. β *parviflorum*, *G. purpureum* Vill., qui a les fleurs petites et les rides des valves très-rapprochées, vient sur les rochers, les lieux pierreux chauds; il est moins répandu que le précédent.

Mil. Environs de Millau, rochers de la rive gauche du Tarn, vers Peyre ! — Creissels; Saint-Estève (B.)

Villef. Bois de la Bouisse !

Quelques auteurs modernes ont élevé les variétés que présente cette plante au rang d'espèce.

G. Lebelii Bor. *Fl. cent.* 1re éd. p. 324.

G. Semiglabrum Jord. *in* Bor. *Fl. cent.* 3e éd. p. 130.

G. Modestum Jord. *Cat. Jard. Grenoble.*

G. Minutiflorum Jord. *Pugil.*

G. Villarsianum Jord. *Pugil.*

D'après M. Bonhomme, ce dernier serait commun aux environs de Millau, sur les tertres et les rochers.

① Mai-août. — CC.

II. ERODIUM L'Hérit.

352. **Erodium althæoides** Jord. *Pugil.* p. 41; de Mart. *Fl. Tarn*, p. 128; *E. malacoides auct. pro parte*, non Cav.

Villef. Najac, sur les rochers le long de la côte, au-dessous de l'église ! c'est la seule station que je lui connaisse dans le département.

Il est indiqué sur la montagne Noire, Aude, à Lastours, par M. Ozanon, *Bull. Soc. bot. fr.* t. VIII, p. 166, (1861).

① Mai-août. — RR.

353. **Erodium ciconium** Willd.; Rchb. *Ic. V,* fig. 4866.

Tertres, bord des chemins, lieux secs.

Mil. Environs de Millau, à Creissels, le long de la route! — Cureplats (B.)

① Mai-août. — RR.

354. **Erodium cicutarium** L'Hérit.; Rchb. *Ic. V,* fig. 4864.

Champs, bord des chemins, terrains sablonneux ou pierreux, pelouses rases, dans tout le département.

L'on peut distinguer dans cette espèce, essentiellement polymorphe, trois variétés principales qui sont décrites dans les *Flores :*

Var. α *pimpinellæfolium* G. G. *Fl. fr. I,* p. 311; Rchb. *Ic. V,* fig. 4865.

Var. β *chærophyllum* DC. *Fl. fr. IV,* p. 840; Rchb. *Ic. V,* fig. 4864.

Var. γ *pilosum* Coss. et Germ. *Fl. par.* 2e éd. p. 64; *Geranium pilosum* Thuill.; Rchb. *Ic. V,* fig. 4864.

① Mai-août. — CC.

FAM. XVIII. HYPÉRICINÉES

HYPERICINEÆ DC.

I. HYPERICUM L.

355. **Hypericum perforatum** L.; vulg. *Millepertuis.*

Partout dans les lieux secs et incultes, haies, bois, prairies.

Var. β *angustifolium* Coss. et Germ. *Fl. par.* p. 80.

Rod. Forannette de Salses, près de Carcenac (de B.)

Villef. Combes d'Estrabols!

♃ Juin-août. — CC.

356. **Hypericum quadrangulum** L.; *H. dubium* Leers.

Lieux frais, bois couverts, broussailles, pâturages des montagnes.

Esp. Prairie d'Aubrac! — Aubrac (Lecoq et Lam.)

Rod. Bonnecombe (de B.) — Vareilles, près de la Grand-Ville; bois de Linars (M.)

♃ Juillet, août. — RR.

357. **Hypericum tetrapterum** Fries; *H. quadrangulum* DC.

Bois humides, lisière des prés, bord des fossés, sable des rivières.

Mil. Creissels, bord des eaux, fossés des prés (B.)

Rod. Cayssials; bois de Madame; Cardaillac (M.)

Villef. Environs de Villefranche, prairies des Granges!

♃ Juin-septembre. — AC.

358. **Hypericum humifusum** L.

Champs, bruyères, lieux incultes des terrains siliceux.

Rod. Cayssials, champs sablonneux (M.) — Carcenac (de B.)

Villef. Villefranche, côte de l'Alzou, au-dessus de Bascau; plateau du Garriguet; Vabre, lisière des champs; Rieupeyroux, prairies de la chapelle, bord des fossés; Monteils, bord de l'Aveyron; Najac, le long du chemin de fer; Cransac!

Var. β *Liottardi* Vill. *dauph.*

Villef. Rieupeyroux, au-dessous de la chapelle!

♃ Juin-septembre. — AC.

359. **Hypericum linearifolium** Vahl.

Terrains arides et schisteux, bois, bruyères, rochers.

Esp. Montagnes d'Aubrac, rochers entre Aubrac et Belvezet! — Bois taillis au pont de la Cadène, bord de la Trueyre (Jord. de Pf.)

Mil. Saint-Jean-du-Bruel, coteaux schisteux au-dessus du Moulin-Boudou!

Villef. Villefranche, montagne de Pénevaire, gorge de la Maladrerie; Monteils, versant rocailleux des bords de l'Aveyron; Najac, sur les rochers de la rive droite de l'Aveyron, près du pont; la Roque-Bouillac, sur les rochers du village; entre Penchot et Livinhac!

♃ Juin-août. — AC.

360. **Hypericum hyssopifolium** Vill.

Coteaux arides et rocailleux.

Mil. Lisière des bois, vers le sommet de la côte du Larzac! — Environs de Sauclières, bois de Salbous (de Pouzolz — Martin). — Pâturages de la Tacherie; Caussibal (B.)

Indiqué dans la Lozère par Prost.

♃ Juin, juillet. — RR.

361. **Hypericum pulchrum** L.

Bois sablonneux, bruyères, le long des haies.

Mil. Sauclières, lisière du bois de Salbous !

Rod. Bois de Linars; Bonnecombe, le long de la route de Rodez (de B.)

Villef. Villefranche, montagne de Pénevaire; vallée de l'Aveyron, bois entre Monteils et Najac; Najac, pentes rocailleuses des bords de l'Aveyron, dans les bois; canals de Morlhon; Vabre, lisière des bois; Penchot, dans les bois vers Livinhac; la Roque-Bouillac, sur les rochers; port de Lacombe !

♃ Juin-août. — AC.

362. **Hypericum hirsutum** L.; *H. villosum* Crantz.

Bois, bruyères, haies, broussailles.

Mil. Sauclières, bois de Virenque ! — Grosfesenque; les Combes (B.)

Rod. Bord de l'Aveyron à Cardaillac; Linars (M.)

Villef. Villefranche, bord de l'Aveyron, vis-à-vis du moulin des Chartreux; bord de l'Alzou; bois du Quoiti; aux Granges, bord du ruisseau; bois de l'Estang !

♃ Juin-août. — AC.

363. **Hypericum montanum** L.

Coteaux, bois, bruyères des terrains siliceux.

Mil. Sauclières, bois de Salbous, plateau du Rouquet; Millau, côte du Larzac; Embousquèses; coteaux du Serre; Borie-Blanque (B.)

St-Af. Saint-Affrique, montagne du Beau-des-Singles !

Villef. Villefranche, bois de Macarou; Najac, bois des bords de l'Aveyron !

Var. β *scabrum, foliis subtus scabris* Koch.

Mil. La Couvertoirade et le Caylar dans les Garrigues !

♃ Juillet, août. — AC.

364. **Hypericum Richeri** Vill.; *H. fimbriatum* Lam.

Mil. Environs de Millau (de B. *in Cat.* M.)

Plante des hautes montagnes qui n'a pas été retrouvée dans le département.

365. **Hypericum Androsæmum** L.; *Androsæmum officinale* All.

Lisière des bois, lieux humides, bord des ruisseaux.

Esp. Bois de Basaygues, bord d'un petit ruisseau (Jord. de Pf.)

Villef. Environs de Villefranche, bois de la Baume; Najac, lisière des bois du bord de l'Aveyron !

♄ Juin, juillet. — R.

II. ELODES Spach.

366. **Elodes palustris** Spach ; *Hypericum Elodes* L.

Lieux tourbeux, fossés des prés des terrains siliceux.

Esp. Marais de Crozafon, commune d'Engualès (Jord. de Pf.)

Rod. Les Palanges, lieux marécageux (M.) — Environs de Rignac (de V.) — Carcenac (de B.)

Villef. Rieupeyroux, la Chapelle, baraque de Pauquetou; la Bastide-l'Évêque; prairies de Cantagrel ; prairies de Pelras ; la Rivière ; Sanvensa !

♃ Juin-août. — AC.

FAM. XIX. ACÉRINÉES

ACERINEÆ DC.

I. ACER L.

367. **Acer Pseudo-Platanus** L.; vulg. *Sycomore*.

Bois montagneux.

Mil. Bois de la Resse, près de Saint-Laurent-d'Olt (M.)

Planté assez fréquemment dans les jardins d'agrément et sur les promenades.

♄ Avril-juin.

368. **Acer opulifolium** Vill.; *A. rotundifolium* Lam. *Dict.*

Bois des montagnes.

Mil. Entre Millau et Paulhe, rive gauche du Tarn, versant escarpé de la montagne ! 20 avril 1858. — Bois de Salbous (Martin).

Dans leur jeunesse, les feuilles sont pubescentes et tomenteuses en dessous ; adultes elles deviennent glabrescentes. Les boutons à feuilles sont, à l'époque de leur épanouissement, entourés d'écailles longues, linéaires, semblables à des stipules.

Cette espèce est indiquée dans la Lozère par Lecoq et Lamotte dans leur *Catalogue du Plateau central.*

♄ Mars, avril. — RR.

369. **Acer Monspessulanum** L.

Coteaux rocailleux, calcaires et schisteux.

Mil. Coteaux au-dessous du Roc-Nantais, bois de Dourbias ! — bois de Saint-Lambert (B.)

Rod. Salles-la-Source ! — Cruou, haut des vignes (de B.)

St-Af. Lapeyre, près de Saint-Affrique (Lafon, *in Cat.* M.) — Environs de Tournemire, bois de Fajas ; environs de Cornus (Puech).

Villef. Villefranche, bois du Quoiti ; vallée de l'Alzou au-dessus du Cabanat ; bois d'Estrabols ; au-dessous de Monteils, pentes rocailleuses de la Bouysse ! — Saint-Julien-d'Empare (fr. S.)

♄ Mars, avril. — AC.

370. **Acer campestre** L. ; vulg. *Érable.*

Haies, bois des plaines et des montagnes.

♄ Avril-juin. — CC.

371. **Acer platanoides** L. ; Rchb. *Ic. V*, fig. 4828 ; vulg. *Plane, Faux-Sycomore.*

Bois montagneux.

Esp. Aubrac, pentes rocailleuses, au-dessous du bois d'Aubrac ; bois de Rigambal ! — Aubrac (Berth. *in Cat.* M.)

Fréquemment cultivé dans les parcs et sur les promenades avec le *Pseudo-Platanus.*

♄ Avril, mai. — R.

372. **Acer Negundo** L. ; Lam. *Dict. II*, p. 380.

Originaire de l'Amérique du Nord, a été trouvé subspontané dans plusieurs localités, sur la rive gauche du Lot, au-dessous de Saint-Julien-d'Empare, par le frère Saltel.

FAM. XX. AMPÉLIDÉES

AMPELIDEÆ HUMB.

I. VITIS L.

373. **Vitis vinifera** L.

Cultivé sur les coteaux calcaires, schisteux et argileux, souvent subspontané dans les haies, les buissons.

♄ Juin. — C.

FAM. XXI. HIPPOCASTANÉES

HIPPOCASTANEÆ DC.

I. ÆSCULUS L.

374. **Æsculus Hippocastanus** L.; vulg. *Marronnier-d'Inde*.

Cultivé dans les parcs, les promenades, quelquefois subspontané.

♄ mai.

FAM. XXII. BALSAMINÉES

BALSAMINEÆ A. RICH.

I. IMPATIENS L.

375. **Impatiens noli-tangere** L.

Lieux humides et ombragés, bord des ruisseaux.

Esp. Aubrac, au bas de la cascade dite Sal-del-Grel; bois des bords du Boralde, vers Saint-Chély! — Bord du ruisseau de Galamans, près de l'abreuvoir qui descend à Bonneval (Bern. 1638). — Bonneval (Cérès). — Ravin entre Trionnac et Campheit (Jord. de Pf.) — Aubrac, à la cascade (M.)

Rod. Bonnecombe; le Rouquet (de B.) — Bois de Taillefer, entre Conques et Saint-Cyprien (Cérès).

Villef. Villefranche, ravins de la Baume; bord du ruisseau de Peyrusse, près du domaine de las Cazes! — Asprières (Giraud.)

① Juillet, août. — R.

FAM. XXIII. OXALIDÉES

OXALIDEÆ DC.

I. OXALIS L.

376. **Oxalis Acetosella** L.; vulg. *Alleluya*, *Pain-de-Coucou*.

Lieux ombragés, haies, bois humides.

Esp. Bonneval (M.) — Bois de Trionnac (Jord. de Pf.)

Mil. Bois de Salbous (M.)

Rod. Bois des bords de l'Aveyron, Ampiac, Moyrasès; bois de Linars, de Bonnecombe (M.) — Rignac (de V.) — Carcenac (de B.)

Villef. Villefranche, ravins de la Baume; Garrials, au pied des rochers; Capdenac, le long des haies ! — Asprières; Bouillac (Giraud.)

♃ Avril, mai. — AC.

377. **Oxalis stricta** L.; Rchb. *Ic. V,* fig. 4895.

Lieux frais, cultures.

Villef. Commun dans les moissons de la vallée du Lot, entre Bouillac et Flagnac; Bouquiès; Penchot; Livinhac-le-Haut; Capdenac; Salvagnac !

Cette espèce est très-répandue dans les cultures de la vallée du Lot depuis Livinhac-le-Haut, où elle infeste les moissons, jusqu'à Cajarc, où elle est rare. Je ne l'ai pas observée dans la vallée de l'Aveyron ni dans celle du Tarn. De Martrin-Donos ne l'indique pas non plus dans la *Florule du Tarn* (1864).

L'apparition de cette plante dans les diverses localités où elle est aujourd'hui abondante et où elle n'avait pas été observée précédemment autorise à la considérer comme une espèce exotique qui a acquis aujourd'hui son indigénat. Quelques auteurs pensent que les graines auraient été apportées de la Virginie.

① Juin-septembre. — AR.

378. **Oxalis corniculata** L.

Lieux frais, au pied des murs, champs sablonneux.

Rod. Sauveterre, sur les murs (M.) — Champs (Berth.)

Villef. Penchot, le long des chemins, sur les bords du Lot; côte de Salvagnac; vignes de la Roque-Bouillac; Saujac, au pied des rochers; Najac, autour du château ! — Saint-Parthem (M.) — Saint-Julien (Giraud.)

♃ Juin-septembre. — CC.

FAM. XXIV. RUTACÉES

RUTACEÆ Juss.

I. RUTA L.

379. **Ruta angustifolia** L.; *R. Chalepensis* Vill.

Coteaux arides.

Mil. Bois de Caussibal, débris calcaires, R. (B.)

♃ Juin, juillet. — RR.

380. **Ruta graveolens** L.; vulg. *Rue.*

Coteaux secs et pierreux.

Rod. Serres; Nuces; Cougousse; Gradels (de B.) — Rochers de Gages; Salles-la Source, le long de la vieille côte (ab. R.)

Villef. Villefranche, terrains incultes à Fontanes, au bas de la côte de Sanvensa; coteaux de la Bastide-Nantel!

♃ Juin-août. — AR.

FAM. XXV. CORIARIÉES

CORIARIEÆ DC.

I. CORIARIA Niss.

381. **Coriaria myrtifolia** L.; vulg. *Redoul.*

Lieux incultes des coteaux calcaires, argileux ou marneux.

Mil. Côte de Nant! — Vallée du Tarn (M.) — Gorges de la Dourbie (Lecoq et Lam.) — Travers de Brocuéjouls, près de Peyre; Puy-d'Andan (de B.) — Roucoules; ravin de Saint-Auzély; Puech-Nègre (B.)

Rod. Valady, sur le Puech du Cayla; côte de Marcillac, à Fau (M.)

St-Af. Entre Millau et Saint-Affrique (M.) — Coteaux de Bournac; vallée de Broquiès (de B.) — Bois de Montclarat (Puech).

Villef. Vallée de l'Aveyron, Najac, bois rocailleux du Roubel; vallée du Lot, Capdenac, Ambeyrac, Balaguier, Salvagnac, gorges de Montsalès, de Lantouï, vallée de la Diége, Saint-Julien-d'Empare!

♃ Juin, juillet. — AC

CLASSE II. CALICIFLORES

FAM. XXVI. CÉLASTRINÉES

CELASTRINEÆ R. BROWN.

I. EVONYMUS Tournef.

382. **Evonymus Europæus** L.; vulg. *Fusain*, *Bonnet-de-Prêtre*. Haies, bois taillis, buissons.

♄ Avril-juin. — CC.

FAM. XXVII. STAPHYLÉACÉES

STAPHYLEACEÆ BARTL.

I. STAPHYLEA L.

383. **Staphylea pinnata** L.; Lam. *Ill.* tab. 210; vulg. *Faux-Pistachier*.

Rod. Bois de Bonnecombe, au bord du Viaur, un peu au-dessous du moulin, trouvé par M. le Dr Adolphe de Barrau, dans le milieu même du bois où il ne paraît pas probable qu'il ait été planté (M.)

♄ Mai, juin.

FAM. XXVIII. ILICINÉES

ILICINEÆ BRONG.

I. ILEX L.

284. **Ilex Aquifolium** L.; vulg. *Houx*.

Haies et bois du ségala.

Il acquiert de grandes proportions dans le Lagast (M.) A l'état de buisson, il a les feuilles épineuses, elles deviennent entières et sans épines sur les vieux pieds qui s'élèvent en arbre. Au domaine du Baldrat, près de Maleville, on remarque plusieurs sujets qui forment des arbres d'une grande élévation.

♄ Mai, juin. — CC.

FAM. XXIX. RHAMNÉES

RHAMNEÆ R. BROWN.

I. PALIURUS Tournef.

385. **Paliurus australis** Rœm. et Schult.; *P. aculeatus* DC.; vulg. *Argalou, Porte-Chapeau, Épine-de-Christ.*

Mil. Haies des environs de Millau (Berth. *in* Cat. M.)

Je n'ai pas eu occasion d'observer cette plante dans le département et je ne sache pas que d'autres botanistes l'y aient trouvée. Une tentative de clôture, avec cet arbuste, avait été faite non loin de Villefranche, au grand champ de Savignac, le long de la route; elle y prospéra pendant plus de vingt ans; mais elle était insuffisante et fut arrachée. Quelques sujets s'y sont maintenus jusqu'à ces dernières années.

♄ Juillet, août.

II. RHAMNUS L.

386. **Rhamnus cathartica** L.; vulg. *Nerprun.*

Bois, haies.

Esp. Château de Masse; Causse, près de Montagnac! — Espalion, sur le chemin de Bonneval (Bern.)

Mil. Nant, montagne du Roc-Nantais; Millau, rochers d'Ambousquèses! — Ravin de Potensac; vallon de Saint-Martin (B.)

Rod. Prés de Flavin (de B.)

Villef. Najac, pentes rocailleuses des bords de l'Aveyron!

♄ Juin, juillet. — AR.

387. **Rhamnus saxatilis** L.

Fentes des rochers.

Mil. Millau, vallée du Tarn, sur les rochers de la Cadenède, vers Peyre; le Monna, sur les rochers, vers le sommet de la montagne! — Bois de Salbous (Martin)!

♄ Mai, juin. — RR.

388. **Rhamnus infectoria** L.

Coteaux arides et pierreux du calcaire jurassique.

Mil. Sauclières, partie méridionale et rocailleuse du bois de Virenque; vallon du Menson, au-dessus de Compeyre! — Ravin de Cartayre (B.)

St-Af. Environs de Cornus, fentes des rochers du versant septentrional du plateau de Guillaumard !

♄ Avril, mai. — RR.

389. **Rhamnus alpina** L.

Bois montagneux, rochers calcaires.

Mil. Millau, rochers d'Ambousquèses; Sauclières, sur les rochers du plateau du Rouquet, bois de Virenque; la Pesade, sur les rochers de Servières! — Rochers du Puy-d'Andan (B.) — Rochers de Sévérac-le-Château (M.)

Rod. Salles-la-Source, bois couverts de la rive gauche du ruisseau! — Même localité, sur les rochers au-dessus des sources (ab R.)

St-Af. Rochers au-dessous des ruines de Caylux ; Roquefort, sur les rochers éboulés au pied de Combalou; Tournemire, rochers de Castels-Viels ! — Rochers du château de Brusques (M.)

Villef. Vallée du Lot, Saujac, sur les rochers du Saou-dé-lo-Mounino !

Vallée de l'Aveyron, Saint-Antonin, sur les escarpements des rochers d'Anglars ! *Tarn-et-Garonne.*

♄ Mars, avril. — AC.

390. **Rhamnus Alaternus** L.; vulg. *Alaterne.*

Bois, coteaux rocailleux, fentes des rochers.

Mil. Sur les rochers du Monna ! — Millau (de B.) — Bois au-dessus de Saint-Lambert (B.)

St-Af. Environs de Roquefort (Puech). — La Peyre; Guillaumard (M.)

Villef. Villefranche, coteaux incultes de Fontanges; vallée du Lot, sur les rochers de Montbrun ; combes de Salvagnac ; gorges de Montsalès !

Vallée de l'Aveyron, pentes rocailleuses depuis Monteils jusqu'à Montricoux ! *Tarn-et-Garonne.*

♄ Mars, avril. — AC.

391. **Rhamnus Frangula** L.; vulg. *Bourdaine.*

Bois, haies, buissons.

Esp. Bois d'Aubrac ! — Bois de Bonneval, de Carnéjac ; village de Las-Romex (Bern.)

Mil. Creissels, aux Cascades (B.)

Rod. Montagnes du ségala ; bois de Linars ; environs d'Onet (M.) — Carcenac (de B.)

Villef. Villefranche, montagne de Pénevaire, dans les fentes des rochers, versant de l'Alzou ; Morlhon ; bords de l'étang du Mazet ; la Bastide-l'Évêque, le long des ruisseaux ; Rieupeyroux, lisière des bois ; Salles-Courbatiès, bord des fossés, dans la prairie tourbeuse ; Najac, sur les rochers au-dessus de la station du chemin de fer ; l'Estang !

♄ Avril-juin. — CC.

FAM. XXX. TÉRÉBINTHACÉES

TEREBINTHACEÆ Juss.

I. PISTACIA L.

392. **Pistacia Terebinthus** L.

Rochers, coteaux calcaires.

Mil. Vallée du Tarn, vers Peyre ; rochers du Monna ! — Route de Millau à Sévérac (de B.) — Aguessac ; Caussibal ; Puy-de-France ; la Cadenède (B.)

St-Af. Roc de Janoles, prés du Salze ; Brousse (de B.)

Villef. Salvagnac-Cajarc, sur les rochers des Combes ; Estrabols ; gorge de Lantouï ; la Rouquette, sur les rochers de Combe-Cave !

Vallée de l'Aveyron à Saint-Antonin, sur les rochers d'Anglars ! *Tarn-et-Garonne.*

♄ Avril, mai. — AC.

II. RHUS L.

393. **Rhus Coriaria** L. ; vulg. *Sumac-des-Corroyeurs.*

Coteaux rocailleux.

Mil. Environs du Monna et de Massabuau (de B.)

St-Af. Sainte-Eulalie (Puech).

Villef. Vallée de l'Aveyron, Najac, pentes rocailleuses des bords de la rivière, en amont de la station, sur la rive droite ; coteaux du vallon de la Sérène, au-dessous de Najac; vallée du Lot, Salvagnac, sur la montagne, entre Salvagnac et le ruisseau de Lantouï! — Vallée du Lot, Camboulan; Balaguier (de B.) — Sabadel, près de Maleville (M.)

Entre Cajarc et Cadrieu! *Lot.*

♄ Mai, juin. — RR.

394. **Rhus Cotinus** L.; vulg. *Fustet.*

Signalé dans le département par l'abbé Bonnaterre (M.)

Mil. Saint-Estève; Puy-de-France (B.)

♄ Mai, juin. — RR.

FAM. XXXI. PAPILIONACÉES

PAPILIONACEÆ L.; LEGUMINOSÆ Juss.

I. ANAGYRIS Tournef.

395. **Anagyris fætida** L.

Indiqué aux environs de Millau, lieux secs et pierreux, par Berthoud, *in Cat.* Mazuc; n'y a pas été retrouvé à ma connaissance.

II. ULEX L.

396. **Ulex Europæus** Smith; vulg. *Ajonc.*

Haies, bord des champs, lieux stériles des terrains granitiques et schisteux.

♄ Mai, juin. — CC.

397. **Ulex nanus** Smith.

Tertres, bruyères, landes, lisières des bois des terrains siliceux.

♄ Juin-septembre. — CC.

III. SPARTIUM L.

398. **Spartium junceum** L.; *Genista juncea* DC.; *Spartianthus junceus* Lk., Rchb. *Ic. XXII,* p. 27, tab. 18; vulg. *Genêt-d'Espagne.*

Coteaux calcaires ou argilo-calcaires, bois clairs.

Mil. Coteaux de Dourbias; Saint-Jean-du-Bruel, bord de la Dourbie, vers Nant! — Bois du Rouquet, près de la Manne (B.) — Vallée du Tarn; Dourbias près de Saint-Jean-du-Bruel, sur le schiste (M.) — Nant (Loret).

St-Af. Saint-Affrique, montagne de la Rouquette; ravins de la devèze de Sainte-Eulalie; Querbes; bord du Dourdou; Roquefort; Lescandorgues; sources de Lergues! — Vabre? Broquiès (M.) — Camarès (de B.) — Tournemire, à Castels-Viels (Puech).

Vallée de l'Aveyron, à Lexos! *Tarn-et-Garonne.*

♄ Mai-août. — AR.

IV. SAROTHAMNUS Wimm.

399. **Sarothamnus vulgaris** Wimm.; *Spartium scoparium* L.; vulg. *Genêt-à-Balai.*

Bois, lieux incultes dans les terrains siliceux.

Esp. Montagnes d'Aubrac!

Mil. Graviers de la Dourbie; Grosfesenque, probablement amené par les eaux (B.)

Rod. Environs de Rodez; Saint-Joseph!

St-Af. Roquefort, plateau du rocher de Combalou!

Villef. Dans toutes les terres du ségala!

♄ Mai, juin. — CC.

400. **Sarothamnus purgans** G. G. *Fl. fr. I,* p. 349; *Spartium purgans* L.; *Genista purgans* DC.

Coteaux arides et rocailleux.

Esp. Entre Aubrac et le rocher de la Tour de Belvezet, au nord! — Aubrac (M.) — Bars, sur les rochers (Jord. de Pf.)

Mil. Environs de Saint-Jean-du-Bruel, coteaux schisteux (M.)

Villef. Environs de Villefranche, montagne de la Maladrerie; la Roque-Bouillac, sur la montagne; Firmy, sur les rochers de serpentine du Puy-de-Volf; Livinhac-le-Haut au port de la Combe! — Hauteurs qui dominent Decazeville (ab. R. *in Cat.* M.)

♄ Mai-juillet. — AR.

Nos tisserands font des pinceaux, pour coller leurs toiles, avec les sommités des rameaux de cette plante.

V. GENISTA L.

401. **Genista sagittalis** L.

Collines sèches, bois montagneux.

Esp. Aubrac, parties élevées de la prairie; Laguiole, pelouses au sommet du bois!

Mil. Clairières du bois de Vinnac (B.)

Rod. Bonnecombe (de B.)

St-Af. Plateau du Larzac au-dessus de Cornus! — Carrigue du Viala-du-Pas-de-Jaux (Puech).

Villef. Environs de Villefranche, abonde sur la lisière des bois, dans les prairies sèches et élevées, principalement dans les terrains schisteux.

Var. *Minor* Duby.

Villef. Bois de la Pourtie!

♄ Mai, juin. — AC.

402. **Genista pilosa** L.

Bois montagneux et collines rocailleuses.

Esp. Aubrac!

Mil. Environs de Sauclières, bois de Salbous; coteaux des bords de la Dourbie; pelouses du Caylar! — Environs de Sévérac-le-Château; Millau, dans les bois (B.)

Rod. Cayssials; bois de Linars (M.) — Bois de Carcenac, de Bonnecombe, du Serre (de B.)

St-Af. Cornus, lisière du bois de Guillaumard!

Villef. Villefranche, bois de la Baume; combes de Salvagnac; en général sur toutes les pentes rocailleuses! — Asprières; Bouillac (Giraud.)

♄ Mai-juillet. — CC.

403. **Genista tinctoria** L.

Bois, pâturages, prés secs.

Esp. Aubrac, plateau au-dessus du bois de Gandillot! — Terroir de Saint-Affrique du Causse; près de Gabriac (Bern.)

Rod. Prés de Lauterne; bois de Bourran! — Prés, bois secs (M.)

Villef. Environs de Villefranche, la Romiguière, terrains incultes au milieu des vignes; prés de l'Estang; Loc-Dieu!

♄ Mai-juillet. — AC.

404. **Genista Delarbrei** Lecoq et Lam. *Cat. Pl. cent.* p. 125; *G. tinctoria* β *latifolia* DC. *Fl. fr.* V, p. 547.

Esp. Pacages de Vilherols, commune de Lacroix (Jord. de Pf.)

♄ Juillet, août. — RR.

405. **Genista Scorpius** DC.

Coteaux calcaires, arides et rocailleux.

Mil. Le Minier, coteaux rocailleux; côte de Nant (M.)

St-Af. Entre Saint-Affrique et Saint-Rome-de-Tarn, terrains rocailleux et incultes sur le plateau; pentes rocailleuses au-dessous du château de Caylux! — Route de Saint-Affrique à Tiergues (M.)

♄ Avril, mai. — RR.

406. **Genista Anglica** L.; Rchb. *Ic. XXII*, p. 20, tab. 35, fig. 3, 4.

Bois et bruyères humides et argileuses.

Rod. Entre Rodez et le Pont-de-Salars, coteaux de Sainte-Radegonde!

Villef. Gorge de la Maladrerie; côte de l'Alzou; plateau du Calvaire; Rieupeyroux; Sanvensa! — Asprières (Giraud.)

St-Af. Roquefort, rochers de Combalou (Puech).

① Avril-juin. — AR.

407. **Genista Germanica** L.; Rchb. *Ic. XXII*, p. 17, tab. 35, fig. 1, 2.

Bois, bruyères, lieux incultes.

Esp. Saint-Geniez, coteaux calcaires (M.)

Mil. Environs de Sévérac-le-Château (fr. M.-J. *in Cat.* M.)

Rod. Environs de Rodez, bois de Bourran!

♄ Avril-juin. — AR.

408. **Genista Hispanica** L.

Coteaux rocailleux.

Mil. Environs de Millau, montagne de la Cadenède; côte de Montjaux; coteaux du Monna; coteaux rocailleux de Compeyre; sommet de la côte du Larzac; côte de Nant; environs de Sauclières, bois de Salbous! — Caussibal; Aguessac; Puy-de-France; Massabuau; le Rouquet; ravin de Cartayre; Puy-d'Audan; la Graillerie; côte de Nant (B.) — Saint-Saturnin (ab. R.)

St-Af. Coteaux rocailleux de la Rouquette; montagne du Beau-des-Singles; Roquefort, coteaux de Combalou! — Environs de Tournemire, dans tous les bois (Puech).

Var. β *serotina* Bonhomme, *Catalogue du canton de Millau, Ms.*

Jeunes rameaux portant des épines rameuses mêlées de quelques feuilles-linéaires-lancéolées; fleurs en tête peu fournies, quelquefois solitaires sur les ramuscules axillaires.

Mil. Drech de la Tacherie ; bois du Rouquet (B.) R.

♄ Mai, juin. — C.

409. **Genista horrida** DC.

Au rapport de M. l'abbé Revel, cette espèce aurait été trouvée par l'abbé Luche, sur le plateau de Saint-Saturnin, au-dessus du hameau d'Ourdis. L'abbé Vaissier l'aurait aussi observée à Rayssac, commune de Vabre.

La montagne de Couzon et le mont Cindre, aux environs de Lyon, étant les seules stations indiquées pour cette plante par MM. Grenier et Godron, *Flore française*, il y a lieu de présumer que l'indication de l'abbé Luche, ainsi que celle de l'abbé Vaissier, s'appliquent au *G. scorpius* que l'on trouve près de Saint-Affrique.

VI. CYTISUS DC.

410. **Cytisus Laburnum** L.; vulg. *Faux-Ébénier, Cytise-à-Grappes.*

Rod. Naturalisé sur les rochers de la Mouline, près de Rodez (M.)

Villef. Domaine de l'Estang, lisière du bois !

♄ Avril-août. — RR.

411. **Cytisus sessilifolius** L.

Coteaux rocailleux, lisière des bois montueux.

Esp. Sur des rochers de Notre-Dame-de-Lenne, près de Saint-Geniez (M.)

Mil. Millau, rochers d'Ambousquèses, coteaux du Monna, montagnes entre Raujoles et le Puy-de-France, montagne de la Cadenède ; vallée du Cernon, vers Saint-Georges ; côte de Montjaux ; le Minier ; côte de Nant, Roc-Nantais ; bois de Salbous ; entre la Pesade et le Caylar, dans les Garrigues ! — Lenne, lisière des bois, près de la nouvelle chapelle (ab. R.) — Sauclières, bosquets du plateau du Rouquet ; environs de Sévérac-le-Château, sur les rochers qui dominent les sources de l'Aveyron (M.) — Gorges de la Jonte (Lecoq et Lam.)

St-Af. Roquefort ; coteaux rocailleux au-dessous du rocher de Caylux ; Sainte-Eulalie ; Cornus, lisière du bois de Guillaumard ! — Tournemire (Puech).

♄ Mai, juin. — AC.

412. **Cytisus decumbens** Walpers ; *Genista Prostrata* Lam.

Esp. Montagnes d'Aubrac, près du lac de Saliens ! — Près du lac de Saint-Andéol (ab. R.)

♄ Mai-juillet. — RR.

413. **Cytisus capitatus** Jacq.

Coteaux secs et calcaires, bord des bois.

Mil. Entre Saint-Geniez et Sévérac, lisière des bois!

Rod. Devèze de Floyrac, dans les taillis rocailleux; Salles-la-Source, sur le plateau, parmi les broussailles; Bournazel, près du village, sur la route de Rignac; plateau d'Onet; Fontange! — Bertholène (M.)

♄ Juin-août. — RR.

414. **Cytisus supinus** L.

Coteaux arides, pâturages rocailleux, bord des bois.

Collines arides (Berth. *in Cat.* M.)

Mil. Pelouses aux environs de Laissac (de B.)

Rod. Salles-la-Source, sur le plateau, en allant vers la station, parmi les broussailles! — Environs de Mondalazac, terres incultes; Salles-la-Source, sur les rochers à l'ouest (ab. R.)

Les descriptions des auteurs concernant les *C. capitatus* et *C. supinus*, sont peu concordantes. MM. Grenier et Godron, *Flore de France*, tome Ier, page 362, donnent au *C. capitatus* un calice dont la lèvre supérieure est terminée par trois petits lobes triangulaires, acuminés. M. Grenier, *Flore jurassique*, page 164, dit que la lèvre supérieure du calice est largement tronquée, échancrée et obscurément à deux lobes aigus. D'un autre côté De Candolle, *Flore française*, tome 5me, page 549, donne au *C. supinus* un calice à lèvre supéreure à trois dents.

Tous les échantillons que j'ai cueillis sur le plateau de Salles-la-Source ont la lèvre supérieure du calice largement échancrée, à deux lobes divergents et aigus; la lèvre inférieure est étroite acuminée, entière ou à trois petites dents cachées par le duvet qui la termine. Le pétiole des feuilles florales est dilaté en phylloide bien marqué.

VII. ARGYROLOBIUM Eckl. et Zeyh.

415. **Argyrolobium Linnæanum** Walpers; *A. argenteum* Rchb. *Ic. XXII*, p. 28, tab. 13, fig. 4; *Cytisus argenteus* L.

Coteaux calcaires et rocailleux.

Mil. Millau, montagne de la Cadenède, vers Peyre; côte de Montjaux! — Puy-de-France (B.)

St-Af. Pentes rocailleuses des montagnes, au couchant de Saint-Affrique!

Villef. Environs de Villefranche, sur les rochers de la gorge de la Maladrerie, au-dessus du Martinet!

♄ Mai, juin. — AR.

VIII. ADENOCARPUS DC.

416. **Adenocarpus commutatus** Guss.; *A. Cebennensis* Delile; Rchb. *Ic. XXII*, p. 34, tab. 4, fig. 2.

Rod. Carcenac (de B.) — Bruyères de Carcenac, Cassagnes (fr. S.)

Est indiquée dans la Lozère : à Villefort par Prost ; dans les Cévennes par Salzmann.

♄ Mai-juillet. — RR.

417. **Adenocarpus complicatus** Gay *in* Durieu, *Pl. Astur.*; *A. parvifolius* DC. *Fl. fr. V*, p. 550; *A. divaricatus* Lowe *in* Rchb. *Ic. XXII*, p. 34, tab. 4, fig. 1 ; *Cytisus complicatus* DC. *Fl. fr. IV*, p. 503.

Rod. Montagnes stériles des environs de Carcenac (de B.)

Villef. Bérals, commune de Morlhon, fossés de la route de Rieupeyroux, avant d'arriver à la baraque de Pachins, à droite en allant à Rieupeyroux ! — Asprières (Giraud.)

J'ai observé cette plante à Bérals pendant plusieurs années, j'en ai cueilli un assez grand nombre d'échantillons que j'ai communiqués à mes amis, ou conservés dans mon herbier, je ne l'y retrouve plus aujourd'hui.

Indiqué au bois de l'Eyme, près de la Capelle-Marival, à Lavernoulie, près de Saint-Céré, par M. Puel. *Lot.*

♄ Juin, juillet. — RR.

IX. LUPINUS Tournef.

418. **Lupinus albus** L.; *L. sativus* Gatereau, *Fl. Mont.* p. 216.

Généralement cultivé pour être enfoui comme engrais.

Villef. Subspontané à la Romiguière ; à Saujac, dans les vignes !

① Mai.

X. ONONIS L.

419. **Ononis rotundifolia** L.; Rchb. *Ic. XXII*, p. 43, tab. 54.

Pentes rocailleuses.

Mil. Coteaux entre Lenne et Saint-Martin (ab. R.)

St-Af. Environs de Tournemire (Puech).

Indiqué dans les Cévennes par Lecoq et Lamotte.

♃ Mai, juin. — RR.

420. **Ononis Natrix** L.

Coteaux pierreux, bords des chemins dans les terrains calcaires ou marneux.

Mil. Plateau du Larzac, à la Pesade, pelouses rocailleuses; entre la Couvertoirade et le Caylar, dans les Garrigues; montagnes du Puy-de-France, lisière des bois; gorges de la Jonte; Sauclières, bois de Salbous ! — Vallon de Saint-Martin; coteaux de la Borie-Blanque (B.)

St-Af. Entre Saint-Affrique et Saint-Rome-de-Tarn !

Villef. Salvagnac-Cajarc, dans la gorge de Lantouï, le long du chemin ! — Environs de Montbazens (Bénazet, *in Cat.* de B.)

Var. α *pinguis*, *O. pinguis* L.

St-Af. Le Salzé (de B.)

Var. β *arachnoidea*, *O. arachnoidea* Lapeyr.

Mil. Plateau du Larzac, pelouses rocailleuses de la Couvertoirade ! R.

♃ Juin, juillet. — AR.

421. **Ononis campestris** Koch et Ziz.; *O spinosa* L. *Sp.* 1006; var. β Coss. et Germ. *Atl. Fl. par.* t. XI, fig. B.

Bord des champs, pâturages, lieux stériles dans tout le département.

♃ Juin-juillet.

422. **Ononis procurrens** Wallr.; *O. spinosa* L. *Fl. Suéd.* non L. *Sp.*; *O. repens* Coss. et Germ. *Atl. Fl. par.* tab. 11, fig. A.; vulg. *Arrête-Bœuf.*

Champs, vignes, prés, lieux incultes, bord des chemins, dans tout le département.

♃ Juin-août.

423. **Ononis striata** Gouan, *Ill.*

Coteaux et plateaux arides, lieux secs et pierreux.

Mil. Plateau du Larzac, pelouses à la Couvertoirade; gorges de la Jonte entre Peyreleau et Meyrueis; bois de Salbous; pelouses rocailleuses du causse de la Liquisse; entre Saint-Geniez et Sévérac-le-Château; Sévérac, sur les rochers du Rouquet ! — Vieille côte du Larzac; Puy-de-France; causse noir, au-dessus de Saint-Estève; Pourcayras; coteaux d'Ambousquèses (B.)

Rod. Salles-la-Source; plateau de Lioujas ! — Floyrac; Gages; Valady; causse de Concourès (M.) — Montaubert (de B.) — Causse de Sébazac (ab. R.)

St-Af. Tournemire, plateau des Arnals !

Villef. Plateau calcaire de Cubèle, au-dessus de Salvagnac-Cajarc; causse de Saujac !

♃ Juin, juillet. — AR.

424. **Ononis Columnæ** All.; *O. parviflora* Lam.

Coteaux rocailleux, rochers calcaires.

Mil. Plateau du Larzac, pelouses de la Couvertoirade !

Rod. Saint-Christophe, pentes rocailleuses ! — Environs de Rodez; Saint-Austremoine; coteaux de Magnac; Solsac; au Roc-Ponsard (ab. R.)

St-Af. Saint-Affrique, plateau des montagnes, au-dessus des vignes, au couchant; Roquefort !

Villef. Villefranche, vallée de l'Aveyron, coteaux de la Bouisse, plateau d'Ordiget, pelouses des coteaux de la Romiguière; plateau entre Saint-Remy et le ruisseau de Saint-Igest; mas de Bonnet; coteaux rocailleux de Léonard; Salvagnac, plateau de Cubèle; près de la station de Naussac, sur le calcaire d'eau douce ! — Asprières (Giraud.)

♃ Mai-juillet. — AC.

XI. ANTHYLLIS L.

425. **Anthyllis montana** L.

Escarpements des rochers calcaires.

Mil. Environs de Sauclières, bois de Salbous, sur les rochers découverts; bord du Tarn, vers Peyre; le Monna; sommet de la côte du Larzac; rochers d'Ambousquèses ! — Environs de Sévérac-le-Château; Nant (M.) — Puy-d'Andan; Caussibal; Cartayre; la Granède; Hôpital-du-Larzac; Creissels; Puy-de-France (B.) — Causse Méjan; gorges de la Jonte (Lecoq et Lam.)

St-Af. Cornus, sur les rochers de la Tour d'Aiguillon; plateau entre Tournemire et la Panouse; rochers de Sainte-Eulalie !

♃ Juin, juillet. — R.

426. **Anthyllis Vulneraria** L.

Dans les terrains calcaires, coteaux, bord des bois, lieux arides.

Var. α *vulgaris* Koch.

Mil. Côte du Larzac; rochers du Caylar; entre Saint-Geniez et Sévérac-le-Château ! — Puy-de-France; Hôpital-du-Larzac (B.)

Rod. Salles-la-Source; château de Bournazel; plateau d'Onet !

St-Af. Rochers de Caylux !

Villef. Villefranche, bois du Quoiti; la Bastide-Capdenac; Calcomier ! CC.

Var. β *rubriflora* DC. *Prodr.*; G. G.; *A. Dillenii* Schultz.

Communes dans les arrondissements de Millau et de Saint-Affrique, sur les rochers.

Mil. Environs de Millau, sur les rochers des travers de Brocuéjouls et du Monna; Sauclières, fentes des rochers de Roquefoulet, sur les rochers du Rouquet ! — Vinnac ; la Tacherie ; Caussibal ; Puy-de-France ; Hôpital-du-Larzac (B.)

St-Af. Entre Saint-Affrique et Saint-Rome-de-Tarn, sur les rochers du plateau ; Roquefort, rochers de Combalou ; côte de Montjaux ; Cornus, plateau du Viala-du-Pas-de-Jaux ; Sainte-Eulalie !

Var. γ *polyphylla* Koch, *Syn.* 2e éd. p. 175.

Cette dernière se rapproche beaucoup de la variété *rubriflora*, mais elle s'en distingue par ses fleurs jaunes, nuancées de rouge au sommet de l'étendard, ainsi que par le calice aussi teinté de rouge à l'orifice. Est-ce la plante que M. Bonhomme, *Catalogue du canton de Millau*, signale sur les rochers de l'Hôpital-du-Larzac, à fleurs plus pâles que la variété *rubriflora* dont les folioles des tiges ont la forme de l'*A. Vulneraria* et qu'il serait porté à considérer comme une hybride ?

♃ ou ② Mai, juin. — AC.

XII. MEDICAGO L.

427. **Medicago Lupulina** L. ; vulg. *Lupuline*.

Lieux incultes, bord des chemins, champs, prairies artificielles.

② Mai, automne. — CC.

428. **Medicago falcata** L. ; vulg. *Luzerne-jaune*, *Luzerne-sauvage*.

Coteaux arides, prés secs, champs, lieux sablonneux.

Villef. Entre Villeneuve et Salles-Courbatiès, le long du remblai du chemin de fer ! — Asprières (Giraud.)

Fleurs jaunes.

♃ Juin, automne. — AR.

429. **Medicago falcato-sativa** Rchb. *Ic. XXII*, p. 50, tab. 61 ; *M. media* Pers. ; *M. sativa* var. *versicolor* Koch.

Bord des champs, des chemins, tertres, haies, en société avec les *M. sativa et falcata*.

Fleurs d'abord jaunes, puis verdâtres, enfin violacées. Gousse ne formant qu'un seul tour.

♃ Juillet-octobre. — C.

430. **Medicago sativa** L. ; vulg. *Luzerne*, plus communément *Sainfoin*.

Cultivé, subspontané sur le bord des champs, dans les haies.

♃ Juin, Juillet. — CC.

431. **Medicago orbicularis** All.

Coteaux calcaires, bord des vignes, champs pierreux.

8

Mil. Campagnac, pelouses rocailleuses du plateau qui domine la vallée de Saint-Laurent-d'Olt; bois de Puy-de-France !

Rod. Salles-la-Source, pelouses entre les rochers près de la baraque ! — Environs de Rodez, champs, près du Roc-de-Tripadou (de B.)

Villef. Villefranche, vignes de Pénevaire, versant du pont d'Alzou; environs de Villeneuve, champs, près de la station du chemin de fer !

② Mai, juin. — R.

432. **Medicago marginata** Willd.

Champs pierreux, pelouses sèches des terrains calcaires.

Rod. Cayssials; Floyrac (M.)

Villef. Plateau entre Saint-Remy et le ruisseau de Saint-Igest, bord des champs !

② Juin, juillet. — R

433. **Medicago polycarpa** Willd.

Champs, lieux herbeux, prés secs.

Var. β *apiculata* G. G.; *M. apiculata* Willd.

Vient ça et là avec le type.

Rod. Cayssials; Valady (M.) — Commun aux environs de Rodez (de B.)

Villef. Villefranche, champs de Bascau; domaine du Puech, près de Saint-Remy !

Le type est commun dans tout le département, la var. β est plus rare.

① Mai, juin.

434. **Medicago maculata** Willd.

Prés, moissons, bord des chemins, pelouses.

① Mai-juillet. — CC.

435. **Medicago minima** Lam. *Dict.*

Lieux secs, pierreux ou sablonneux.

Mil. Pelouses de la Couvertoirade !

Rod. Cayssials; Gages; Lauterne, près de la gare (M.) — Coteaux de Bruéjouls; Billorgues (ab. R.)

Villef. Environs de Villefranche, vallée de l'Aveyron, montagne de Pénevaire, coteaux de la Romiguière; plateau de la Bouisse; la Boriette; mas de Vernet, près de Marin ! — Sonnac (Giraud.)

Var. β *M. hirsuta* All. — Capdenac, au pied des rochers !

① Mai-juillet. — CC.

436. **Medicago germana** Jord.; de Mart. *Fl. Tarn*, p. 155; *M. Gerardi* Waldst. et Kit. *pro parte.*

Esp. Saint-Geniez, Belair (ab. R.)

① Mai-juillet. — R.

437. **Medicago Gerardi** Willd.; *M. rigidula* Lam.

Coteaux calcaires, sablonneux, bord des rivières.

Mil. Champs sablonneux des bords de la Dourbie (B.)

Rod. Onet; Bruéjouls! — Cayssials (M.)

Villef. Villefranche, pelouses de Pénevaire; la Boriette; causse de Saujac; plateau de Cubèle!

Vallée de l'Aveyron, pelouses au-dessus de la gare de Lexos! *Tarn-et-Garonne.*

① Mai, juin. — CC.

438. **Medicago cinerascens** Jord. *Arch. Bill.* p. 316; Bor. *Fl. cent.* 3e éd. p. 149; Vail. *Bot.* tab. 33, fig. 7.

Coteaux arides et calcaires, pelouses sèches.

Villef. Pelouses rocailleuses du plateau du mas d'Hubal, vis-à-vis de Saint-Remy; gorge de Lantouï!

① Juin-août. — AR.

439. **Medicago Timeroyi** Jord.; *M. Gerardi*, var. *macrocarpa* Lecoq et Lamotte, *Cat.* p. 129.

Coteaux, champs, prés élevés et découverts.

Vallée de l'Aveyron, plateau de Lexos! *Tarn-et-Garonne.*

① Mai-juillet. — RR.

XIII. TRIGONELLA L.

440. **Trigonella Monspeliaca** L.

Coteaux arides, pentes rocailleuses.

Rod. Rodez, près de la gare du chemin de fer! — Coteaux au-dessus de Magnac (ab. R.)

Vallée de l'Aveyron, pelouses du plateau au-dessus de la station de Lexos! *Tarn-et-Garonne.*

① Juin, juillet. — RR.

XIV. MELILOTUS Tournef.

441. **Melilotus officinalis** Lam.; Rchb. *Ic. XXII*, tab. 79; vulg. *Mélilot.*

Lieux incultes, bord des champs, des vignes, des rivières.

Mil. Vignes vers Creissels !

Rod. Bois de Madame, bord de l'Aveyron (M.)

Villef. Najac, bord de l'Aveyron, le long du chemin de fer ; Léonard, lisière des champs ; Salles-Courbatiès ; moissons du mas d'Hubal ; Salvagnac-Cajarc, plateau de Cubèle ; champs d'Estrabols ; vallée de la Diége !

② Juillet-sepembre. — AC.

442. **Melilotus alba** Lamotte ; *M. leucantha* Koch ; Rchb. *Ic. XXII*, tab. 79.

Lieux incultes, champs, bord des rivières.

Esp. Sainte-Eulalie, bords du Lot (ab. R.)

Mil. Graviers du Tarn, au-dessus de Creissels ; au bas du Puy-de-France (B.)

Villef. Bord du Lot, Salvagnac-Cajarc ; Penchot ; Capdenac ; Cadrieu ! — Bouillac ; Asprières (Giraud.) — Les Estaques ; au-dessous d'Agrès (Chastaingt).

① Juillet-septembre. — AR.

443. **Melilotus cærulea** Lam. *Dict. IV*, p. 62.

Villef. Villefranche, chemin de la Baume, au gour de l'Oule, le long des murs ! Échappé de quelque jardin, s'y est maintenu pendant plusieurs années.

Cette espèce est cultivée par quelques personnes qui font macérer ses capitules dans l'huile d'olives. Cette préparation connue sous le nom vulgaire d'*Oli dé Tréflori* est employée pour le pansement des coupures et des contusions ; l'odeur qu'elle répand est douce et agréable.

① Mai.

444. **Melilotus macrorhiza** Pers. ; *M. officinalis* Willd. ; DC. ; Coss. et Germ. *Atl. Fl. par.* tab. 2, fig. F ; Rchb. *Ic. XXII*, tab. 80.

Haies, broussailles, bord des fossés, sables des rivières.

Rod. Environs de Rodez, bord de l'Aveyron ; côte de Cruou (ab. R.)

Villef. Villefranche, prés de Notre-Dame ; plateau de la Bouisse ; prairies de l'Estang ; vallée de l'Aveyron, entre Najac et Laguépie ; Salles-Courbatiès !

① Juillet-septembre. — AC.

XV. TRIFOLIUM L.

445. **Trifolium stellatum** L.

Terrains rocailleux.

St-Af. Roquefort, pelouses rocailleuses au-dessous du rocher de Combalou !

① Mai, juin. — RR.

446. **Trifolium angustifolium L.**

Terrains incultes, coteaux arides des terrains calcaires.

Rod. Bord de l'Aveyron, à Cayssials (M.)

St-Af. Environs de Tournemire, à Fajas (Puech).

Villef. Ordiget ; plateau de la Bouisse ; Puy-d'Escarts ; Najac, pelouses de Ferragut ; Villeneuve, pelouses rocailleuses au-dessus du tunnel de Saint-Igest ; près de la station de Naussac, sur les monticules du calcaire d'eau douce ! — Sonnac (Giraud.)

① Juin, juillet. — AC.

447. **Trifolium incarnatum** L. ; vulg. *Farouche.*

Cultivé et naturalisé çà et là dans les prés secs et montagneux, au bord des routes et des cultures.

Villef. Villefranche, vallée de l'Aveyron, près du moulin des Chartreux ; champs de la Maladrerie ; Najac ; Capdenac, bord du Lot !

Var. β *Molineri* Ralb. non Rchb.

Mil. Saint-Germain (B.)

Rod. Au Cruounet, dans les prés (ab. R.) — Marcillac (Chastaingt).

Villef. Salles-Courbatiès ! — Asprières ; Saint-Julien (Giraud.)

① Mai-juillet. — AC.

448. **Trifolium rubens** L.

Champs montagneux, bois taillis des terrains calcaires.

Esp. Environs d'Espalion, le long du chemin, en allant au château de Masse (Bern.) — Bois au-dessous de Venzac (Jord. de Pf.)

Mil. Le Larzac ; côte de Millau ; moissons de la Couvertoirade ; Saulières, bois de Salbous, plateau du Rouquet ! — Sévérac (M.) — Vinnac ; bois de Magnals ; coteaux d'Ambousquèses (B.)

Rod. Champs et pelouses calcaires ; Cayssials ; Salles-la-Source ; Devèze de Floyrac (M.) — Mondalazac (ab. R.)

St-Af. Environs de Tournemire (Puech).

Villef. Villefranche, bois du Quoiti ; plateau de la Bouisse ; plateau vis-à-vis de Saint-Remy ; Najac, bois des bords de l'Aveyron ; Villeneuve, dans les moissons, au-dessus de la station du chemin de fer ; causse de Saujac ; sommet de la côte de Salvagnac ! — Asprières (Giraud.)

♃ Juin, juillet. — AR.

449. **Trifolium Alpestre** Rchb. *Ic. XXII*, tab. 84.

Bois montagneux des terrains calcaires.

Mil. Environs de Sauclières, bois de Salbous (de Pouzolz). — Vinnac, pâturages boisés (B.)

♃ Juillet, août. — RR.

450. **Trifolium medium** L.

Bois, prés rocailleux des coteaux montagneux.

Esp. Aubrac, dans la prairie ! — Bois à Venzac (Jord. de Pf.)

Mil. Plateau du Larzac, bouquets de bois à la Couvertoirade ! — Bois de Salbous; bois de Trie; Nant (M.) — Hôpital-du-Larzac (B.)

Rod. Entre le château du Colombier et la côte du Cruou (ab. R.)

Villef. Environs de Villefranche, vallée de l'Aveyron, bois du Quoiti, plateau de la Bouisse; versants du Puy-d'Escarts; au-dessous de Monteils; Najac, clairières des bois ! — Naussac; Sonnac (Giraud.)

♃ Juillet, août. — AC.

451. **Trifolium pratense** L.; vulg. *Trèfle, Trèfle-commun.*

Prés, pacages, gazons le long des chemins.

♃ Mai-septembre. — CC.

452. **Trifolium ochroleucum** L.

Prés secs, bruyères, bois taillis des terrains siliceux, plus rare dans le calcaire.

Esp. Montagnes d'Aubrac, prairie d'Aubrac !

Mil. Puy-de-France; Hôpital-du-Larzac; bois de Vinnac (B.)

St-Af. Tournemire (Puech).

Villef. Environs de Villefranche, côte de l'Alzou, bois du Quoiti; Puy-d'Escarts; environs de Villeneuve; lisière des bois entre Saint-Remy et le ruisseau de Saint-Igest ! — Naussac; Sonnac (Giraud.)

♃ Juin, juillet. — AC.

453. **Trifolium maritimum** Hudson; *T. irregulare* Pourr.; Rchb. *Ic. XXII*, tab. 88.

Prés humides.

Rod. A l'entrée du village de Pruines, bord d'un chemin (ab. R.)

Villef. Environs de Villefranche, Loc-Dieu, Elbes; Najac, le long du chemin de fer, parmi les fragments du ballast, à l'entrée méridionale du tunnel; Salles-Courbatiès, dans les terrains incultes près du nouveau pont; Naussac et Asprières, dans les prairies !

① Mai-juillet. — RR.

454. **Trifolium arvense** L.; vulg. *Pied-de-Lièvre.*

Lieux secs et sablonneux, champs cultivés, chaumes, landes.

① Juin-septembre. — CC.

455. **Trifolium gracile** Thuill.

Terrains sablonneux.

Rod. Côte de la Chartreuse (ab. R.)

Villef. Villefranche, plateau de la Bouisse; Puy-d'Escarts!

① Juillet-septembre. — AR.

456. **Trifolium agrestinum** Jord.; Bor. *Fl. cent.* 3e éd. p. 153.

Lieux sablonneux.

Mil. La Pommarède; Vinnac, lieux incultes (B.)

② Juillet-septembre.

457. **Trifolium striatum** L.; Vaill. *Bot. par.* tab. 33, fig. 2.

Prés secs, pelouses, bruyères, lieux sablonneux.

Esp. Laguiole, prés secs; Saint-Geniez, Moulin-de-Juéry (ab. R.)

Rod. Plateau de Lauterne!

Villef. Villefranche, plateau du Calvaire, de Pénevaire, vis-à-vis de Saint-Remy; entre Najac et Laguépie, le long du chemin de fer; Salvagnac-Cajarc, plateau de Cubèle; Penchot, rive droite du Lot! — Maleville, lieux sablonneux (M.) — Asprières; Naussac (Giraud.)

① Juin, juillet. — AR.

458. **Trifolium rubellum** Jord.; Bor. *Fl. cent.* 3e éd. p. 153.

Rod. Rodez, sur la côte de la Chartreuse (ab. R.)

② Juin-septembre.

459. **Trifolium scabrum** L.; Rchb. *Ic. XXII,* tab. 101, fig. 2.

Lieux secs, incultes, caillouteux, coteaux arides.

Esp. Près de Pierrefiche, le long des chemins (ab. R.)

Mil. Plateau du Larzac, la Pesade, pelouses rocailleuses, sur les rochers de Servières! — Hôpital-du-Larzac (B.)

Rod. Gages; Cayssials; Valady (M.)

Villef. Villefranche, gorge de la Maladrerie, sur les rochers; Puy-d'Escarts; bois de Toulonzergues; Najac, pelouses de Ferragut; Salles-Courbatiès, banquette du chemin de fer; station de Naussac, sur le mamelon de calcaire d'eau douce; plateau vis-à-vis de Saint-Remy; Salvagnac, plateau de Cubèle! — Naussac; Sonnac (Giraud.)

① Mai-juillet. — CC.

460. **Trifolium subterraneum** L.; Rchb. *Ic. XXII*, tab. 108.

Gazons, chemins herbeux, tertres, prés secs.

Esp. Côte de Trionnac (Jord. de Pf.)

Rod. Environs de Rignac çà et là (de V.)

Villef. Villefranche, côte de Macarou, montagne du Calvaire, chemin du Radel, le Mespoul; Najac, talus du chemin de fer; Pargasau; côte d'Aubin à Montbazens, Saujac; bords du Lot!

① Avril-juin. — AC.

461. **Trifolium fragiferum** L.; Rchb. *Ic. XXII,* tab. 106 et 113, fig. 2.

Pelouses, prés secs, bord des chemins.

Esp. Au-dessus de Venzac (Jord. de Pf.)

Mil. Montels; la Granède; le Rouquet (B.)

Rod. Bournazel, le long des chemins!

Villef. Domaine de l'Estang; Martiel, moulin de Frayssines; plateau de Salvagnac; près de la station de Naussac, sur le calcaire d'eau douce!

♃ Juin-septembre. — CC.

462. **Trifolium resupinatum** L.; Rchb. *Ic. XXII,* tab. 107, fig 2.

Villef. Villefranche, à la Miroulie, au-dessous du village, sur la la banquette de la grande route (12 mai 1850). Je ne l'y retrouve plus.

① Mai, juin. — RR.

463. **Trifolium glomeratum** L.; Rchb. *Ic. XXII,* tab. 109, fig. 3 et 122.

Champs en friche, bord des chemins, pâturages, bruyères.

Villef. Villefranche, plateau du Calvaire, montagne de Pénevaire; Monteils, versants rocailleux des bords de l'Aveyron; Puy-d'Escarts; au-dessous de Najac, coteaux de la Sérène!

① Mai, juin. — CC.

464. **Trifolium montanum** L.; Rchb. *Ic. XXII,* tab. 109, fig. 1.

Prés, bois secs et montueux.

Mil. Causse de la Liquisse; Sauclières, pentes rocailleuses des bois! — Puy-de-France; Cureplats (B.)

Rod. Prairie de Chantemerle, du Roudillou; le Pas; Cayssials;

plateau calcaire de Floyrac; Salles-la-Source; Lioujas! — Cayssials (M.) — Environs de Rignac (de V.) — Domaine de Lagarde (ab. R.)

St-Af. Tournemire à la devèze du Viala (Puech).

Villef. Prairie de Privezac; bois de la Trivale!

♃ Mai-juillet. — AR.

465. **Trifolium repens** L.; vulg. *Trèfle-blanc, Triolet.*

Prés, pelouses dans tous les terrains.

♃ Avril-septembre. — CC.

466. **Trifolium nigrescens** Viv.; *T. pallescens* DC. *Fl. fr. V*, p. 555, non Schreb.; *T. hybridum* Savi. non L.; Rchb. *Ic. XXII*, tab. 110, fig. 4.

Prés, bord des champs.

Mil. Saint-Jean-du-Bruel, bord de la Dourbie, vers le Moulin-Boudou!

① Mai, juin. — RR.

467. **Trifolium filiforme** L.; Rchb. *Ic. XXII*, tab. 120, fig. 1; *T. micranthum* Viv.; Rchb. *Ic. XXII*, tab. 121, fig. 2; vulg. *Trèfle-jaune, Trèfle-à-petites-Fleurs.*

Lieux secs et sablonneux.

Rod. Cayssials, pelouses sèches et sablonneuses (M.) — Domaine de Sorps, bord des chemins (ab. R.)

① Mai-juillet. — AC.

468. **Trifolium procumbens** L.; Rchb. *Ic. XXII,* tab. 121, fig. 1; *T. filiforme* DC. *Fl. fr. IV,* p. 556.

Prés secs, bord des chemins.

Esp. Saint-Geniez, près de la Chapelle-des-Buis (ab. R.)

Mil. Saint-Jean-du-Bruel, bois des bords de la Dourbie! — Cure-plats; Saint-Estève (B.)

Villef. Morlhon, prairies sèches du sommet de la gorge; côte de Sanvensa, au-dessus de la Miroulie; Monteils, dans les prairies.

① Avril-octobre. — CC.

469. **Trifolium Schreberi** Jord. *in* Reut. *Cat. Genève,* p. 49; *T. procumbens* Schreb.; *T. procumbens* var. β *minus* Koch; *T. pseudo-procumbens* Bor. *Fl. cent.* 3e éd. p. 160; Rchb. *Ic. XXII,* tab. 122, fig. 2.

Prés, terrains sablonneux, pelouses sèches.

Villef. Villefranche, lisière des bois de la Gineste, plateau calcaire entre Saint-Remy et le ruisseau de Saint-Igest!

Cette espèce diffère du *T. agrarium* par ses capitules plus petits et plus pâles, à pédoncules plus longs que la feuille, sa tige rameuse, étalée-diffuse; ses foloides petites, obovées, obtuses ou échancrées.

① Avril-octobre. — CC.

470. **Trifolium patens** Schreb.; *T. aureum* Thuill.; Rchb. *Ic. XXII*, tab. 120, fig. 2.

Prés, tertres herbeux, pelouses fraîches et humides.

Rod. Solsac, près de la mine (ab. R.) — Pré de la Boutique (Jord. de Pf.)

Villef. Environs de Villefranche, Gourgassiers, bord de l'Aveyron; Monteils, dans les prairies!

① Juin-septembre. — AC.

471. **Trifolium agrarium** L.; G. G. *Fl. de Fr. I*, p. 423, non Schreb.; Rchb. *Ic. XXII*, tab. 119; Vaill. *Bot. par.* tab. 22, fig. 3.

Terrains légers, champs, moissons, lieux incultes.

Esp. Saint-Geniez, le long du chemin qui conduit à Saint-Pierre (ab. R.)

Mil. La Granède; Caussibal; Plalong (B.)

Rod. Cayssials, champs (M.) — Mondalazac (ab. R.)

Villef. Monteils, bord de l'Aveyron; Puy-d'Escarts; Najac, le long du chemin du fer; prairies tourbeuses du Rey; entre Naussac et Asprières; Salvagnac, plateau de Cubèle; l'Estang!

Var. α *majus* Koch; *T. campestre* Schreb.

Var. β *minus* Koch; G. G.; *T. procumbens* Schreb.

Rod. Cayssials (M.)

① Avril-octobre. — CC.

472. **Trifolium aureum** Poll. non Thuill.; *T. agrarium* Schreb.; DC. *Fl. fr. IV*, p. 535.

Bois et pâturages montagneux.

Esp. Saint-Martin-de-Lenne (ab. R.) — Près du Praysse, au-dessous des rochers de Pèralbe (Jord. de Pf.)

① Juin, juillet. — RR.

473. **Trifolium spadiceum** L.; Rchb. *Ic. XXII*, tab. 118.

Prairies tourbeuses des montagnes.

Esp. Montagnes d'Aubrac, pâturages tourbeux; Aubrac, gorges du bois de Rigambal; prairies de Laguiole; Saint-Chély! — Le Bourguet (Jord. de Pf.)

Saint-Guiral, limite du Gard et de l'Aveyron! *Gard.*

① Juillet, août. — C.

XVI. DORYCNIUM Tournef.

474. **Dorycnium suffruticosum** Vill.; *Lotus Dorycnium* L.

Coteaux secs et arides sur le terrain calcaire.

Mil. Millau, côteaux du Tarn; environs de Saint-Jean-du-Bruel, bois de Dourbias; au-dessous des rochers d'Ambousquèses; vallon du Menson! — Caussibal; la Borie-Blanque; Saint-Martin; Issès; Puy-de-France (B.) — Route de Millau à Sévérac; Nant; bois de Salbous (M.) — Côte de Nant (de B.)

Rod. Puechredon, prés de Fijeaguet (M.) — Nuces, au Puech-Ponchut (Valadier). — Valady (de B.)

St-Af. Entre Saint-Affrique et Saint-Rome-de-Tarn, pentes rocailleuses des coteaux; Cornus, rochers de la Tour d'Aiguillon; bois de la devèze de Sainte-Eulalie! — Sylvanès, sur le schiste (M.) — Tournemire (Puech)! — Broquiès (de B.)

Vallée de l'Aveyron, plateau calcaire entre Lexos et Arnal! *Tarn-et-Garonne.*

♄ Juin, juillet. — A C.

XVII. TETRAGONOLOBUS Scop.

475. **Tetragonolobus siliquosus** Roth; *Lotus siliquosus* L.

Pelouses humides, bord des fossés.

Mil. Millau, bord du Tarn, vers Peyre; bord de la Dourbie vers le Monna; côte du Larzac, pelouses humides; côte de Montjaux! — Saint-Lambert; Montels (B.) — Notre-Dame-de-Lenne (ab. R.)

St-Af. Cornus, versant septentrional du plateau de Guillaumard; Sainte-Eulalie, prairies au-dessus du bois de la Devèze!

♃ Mai-juin. — R.

XVIII. LOTUS L.

476. **Lotus angustissimus** L.; *L. diffusus* Smith, *Fl. Brit.* p. 794; Bor. *Fl. cent.* 3e éd. p. 162; *Trifolium corniculatum minus pilosum* C. Bauh. *Prodr.* p. 144; *Lotus corniculata siliquis singula-*

ribus, vel binis, tenuis J. Bauh. *Hist. II*, p. 356; Rchb. *Ic. XXII*, tab. 136, fig. 2.

Pelouses, bord des chemins, coteaux arides.

Esp. Environs de Saint-Geniez, à la Boissière !

Mil. Bois de Salhous (M.)

Villef. Najac; Laguépie et en général dans la vallée de l'Aveyron, au-dessous de Villefranche, le long des chemins et des pelouses des coteaux arides ! — Penchot, bord du Lot (Jord. de Pf.) — les Estaques (Chastaingt). — Bouillac (Giraud.)

Var. *Glabra.*

Villef. Entre Najac et Laguépie, banquette du chemin de fer !

① Mai-août. — AR.

477. **Lotus hispidus** Desf.; Lois. *II*, p. 138, t. 16; Rchb. *Ic. XXII*, tab. 332, fig. 3, 4.

Tertres, lieux sablonneux.

Mil. Millau, pelouses au-dessus des rochers d'Ambousquèses !

Villef. Entre Najac et Laguépie, pelouses des banquettes du chemin de fer ! — Aubin (Chastaingt).

① Mai-juillet. — RR.

478. **Lotus corniculatus** L.; Rchb. *Ic. XXII*, tab. 129, fig. 1, 2; vulg. *Pied-de-Poule.*

Prés, bois, pâturages, champs, dans tout le département.

Var. β *Villosus*; *L. Villosus* Thuill. *par.* p. 387.

Mil. Saint-Jean-du-Bruel, bord de la Dourbie, près du Moulin-Boudou ! — Hôpital-du-Larzac; Causse-Noir (B.)

Villef. Baraque de Pauquetou, fossés des prairies !

♃ Avril-octobre. — CC.

479. **Lotus tenuis** Kitaibel *in* Willd.; *L. tenuifolius* Rchb. *Ic. XXII*, tab. 130, fig. 3; Bor.

Prairies, pelouses, bord des chemins.

Esp. Sablière de Trionnac (Jord. de Pf.)

Mil. Ravin de Saint-Auzély; rivages du Rouquet (B.)

Rod. Cayssials, bord des chemins, pelouses (M.) — Carcenac, champs dit las Parros (de B.)

Villef. Domaine de l'Estang; environs de Saint-Remy, plateau du mas d'Hubal; Ambeyrac; Salles-Courbatiès ! — Sonnac (Giraud.)

♃ Juin-août. — CC.

480. **Lotus uliginosus** Schkuhr; *L. major* Smith; Rchb. *Ic. XXII*, tab. 131, fig. 1.

Prairies humides, bord des fossés, haies des terrains marécageux.

Rod. Bois de Madame; bois de Lauterne (M.)

Villef. Entre Najac et Laguépie, fossés du chemin de fer!

♃ Juillet-septembre. — C.

XIX. ASTRAGALUS L.

481. **Astragalus glycyphyllos** L.; vulg. *Reglisse-sauvage.*

Bois, haies, bord des prés, lieux frais.

Esp. Bois et tertres à Venzac (Jord. de Pf.)

Mil. Bois de Salbous; causse de la Liquisse! — Bord du Tarn, de la Dourbie; vallon de Saint-Martin (B.)

Rod. Environs de Rodez; devèze de Floyrac; côte du Cruou (ab. B.) — Conques (Chastaingt).

Villef. Villefranche, bois de Laurières, de l'Estang; bord du Lot, entre Livinhac et Penchot! — Martiel; Asprières (Giraud.)

♃ Mai-août. — AC.

482. **Astragalus Monspessulanus** L.

Coteaux calcaires.

Mil. Environs de Millau, alluvions de la Dourbie; côte de Montjaux; pelouses au-dessous des rochers d'Ambousquèses; au pied des rochers du Caylar; côte de Nant! — Sévérac-le-Château; Puy-d'Andan; bois de Salbous; Massabuau, près de Millau; Saint-Laurent-d'Olt (M.)

Rod. Environs de Rodez, coteaux vers le Monastère!

St-Af. Montagne de la Rouquette; Roquefort, sur le rocher de Combalou; plateau de Cornus; Sainte-Eulalie!

Villef. Coteaux de Salvagnac; causse de Saujac!

♃ Avril, mai. — AR.

XX. COLUTEA L.

483. **Colutea arborescens** L.; vulg. *Baguenaudier.*

Coteaux calcaires, rocailleux. Cultivé fréquemment dans les parcs, les bosquets.

Esp. In nostra sylva cædua d'Aurifeuille. Descendant du long de la rivière d'Olt auprès du moulin de Rocolles. Tirant vers le moulin de Coudoustrines. On en trouve aussi sur le bord des vignes montant du long du chemin appelé Lou Teulas tirant vers le lieu del Cayrol (Bern. *in* Lob. *Ic. II*, p. 88, *Note Ms.*)

Mil. Millau, vallée du Tarn, montagne de la Cadenède; gorge de la Jonte, au-dessus du Truel; vallon du Menson, au-dessus d'Agnessac, coteaux boisés; environs de Sauclières, bois de Virenque; Creissels, bois au-dessous des rochers! — Côte de Nant (M.) — Coteaux de Pourcayras (B.) — Environs de Lavergne près de Sévérac (de B.)

Rod. Bois du Cruou (de B.)

St-Af. Coteaux rocailleux de la montagne de la Rouquette! — Côte de Roquefort (Puech).

♄ Mai, juin. — RR.

XXI. ROBINIA DC.

484. **Robinia Pseudo-Acacia** L.; vulg. *Acacia.*

Cultivé sur les promenades, le talus des routes. Naturalisé çà et là dans les fourrés, sur le bord des rivières.

① Mai, juin.

XXII. GLYCYRRHIZA L.

485. **Glycyrrhiza glabra** L.; vulg. *Réglisse.*

Esp. Se trouve aux prés qui sont du village de Cuzuel, allant dudit village de Cuzuel au village del Cros, au bord des bois. L'an 1607, le 12 août (Bern. *Not. Ms. in* Lob. *Ic. pars II*, p. 86.)

C'est là, sans doute, une erreur d'habitat de Bernier. En France, en effet, la réglisse ne s'observe généralement qu'à l'état de culture, et, bien qu'elle soit quelquefois subspontanée, il n'est pas probable qu'elle se soit naturalisée dans nos contrées. C'est peut-être l'*Astragalus Glycyphyllos* que l'auteur a eu en vue.

XXIII. PSORALEA L.

486. **Psoralea bituminosa** L.

Lieux stériles, pentes rocailleuses, bois taillis des terrains calcaires.

Mil. Rochers calcaires des environs de Millau (Berth.)

St-Af. Tournemire!

Villef. Villefranche, côte du petit faubourg Savignac; la Romiguière, terrains incultes au milieu des vignes; Montsalès; vallée du Lot, Salvagnac!

♃ Juin-août. — C.

XXIV. PHASEOLUS L.

487. **Phaseolus vulgaris** L.; vulg. *Haricot.*

Cultivé sous un grand nombre de variétés :

P. tumidus Savi.; vulg. *Haricot-riz ;*

P. sphæricus Savi ; vulg. *Pois-Coco.*

On cultive aussi dans les jardins, pour la beauté de ses fleurs d'un rouge écarlate, le *P. multiflorus* Willd.; vulg. *Haricot-d'Espagne.* Quelquefois subspontané autour des maisons et des jardins.

① Juin-octobre.

XXV. VICIA L.

488. **Vicia sativa** L.; vulg. *Vesce, Vesce-commune.*

Cultivé comme plante fourragère et aussi subspontané dans les moissons et les terres cultivées.

① Mai-juillet.

489. **Vicia Forsteri** Jord.; Bor. *Fl. cent.* 3e éd. p. 172.

Lieux secs, bord des bois.

Rod. Environs de Mondalazac (ab. R.)

① Mai-juillet. — R.

490. **Vicia angustifolia** Roth.

Prés secs, pelouses, lieux pierreux, moissons des terrains siliceux.

Var. α *segetalis* Koch ; *V. segetalis* Thuill.

Mil. Vallon de Saint-Martin (B.)

Rod. Cayssials, pelouses sèches (M.)

Villef. Villefranche, coteaux des bords de l'Aveyron, vignes du gour de l'Oule, Gourgassiers ; bois de la Gineste !

Var. β *Bobartii* Koch; G. G.; *V. angustifolia* DC. *Fl. fr. V*, p. 579.

Rod. Domaine de Sorps; plateau au-dessus de Mouret (ab. R.)

Villef. Najac, le long du chemin de fer; Privezac, terrains incultes.

① Mai, juin. — CC.

491 **Vicia uncinata** Desv.; Bor. *Fl. cent.* 3e éd. p. 173.

Moissons, lieux secs.

Rod. Environs de Rodez, pelouses sèches des terrains siliceux (M.)

Villef. Najac, le long du chemin de fer; Salles-Courbatiès, dans les champs, près de la station; Capdenac, dans les moissons!

① Juin, juillet. — AR.

492. **Vicia peregrina** L.

Moissons, bord des bois, buissons.

Mil. La Pomarède, sommet du Puy-d'Andan, dans les vieux fourrages (B.)

Villef. Villefranche, plateau et bois de la Bouisse; champs d'Esrabols!

① Mai, juin — AR.

493. **Vicia lutea** L.

Moissons, haies, terrains herbeux et rocailleux.

Villef. Villefranche, plateau du Calvaire, près du village de la Treille, champs de Cantaloube; bois de la Gineste; Ordiget, plateau de la Bouisse; Villeneuve, champs près de la station du chemin de fer; bord de l'Aveyron, entre Najac et Laguépie, champs près de la station de Belpech!

① Mai-juillet. — AR.

494. **Vicia hybrida** L.

Lieux herbeux, moissons.

① Mai, juin. — CC.

495. **Vicia faba** L.; vulg. *Fève, Fève-de-Marais, Féverole.*

Cultivé et subspontané çà et là. Originaire d'Asie.

① Mai, juin.

496. **Vicia serratifolia** Jacq.; *V. Narbonensis,* var. β *serratifolia* Koch, *Syn.* 2e éd. p. 215.

Villef. Livinhac-le-Bas, dans les broussailles, aux bords du Lot (fr. S.)

① Mai-juillet. — RR.

497. **Vicia bithynica** L.

Moissons, bord des fossés, lieux humides.

Mil. Saint-Lambert (B.)

St-Af. Roquefort, versant méridional du plateau de Combalou, champs au pied de la montagne de Roquefort!

Villef. Villefranche, le long du chemin de fer, à Veuzac; domaine de l'Estang, près d'un petit bois au couchant; vallée de l'Aveyron, aux Guilloux, près de la station du chemin de fer de Monteils; Najac, le long des fossés de la plaine de la rive droite de l'Aveyron, vignes du Roubel; Salles-Courbatiès, talus du chemin de fer, près de la machine à vapeur; côte d'Asprières, près du moulin de Cavaillac, talus humides et dans les vignes ; bois de la Pourtie ! — Naussac (Giraud.)

① Mai, juin. — AR.

498. **Vicia sepium** L.; vulg. *Vesce-sauvage*, *Vesceron*.

Haies, buissons, prairies.

♃ avril-octobre. — CC.

499. **Vicia Pannonica** Jacq.; *V. purpurascens* DC.

Moissons, lisière des bois.

Rod. Bois de Madame (M.)

① Mai-juillet. — R.

500. **Vicia onobrychioides** L.

Moissons des terrains calcaires.

Mil. Millau, dans les moissons, au sommet de la côte du Larzac; Creissels, vers le Puy-de-France! — Environs de Sévérac-le-Château (M.) — Auberge Saint-Michel au Larzac; ravin de Cartayre; sommet du Puy-d'Andan; vallon de Saint-Martin (B.)

Rod. Moissons de Lioujas; plateau d'Onet; Salles-la-Source! — Devèze de Floyrac; Lioujas (M.) — Champs au-dessus du domaine de la Peyrinie (ab. R.) — Carcenac (de B.)

St-Af. Entre Saint-Affrique et Saint-Rome-de-Tarn, dans les moissons du plateau; Cornus, au-dessous du bois de Guillaumard; plateau du Larzac, champs du village du Figayrol, champs de Combazema; Tournemire, devèze du Viala !

♃ Avril, mai. — AR.

501. **Vicia Orobus** DC.; *Orobus sylvaticus* L.

Prés secs, bord des bois montueux.

Esp. Aubrac, dans les parties élevées de la prairie, sur la lisière du bois; Laguiole, prairies sèches ! — Saint-Geniez, dans les prés; puech de Mascal (ab. R.) — Les Charbonnières (Jord. de Pf.)

Rod. Ruffepeyre, au-dessus du hameau des Ausselats ! — Ceignac; Bonnecombe (M.) — Prairies du Buenne (de V.)

Villef. Baraque de Pauquetou, coteaux du ruisseau de Fraichelieux !

♃ Mai, juin. — AC.

XXVI. CRACCA Riv.

502. **Cracca major** Franken.; *Vicia cracca* L.; Coss. et Germ. *Atl. par.* tab. 11, fig. K.

Haies, prés, bois frais.

Mil. Sauclières, lisière des petits bois du Rouquet! — Choisy, coteaux de Saint-Estève (B.)

Villef. Domaine de l'Estang, dans les haies; vallée de l'Aveyron, entre Najac et Laguépie; côte de Salvagnac; gorges de Lantouï!

♃ Juin-août. — AR.

503. **Cracca tenuifolia** G. G. *Fl. fr. I*, p. 469; *Vicia tenuifolia* Roth; Coss. et Germ. *Atl. par.* tab. 11, fig. L.

Haies, bois, prairies, plus rare dans les champs cultivés.

Esp. Aubrac, le long du ruisseau de la prairie! — Trionnac, dans les moissons (Jord. de Pf.)

Mil. Le Crès; Saint-Martin (B.) — Bois de Salbous (Martin).

Rod. Lioujas, lisière des champs; Vabre! — Devèze de Floyrac (de B.)

Villef. Villefranche, vallée de l'Aveyron, à la Gasse; vallée du Lot; gorge de Lantouï; côte d'Asprières, champs du sommet!

Plante velue, poils appliqués sur la face supérieure des feuilles, étalés sur la face inférieure; folioles des feuilles inférieures linéaires.

♃ Mai-juillet. — AR.

504. **Cracca varia** G. G. *Fl. fr. I*, p. 469; *Vicia villosa* var. β *Glabrescens* Koch; Coss. et Germ. *Atl. Fl. par.* tab. 11, fig. M.

Moissons, champs cultivés, haies, rarement dans les bois.

St-Af. Roquefort, coteaux calcaires, haies!

Villef. Domaine des Oliviers, lisière des champs; Villeneuve, avant d'arriver à la station, dans les perrés du chemin de fer; gorge de Lantouï, lisière du bois de Vaïffier!

① et ② Mai-juillet. — AC.

505. **Cracca monanthos** G. G. *Fl. fr. I*, p. 471; *Ervum monanthos* L.

Moissons, bruyères des terrains siliceux.

Esp. Trionnac, terres à blé (Jord. de Pf.)

Villef. Environs de Villefranche, sommet de la côte de l'Alzou, le long de la route, vis-à-vis du village des Ayres, seule localité où j'aie trouvé cette espèce! (26 mai 1848).

① Mai-juillet. — RR.

506. **Cracca minor** Riv.; *Ervum hirsutum* L.; *Vicia hirsuta* Koch.

Lieux cultivés, champs, buissons des lieux sablonneux.

Rod. Champs de Vabre! — Carcenac (de B.)

Villef. Villefranche, au Garriguet, dans les moissons; vignes de Fondiès, d'Ordiget; Monteils, broussailles, le long du chemin de fer, aux Guillous; Domaine de l'Estang; Villeneuve, dans les moissons, près de la station du chemin de fer; Saint-Clair!

① Mai-septembre. — CC.

XXVII. ERVUM L.

507. **Ervum tetraspermum** L.

Moissons, champs cultivés, haies, broussailles.

Esp. Trionnac, sables quartzeux (Jord. de Pf.)

Mil. Puy-de-France (B.)

Rod. Champs près de Rodez (M.) — Domaine de Sorps; côte de Cruou (ab. R.)

Villef. Champs du Parayre; bois au-dessous de Cabannes; filature de la Bouisse, commun sur la lisière des bois! — Aubin (Chastaingt).

① Mai-juillet. — CC.

508. **Ervum gracile** DC.; *Vicia gracilis* Lois. *Fl. Gall. II*, p. 148, tab. 12.

Moissons, lieux cultivés, haies.

Mil. Entre Saint-Martin et Lenne (ab. R.) — Vallon de Saint-Martin (B.)

Villef. Côte de l'Alzou; bois de la Gineste; plateau de la Bouisse; Puy-d'Escarts; domaine de l'Estang; moissons du plateau vis-à-vis de Saint-Remy; Villeneuve, dans les moissons; le Rey; Salles-Courbatiès, lisière des bois; champs d'Estrabols; champs du causse de Saujac!

① Mai-août. — CC.

XXVIII. ERVILIA Link.

509. **Ervilia sativa** Link; *Ervum Ervilia* L.; vulg. *Ers*.

Moissons, surtout dans les terrains calcaires. Cultivé quelquefois comme plante fourragère et pour ses graines dont la volaille et les pigeons sont friands.

Rod. Lioujas, dans les moissons; plateau de Balzac! — Cayssials (M.)

St-Af. Sainte-Eulalie, dans les moissons!

Villef. Villefranche, plateau de la Bouisse; sommet du bois du Quoiti; Salvagnac, moissons du plateau de Cubèle! — Asprières (Giraud.)

① Juin, juillet. — AR.

XXIX. LENS Tournef.

510. **Lens esculenta** Mœnch; *Ervum Lens* L.; vulg. *Lentille.*

Cultivé et souvent subspontané autour des jardins et dans les champs.

① Juin, juillet.

511. **Lens nigricans** God. *Fl. Lorr.*; *Ervum nigricans* Moris.

Villef. Je l'ai trouvé, en 1843, sur les corniches des grands rochers des combes de Salvagnac-Cajarc!

Cette espèce appartient à la région méridionale. Elle a été indiquée à Montmorency par Mérat, mais n'y a pas été observée depuis. Elle vient dans le Gard à la Foux près d'Alzon et à l'Espérou, de Pouzolz, *Flore du Gard.* Elle se distingue par ses feuilles dépourvues de vrilles, même les supérieures, par ses stipules semi-sagittées et par ses graines veloutées, marbrées de brun foncé.

① Avril-juin. — RR.

XXX. CICER L.

512. **Cicer arietinum** L.; vulg. *Pois-Chiche.*

Cultivé pour ses graines alimentaires. Souvent subspontané.

① Juin, juillet.

XXXI. PISUM L.

513. **Pisum sativum** L.; vulg. *Pois, Petit-Pois, Pois-vert.*

Cultivé dans les potagers et en plein champ, sous une foule de variétés, parmi lesquelles:

Var. α *saccharatum* Ser.; vulg. *Petit-Pois.*

Var. β *macrocarpum* Ser.; vulg. *Pois-goulu, Pois-Mange-Tout.*

① Mai, juillet.

514. **Pisum arvense** L.

Moissons des terrains calcaires et siliceux.

St-Af. Sainte-Eulalie !

Villef. Moissons de Sanvensa; champs du Rey; moissons de Salles-Courbatiès ; plateau de la Bouisse; moissons du plateau de Cubèle à Salvagnac-Cajarc !

① Mai-juillet. — AR.

515. **Pisum elatius** M. B. *in* Bor. *Fl. cent.* 3e éd. p. 175, non G. G.

Çà et là dans les moissons.

Mil. Environs de Sauclières, sur les rochers des bords de la Virenque (Martin).

Rod. Salles-la-Source !

Villef. Plateau de la Bouisse; Bérals, dans les moissons !

Port du *P. sativum;* quatre à six folioles oblongues, dentées, mucronulées; stipules larges, ovales en demi-cœur et crénelées à la base, non maculées, deux ou trois fois plus courtes que le pédoncule qui porte de une à trois fleurs grandes, blanchâtres ou d'un rouge clair, à ailes d'un pourpre foncé. Graines brunes non granuleuses.

① Mai-juillet. — AR.

XXXII. LATHYRUS L.

516. **Lathyrus Alphaca** L.

Moissons, champs cultivés, vignes des plaines et des coteaux calcaires et argileux.

① Mai-juillet. — CC.

517. **Lathyrus Nissolia** L.

Champs, bord des bois, des prés secs.

Esp. Saint-Martin-de-Lenne (ab. R.)

Mil. Sévérac-le-Château, montagne de la Camusèle !

Rod. Cayssials; Onet; champs calcaires (M.)

St-Af. Saint-Jean-d'Alcas (Puech).

Villef. Prairies sèches près du Moiron; plateau de la Bouisse; champs de Barbat; le Puech, près de Saint-Remy; Villeneuve, dans les moissons; champs du Rey, de Saint-Igest ; côtes d'Aubin !

① Mai-juillet. — AR.

518. **Lathyrus hirsutus** L.

Moissons, bord des champs, haies, buissons.

Rod. Vabre; Saint-Christophe ! — Champs, bord des haies aux environs de Rodez (M.)

Villef. Domaine de l'Estang; champs du Rey, de Barbat, commune de Savignac; domaine de Lugan, près de Saint-Remy; plateau entre Saint-Remy et Saint-Igest; Villeneuve, dans les moissons près de la station du chemin de fer; côtes d'Aubin à Montbazens, d'Aubin à Cransac !

① Mai-Juillet.— AC.

519. **Lathyrus Cicera** L.

Moissons des causses.

Mil. Environs de Sévérac (de B.)

Rod. Plateaux de Balzac, de Salles-la-Source, de Cassagnes ! — Valady; Gradels, champs (M.) — Champs de Saint-Félix près de Rodez (de B.)

Villef. Environs d'Asprières (Giraud.)

Les graines sont anguleuses, rougeâtres. Je n'ai pas observé la couleur grise, marbrée de noir, indiquée par les auteurs de la *Flore de France*.

① Mai-juillet. — RR.

520. **Lathyrus sativus** L.; vulg. *Gesse, Jarosse.*

Cultivé et subspontané dans les moissons.

Rod. Lioujas, dans les moissons !

St-Af. Vallée de Salzet (de B.)

① Mai, juin.

521. **Lathyrus sylvestris** L.; vulg. *Gesse-sauvage.*

Haies, bois taillis, broussailles, lieux rocailleux.

Esp. Saint-Martin-de-Lenne (ab. R.) — Bois à Venzac (Jord. de Pf.)

Rod. Valady; Marcillac, dans les haies (M.)

Villef. Villefranche, lisière du bois du Quoiti; vignes d'Ordiget; près de Laguépie, sur la voie ferrée, couché sans obstacle sur la banquette, occupant une circonférence de près de deux mètres !

♃ Juin, juillet. — AR.

522. **Lathyrus latifolius** L.; *L. neglectus* Puel, *Cat. Pl. Lot* p. 179 ?

Bord des bois, lieux incultes, vignes, buissons.

Var. α *genuinus* G. G. *Fl. fr. I*, p. 484; *L. latifolius* DC. *Fl. fr. IV*, p. 583.

Mil. Millau, haies des vignes le long de la côte du Larzac! — Côte de Nant (M.) — Ravin de Cartayre; Cureplats (B.)

Rod. Entre Mondalazac et Solzac, derrière le château du Colombier; Saint-Austremoine, bois de Sourguières (ab. R.) — Cruou et autres vallons de Marcillac (de B.)

St-Af. Saint-Rome-de-Cernon (Puech).

Villef. Villefranche, vignes de Fontanes; bois du domaine de l'Estang; Léonard, le long des haies; entre Saint-Remy et le vallon de Saint-Igest; entre Villeneuve et Salles-Courbatiès; plateau de la Bouisse; Najac, lisière des bois! — Sonnac (Giraud.)

Var. β *angustifolius* G. G.; *L. heterophyllus* Gouan; *L. sylvestris* α *ensifolius* DC.; *L. Monspeliensis* Delile.

Mil. Entre Nant et Saint-Jean-du-Bruel, coteaux de Dourbias! — Ravin de Cartayre, haies, broussailles (B.)

Rod. Cruou; la Conti, dans les vignes (de B.)

Feuilles des tiges stériles larges-ovales, celles des tiges fertiles lancéolées et lancéolées-linéaires dans le haut. Graines finement tuberculeuses; hile n'atteignant que le tiers environ de la circonférence de la graine.

Les différences dans la forme et dans la grandeur que présentent les feuilles de cette espèce litigieuse sont très-bien signalées par M. Des Moulins dans son *Catalogue des Plantes de la Dordogne*, addition au premier fascicule du supplément, p. 120.

« On ne peut, dit-il, à moins d'en avoir vu une immense quantité d'échantillons, « s'imaginer à quel point est variable, dans cette magnifique plante, la grandeur en « tous sens des folioles et des stipules: larges ou étroites, courtes ou longues, obtuses « ou pointues, on en trouve de toute façon. Les folioles surtout varient étrangement « de la base au sommet d'un même individu. Ce qui ne varie jamais, c'est la graine « *rugueuse tuberculeuse* (plus ou moins), brune, dont le hile, large et court, n'embrasse « tout au plus que le tiers de la circonférence. »

♃ Juin-août. — AC.

523. **Lathyrus tuberosus** L.; vulg. *Gland-de-Terre*

Champs des terrains calcaires.

Esp. Saint-Côme (M.) — Champs à blé au-dessus de Brommes (Jord. de Pf.)

Mil. Millau, côte du Larzac, dans les vignes, le long des petits sentiers herbeux! — Laissac; Bertholène (M.) — Fons (B.)

Rod. Moissons des environs de Rodez; Fontanges; Salars! — Mondalazac (ab. R.) — Cayssials (M.)

St-Af. Pradal de Massergues (Puech).

♃ Mai, juin. — AR.

524. **Lathyrus vernus** Wimm.; *Orobus vernus* L.

Bois montagneux.

Esp. Montagnes d'Aubrac, dans les bois, près du lac de Saliens!

Mil. Sauclières dans les ravins du bois de Salbous ! — Bois de la Bastide, près de Sévérac; Lenne; entre Lenne et Saint-Martin, bois de la Gamasse (ab. R.) — Nant (Loret).

♃ Avril, mai. — RR.

525. **Lathyrus macrorhizus** Wimm.; *Orobus tuberosus* L.

Bois, bruyères, broussailles des coteaux montagneux et siliceux.

Esp. Aubrac (M.)

Mil. Bois de Plalong (B.)

Rod. Bois de Bénéjou, de Linars; prés, à Ceignac (M.)

Villef. Villefranche, bois de la vallée de l'Aveyron, la Baume, la Gasse, Gourgassiers; Cabanes; vallée de l'Alzou, bois de Bascau; Puy-d'Escarts; la Pourtie; Najac, bois de Roubel; vallée de la Diége, bois de Saint-Julien-d'Empare !

Var. β *tenuifolius* DC.; G. G.

Villef. Environs de Rieupeyroux, à la baraque de Pauquetou, sous les châtaigners !

♃ Mai, juin. — CC.

526. **Lathyrus niger** Wimm.; *Orobus niger* L.

Bois montagneux, surtout dans le terrain calcaire.

Esp. Bois à Venzac (Jord. de Pf.)

Mil. Bois de Salbous ! — Sévérac-le-Château; bois de la Resse, près de Saint-Laurent-d'Olt (M.) — Entre Lenne et Saint-Martin, bois de la Gamasse (ab. R.)

Rod. Devèze de Floyrac; Gages (M.)

Villef. Lisière des bois dans la vallée de l'Aveyron, Villefranche, coteaux de Fontanes; bois du Quoiti; bois de la Pourtie; Puy-d'Escarts, versant méridional; Najac, bois Rond; la Bastide-Capdenac ! — Asprières (Giraud.)

♃ Mai-juillet. — AC.

527. **Lathyrus pratensis** L.

Prairies, haies, bois, broussailles.

♃ Mai-juillet. — CC.

528. **Lathyrus asphodeloides** G. G.; *Orobus albus* L.

Lisière des bois, pacages rocailleux.

Mil. Environs de Sauclières, pelouses de la lisière du bois de Salbous !

Gouan l'a trouvé souvent le long du chemin qui du village de Campestre conduit au bois de Salbous, *Illustration*, page 48.

♃ Mai, juin. — RR.

529. **Lathyrus angulatus** L.

Bois taillis, pelouses rocailleuses, moissons.

Villef. Villefranche, côte de l'Alzou; le Moiron; Pargasan; Najac, vallée du Roubel, terrains incultes, lisière des vignes; bois de la Pourtie! — Asprières (Giraud.)

Rod. Moissons (de B.)

① Mai, juin. — AR.

530. **Lathyrus sphæricus** Retz.; DC. *Ic. Gall. Rar.* tab. 32.

Moissons, terres cultivées.

Esp. Tertres au-dessus de Venzac (Jord. de Pf.)

Mil. Environs de Sauclières, lisière du bois de Salbous! — Puy-de-France, sur le plateau (B.)

Rod. Cayssials; Tripadou (M.)

Villef. Villefranche, moissons du Calvaire, du Garriguet; pelouses de Pénevaire, au pied de la montagne; moissons de Cantaloube, d'Ordiget, de Garrials, du Moiron; bois de l'Estang; Najac, le long du chemin de fer; Salvagnac, moissons du plateau de Cubèle; champs d'Estrabols! — Saint-Julien-d'Empare, bois de Roquefort (fr. S.) — Asprières (Giraud.)

① Mai-juillet. — AC.

531. **Lathyrus setifolius** L.

Lieux stériles dans le midi du département (Bonnaterre, *in Cat.* M.) Cette espèce n'a pas été retrouvée à ma connaissance dans le département. Elle est indiquée dans le Gard, au Vigan et à Anduze, par de Pouzolz.

XXXIII. CORONILLA Neck.

532. **Coronilla Emerus** L.; *Emerus Cæsalpini* Tournef.

Bord des bois, coteaux calcaires.

Esp. Saint-Geniez (M.)

Mil. Vallée du Tarn, vers Peyre; montagnes vers le Monna; bois de Salbous! — Millau; Sévérac; Nant; Saint-Laurent-d'Olt (M.) — Ravin de Cartayre; Caussibal; Hôpital-du-Larzac; Puy-de-France; la Cadenède (B.) — Saint-Martin-de-Lenne (ab. R.)

Rod. Marcillac; Bertholène (M.) — Bois près du château du Colombier; environs de la Roque, bois de Biars (ab. R.)

St-Af. Roquefort, sur les rochers éboulés, au pied de Combalou; Sainte-Eulalie !

Villef. Villefranche, toute la vallée de l'Aveyron, la Baume, Garrials, bois du Quoiti; Najac, lisière des bois des bords de l'Aveyron; vallée du Lot, Saujac! — La Roque-Bouillac (de V.)

♄ Avril-juin. — CC.

533. **Coronilla glauca** L.

Bois secs et montueux.

St-Af. Environs de Broquiès (de B.)

Villef. Subspontané dans mon ancien jardin du Radel, provenant de graines données par de Jussieu, en 1835, à Bouloumié, substitut à Villefranche.

♄ Juin, juillet. — R.

534. **Coronilla minima** L.

Coteaux calcaires, lieux secs, rochers.

Var. α *genuina* G. G.; *C. minima* DC. *Fl. fr. IV*, p. 608.

Mil. Environs de Millau, Brocuéjouls; rochers d'Ambousquèses; vallon du Menson; plateau du Larzac à la Pesade, sur les rochers de Servières; entre Saint-Geniez et Sévérac-le-Château; côte de Nant !

Rod. Salles-la-Source, sur les rochers; Saint-Austremoine, bois de Sourguières (ab. R.)

St-Af. Saint-Affrique, montagne du Beau-des-Singles !

Villef. Combes de Salvagnac, sur les rochers !

Vallée du Lot à Cadrieu ! *Lot.*

Var. β *Australis* G. G.; *C. coronata* DC. *Fl. fr. IV*, p. 608; *C. lotoides* Koch.

Mil. Gorge de la Jonte, au-dessus de Peyreleau ! — Coteaux de Vinnac; vallon de Saint-Martin (B.)

St-Af. Rochers de Caylux !

Villef. Salvagnac-Cajarc, plateau de Cubèle !

♃ Juin-août. — CC.

535. **Coronilla varia** L.

Haies, broussailles, bord des champs, lieux pierreux des terrains calcaires.

Mil. Côte de Millau, vers le Larzac; Creissels; Sauclières, bois de

Salbous ! — Millau (B.) — Saint-Jean-du-Bruel ; Laissac (M.) — Bertholène ; Buzeins (de B.) — Environs de la Pesade (Loret).

Rod. Coteau au-dessus de Manhac (ab. R.)

St-Af. Saint-Affrique, montagne du Beau-des-Singles, le long des chemins ; plateau du Viala-du-Pas-de-Jaux !

Villef. Vallée du Lot, Salvagnac-Cajarc ; plateau de Cubèle, le long des haies rocailleuses ; causse de Saujac, plateau du Saou-dé-lo-Mounino ; plateau de Vaïffier !

♃ Mai-juillet. — AR.

536. **Coronilla scorpioides** Koch ; *Ornithopus scorpioides* L.

Champs cultivés, moissons, vignes.

Mil. Côte du Larzac ; la Pomarède, pays maigre (B.)

Rod. Le Cruounet, dans le jardin du domaine et dans un champ à l'ouest (ab. R.)

St-Af. Broquiès (de B.) — Environs de Tournemire (Puech).

Villef. Moissons du plateau d'Ordiget, de la Bouisse ; bois de la Gineste ; Salvagnac-Cajarc, moissons du plateau de Cubèle ! — Asprières ; Naussac ; Sonnac (Giraud.)

① Mai-août. — AR.

XXXIV. ORNITHOPUS Desv.

537. **Ornithopus perpusillus** L.

Pelouses, terres en friche, bruyères des terrains siliceux.

Rod. Cayssials ; domaine de Sorps (ab. R.) — Carcenac (de B.)

Villef. Villefranche, coteaux et gorge de la Maladrerie ; la Bouisse ; le Garriguet ; la Bastide-l'Évêque ; Pargasan ; baraque de Pauquetou ; Monteils, pelouses rocailleuses des versants de la vallée de l'Aveyron ; Penchot ; la Roque-Bouillac, pelouses des bois du bord du Lot !

Var. *Intermedius*, *O. intermedius* Roth. — Champs humides dans tout le ségala (M.)

① Mai-juillet. — CC.

538. **Ornithopus compressus** L.

Pelouses rocailleuses.

Villef. Najac, à la sortie méridionale du tunnel, sur les talus gazonnés du chemin de fer ; près de la tranchée du tunnel de la Baute ; sommet de la côte de Laguépie, pelouses vers Lalégrie !

① Avril-juillet. — RR.

XXXV. HIPPOCREPIS L.

539. **Hippocrepis comosa** L.

Pelouses, bord des chemins, prés secs des coteaux calcaires et argileux

Mil. Millau, sur les rochers du Monna; Saint-Jean-du-Bruel, coteaux des bords de la Dourbie; entre Saint-Geniez et Sévérac !

Rod. Salles-la-Source; Bruéjouls ! — Floyrac; Gages; Laissac (M.)

Villef. Villefranche, Ordiget, la Romiguière, plateau de la Bouisse; côte de Sanvensa; près de la station de Naussac, sur le calcaire d'eau douce; Firmy, sur les serpentines du Puy-de-Wolf; combes de Salvagnac, de Lantouï; bois de la Pourtie; vallon de Saint-Igest !

♃ Mai, juin. — CC.

XXXVI. ONOBRYCHIS Tournef.

540. **Onobrychis sativa** Lam.; *Hedysarum Onobrychis* L.; vulg. *Sainfoin, Esparcette*, plus vulgairement *Luzerne*.

Cultivé en grande abondance dans les terrains calcaires; subspontané sur le bord des champs, le long des chemins des terrains calcaires et argileux.

Mil. Sauclières, lisière du bois de Salbous !

Villef. Salvagnac, pentes rocailleuses des Combes !

♃ Mai, Juin.

541. **Onobrychis supina** DC.

Pelouses rocailleuses des coteaux calcaires.

Mil. Causse de la Liquisse; Sévérac-le-Château, pelouses arides de la montagne de la Camusèle ! — Hôpital-du-Larzac; coteaux de Pourcayras (B.) — Environs de la Pesade (Loret).

St-Af. Plateau des montagnes au couchant de Saint-Affrique; pelouses de la devèze de Sainte-Eulalie, le long des ravins; montagne de la Rouquette, pelouses sèches du plateau; montagne du Beau-des-Singles ! — Andabre (de Martrin *in* G. G. *Fl. fr.*)

♃ Juin, Juillet. — RR.

FAM. XXXII. CÉSALPINIÉES

CÆSALPINIEÆ R. Brown.

I. CERCIS L.

542. **Cercis Siliquastrum** L.; vulg. *Gainier*, *Arbre-de-Judée*.

Cultivé dans les parcs et les bosquets, quelquefois subspontané çà et là dans les jardins.

♃ Avril, mai.

FAM. XXXIII. AMYGDALÉES

AMYGDALEÆ Juss.

I. AMYGDALUS L.

543. **Amygdalus communis** L.; vulg. *Amandier*.

Cultivé dans les vignes, les vergers des coteaux calcaires, plus particulièrement dans les environs de Millau.

♄ *Fl.* février, mars; *fr.* août, septembre.

544. **Amygdalus Persica** L.; *persica vulgaris* Mill.; vulg. *Pêcher*.

Cultivé dans les vignes, les jardins.

Le fruit est connu sous le nom de *Pêche* quand la chair se détache du noyau, de *Pavie* quand elle est adhérente.

Var. β *Lœvis*, *Persica lœvis* DC.; vulg. *Brugnon*.

Également cultivé, mais très-rarement.

♄ *Fl.* février, mars; *fr.* juillet.

II. PRUNUS L.

545. **Prunus Armeniaca** L.; vulg. *Abricotier*.

Cultivé dans les jardins en plein vent et en espalier.

♄ *Fl.* février, mars; *fr.* juillet.

546. **Prunus insititia** L.; *P. domestica* β DC. *Fl. fr. IV*, p. 484; vulg. *Prunier Reine-Claude.*

Cultivé et fréquemment subspontané dans les haies et au voisinage des habitations.

♄ *Fl.* Mars, avril; *fr.* juillet-septembre.

547. **Prunus domestica** L.; vulg. *Prunier, Prunier-de-Dames.*

Cultivé dans tout le département et subspontané le long des haies et des clôtures.

♄ *Fl.* mars, avril; *fr.* juillet-septembre.

548. **Prunus fruticans** Weihe.

Haies, buissons.

Rod. Bord de l'Aveyron, sur le rocher de Tripadou (de B.)

Villef. Monteils, parties découvertes de la vallée de l'Aveyron, au-dessus des vignes de la Bouysse !

♄ *Fl.* mars; *fr.* août-septembre. — RR.

549. **Prunus spinosa** L.; vulg. *Prunetier, Épine-noire.*

Haies, buissons, lisière des bois.

♄ *Fl.* mars-mai; *fr.* octobre. — CC.

550. **Prunus avium** L.; *Cerasus avium* DC.; Mœnch.

Bois, bord des cours d'eau. Cultivé.

Var. α *sylvestris;* vulg. *Mérisier.*

Var. β *Juliana, Cerasus Juliana* DC. *Fl. fr. IV*, p. 482; vulg. *Guigne, Cerise-douce.*

Var. γ *Duracina, Cerasus Duracina* DC. *Fl. fr. IV*, p. 483; vulg. *Bigarreau.*

♄ *Fl.* avril, mai; *fr.* juin, juillet.

551. **Prunus Cerasus** L.; *Cerasus vulgaris* Mill.; *C. Caproniana* DC. *Fl. fr. IV*, p. 482; vulg. *Cerise-aigre.*

Cultivé, originaire de l'Asie.

♄ *Fl.* avril, mai; *fr.* juin, juillet.

552. **Prunus Mahaleb** L.; *Cerasus Mahaleb* Mill.; vulg. *Bois-de-Sainte-Lucie.*

Bois et coteaux calcaires.

Mil. Entre Millau et Paulhe; côte de Nant; Sauclières, bois de Virenque, plateau du Rouquet ! — Creissels (de B.) — Bois de Caussibal; coteaux de Massabuau; ravin de Pourcayras (B.) — Sévérac (fr. M.-J.)

St-Af. Brusques (fr. M.-J.)

Villef. Environs de Villefranche, château de Franques; plateau de la Bouisse; Saint-Clair; au-dessus de Salvagnac, plateau de Cubèle; causse de Saujac!

♄ *Fl.* mai; *fr.* juillet, août. — AC.

553. **Prunus Padus** L.; *Cerasus Padus* DC. *Fl. fr. IV*, p. 480; vulg. *Mérisier-à-grappes, Bois-joli.*

Bois et coteaux montagneux, principalement sur les terrains siliceux ou basaltiques.

Esp. Montagnes d'Aubrac, au bas de la prairie d'Aubrac, parmi les rocailles, à gauche de la cascade du Sal-del-Grel; sommet de la vallée du Boralde, broussailles rocailleuses! — Bromat, bords du Bromme (Jord. de Pf.)

Rod. Environs de Rignac (de V.) — Bois du Rouquet, de Serre, de Bonnecombe (de B.)

♄ Mai. — R.

554. **Prunus Lauro cerasus** L.; vulg. *Laurier-Cerise, Laurière.*

Originaire des provinces circassiennes, fréquemment cultivé dans les parcs et les jardins.

♄ Mars, avril.

FAM. XXXIV. ROSACÉES

ROSACEÆ Juss.

I. SPIRÆA L.

555. **Spiræa filipendula** L.; vulg. *Filipendule.*

Bois et prés dans tout le département.

Esp. Pré de la Fon-Soucha, pré de la Garrigue (Bern.) — Prés sur la route de Laguiole à Sainte-Geneviève (Jord. de Pf.)

Mil. Vinnac; la Pommarède; au-dessus d'Ambousquèses (B.) — Bois de Salbous (Martin.)

Rod. Environs de Rignac (de V.)

St-Af. Plateaux calcaires de Saint-Rome-de-Tarn!

Villef. Environs de Villefranche, le Garriguet, Morlhon, Puech-Loup; plateau de Saint-Remy; bois d'Estrabols; plateau de Cubèle; Saint-Igest!

① Juin, juillet. — CC.

556. **Spiræa Ulmaria** L.; vulg. *Reine-des-Prés.*

Bord des eaux, prés humides, le long des haies.

♃ Juin, juillet. — CC.

557. **Spiræa hypericifolia** L.; *S. obovata* Villd.

Bois taillis, coteaux arides dans les terrains calcaires.

Mil. Saint-Rome-de-Tarn, vers le Minier! — Sévérac-le-Château (M.) — Coteaux de l'Hôpital-du-Larzac, au tournant de la nouvelle côte (B.) — Bois de Salbous (Martin.)

Rod. Lioujas; Veysettes et tout le causse de Concourès; Arvieu; Mondalazac (de B.) — Bois de Bourignac (ab. R.)

St-Af. Plateau du Larzac à la Bastide (Puech).

Villef. Bois d'Estrabols; causse de Saujac; plateau de Cubèle; Saint-Clair, pentes rocailleuses des gorges de la Bouissonnade!

Var. *Crenata* Gouan, *Ill.* p. 31.

Mil. Causse de la Liquisse! — Environs de Millau (B.)

Je serais porté à croire que cette variété n'est que l'état des rameaux du type dès leur première pousse.

♄ Mai. — AR.

II. GEUM L.

558. **Geum urbanum** L.; vulg. *Benoite*, *Herbe-de-Saint-Benoit.*

Bois, haies.

Esp. Laguiole!

Mil. Nant, au-dessous du Roc-Nantais! — Vallon de Saint-Martin; Creyssels; Roucoules (B.)

Villef. Commun dans la vallée de l'Aveyron; la Baume; Garrials.

♃ Juin-août. — CC.

559. **Geum rivale** L.

Prairies des montagnes, bord des ruisseaux, bois humides.

Esp. Montagnes d'Aubrac; Laguiole; Aubrac, près de la Tour de Belvezet, dans la prairie! — Paulhac (M.) — La Pesturie, bord du Goul (Jord. de Pf.)

♃ Mai-juillet. — AR.

560. **Geum sylvaticum** Pourr.; *G. Atlanticum* Desf.

Bois, pâturages montagneux, parmi les broussailles.

Mil. Environs de Sauclières, parties découvertes du bois de Virenque ! — Puy-de-France; vallon de Saint-Martin, ravin de Potensac (B.)

St-Af. Environs de Saint-Affrique, plateau de la montagne de la Rouquette !

♃ Mai-juillet. — R.

561. **Geum montanum** L.

D'après une note de M. Valadier, cette espèce, des hauts sommets, aurait été trouvée par l'abbé Vaissier, à Rayssac, commune de Vabres, canton de Saint-Affrique. Elle est indiquée dans l'Auvergne par MM. Grenier et Godron, *Flore de France.*

III. POTENTILLA L.

562. **Potentilla Fragariastrum** Ehrh.; *P. Fragaria* DC.; vulg. *Faux-Fraisier, Fraisier-stérile.*

Bois, pelouses, bruyères, dans tout le département,

♃ Mars-mai. — CC.

563. **Potentilla caulescens** L.

Escarpements des rochers calcaires.

Mil. Plateau du Larzac, à la Pesade, sur les rochers de Servières; Sauclières, fentes des rochers de Roquefoulet; gorges de la Jonte, au-dessous de Meyrueis ! — Hôpital-du-Larzac (B.) — Est indiqué dans les gorges de la Jonte et du Tarn par Lecoq et Lamotte, *Catalogue.*

♃ Juillet, août. — RR.

564. **Potentilla opaca** L.; Lehman, *Pot.* p. 105; *Potentilla verna* var. *villosa ?* Lecoq et Lam. *Cat.* p. 156; *Quinquefolium minus, repens, lanuginosum, luteum* C. Bauh. *Pin.* p. 325; Clus. *Hist. II*, p. 106, fig. 3.

Esp. Aubrac, pelouses sèches, sommet de la prairie de la Maynobe !

Villef. Environs de Villefranche, plateau de la montagne de Pénevaire; sommet de la côte de Sanvensa, sur le talus de la route !

Indiqué au Puy-de-Dôme, chaîne du Cantal, au Mont-d'Or, par Delarbre, *Flore d'Auvergne*, page 255.

♃ Avril, mai. — RR.

565. **Potentilla verna L.**

Bord des chemins, pelouses sèches, bois, lieux pierreux dans tous les terrains et dans tout le département.

♃ Mars, automne. — CC.

566. **Potentilla aurea L.**

Cette espèce montagnarde est indiquée dans les pelouses d'Aubrac par MM. de Barrau, dans le *Catalogue* de Mazuc; je ne l'y ai pas observée. Elle vient dans les montagnes de la Lozère, d'après Lecoq et Lamotte.

567. **Potentilla Tormentilla** Nestl.; *Tormentilla erecta* L.; vulg. *Tormentille.*

Bois, pâturages, prés, bruyères, dans tous les terrains.

♃ Juin-août. — CC.

568. **Potentilla reptans** L. vulg. *Quintefeuille.*

Bord des chemins, des fossés, champs, lieux humides, dans tout le département.

♃ Juin-septembre. — CC.

569. **Potentilla Anserina** L.; vulg. *Argentine.*

Bord des eaux, pelouses humides ou mouillées pendant l'hiver.

Esp. Environs d'Espalion, bords du Lot (Bern.) — Mur-de-Barrez, à la côte Blanche (Jord. de Pf.)

Rod. Environs de Rodez, bords de l'Aveyron; au Moulin-de-Cardaillac, Bournazel, bords de l'étang! — Cayssials; Bertholène (M.)

♃ Mai-juillet. — AR.

570. **Potentilla rupestris L.**

Mil. Saint-Jean-du-Bruel, sur les rochers de la vallée de la Dourbie, au Moulin-Boudou! — Environs de Saint-Laurent-d'Olt, sur les schistes (fr. M.-J. *in Cat.* M.)

Esp. Saint-Geniez, sur les rochers du gouffre de Gragnols (ab. R.) — Aubrac (de B. *in Cat.* M.)

Est indiqué dans le Tarn et la Lozère par MM. Grenier et Godron, *Flore de France.*

♃ Juin, juillet. — RR.

571. **Potentilla argentea L.**

Rod. Sur les rochers du Tripadou (M.) — Carcenac (de B.)

Villef. Environs de Villefranche, montagne de Pénevaire, côte de l'Alzou, le Calvaire, château de Franques, la Maladrerie; Najac, sur les murs du château; vallée de l'Aveyron, au-dessous de Pargasan; près de la station de Naussac, sur le calcaire d'eau douce!

♃ Juin, juillet. — AC.

IV. COMARUM L.

572. **Comarum palustre** L.

Marais, prairies tourbeuses des montagnes granitiques et volcaniques.

Esp. Montagnes d'Aubrac, le long des ruisseaux; Laguiole; Aubrac, bois de Rigambal, bords du Boralde, le long des rivulets, près de la Tour de Belvezet! — Prés du Bourguet, pâturages marécageux (Jord. de Pf.) — Viourals (fr. M.-J. *in Cat.* M.)

Mil. Salles-Curan (fr. S.)

Rod. Environs de Carcenac, près du village de Burgayrettes, dans un pré marécageux (de B.)

♃ Juin, juillet. — AR.

V. FRAGARIA L.

573. **Fragaria vesca** L.; vulg. *Fraisier, Fraisier-des-bois.*

Bois et pelouses des coteaux, vignes, haies, buissons.

Fait l'objet d'une culture assez importante dans les vignes de quelques parties du département, notamment à Villefranche et à Entraygues.

Calice étalé ou réfléchi à la maturité du fruit.

♃ Mai, juin. — CC.

574. **Fragaria collina** Ehrh.

Bois des coteaux calcaires, terrains arides, prés secs.

Rod. Entre le château du Colombier et la côte du Cruou (ab. R.)

Villef. Villefranche, lisières des bois de la Bouisse; vallée du Lot, plateau de Saujac!

Calice appliqué sur le fruit.

♃ Mai, juin. — AC.

575. **Fragaria elatior** Ehrh.; *F. magna* Thuill.

Lieux ombragés, endroits herbeux des bois montueux, souvent cultivé sous le nom de *Fraisard.*

Villef. Vallée de l'Aveyron, bois de la Baume, de Najac.

Calice étalé ou réfléchi à la maturité du fruit.

♃ Août-juin. — AR.

VI. RUBUS L.

576. **Rubus cæsius** L.; vulg. *Ronce-bleue.*

Lieux frais et ombragés, lisière des bois, buissons, berges des rivières, dans tout le département.

Var. α *umbrosus* Wallr.

Haies, lisière des bois, bord des ruisseaux.

Mil. Rivages de Cureplats (B.)

Feuilles vertes, molles, presque glabres.

Var. β *agrestis* Weihe et Nees.

Champs arides

Feuilles coriaces, plissées, veloutées au-dessous.

♄ Mai-juillet. — CC.

577. **Rubus nemorosus** Hayne; sub-var. *vulgaris* Coss. et Germ. *Fl. par.* 2e éd. p. 210; *R. corylifolius* DC. *Fl. fr. IV*, p. 47.

Bois et coteaux, dans tout le département.

Rameaux ordinairement verts, pubescents ou tomenteux; folioles molles, vertes sur les deux faces, pubescentes ou velues à la face inférieure.

♄ Mai, juin. — CC.

578. **Rubus glandulosus** Bellardi.

Bois, lieux ombragés, coteaux humides.

Mil. Limites du département, près de Meyrueis!

Indiqué dans la Lozère et dans l'Auvergne par MM. Grenier et Godron, *Flore de France.*

♄ Juin, juillet. — AR.

579. **Rubus tomentosus** Willedenow; *R. canescens* DC. *Hort. Monsp.*

Bois montagneux, coteaux calcaires.

Mil. Plateau du Larzac, à la Couvertoirade, sur la lisière des bois!

St-Af. Environs de Saint-Affrique, montagne du Beau-des-Singles!

Indiqué dans les Cévennes et dans l'Auvergne par MM. Grenier et Godron, *Flore de France.*

♄ Mai-juillet. — R.

580. **Rubus collinus** DC. *Hort. Monsp.*

Coteaux arides.

Mil. Bois de Salbous (de Pouzolz).

Var. β *R. Arduennensis* Lej.

Rod. Côte du Cruou (ab. R.)

Indiqué dans les Cévennes par MM. Grenier et Godron, *Flore de France.*

♄ Juin, juillet. — R.

581. **Rubus discolor** Weihe et Nees; var. α *niveus* Coss. et Germ. *Fl. par.* 2e éd. p. 210; *R. fruticosus* Smith, *Fl. Brit.* p. 543; vulg. *Ronce-commune, Mûrier-des-haies.*

Haies, buissons, dans tout le département.

Villef. Près du village du Serre; vignes de la Romiguière!

♄ Juin, juillet. — CC.

582. **Rubus fruticosus** L. *Fl. Suec.; R. fastigiatus* Weihe et Nees.

Haies, bois.

Mil. Vallon de Saint-Martin (B.)

Villef. Environs de Villefranche, côte de l'Alzou; coteaux d'Ordiget!

Indiqué dans la Lozère et dans l'Auvergne par MM. Grenier et Godron, *Flore de France.*

♄ Juin, fleurit souvent de nouveau en août. — AR.

583. **Rubus Idæus** L.; vulg. *Framboisier.*

Bois montagneux.

Esp. Montagnes d'Aubrac çà et là; Laguiole; Aubrac, bois de Gandillot! — Au-dessous du Bousquet (Jord. de Pf.)

Rod. Bois de Linars et toute la montagne (M.) — Bois de Bonnecombe (de B.) — Le Rouquet (fr. S.)

Ce genre, qui, dans ces dernières années, a exercé la sagacité de plusieurs botanistes, a été divisé en un grand nombre d'espèces à raison des formes très-variées qu'il présente. Ceux que ne rebuteront pas les difficultés d'une diagnose des plus embrouillées, et qui voudront mettre leur bonne volonté à l'épreuve, trouveront la description de ces nouvelles espèces, qui peuvent se rencontrer dans le rayon de notre flore, dans la *Flore du Centre de la France* de Boreau, 3e éd. pages 187-204, où se trouvent décrites cinquante-six espèces de *Rubus*, ainsi que dans la *Florule du Tarn* de Martrin-Donos, pages 201-223, qui en énumère cinquante-quatre espèces dans le département du Tarn.

Le département de l'Aveyron, voisin de celui du Tarn, doit sans doute fournir la plupart de ces formes; le temps m'a manqué pour les y chercher, la difficulté de la détermination m'a aussi souvent empêché. Une exploration plus complète et plus persévérante, une étude plus approfondie, des relations plus étendues, la possession d'ouvrages spéciaux, une foi plus ardente, permettront à d'autres, plus heureux, de combler cette lacune.

♄ Mai-juillet. — R.

VII. ROSA L.

584. **Rosa Gallica** L.; vulg. *Rose-de-Provins.*

Le long des haies, lisière des bois; bord des champs.

Mil. Environs de Saint-Jean-du-Bruel (M.)

Rod. Saint-Austremoine, dans le fossé d'une vigne au terroir du Temple (ab. R.)

Villef. Najac, dans la plaine du Roubel, haies des champs et des vignes !

♄ Juin. — RR.

585. **Rosa pimpinellifolia** Ser. *in* DC. *Prodr.*

Buissons, lieux pierreux.

Mil. Causse de la Liquisse ! — Le Larzac, sans indication de localité (de B.) — Sévérac, aux rochers de Tantayrou (M.)

Var. β *intermedia* G. G. *Fl. fr. I,* p. 554; *R. pimpinellifolia* L.

St-Af. Environs de Tournemire, plateau du Viala-du-Pas-de-Jaux, bois de Fajas !

Mil. Environs de Sauclières, sur le plateau, vers le bois de Salbous !

Tige très-épineuse, pédoncules glabres.

Var. γ *spinosissima* G. G. *l. c.*; *R. spinosissima* L.

Mil. Lisière du bois de Pourcayras (B.)

Tige très-épineuse, pédoncules hispides.

Var. δ *adenophora* G. G. *l. c.*; *R. myriacantha* DC. *Fl. fr. IV,* p. 439.

Mil. Sommet de la côte de Nant, dans les haies !

Feuilles, pédoncules et calices couverts de glandes.

♄ Juin. — R.

586. **Rosa arvensis** Hudson; DC. *Fl. fr. IV,* p. 438.

Haies, collines incultes, lisière des bois, dans tout le département.

Var. α *repens* Scop.

Villef. Plateau vis-à-vis de Saint-Remy; bois du domaine de l'Estang !

Var. β *bracteata* G. G. *Fl. fr. I,* p. 555; *R. bibracteata* Bartl. *in* DC. *Fl. fr. V,* p. 537.

Esp. Aubrac, près de la Tour de Belvezet !

Mil. Bois de Vinnac (B.)

Rod. Bois de Bénéjou, de Madame, de Linars; Valady; devèze de Floyrac (M.) — Causse de Rodez (de B.)

Villef. Villefranche, vieille côte de Fondiès; la Bastide-l'Évêque; bois entre les domaines de l'Estang et des Oliviers; entre Penchot et Livinhac, haies des bords du Lot !

♄ Juin. — CC.

587. **Rosa sempervirens** L.

Haies, bois.

Rod. Devèze de Floyrac (M.)

Vallée de l'Aveyron à Saint-Antonin, (Lagr.-Foss. *Fl. Tarn-et-Garonne*, p. 174). — Environs de Penne, lisière du bois de la Grésigne, (Ozanon, *in* de Mart. *Fl. Tarn*, p. 226).

♄ Juin. — RR.

588. **Rosa prostrata** DC. *Cat. Monsp.* et *Fl. fr. V*, p. 536.

Lisière des bois, au pied des rochers.

St-Af. Entre le Salze et Saint-Izaire, dans les haies (de B.)

♄ Mai, juin. — R.

589. **Rosa stylosa** Desv.

Haies, buissons, dans tout le département.

Var. β *leucochroa* Ser.; G. G. *Fl. fr. I*, p. 555; *R. sistyla* Bast.

Rod. Bois au haut du vallon du Cruou, le long des chemins; Solzac, au Roc-Ponsard (ab. R.)

♄ Mai, juin. — R.

590. **Rosa Alpina** L.

Bois et pacages des hautes montagnes.

Esp. Aux Viourals, commune d'Aurelle, canton de Saint-Geniez (fr. M.-J. *in Cat.* M.)

Var. *intermedia* G. G. *Fl. fr*; *I*, p. 556.

Esp. Aubrac, prairie près du buron de la Maynobe !

Pédoncules hérissés-glanduleux; calice glabre.

♄ Juin. — RR.

591. **Rosa rubrifolia** Will.; DC. *Fl. fr. IV*, p. 445.

Pentes rocailleuses des hautes montagnes.

Esp. Aubrac, versant rocailleux, à gauche de la cascade dite del-

Sal-del-Grel; sommet du bois de Rigambal! — Les Viourals (de B.)

♄ Juin. — RR.

592. **Rosa canina** L.

Haies, dans tout le département.

Var. α *genuina*; G. G. *Fl. fr. I*, p. 558.

Plante glabre dans toutes les parties.

Var. β *dumetorum* G. G. *l. c.*; *R. collina* DC. *Fl. fr. IV*, p. 441.

Villef. Livinhac, haies des bords du Lot!

Pédoncules pubescents; folioles pubescentes en dessous; styles laineux.

Var. γ *Andegavensis*, *R. Andegavensis* Bast.; Bor. *Fl. cent.* 3e éd. p. 221.

Villef. Bords de l'Aveyron, Najac, lisière des bois!

Feuilles glabres; pédoncules et tube du calice hérissés de soies raides, glanduleuses.

Var. δ *collina* G. G. *l. c.*; *R. collina* Jacq. non DC.

Mil. Plateau du Viala-du-Pas-de-Jaux?

Villef. Haies du village du Puech-Ganel!

Pédoncules et tube du calice souvent hispide-glanduleux; folioles pubescentes en dessous et quelquefois en dessus.

♄ Juin. — CC.

593. **Rosa dumalis** Bechstein; Bor. *Fl. cent.* 3e éd. p. 223.

Haies, bois, buissons.

Rod. Prés du domaine de Sorps (ab. R.)

Villef. Najac, dans les haies du Roubel!

♄ Juin. — R.

594. **Rosa sphærica** Gren. *in Bill. Arch.*; Bor. *Fl. cent.* 3e éd. p. 222; *R. canina globosa* Desv.

Haies, buissons.

Rod. Entre le château du Colombier et la côte du Cruou (ab. R.)

♄ Juin. — R.

595. **Rosa Malmundariensis** Lej. *Fl. Spa.*; Bor. *Fl. cent.* 3e éd. p. 222.

Haies, buissons.

Mil. Bois au-dessus de Saint-Lambert; Puy-de-France (B.)

♄ Juin. — R.

596. **Rosa urbica** Leman; Bor. *Fl. cent.* 3e éd. p. 225.

Haies, buissons.

Villef. Aubin (Chastaingt).

♄ Juin.

597. **Rosa frutetorum** Bess.

Buissons.

Rod. Marcillac (Chastaingt).

♄ Juin.

598. **Rosa tomentosa** Smith; DC. *Fl. fr. IV,* p. 440.

Bois montagneux.

Esp. Aubrac, dans la prairie!

Rod. Haies de Cayssials (M.)

Villef. Saint-Julien-d'Empare, bords de la Diége (fr. S.)

♄ Juillet. — AR.

599. **Rosa resinosa** Sternb.; Bor. *Fl. cent.* 3e éd. p. 233.

Broussailles des montagnes.

Esp. Laguiole, dans les broussailles, vers Oustrac!

♄ Juin, juillet. — RR.

600. **Rosa tomentella** Leman; Bor. *Fl. cent.* 3e éd. p. 228.

Haies.

Rod. Vallon du Cruou, le long des chemins, vers le sommet (ab. R.)

♄ Juin. — R.

601. **Rosa pomifera** Herm.; Koch, *Syn.* p. 253.

Bois et broussailles des montagnes.

Esp. Bois de Laguiole, vers la partie supérieure, le long des ravins!

♄ Juin, juillet. — RR.

602. **Rosa rubiginosa** L.

Haies, buissons, lieux incultes, bord des chemins, dans tout le département.

Mil. Plateau du Larzac, la Cavalerie, rochers d'Ambousquèses! — Le Crès (B.)

Villef. Tous les coteaux calcaires et arides.

Var. β *sepium* G. G. *Fl. fr. I,* p. 560; *R. sepium* Thuill. *Par.* p. 250; DC. *Fl. fr V,* p. 538.

Mil. Plateau du Larzac, sur les rochers de Combazéma; Sauclières !

Rod. Saint-Christophe (Chastaingt).

St-*Af.* Roquefort, dans les haies !

Villef. Plateau de Saint-Remy; côte des Taillades; Livinhac-le-Haut !

♄ Juillet, août. — CC.

603. **Rosa agrestis** Savi; Bor. *Fl. cent.* 3e éd. p. 229.

Lieux arides et chauds.

Rod. Marcillac (Chastaingt).

Vallée de l'Aveyron, à Lexos, plateau rocailleux qui domine la gare ! *Tarn-et-Garonne.*

♄ Juin, juillet. — R.

604. **Rosa nemorosa** Libert; Bor. *Fl. cent.* 3e éd. p. 229.

Haies.

Villef. Saint-Clair, broussailles des plateaux calcaires !

♄ Juin. — RR.

605. **Rosa umbellata** Leers; Bor. *Fl. cent.* 3e éd. p. 230.

Haies, buissons.

Vallée de l'Aveyron, à Lexos, haies du plateau qui domine la gare ! *Tarn-et-Garonne.*

Ce que j'ai dit des *Rubus* peut s'appliquer également aux *Rosa* : ce genre a été l'objet de minutieuses études de la part des botanistes modernes et divisé en un grand nombre d'espèces d'une détermination très-difficile, et au milieu desquelles il ne m'a pas été toujours facile de me reconnaître. La nomenclature que j'ai pu faire de nos *Rubus* et de nos *Rosa* ne peut donc être qu'incomplète et il est à souhaiter que notre région devienne le but d'études plus suivies en ce qui concerne ces deux genres.

♄ Mai, juin. — AR.

VIII. AGRIMONIA Tournef.

606. **Agrimonia Eupatoria** L.; vulg. *Aigremoine.*

Lieux incultes, bord des chemins, bois, prés secs, dans tout le département.

♃ Juin-août. — CC.

607. **Agrimonia odorata** Mill.

Mil. Environs de Sévérac (Berth. *in Cat.* M.)

St-*Af.* Bergerie du mas de Roquefort (Puech).

Indiqué par Prost aux environs de Mende.

♃ Juin-août. — RR.

IX. POTERIUM L.

608. **Poterium dictyocarpum** Spach ; *P. Sanguisorba* L. ; vulg. *Pimprenelle.*

Prés secs, coteaux herbeux, bois rocailleux, dans tout le département.

♃ Mai-juillet. — CC.

609. **Poterium stenolophum** Jord. *Obs. frag.* 7, p. 22 ; *P. muricatum* Spach.

Vallée de l'Aveyron, plateau de Lexos ! *Tarn-et-Garonne.*

♃ Juin-août. — AC.

610. **Poterium proliferum** Lecoq et Lam. *Cat.* p. 161.

Esp. Paccages de Vilherols (Jord. de Pf.)

♃ Juin.

X. SANGUISORBA L.

611. **Sanguisorba officinalis** L. ; vulg. *Pimprenelle-des-prés*

Prairies humides des montagnes.

Esp. Montagnes d'Aubrac ; Aubrac, dans la prairie ; prairies de Salgues, du Pouget ; plateau vers Saint-Geniez ; Laguiole !

Rod. Environs de Rodez, prairies des bords de l'Aveyron ; Salles-la-Source, près de la station du chemin de fer ; Saint-Félix ; Bourran ; Rignac, prés du Roudillou ! — Rignac (de V.) — Carcenac (de B.)

Villef. Prairies, entre Monteils et les Millets ; Najac, prés des bords de l'Aveyron ! — Privezac (M. de Rudelle).

♃ Juin, juillet. — AR.

612. **Sanguisorba montana** Jord. ; Bor. *Fl. cent.* 3e éd. p. 212.

Esp. Montagnes près du Bourguet (Jord. de Pf.)

Un des caractères qui distingue cette espèce c'est sa précocité : elle fleurit dans le courant de mai, près de deux mois avant le *S. officinalis* des auteurs.

♃ Mai-août. — R.

XI. ALCHEMILLA Tournef.

613. **Alchemilla Alpina** L.

Rochers et pelouses des hautes montagnes.

Esp. Montagnes d'Aubrac, sur les colonnes basaltiques de la Tour de Belvezet ! — Montagne de la Fouillarade, commune de Malbosc, (Jord. de Pf.)

Mil. Saint-Jean-du-Bruel, sur les rochers du lit de la Dourbie, près du Moulin-Boudou !

Saint-Guiral (M.) *Gard.*

♃ Juin-août. — RR.

614. **Alchemilla vulgaris** L.

Prés, pelouses humides, clairières des bois des hautes montagnes.

Esp. Montagnes d'Aubrac, le long des ruisseaux, dans les prairies d'Aubrac, de Laguiole ! — Environs d'Espalion, pré de Garrigues (Bern.) — Environs d'Espalion (Bonnat.) — Bois d'Aubrac; environs de Saint-Geniez, lit du ruisseau de Juéry (ab. R.)

Mil. Environs de Sévérac-le-Château, prairie de Cardenal (fr. M.-J.)

Rod. Le Rouquet, sous Trémouilles (de B.)

Saint-Guiral (de B.) *Gard.*

Var. β *subsericea* G. G. *Fl. fr. I*, p. 565; *A. vulgaris* β *hybrida* L.

Esp. Prairie d'Aubrac; Laguiole, dans les bois et les prairies !

Sommet de la montagne de Saint-Guiral, sur les limites du Gard et de l'Aveyron !

♃ Juin, juillet. — AC.

615. **Alchemilla arvensis** Scop.; *Aphanes arvensis* L.

Champs cultivés, bruyères, bord des chemins des terrains siliceux.

① Juin, juillet. — CC.

FAM. XXXV. POMACÉES

POMACEÆ BARTL.

I. MESPILUS L.

616. **Mespilus Germanica** L.; vulg. *Néflier.*

Haies, bois taillis, cultivé dans les jardins.

♄ *Fl.* mai; *fr.* septembre. — CC.

II. CRATÆGUS L.

617. **Cratægus Oxyacantha** L.; *C. oxyacanthoides* Thuill.; vulg. *Aubépine*.

Haies et bois.

Rod. Entre Saint-Austremoine et Salles-la-Source; vallon du Cruou (ab. R.)

Villef. Villefranche, côte de Macarou; Saint-Julien-d'Empare! — Asprières; Salvagnac-Saint-Loup (Giraud.)

Plus précoce que le suivant, est mêlé avec lui.

♄ *Fl.* mai; *fr.* septembre, octobre. — CC.

618. **Cratægus monogyna** Jacq.; *Mespilus Oxyacantha* DC.

Le long des haies.

Fleurit un peu plus tard que le précédent.

♄ *Fl.* mai; *fr.* septembre, octobre. — CC.

619. **Cratægus Azarolus** L.; vulg. *Azerolier*.

St-Af. Brengues (fr. S.)

♄ *Fl.* mai; *fr.* septembre. — RR.

III. COTONEASTER Medik.

620. **Cotoneaster vulgaris** Lindl.; *Mespilus Cotoneaster* L.

Coteaux secs, rochers calcaires.

Mil. Sauclières, bois de Virenque; fentes des rochers de Roquefoulet!

♄ *Fl.* avril, mai; *fr.* août. — RR.

621. **Cotoneaster tomentosa** Lindl.; *Mespilus eriocarpa* DC.

Mil. Bois de Salbous (Martin).

♄ *Fl.* avril, mai; *fr.* août. — RR.

IV. CYDONIA Tournef.

622. **Cydonia vulgaris** Pers.; vulg. *Coignassier*.

Spontané dans les haies, cuitivé dans les jardins.

♄ *Fl.* avril, mai; *fr.* septembre, octobre. — CC.

V. PYRUS L.

623. **Pyrus communis** L. ; vulg. *Poirier*.

Subspontané et naturalisé dans les haies, les bois, les buissons.

Mil. Environs de Sauclières, bois de Virenque ?

Rod. Haies et bois ; Cayssials (M.)

♄ *Fl.* avril, mai ; *fr.* août, septembre. — AR.

624. **Pyrus salvifolia** DC.

Bois, haies.

Rod. Cayssials ? (M.)

Indiqué dans les basses montagnes d'Auvergne par MM. Grenier et Godron.

♄ *Fl.* avril, mai ; *fr.* septembre. — R.

625. **Pyrus Malus** L. ; *Malus communis* Poir. ; var. β *mitis* Coss. et Germ. *Fl. par.* ; vulg. *Pommier, Pommier-doux, Doucin.*

Haies, bois, cultivé particulièrement dans les terrains siliceux.

Villef. Monteils, Najac, pentes escarpées et rocailleuses des bords de l'Aveyron.

Fruit à saveur douce. C'est cette espèce qui, cultivée partout et de temps immémorial, a donné naissance à d'innombrables variétés.

♄ *Fl.* avril, mai ; *fr.* septembre, octobre. — AC.

626. **Pyrus acerba** DC. ; *Malus acerba* Mérat ; *Malus communis* var. α *acerba* Coss. et Germ. *Fl. par.* ; vulg. *Pommier-à-cidre, Aigrin, Paradis.*

Haies, bois.

Mil. Creissels, ravin de Pourcayras (B.)

Fruit très-acerbe.

♄ *Fl.* mai ; *fr.* septembre. — AC.

VI. SORBUS L.

627. **Sorbus domestica** L. ; vulg. *Sorbier, Cormier.*

Bois montueux ; assez souvent cultivé.

Mil. Vallée du Tarn (de B.)

Rod. Valady, cultivé et subspontané (M.) — Vallées des environs de Marcillac (de B.)

♄ *Fl.* mai, juin ; *fr.* septembre, octobre. — RR.

628. **Sorbus aucuparia** L.; vulg. *Sorbier-des-oiseleurs.*

Bois des montagnes.

Esp. Aubrac, bois de Gandillot; au bas du bois d'Aubrac, parmi les débris des rochers; bois de Rigambal, bords du ruisseau !

Rod. Près du Pont-de-Salars ! — Bois de Linars, de Bonnecombe, du Rouquet, de Serres, du Cruou (de B.)

Villef. Rieupeyroux, le long du ruisseau de la Maynobe !

♄ *Fl.* mai, juin; *fr.* septembre. — R.

629. **Sorbus Aria** Crantz; *Cratægus Aria* L.; vulg. *Alouchier.*

Bois des montagnes, coteaux rocheux.

Esp. Aubrac, sur les grands rochers, au nord-ouest de la Tour de Belvezet, broussailles au bas de la prairie, bois de Rigambal; bois de Laguiole ! — Saint-Geniez, bois de l'Enne (M.) — Près du Bousquet (Jord. de Pf.)

Mil. Sauclières, bois de Virenque ! — Sévérac (M.) — Bois du Puy-d'Andan, de Massabuau (B.)

Rod. Bois de Linars, de Bonnecombe (M.) — Salles-la-Source, près de la source principale, entre le château du Colombier et la côte du Cruou; bois de Biars, près de la Roque (ab. R.) — Environs de Rignac, sur les rochers des bords de l'Aveyron (de V.) — Bois de Carcenac, de Bonnecombe, du Lagast (de B.)

Villef. Najac, versant rocailleux de l'Aveyron, au Roubel; bois d'Estrabols !

Saint-Antonin, au-dessous des escarpements des rochers d'Anglars ! *Tarn-et-Garonne.*

♄ *Fl.* mai; *fr.* septembre. — AC.

630. **Sorbus torminalis** Crantz; *Cratægus torminalis* L.; vulg. *Alisier.*

Bois, quelquefois planté dans les parcs.

Mil. Saint-Laurent-d'Olt (M.) — Bois de Salbous (Martin).

Rod. Bois de Bonnecombe (de B.) — Entre le château du Colombier et la côte du Cruou (ab. R.)

St-Af. Andabre (M.) — Environs de Tournemire (Puech).

Villef. Bois du Quoiti, du domaine de l'Estang, de la Capelle-Balaguier ! — Environs de Prévinquières (de B.)

♄ *Fl.* mai; *fr.* septembre, octobre. — AC.

631. **Sorbus Chamæmespilus** Crantz.

Indiqué par M. de Barrau dans les montagnes d'Aubrac, où je n'ai pas eu la chance de le rencontrer.

♄ *Fl.* juin; *fr.* septembre. — RR.

VII. AMELANCHIER Medik.

632. **Amelanchier vulgaris** Mœnch; *Cratægus Amelanchier* DC.; *Aronia rotundifolia* Pers.

Coteaux secs et pierreux, sur les rochers des terrains calcaires.

Esp. Saint-Geniez! — Bois de la Galénières, appartenant à l'abbaye de Bonneval, près du château de Masse, allant à Bonneval (Bern.) — Bars, sur les rochers (Jord. de Pf.)

Mil. Millau, sur les rochers du Monna, de Dourbias, de la montagne d'Ambousquèses, de Compeyre; Nant, Roc-Nantais; entre Mostuéjouls et Saint-Dalmazy; Sévérac-le-Château!

Rod. Cayssials; bois de Linars; plateau de Lioujas; Salles-la-Source! — Gages; Fonfrège (ab. R.)

St-Af. Coteaux, vers les rochers de Caylux; Roquefort, sur les rochers de Combalou; environs de Cornus, versant de Guillaumard; rochers de la Tour d'Aiguillon; le Figayrol!

Villef. Saujac, sur les rochers du Saou-dé-lo-Mounino; combes d'Estrabols!

♄ *Fl.* avril, mai; *fr.* août. — AC.

FAM. XXXVI. GRANATÉES

GRANATEÆ Don, in Jameson.

I. PUNICA Tournef.

633. **Punica Granatum** L.; vulg. *Grenadier*.

Cultivé dans les jardins.

♄ Juin, juillet.

FAM. XXXVII. ONAGRARIÉES

ONAGRARIEÆ Juss.

I. EPILOBIUM L.

634. **Epilobium alsinefolium** Vill.; *E. origanifolium* Lam.

Bord des ruisseaux et filets d'eau des hautes montagnes.

Esp. Montagnes d'Aubrac, plateau de Rigambal et prairies au-dessus du bois de Gandillot, le long des petits filets d'eau !

♃ Juillet-septembre. — R.

635. **Epilobium palustre** L.; Coss. et Germ. *Atl. Fl. par.* tab. 12, fig. G.

Marais et prairies tourbeuses des hautes montagnes.

Esp. Montagnes d'Aubrac, le long des petits cours d'eau; Aubrac, bois de Rigambal !

Rod. Cayssials (M.) — Carcenac, prés humides (de B.)

Villef. Environs de Cabanes, bords du ruisseau du Lezert !

Var. β *Lavandulæfolium* Lecoq et Lamotte, *Cat.* p. 167.

Esp. Notre-Dame de Lescure, pré marécageux (Jord. de Pf.)

♃ Juin-septembre. — AC.

636. **Epilobium virgatum** Fries; *E. obscurum* Schreb.

Marais tourbeux des terrains granitiques et volcaniques.

Esp. Aubrac, près des sources qui sortent des rochers, vers le sommet de la prairie, le long des rivulets et sur les montagnes.

♃ Juin-août. — AC.

637. **Epilobium tetragonum** L.; Coss. et Germ. *Atl. Fl. par.* tab. 12, fig. E.

Bois humides, bord des fossés, des champs.

Mil. Sévérac-le-Château, montagne de la Camusèle, bord des mares !

Rod. Au pont de l'Auterne (ab. R.)

Villef. Villefranche, au bas de la côte de Sanvensa; Cabanes, bords du ruisseau du Lézert; le Baldrat !

♃ Juin-septembre. — AC.

638. **Epilobium Lamyi** F. Schultz.; *E. virgatum* Koch.

Lieux humides.

Esp. Saint-Geniez, jardin du collége (ab. R.)

Rod. Près du village de Cougousse, au bas de la côte de Moyrac (ab. R.)

Villef. Villefranche, côte de Sanvensa; Monteils, bords de l'Aveyron; Najac, le long du chemin de fer !

① ou ② Juin-septembre. — R.

639. **Epilobium roseum** Schreb.; Coss. et Germ. *Atl. Fl. par.* tab. 12, fig. F; Mut. *Fl. fr. I,* p. 369, tab. 17, fig. 101.

Lieux humides, haies, bord des ruisseaux.

Mil. Environs de Millau, au Puech-Nogué, dans les fossés (B.)

Rod. Cayssials (M.) — Côte du Cruou, vers la fontaine de Billorgues (ab. R.)

Villef. Vallée de la Diége; dans le lit du ruisseau de Peyrusse, près de las Cazes !

♃ Juillet-septembre. — AC.

640. **Epilobium montanum** L.; Coss. et Germ. *Atl. Fl. par.* tab. 12, fig. D.

Bois, bruyères, pâturages, rochers humides des montagnes et des coteaux montagneux.

Esp. Montagnes d'Aubrac, bord des rivulets !

Mil. Sévérac-le-Château; montagne de la Camusèle !

Rod. Cayssials (M.) — Bois de Bonnecombe (de B.)

Villef. Villefranche, vignes de Macarou, bois de la Baume, de la Gineste, plateau du Calvaire; Monteils, lisière des bois, sur les bords de l'Aveyron ! — Asprières (Giraud.)

♃ Juin-septembre. — AC.

641. **Epilobium collinum** Gmel.; Bor. *Fl. cent.* 3e éd. p. 240; *E. montanum β ramosum* DC.

Rochers, lieux couverts, montagneux, sur les rochers granitiques et schisteux.

Esp. Saint-Martin-de-Lenne (ab. R.) — Bois de la Tombe du Père, au commencement de la vallée de Blezons (Jord. de Pf.)

Villef. Environs de la Bastide-l'Évêque, prairie de Maroyre; entre Najac et Laguépie, terrains éboulés.

♃ Juillet-septembre. — AR.

642. **Epilobium lanceolatum** Sebast. et Maur.; G. G. *Fl. fr. I*, p. 581.

Coteaux arides, haies, rochers, surtout dans les terrains granitiques et schisteux.

Villef. Vallée de l'Aveyron, près de Laguépie, sur les terrains éboulés de la montagne de Margal ! — Asprières (Giraud.)

Saint-Guiral, lisière des bois, sur les murs (de Pouzolz). *Gard.*

♃ Juin-septembre. — AR.

643. **Epilobium parviflorum** Schreb.; *E. molle* Lam.; Coss. et Germ. *Atl. Fl. par.* tab. 12, fig. C.

Lieux frais, bord des eaux.

Mil. Environs de Millau; Puech-Nègre, la Granède, au-dessus de la nouvelle côte; près de Roucoules, dans le marais; fossés de la nouvelle côte (B.)

Rod. Cayssials, bord des ruisseaux (M.)

Villef. Environs de Villefranche, bords du ruisseau des Granges !

Var. β *intermedium*, *E. intermedium* Mérat, *Fl. par. II*, 3e éd. p. 314.

Villef. Côte des Taillades !

Presque toutes les feuilles alternes.

♃ Juin-août. — CC.

644. **Epilobium hirsutum** L.; *E. aquaticum* Thuill.; *E. amplexicaule* Lam.; Coss. et Germ. *Atl. Fl. par.* tab. 12, fig. B.

Bord des eaux, lieux marécageux.

Mil. Puech-Nègre; la Grosfesenque (B.)

Villef. Villefranche, la Romiguière, les Granges; Floyrac, bords du ruisseau; domaine de Saint-Bel; las Fons; Najac, bords de l'Aveyron !

♃ Juillet-septembre. — AC.

645. **Epilobium spicatum** Lam.; *E. angustifolium* L.; vulg. *Laurier-de-Saint-Antoine.*

Bois des hautes montagnes, lieux frais.

Esp. Aubrac, au bas de la prairie, à la chute de la cascade del Sal-del-Grel; vers le sommet de la prairie, au pied des rochers éboulés, au-dessous des burons ! — Fut transporté des montagnes d'Aubrac, dans le jardin bouquetier du couvent de Bonneval, en 1638 (Bern.)

Mil. Trouvé, une seule fois, par M. Bonhomme, près de Millau, sur les bords de la Dourbie.

Rod. Prés du village de la Burguière, commune de Carcenac, au pied d'une vieille masure (de B.)

♃ Juin-septembre. — RR.

646. **Epilobium rosmarinifolium** Hænck.; *E. Dodonæi* Vill.; Mut. *Fl. fr.* tab. 16, fig. 97.

Mil. Auberoque, environs de Sévérac-le-Château (fr. M.-J.)

Remontait autrefois jusqu'à la Maladrerie de Millau, où M. Bonhomme l'avait lui-même observé et d'où l'ont chassé les progrès de la culture.

St-Af. Bords du Tarn, sous Broquiés (de B.)

Est indiqué dans les Cévennes, d'où il descend le long du Gardon et du Tarn, par MM. Grenier et Godron, *Flore de France*, tome premier, page 584, à Albi, sur les bords du Tarn, par de Martrin-Donos, *Florule du Tarn*, page 247.

♃ Juillet, août. — RR.

II. ŒNOTHERA L.

647. **Œnothera biennis** L.; vulg. *Onagre.*

Bord des rivières, terrains d'alluvion.

Mil. Sur la rive gauche du Tarn, devant le Mayran (B.) — Environs de Nant (Loret).

Rod. Bonnecombe, bords du Viaur (de B.)

St-Af. Sylvanès, bords du ruisseau (M.)

Villef. Bords de l'Aveyron, entre Monteils et Laguépie, très-abondant entre la station du passage des bois et Laguépie; Najac, près du pont du chemin de fer; bords du Lot, à Salvagnac!

Originaire de Virginie, naturalisé en France dans un grand nombre de localités.
L'*œnothera suaveolens* Desfontaines, est fréquemment cultivé dans les jardins d'où il s'échappe assez souvent.

② Juin-septembre. — AR.

III. ISNARDIA L.

648. **Isnardia palustris** L.

Rod. Carcenac, marécages de la montagne de Cabrières (de B.)

♃ Juillet, août. — RR.

IV. CIRCÆA L.

649. **Circæa lutetiana** L.; vulg. *Herbe-aux-sorciers.*

Lieux frais et couverts, haies, broussailles, bord des eaux.

Mil. Sévérac-le-Château, bois près des sources de l'Aveyron !

Rod. Bois de Bonnecombe, de Violète (de B.)

St-Af. Tournemire, au bois Redon (Puech).

Villef. Villefranche, vallée de l'Aveyron, moulin de Franques, ravins de la Baume; gorges de Monteils; le Baldrat; vallée du Lot à Bouillac, à Vic !

♃ Juin-septembre. — AC.

650. **Circæa Alpina** L.

Forêts humides des montagnes.

Esp. Montagnes d'Aubrac, entre Aubrac et Saint-Chély, ravins du bois de Boralde !

♃ Juillet, août. — RR.

FAM. XXXVIII. HALORAGÉES

HALORAGEÆ R. BROWN.

I. MYRIOPHYLLUM Vaill.

651. **Myriophyllum verticillatum** L.

Fossés, étangs, lieux vaseux.

♃ Juin-août. — CC.

652. **Myriophyllum alterniflorum** DC.

Eaux vives et froides des terrains granitiques.

Rod. Moulin de Ressiguier, près de Salmiech (de B.)

♃ Juin-septembre. — RR.

653. **Myriophyllum spicatum** L.; vulg. *Volant-d'eau.*

Mares, fossés, étangs, eaux stagnantes.

Rod. Au moulin de Vaysse, sous Colombiés (de B.)

Villef. Villefranche, dans l'Alzou; Najac, dans l'Aveyron ! — Bouillac, dans le Lot (Giraud.)

♃ Mai-août. — CC.

II. TRAPA L.

654. **Trapa natans** L.; vulg. *Châtaigne-d'eau*, *Cornuelle.*

Étangs, mares.

Rod. Étang de Bournazel !

Villef. Étang de Privezac !

♃ Juin, juillet. — R.

FAM. XXXIX. HIPPURIDÉES

HIPPURIDEÆ Link.

I. HIPPURIS L.

655. **Hippuris vulgaris** L.; vulg. *Pesse-d'eau, Pin-d'eau.*

Marais, étangs, fossés.

Mil. Ruisseau d'Olip, à Lavergne, près de Sévérac (de B.)

Villef. Le Rey, fossés des prairies dites *Raouzo-del-Rey* !

♃ Mai, juin. — RR.

FAM. XL. CALLITRICHINÉES

CALLITRICHINEÆ Link.

I. CALLITRICHE L.

656. **Callitriche stagnalis** Scopoli; Rchb. *Ic. V,* tab. 129, fig. 4747,

Mares, fossés, ruisseaux.

♃ Mai-septembre. — CC.

657. **Callitriche platicarpa** Kützing ; Rchb. *Ic. V,* tab. 129, fig. 4748.

Ruisseaux, fontaines, eaux courantes.

♃ Mai-septembre. — CC.

658. **Callitriche verna** Kützing ; *C. vernalis* Koch ; Rchb. *Ic. V,* tab. 129, fig. 4796.

Fossés, mares, étangs, ruisseaux.

♃ Mai-septembre. — CC.

659. **Callitriche intermedia** Willd.; Hoppe.

Rod. La Bastide, près de Carcenac; vivier du pré de Garrigue (de B.)

Forme aquatique du *C. hamulata*, dont les feuilles sont plus évidemment émarginées, d'après Koch.

660. **Callitriche hamulata** Kützing; Rchb. *Ic. V*, tab. 130, fig. 4749.

Marais, ruisseaux, plus rare que les précédents.

♃ Mai-septembre. — C.

FAM. XLI. CÉRATOPHYLLÉES

CERATOPHYLLEÆ Gray.

I. CERATOPHYLLUM L.

661. **Ceratophyllum submersum** L.

Étangs, marais, flaques d'eau du bord des rivières.

Rod. Carcenac, dans quelques ruisseaux (de B.)

Villef. Étang de Privezac (M. de Rudelle.)

Eaux et étangs (Bonnaterre, *in Cat.* M.)

♃ Juin-août. — AR.

662. **Ceratophyllum demersum** L.

Fossés, marais, ruisseaux, étangs.

Rod. Fontange, dans le ruisseau de Lauterne (M.)

♃ Juillet, août. — C.

FAM. XLII. LYTHRARIÉES

LYTHRARIEÆ Juss.

I. LYTHRUM L.

663. **Lythrum Salicaria** L.; vulg. *Salicaire*.

Lieux frais et humides, bord des eaux, dans les fossés.

♃ Juin-septembre. — CC.

664. **Lythrum hyssopifolia** L.

Lieux humides, fossés desséchés, bord des eaux.

Villef. Villefranche, la Baume, le long des sentiers des vignes, au-dessous de Pucch-Loup ; domaine de Saint-Bel, dans les fossés, le long de la route !

♃ Juin-septembre. — AR.

II. PEPLIS L.

665. **Peplis Portula** L.

Fossés des routes, bord des eaux, lieux inondés puis déssechés.

♃ Juillet, août. — CC.

FAM. XLIII. CUCURBITACÉES

CUCURBITACEÆ Juss.

I. BRYONIA L.

666. **Bryonia dioica** Jacq.; vulg. *Bryone*, *Couleuvrée.*

Haies, buissons, voisinage des habitations.

♃ Mai-août. — CC.

II. CUCUMIS L.

667. **Cucumis sativus** L.

Cultivé dans les jardins potagers.

Cette espèce présente plusieurs variétés parmi lesquelles :

Var. α *C. sativus viridis* Ser.; vulg. *Cornichon, Concombre-vert.*

Var. β *C. sativus flavus* Ser.; vulg. *Concombre, Concombre-jaune ;*

① *Fl.* Mai, juin ; *fr.* août, septembre.

668. **Cucumis Melo** L.; vulg. *Melon.*

Cultivé dans les jardins potagers.

Un grand nombre de variétés se remarquent dans cette espèce, les principales qu'il convient de mentionner ici sont :

Var. α *C. Melo reticulatus* Ser.; *C. Melo vulgaris* Jacq.; vulg. *Melon-maraîcher, Melon-reticulé.*

Cette variété est cultivée sur une très-grande échelle, dans le canton de Conques, à Saint-Cyprien.

Var. β *C. Melo Cantaloupo* Ser.; vulg. *Cantaloup.*

Cultivé dans les jardins.

Le *Cucumis flexuosus* L., vulg. *Concombre-serpent*, est cultivé dans quelques jardins potagers.

① *Fl.* Mai, juillet; *fr.* juillet-septembre.

III. CUCURBITA L.

669. **Cucurbita maxima** Duch. *in* Lam. *Dict. II,* p. 151; *Cucumis Pepo* var. α L.; vulg. *Potiron.*

Cultivé en plein champ et dans les vignes.

① *Fl.* Juin-août; *fr.* septembre, octobre.

670. **Cucurbita Pepo** Ser.; vulg. *Citrouille, Giraumond.*

Cultivé dans les jardins potagers et en plein champ.

L'on trouve, dans cette espèce, un assez grand nombre de variétés dont quelques-unes sont cultivées dans nos jardins, moins comme plantes utiles que comme objet de curiosité, telles sont les suivantes :

Var. β *C. Melopepo* L.; vulg. *Bonnet-de-prêtre, Patisson.*

Var. γ *C. Aurantia* Willd.; vulg. *Orangine, Fausse-orange.*

Var. δ *C. Ovifera* L.; vulg. *Cougourdette, Cucurbite-poire.*

Var. ε *C. Verrucosa* L.; vulg. *Citrouille-verruqueuse, Barbarine.*

L'on cultive aussi, dans quelques jardins, au même titre que les variétés du *C. Pepo* que je viens d'indiquer, le *Lagenaria vulgaris*, Ser., vulg. *Gourde*, *Calebasse*, et quelques-unes des singulières et nombreuses variétés que présente cette plante.

Var. α *Lagenaria vulgaris Gourda* Ser.; vulg. *Gourde-des-pèlerins, Courge-bouteille.*

Var. β *Lagenaria vulgaris Cougourda* Ser.; vulg. *Cougourde; Gourde-à-col;*

Var. γ *Lagenaria vulgaris depressa* Ser.; vulg. *Gourde-des-militaires.*

Var. δ *Lagenaria vulgaris clavata* Ser.; vulg. *Gourde-trompette, Gourde-massue.*

① *Fl.* Juin-août; *fr.* septembre, octobre.

IV. ECBALLIUM C. Rich.

671. **Ecballium Elaterium** Richb.; *Momordica Elaterium* L. *Ic. Bull. herb.* tab. 81; Ser. *Fl. jard. II*, p. 485, tab. 11.

Lieux incultes, décombres, tertres auprès des villages.

Vallée du Lot, sur les rochers de Montbrun, près des maisons !

Vallée du Tarn (de B.)

♃ Juillet-septembre. — AR.

FAM. XLIV. PORTULACÉES

PORTUTACEÆ Juss.

I. PORTULACA Tournef.

672. **Portulaca oleracea** L.; vulg. *Pourpier.*

Lieux cultivés, jardins, vignes.

Le *P. Grandiflora* est cultivé pour ses belles fleurs. Il se reproduit spontanément dans les jardins et, dans les interstices des cailloux, dans les cours.

Tout l'été. — CC.

II. MONTIA L.

673. **Montia minor** Gmel.; *M. fontana* L. *pro parte.*

Champs humides et sablonneux, bord des ruisseaux.

Esp. Montagne d'Aubrac, le long des petits cours d'eau !

Villef. Villefranche, au bas de la côte de Sanvensa; prairies de Vabre, près des sources; baraque de Pauquetou ! — Asprières (Giraud.)

① Avril-Mai. — CC.

674. **Montia rivularis** Gmel.; *M. fontana* L. *pro parte.*

Ruisseaux, sources, eaux vives, surtout dans les terrains granitiques.

Esp. Aubrac, prairies au-dessus de la cascade dite del Sal-del-Grel (ab. R.)

Rod. Petits filets d'eau, à Cayssials, à Ampiac (M.)

♃ Avril-septembre. — AC.

III. POLYCARPON Læfl.

675. **Polycarpon tetraphyllum** L. *filius* ; G. G. *Fl. fr. I*, p. 607 ; Barr. *Ic.* 534.

Lieux sablonneux.

Rod. Cassagnes, dans les jardins. (de B.)

Villef. Vallée de l'Aveyron, entre Najac et Mergieux, terrains sablonneux, le long de la voie ferrée.

Laguépie, dans le ballast de la gare du chemin de fer ! *Tarn-et-Garonne.*

① Mai-juillet-septembre. — AR.

FAM. XLV. PARONYCHIÉES

PARONYCHIEÆ DC.

I. TELEPHIUM L.

676. **Telephium Imperati** L.

Pentes rocailleuses des coteaux calcaires.

Mil. Gorge de la Jonte, au-dessus de Peyreleau ! — Rochers du Causse-Noir ; Puech d'Agach ; bois de Caussibal (B.)

♃ Juillet, août. — RR

II. PARONYCHIA Tournef.

677. **Paronychia argentea** Lam.

Espèce des régions méridionales indiquée au Puech Mourguiol, près de Rodez, par MM. de Barrau, *in Cat.* M.

♃ Mai, juin.

III. ILLECEBRUM L.

678. **Illecebrum verticillatum** L. ; *Ic.* Vaill. *Bot. par.* tab. 15, fig. 7.

Champs en friche, pelouses et bruyères des terrains granitiques et volcaniques.

Mil. Saint-Jean-du-Bruel, coteaux des bords de la Dourbie !

Rod. Environs de Sauveterre, sur la route de Villefranche! — Salars; Carcenac; lieux sablonneux dans tout le ségala (M.)

Villef. Environs de Rieupeyroux, terrains incultes, sur le chemin de la Bastide-l'Évêque !

① ou ② Juin-septembre. — A C.

IV. HERNIARIA Tournef.

679. **Herniaria glabra** L.; vulg. *Herbe-aux-hernies; Turquette.*

Lieux sablonneux, terrains d'alluvion.

Esp. Champs, entre Espalion et Saint-Come (Bern.)

Mil. Sauclières, plateau du Rouquet!

Rod. Champs à Bournazel; Le Roudillou! — Cayssials (M.)

S[t]-*Af.* Cornus, versant du Guillaumard! — Broquiès (de B.)

♃ Mai-septembre. — R.

680. **Herniaria hirsuta** L.; même dénomination vulgaire que la précédente.

Terres sablonneuses, champs cultivés, vignes.

Mil. Gorge de la Jonte, pentes rocailleuses; entre Saint-Jean-du-Bruel et Nant, bords de la Dourbie; Creissels, le long de la route; Sauclières, plateau au sommet du bois de Salbous ! — Le Caylar, sur le Larzac (de B.)

Rod. Cayssials (M.)

Villef. Environs de Villefranche, côte des Taillades; Monteils, bords de l'Aveyron; Najac, sur les ruines du château; Capdenac, alluvions du Lot; Rieupeyroux!

Poils des sépales hérissés, tous égaux.

♃ Mai-septembre. — A C.

681. **Herniaria incana** Lam.

Lieux rocailleux.

Mil. L'Hospitalet, sur le Larzac (de B.) — Vallon de Saint-Martin; ravin de Saint-Bauzély (B.)

S[t]-*Af.* Roquefort, au pied de la montagne de Combalou!

Indiqué dans la Lozère, près de Mende, par M. de Lambertye *in* Lecoq et Lamotte, *Catalogue*.

♃ Juillet. — R.

V. CORRIGIOLA L.

682. **Corrigiola littoralis** L.

Lieux sablonneux, bord des rivières.

Mil. Le Théron (B.)

Rod. Environs de Sauveterre, bord des fossés de la côte du ruisseau du Lézert !

Villef. Villefranche, bords de l'Aveyron, la Magdelaine; côte des Taillades; Rieupeyroux; Laguépie; alluvions du Lot, Capdenac, Cadrieu ! — Bouillac (Giraud.)

① Juin-octobre — A C.

VI. SCLERANTHUS L.

683. **Scleranthus annuus** L.

Champs, lieux cultivés, commun dans nos terrains du ségala.

① Juin-septembre. — CC.

684. **Scleranthus hamosus** de Pouzolz, *Fl. Gard*, p. 371, tab. 3.

Sur le sable au bord des cours d'eau.

Mil. La Maladrerie; le Serre, bords de la Dourbie; la Pomarède, probablement de graines amenées par les eaux (B.)

① Juillet, août. — RR.

685. **Scleranthus biennis** Reut. *Bull. Soc. Hall. Cat. Genève*, p. 83.

Villef. Cette espèce a été observée, aux environs de Saint-Julien-d'Empare, par M. Giraudias, *note Ms.*

② Avril-juillet. — RR.

686. **Scleranthus perennis** L.

Champs incultes, bruyères, pelouses rocailleuses des terrains granitiques et argilo-siliceux.

Esp. Aubrac, au-dessus du bois de Gandillot; Laguiole, terrains rocailleux !

Rod. Environs de Rignac (de V.)

Villef. Villefranche, montagne de Pénevaire; la Bastide-l'Évêque, pelouses rocailleuses ; Najac, pelouses rocheuses du versant de l'Aveyron ; la Roque-Bouillac ; Firmy, au Puy-de-Volf.

Calice à divisions obtuses au sommet, les intérieures plus obtuses que les extérieures, vertes sur le dos, largement blanches et scarieuses sur les bords, conniventes après la fructification. La perennité n'est pas constante. *Ordinairement vivace*, Cosson et Germain, *Flore des environs de Paris.*

♃ Mai-juillet. — CC.

VII. POLYCNEMUM L.

687. **Polycnemum majus** Al.-Br.; *P. arvense auct.* non L.

Champs cultivés, bord des chemins, terrains pierreux.

Esp. Le Tourriol, près de Laissac (ab. R.)

Mil. Entre Nant et Saint-Jean-du-Bruel, sables de la Dourbie !

① Juin-septembre. — AC.

688. **Polycnemum arvense** L.

Champs argileux et calcaires.

Mil. Causse de la Liquisse !

Rod. Plateau d'Onet ! — Marcillac (de B.)

St-Af. Broquiès (de B.)

Villef. Villefranche, chemin haut de Notre-Dame, champs de Bascaud, de la Gineste, plateau de la Bouisse !

① Juin-septembre. — AC.

FAM. XLVI. CRASSULACÉES

CRASSULACEÆ DC.

I. TILLÆA Mich.

689. **Tillæa muscosa** L.

Indiqué par Berthoud, dans les champs sablonneux et sur la lisière des bois (de B.) mais sans localités déterminées. Cette espèce, qui ne figure pas dans le *Catalogue du Plateau central* de Lecoq et Lamotte, n'a pas été signalée dans le département par d'autres botanistes.

II. SEDUM L.

690. **Sedum maximum** Suter; vulg. *Grand-Orpin.*

Lieux montueux et rocailleux.

Mil. Environs de Nant (Loret).

Rod. Environs de Conques, rochers du Lot et du Dourdou (Chastaingt).

Villef. Environs de Villefranche, sur les rochers schisteux des bords de l'Aveyron; montagne de Pénevaire, talus et murs des vignes; Fondiès; la Bouisse; Orlhonac, terrain calcaire; Najac, sur les rochers des bords de l'Aveyron! — Asprières; Sonnac (Giraud.)

♃ Août, septembre. — AC.

691. **Sedum Telephium** L.; G. G. *Fl. fr. I,* p. 618; *S. purpurascens* Koch, *Syn.* p. 284; Grenier, *Bul. Soc. bot. Fr. X,* p. 251; vulg. *Orpin*, *Reprise.*

Rochers, bois des montagnes, parmi les pierres, sur les vieux toits, les vieux murs.

Rod. Rochers et murailles (M.) — Côte du Cruou (ab. R.) — Le Rouquet; bois de Serres (de B.)

Villef. Domaine de l'Estang, le long du ruisseau, au couchant et au midi; vallée de l'Aveyron, Najac, sur les rochers, entre la station et le Bois-Rond!

Plus commun que le précédent.

♃ Juin-septembre. — C.

692. **Sedum Anacampseros** L.

Mil. Millau, murs des vignes (Berth. *in Cat.* M.)

Indiqué aux environs de Figeac, Lot, par MM. Grenier et Godron, *Flore de France*, d'après M. Puel. Il n'est pas à ma connaissance que cette espèce, qui appartient aux régions alpines, ait été retrouvée dans le département

♃ Juillet, août.

693. **Sedum Cepæa** L.; *S. galioides* All.; Lois.

Lieux ombragés, talus des chemins humides, dans les terrains primitifs.

Esp. Tertres à Trionnac (Jord. de Pf.)

Rod. Bonnecombe, sur les bords de la route (de B.) — Sauveterre; le Lac (M.)

Villef. Villefranche, montagne de Pénevaire, côte de l'Alzou, la

Baume; Fargayroles; Najac, Bois-Rond; la Roque-Bouillac, ravins humides des bords du Lot! — Penchot (Chastaingt).

St-Af. Sylvanès (M.)

① Juillet-septembre. — AC.

694. **Sedum rubens** L. *Sp.*; *Crassula rubens* L.

Vignes, bois, tertres, bruyères.

① Mai-juillet. — CC.

695 **Sedum annuum** L.; *S. saxatile* DC.

Régions des hautes montagnes, rochers, murs.

Esp. Montagnes d'Aubrac, sur les rochers, entre Aubrac et Belvezet!

① Juin-août. — R.

696. **Sedum villosum** L.

Marais et prés tourbeux des terrains granitiques et volcaniques.

Esp. Montagnes d'Aubrac; Aubrac, endroits tourbeux, au bas de la prairie; près du lac de Saint-Andéol; prés marécageux, près de la Tour de Belvezet; Laguiole; Saint-Chély! — Rochers de Dars, près des fontaines (Jord. de Pf.)

Rod. Marécages de Cabrières, près de Carcenac, champs humides (de B.)

① Juillet-septembre. — R.

697. **Sedum hirsutum** All.

Rochers schisteux.

Esp. Aubrac, sur les colonnes basaltiques de la Tour de Belvezet! — Saint-Geniez, sur les rochers, près de la chapelle des Buis (ab. R.) Yolet, dans les interstices des rochers (Jord. de Pf.)

Mil. Saint-Jean-du-Bruel, sur les rochers schisteux des gorges de la Dourbie, près du Moulin-Boudou!

Rod. Rochers schisteux (M.) — Domaine de Sorps (ab. R.) — Environs de Rignac, rochers des bords de l'Aveyron (de V.) — Bonnecombe; Conques (de B.)

Villef. Villefranche, côte de l'Alzou, le Calvaire, Pénevaire, la Maladrerie; Najac, sur les rochers, au-dessous du château! — Asprières; Sonnac; Bouillac (Giraud.)

♃ Juin-août. — AC.

698. **Sedum album** L.; vulg. *Perruque*, *Trique-madame*.

Vieux murs, toits, rochers, tertres rocailleux.

♃ Juin-août. — CC.

699. **Sedum micranthum** Bast. *in* DC. *Fl. fr. V*, p. 523.

Mêmes localités que le précédent, mais plus rare.

Villef. Domaine du Théron, sur les murs, le long du chemin !

♃ Juin, juillet. — AC.

700. **Sedum dasyphyllum** L.

Rochers, vieux murs.

Mil. Choisy; la Granède; Caussibal (B.)

Rod. Rodez, murs humides; Sauveterre; Valady (de B.) — Tout le vallon de Valady, sur les murailles (M.) — Vallon du Cruou (ab. R.) — Conques (Chastaingt).

St-Af. Tournemire, sur les murs des maisons (Puech).

Villef. Villefranche, sur les vieux murs ! — Asprières; Naussac (Giraud.)

♃ Juin, juillet. — AC.

701. **Sedum acre** L.; vulg. *Vermiculaire-acre, Poivre-de-muraille.*

Rochers, murailles, toits, lieux sablonneux.

♃ Juin, juillet. — CC.

702. **Sedum Boloniense** Lois.; *S. sexangulare* DC.

Lieux arides et sablonneux, souvent mêlé au précédent.

Mil. Champs pierreux de l'Hôpital-du-Larzac (B. *in Cat.* de B.) — Champs arides et sablonneux (Berth. *in Cat.* M.)

♃ Juin, juillet. — RR.

703. **Sedum reflexum** L.; *Ic.* Fuchs. *Hist.* p. 33.

Basses montagnes, coteaux pierreux, vieux murs.

Esp. Espalion; Aubrac (M.) — Le long du chemin allant de Masse à Bonneval (Bern.)

Rod. Au Tripadou, sur les rochers primitifs (M.) — Bonnecombe (de B.)

Villef. Villefranche, montagne de Pénevaire !

Var. β *rupestre* G. G.; *S. rupestre* L.

Rod. Sur les rochers et sur les murs calcaires, dans tout le vallon de Marcillac (de B.) — Vallon de Valady; Marcillac; Saint-Cyprien (M.)

St-Af. Saint-Affrique; Sylvanès (M.)

Villef. Très-répandu dans la vallée de l'Aveyron, à Villefranche, montagne de Pénevaire, sur le versant méridional; Monteils; Najac;

Laguépie, sur les rochers schisteux et les éboulés; la Roque-Bouillac, sur les rochers !

♃ Juillet, août. — AC.

704. **Sedum altissimum** Poir.

Tertres, rochers, murs, clôtures, dans le calcaire.

Mil. Sauclières, plateau du Rouquet ! — Cartayre (B.)

Rod. Vallon du Cruou; environs de Saint-Austremoine, sur les murs de soutènement, dans les vignes (ab. R.) — Environs de Rodez, (Vaissier, *in Cat.* de B.)

St-Af. Tournemire (Puech).

Villef. Commun aux environs de Villefranche, la Romiguière, sur les murs des vignes; plateau de la Bouisse !

♃ Juin-août. — AC.

705. **Sedum anopetalum** DC. *Fl. fr. V,* p. 526; *S. Hispanicum* DC. *Fl. fr. IV,* p. 395, non L.

Terrains des causses arides et rocailleux.

Mil. Plateau du Larzac, champs de la Couvertoirade; plateau de Sauclières; entre Saint-Geniez et Sévérac-le-Château ! — Vallon de Saint-Martin; Puy-de-France; coteau de Caussibal (B.) — Environs de la Pesade (Loret).

Rod. Environs de Rodez, plateau calcaire de Floyrac ! — Lioujas; au Puech-Redon, près de Fijeaguet (M.) — Mondalazac; plateau de Salles-la-Source (ab. R.) — Saint-Christophe; Marcillac; Nauviale (Chastaingt).

St-Af. Saint-Affrique, plateau rocailleux de la montagne de la Rouquette !

Villef. Plateau de Saujac ! — Saint-Julien-d'Empare (fr. S.)

Cadrieu, Montbrun ! *Lot.*

♃ Juin, juillet. — AR.

III. SEMPERVIVUM L.

706. **Sempervivum tectorum** L.; vulg. *Joubarbe, Grande-Joubarbe.*

Vieux murs, toits, rochers.

Esp. Environs d'Espalion, sur les rochers du Puech de Vermes, au terroir dit en Combes (Bern.)

Mil. Environs de Saint-Jean-du-Bruel, sur les rochers schisteux du Moulin-Boudou (M.)

Villef. Villefranche, vallée de l'Alzou, sur les rochers schisteux de la montagne de Pénevaire !

♃ Juillet-septembre. — AC.

707. **Sempervivum Arvernense** Lecoq et Lam. *Cat.* p. 179.

Esp. Sur les rochers de Bars, commune de Lacroix, canton du Mur-de-Barrez (Jord. de Pf.)

♃ Juillet, août. — RR.

708. **Sempervivum leptopetalum** Jord. et Fourr. *Brev. plant. novarum*, p. 43.

Esp. Sur les rochers de Bars, commune de Lacroix (Jord. de Pf.)

♃ Juin-août. — RR.

709. **Sempervivum arachnoideum** L.

Sur les rochers.

Esp. Sur les rochers de Péralbe, près du Fraysse (Jord. de Pf.) — Murs humides du village de Gailhac (Majorel, *in Cat.* de B.)

Villef. Port de la Combe, au-dessus de Livinhac-le-Haut, sur les rochers dits de Gerle !

♃ Juin, juillet. — RR.

IV. UMBILICUS DC.

710. **Umbilicus pendulinus** DC.; *Cotyledon Umbilicus* L.; vulg. *Nombril-de-Vénus*.

Rochers, vieux murs, principalement sur le granit et le schiste.

Esp. Valcaylès, sur les murs en pierre sèche (Jord. de Pf.)

Mil. Villefranche-de-Panat, à la Besse (Puech).

Villef. Villefranche, sur les rochers de la vallée de l'Aveyron, la Gasse, la Baume !

♃ Mai, juin. — CC.

FAM. XLVII. CACTÉES

CACTEÆ DC.

I. CACTUS L.

711. **Cactus Opuntia** L.; vulg. *Raquette, Figuier-d'Inde.*

Villef. Environs de Villefranche, subspontané dans les gorges de l'Alzou, sur les rochers, au bas de la montagne de Pénevaire; cueilli en fleur, en 1833, vis-à-vis le mas de Tézic; vient aussi à Najac, subspontané sur les talus de la côte de l'Aveyron, à l'exposition du midi!

Est indiqué comme naturalisé à Lastours, sur la Montagne-Noire, par M. Ozanon, *Bulletin de la Société botanique de France*, tome huitième, page 166.

♃ Mai, juin. — RR.

FAM. XLVIII. GROSSULARIÉES

GROSSULARIEÆ DC.

I. RIBES L.

712. **Ribes Uva-crispa** L.; vulg. *Groseillier-à-maquereau.*

Haies, buissons, lieux incultes et pierreux, vieux murs.

Esp. Aubrac, sur les colonnes basaltiques de la Tour de Belvezet; Saint-Chély! — Espalion, lisière des champs (Bern.)

Mil. Entre Millau et Paulhe; bois de Salbous! — Puy-de-France; Cartayre; bois de Massol (B.)

Rod. Salles-la-Source! — Carcenac (de B.) — Marcillac (Giraud.)

Villef. Prévinquières; Peyrusse, sur les murs du village!

♄ *Fl.* mars, avril; *fr.* juin, juillet. — AR.

713. **Ribes nigrum** L.; vulg. *Cassis.*

Cultivé dans les jardins, quelquefois subspontané au voisinage des habitations.

♄ *Fl.* avril, mai; *fr.* juin, juillet.

714. **Ribes Alpinum** L.

Haies, buissons, pentes rocailleuses des basses montagnes.

Esp. Aubrac, bois de Rigambal ! — Haies, à Brommes (Jord. de Pf.)

Mil. Entre Millau et Paulhe ; bois de Salbous ! — Bois de Manau ; Cartayre ; Creissels ; ravin de Saint-Auzély (B.)

Rod. Gorges d'Ampiac ! — Côte du Grand-Mas (de B.) — Haies, bois (M.)

St-Af. Roquefort, sur les rochers !

Villef. Villefranche, vallée de l'Alzou ; ravins de la Baume ; canals de Morlhon ; le Breil ; Monteils, bois des bords de l'Aveyron ; Najac, bois de Ferragut !

♄ *Fl.* avril, mai ; *fr.* août. — AC.

715. **Ribes rubrum** L. ; vulg. *Groseillier*.

Haies, buissons, bord des bois ; cultivé dans les jardins.

Esp. Saint-Geniez, bords du ruisseau de Juéry (ab. R.) — Environs de Laguiole (de B.)

Villef. Prévinquières, sur les bords de l'Aveyron, vis-à-vis le village de Labro ! (22 avril 1836.)

♄ *Fl.* Avril, mai ; *fr.* juin-août. — RR.

716. **Ribes petræum** Wulf.

Parties rocailleuses des hautes montagnes.

Esp. Montagnes d'Aubrac ; Aubrac, dans les broussailles qui environnent la prairie ; bords du ruisseau du bois de Rigambal ; bois près du lac de Saliens ; cascade dite del Sal-del-Grel, sur les rochers ; près de la Tour de Belvezet !

♄ *Fl.* mai, juin ; *fr.* septembre. — R.

FAM. XLIX. SAXIFRAGÉES

SAXIFRAGEÆ Juss.

I. SAXIFRAGA L.

717. **Saxifraga stellaris** L.

Lieux humides, bord des rivulets des montagnes volcaniques.

Esp. Montagnes d'Aubrac, parties rocailleuses, le long des rivulets et des eaux stagnantes ; pâturages d'Aubrac ; bois de Laguiole !

♃ Juillet, août. — R.

718. **Saxifraga rotundifolia** L.

Bois montueux.

Esp. Aubrac (de B.) — Au-dessous du Bourguet, sur les bords du ruisseau de Pleaux (Jord. de Pf.)

♃ Juin, juillet. — RR.

719. **Saxifraga granulata** L.

Pelouses, bois taillis, prés secs, rochers herbeux.

Esp. Montagnes d'Aubrac! — Environs d'Espalion, bords des champs de Garrigues (Bern.)

Mil. La Pomarède; Hôpital-du-Larzac (B.)

Rod. Environs de Rodez, prairies vers le Monastère; Sainte-Radegonde; le Pas, sur les rochers qui bordent la grande route! — Carcenac; Bonnecombe (de B.)

Villef. Environs de Villefranche, ravin de la Baume; bords de l'Aveyron, bois de l'Igue, au-dessous de la Maladrerie; bords de l'Alzou, à Bascaud; bois du domaine de l'Estang; Najac, bois de Ferragut! Saint-Guiral! *Gard.*

♃ Avril-juin. — AC.

720. **Saxifraga tridactylites** L.

Rochers, vieux murs, décombres.

♃ Mars-mai. — CC

721. **Saxifraga pubescens** Pourr.; DC. *Fl. fr. IV*, p. 375; *S. mixta* Lapeyr. *Fl. Pyr.* tab. 20, et *Abr.* p. 228 et 636; *S. ciliaris* Lapeyr. *Abr. Suppl.* p. 54.

Rochers calcaires.

Mil. Sur les rochers d'Ambousquèses, où elle forme des touffes compactes à fleurs blanches d'un très-bel effet; corniches des rochers au-dessus de Paulhe! — La Granède; Ambousquèses; Puy-de-France (B.)

St-Af. Environs de Tournemire, fentes des grands rochers, à l'ouest du bois de Montclarat!

Indiqué dans les Cévennes: Mende, à l'hermitage de Saint-Privat, escarpements des causses; Florac, aux rochers de Rochefort, rochers de Monteils (G G.); dans le Gard: aux rochers d'Enjeou, près de Montdardier; de la Tessonne, près du Vigan (de Pouzolz).

♃ Juin, juillet. — RR.

722. **Saxifraga hypnoides** L.

Sur les rochers, les vieux murs des hautes et basses montagnes.

Esp. Aubrac, sur les rochers de la prairie du buron de la Maynobe ; autour du lac de Saint-Andéol, sur les rocailles; rochers de la Tour de Belvezet ! — Route de Saint-Laurent à la Canourgue (fr. M.-J.) — Saint-Geniez, cours du ruisseau de Juéry, sur les rocailles (ab. R.) — Sur les rochers de Bars (Jord. de Pf.)

Rod. Deux-Aigues, sous Trémouilles, sur les murs de la vieille chapelle (de B.)

St-Af. Brusques, sur les rochers du château (M.)

Villef. Environs de Villefranche, ravins de la côte de l'Alzou, sur les rochers, près de la passerelle de Bosredon; Najac, commun dans la vallée de l'Aveyron, en aval de Najac, sur les rochers de Ferragut, le long du chemin de fer; sous les murs du château, au nord; sur les rochers du vallon de la Sérène ! — Saint-Martin-de-Bouillac (fr. S.)

Saint-Guiral, pentes occidentales ! (M.) *Gard.*

♃ Juin, juillet. — AC.

723. **Saxifraga Aizoon** Jacq.

Rochers des hautes montagnes.

Esp. Montagnes d'Aubrac, sur une grande masse basaltique dite le Roc, projetée en dôme au sommet de la vallée du Boralde, près de Belvezet, appelée pour cela Tour de Belvezet ! — Sur les rochers de Bars et de Péralbe, près du Fraysse (Jord. de Pf.)

♃ Juin-août. — RR.

II. CHRYSOSPLENIUM L.

724. **Chrysosplenium alternifolium** L.

Bord des sources et des ruisseaux des terrains granitiques et volcaniques.

Esp. Bois d'Aubrac, de Rigambal, de Laguiole, dans les lieux humides et ombragés ! — Bords du Bromme, au-dessus du Mur-de-Barrez (Jord. de Pf.) — Bois de Paulhac (Valadier).

Dans les bois de Laguiole et d'Aubrac, dans les lieux marécageux, les feuilles atteignent jusqu'à quatre centimètres de diamètre.

♃ Mai. — RR.

725. **Chrysosplenium oppositifolium** L.

Bord des filets d'eau, sources, terres humides.

Esp. Espalion à la Fon-Sancha (Bern.) — Au-dessous de Trionnac, bords des affluents du Goul (Jord. de Pf.)

Rod. Ampiac; bois de Linars; lieux humides des terrains granitiques (M.) — Salles-la-Source, près de la source principale (ab. R.)

Villef. Environs de Villefranche, chemin de la Baume, aux endroits humides, la Maladrerie !

♃ Mai. — CC.

FAM. L. OMBELLIFÈRES

OMBELLIFERÆ Juss.

I. DAUCUS L.

726. **Daucus Carota** L ; vulg. *Carotte.*

Terrains incultes, dans tout le département.

② Juin-octobre. — CC.

727. **Daucus maritimus** Lam.

Mil. Environs de Millau (Berth. *in Cat.* M.)

N'a pas été retrouvé, à ma connaissance, dans le département.

II. ORLAYA Hoffm.

728. **Orlaya grandiflora** Hoffm.; *Caucalis grandiflora L.*

Champs calcaires et argileux, lisière des bois.

Esp. Près du Fraysse, à la base herbeuse des rochers de Péralbe (Jord. de Pf.)

Mil. Bois du Puy-de-France !

Rod. Salles-la-Source (Cérès, *in Cat.* M.)

Villef. Plateaux d'Ordiget, de la Bouisse ; champs de Mayrignagues; Salvagnac-Cajarc ; moissons du plateau de Cubèle !

Infeste quelquefois les champs des plateaux calcaires.

① Juin-août. — AC.

729. **Orlaya platycarpos** Koch ; *Caucalis platycarpos* L.

Champs cultivés, moissons des terrains argilo-calcaires.

Mil. Environs de Sauclières, bois de Salbous ! — Pourcayras (B.)

Villef. Savignac ; Montsalès, moissons du Mas-Viel ; champs d'Estrabols !

① Août. — AR.

III. TURGENIA Hoffm.

730. **Turgenia latifolia** Hoffm.; *Caucalis latifolia* L.

Champs cultivés, moissons des terrains argilo-calcaires.

Esp. Peyrat, dans les blés (Jord. de Pf.)

Mil. Vignes de Creissels! — Environs de Millau, Saint-Martin, Issis, Pourcayras (B.) — Plateau du Larzac, près de la Pesade (Loret).

Rod. Champs calcaires des environs de Rodez (M.)

St-Af. Roquefort (Puech).

Villef. Plateau de la Bouisse; champs de Savignac; Villeneuve; Montsalès; Estrabols, dans les moissons! — Saint-Julien-d'Empare (fr. S.)

① Juin-août. — AR.

IV. CAUCALIS Hoffm.

731. **Caucalis daucoides** L.

Champs, moissons.

Mil. Commun dans les moissons (B.)

Rod. Coteaux de Bruéjouls; Bournazel!

St-Af. Tournemire (Puech).

Villef. Villefranche, entre le Calvaire et le Moiron; plateau de la Bouisse; Montsalès, dans les moissons, au Mas-Viel; champs d'Estrabols! — Saint-Julien-d'Empare, dans les champs (fr. S.)

① Mai-juillet. — AC

732. **Caucalis leptophylla** L.; *C. parviflora* Lam.; *Torilis leptophylla* Rchb. *fil. Ic XXI,* p. 83, tab. 169.

Champs cultivés, bord des routes.

Mil. Plateau du Larzac, moissons de la Couvertoirade; Sauclières! — Hôpital-du-Larzac; Saint-Estève; Puy-de-France; Plalong (B.) — Près de la Pesade (Loret).

St-Af. Le Fau, (Puech).

Villef. Champs d'Estrabols; côte de Salvagnac, au pied des rochers! — Champs de Saint-Julien-d'Empare; sur les rochers du Verdier (fr. S.)

M. Richard, *l. c.*, fait observer que les aiguillons du fruit sont ordinairement glochidés, mais que cette forme n'est pas constante, elle serait plus particulière aux fruits jeunes, l'âge la ferait disparaître. Boreau, *Flore du centre*, dit que les aiguillons n'ont que deux ou trois crochets très-courts.

① Juin. — RR.

V. TORILIS Hoffm.

733. **Torilis Anthriscus** Gmel.; *Tordylium Anthriscus* L.

Haies, pelouses, buissons, décombres, bord des bois et des routes.

② Juin-août. — CC.

734. **Torilis Helvetica** Gmel.; *T. infesta* Duby; *Caucalis Helvetica* Jacq.

Bord des champs, des chemins, haies, bois, surtout dans les terrains argilo-calcaires.

Villef. Ordiget; la Romiguière, terrains incultes au milieu des vignes; ravins de la Bouisse; champs de Sainte-Croix; vallée de l'Aveyron, au-dessous de Monteils !

② Juillet-septembre. — CC.

735. **Torilis heterophylla** Guss.; Rchb. *Ic. XXII,* tab. 167, fig. 2.

Lieux arides, rocailleux, broussailles.

Mil. Plateau du Larzac, aux environs de la Pesade (Loret).

Villef. Vallée du Lot, près de Salvagnac-Cajarc, pentes rocailleuses de la gorge de Lantouï !

② Mai, juin. — R.

736. **Torilis nodosa** Gærtn.; *Tordylium nodosum* L.

Lieux stériles, coteaux rocailleux, bord des chemins.

Mil. Puy-de-France ; Plalong (B.)

Rod. Gages; Lioujas, sur les rochers (M.) — Vallon du Cruou; Solsac, au Roc-Ponsard (ab. R.)

Villef. Villefranche, commun le long des chemins; prairies de Notre-Dame ! — Saint-Julien-d'Empare (fr. S.)

① Juin, juillet. — C.

VI. CORIANDRUM L.

737. **Coriandrum sativum** L.; vulg. *Coriandre.*

Cultivé généralement, quelquefois subspontané.

Mil. Champs aux environs de Sévérac (Berth. *in Cat.* M.)

Villef. Sur le ballast du chemin de fer, à Najac, Monteils, Salles-Courbatiès, provenant de graines échappées de quelque train ! Observé pour la première fois les 19 et 20 juillet 1872.

Feuilles inférieures, ovales, arrondies, finement dentées en scie; les moyennes à trois ou cinq lobes cunéiformes, crénelés ou dentés; les supérieures finement pinnatifides. Son odeur est désagréable; les semences ont cependant une odeur aromatique assez douce qui fait qu'elles sont employées quelquefois pour aromatiser certaines liqueurs de fenêtre.

① Juin, juillet. — RR.

VII. LASERPITIUM L.

738. **Laserpitium latifolium** L.; *L. glabrum* Crantz; Rchb. *Ic. XXI*, tab. 144, fig. 1-4.

Bois des hautes montagnes, prés, bord des eaux.

Esp. Montagnes d'Aubrac, sur les rochers des corniches de la vallée du Boralde, vers Belvezet; entre Aubrac et Saint-Chély, bords du Boralde !

Mil. Rochers d'Ambousquèses, vers Creissels; bois de Salbous ! — Bois de Salbous (M.) — Bois de la Resce, près de Saint-Laurent (M.) — Vinnac (B.)

Rod. Le Rouquet sous Trémouilles (de B.) — Prairies de Bonnecombe (fr. S.)

♃ Juillet, août. — R.

739. **Laserpitium asperum** Crantz; Rchb. *Ic. XXI*, tab 144, fig. 5, 6. ; *L. latifolium* var. β *asperum* Soy.-Willm.; G. G.

Esp. Montagnes d'Aubrac, sur les rochers, entre Saint-Chély et Aubrac ! — Bois de Gandillot, bords du Boralde (ab. R.) — Bois à Venzac (Jord. de Pf.)

Mil. Sauclières, sur les rochers de Roquefoulet ! — Entre Lenne et Saint-Martin (ab. R.)

M. Bonhomme a observé, à Vinnac, une variété qui ne se rapporterait ni à l'une ni à l'autre des deux espèces précédentes. Elle se ferait remarquer par ses rayons de l'ombelle plus courts, par ses folioles moins arrondies, ovales-lancéolées, cordiformes, à dents plus rares, presque glabres en dessous.

♃ Juillet, août. — R.

740. **Laserpitium Nestleri** Soy.-Willm.; *L. aquilegifolium* DC.

Mil. Sauclières, bois de Salbous, partie rocailleuse ! — Bois de Roucoules; Hôpital-du-Larzac; Ambousquèses; la Granède (B.)

Var. β *hispidum* Lecoq et Lam. *Cat.* p. 197.

Mil. Lisière du bois de Salbous, vers Sauclières !

La face inférieure des feuilles est couverte de poils un peu roides, articulés diaphanes.
Le *L. Nestleri*, souvent confondu avec le *L. aquilegifolium* Jacquin, s'en distingue

par son fruit qui a huit à dix ailes membraneuses luisantes, tandis que le fruit du *L. aquilegifolium* est simplement strié.

Il est indiqué dans les Cévennes, à Bramabiou, près de Lespérou, par de Candolle; dans l'Aveyron, à Saint-Jean-du-Bruel, par Prost; dans la Lozère, à Florac, aux bois de Valbre et de Corsac, près de Mende; dans le Vigan, à Alzon, par MM. Grenier et Godron; localités qui touchent presque toutes aux stations de notre plante.

♃ Juin, juillet. — RR.

741. **Laserpitium Gallicum** C. Bauh.

Coteaux arides, pentes rocailleuses.

Mil. Coteaux calcaires du sommet de la côte de Saint-Rome-de-Tarn à Montjaux; au-dessus de Peyreleau, pentes rocailleuses des gorges de la Jonte; ravins de Creissels! — Coteaux de la Pomarède; champs sablonneux de Creissels; coteaux de Massebiau (B.) — Millau (Berth. *in Cat.* M.)

Rod. Arvieu (de B.)

S[t]-*Af.* Roquefort, pentes rocailleuses, près du village!

Villef. Au-dessous de Najac, coteaux rocailleux des bords de l'Aveyron, près de Ferragut; vallée du Lot, Salvagnac-Cajarc, dans les combes, gorge du gouffre de Lantouï!

♃ Juillet, août. — R.

742. **Laserpitium Siler** L.; *Siler montanum* Crantz, *Aust* p. 135; Rchb. *Ic. XXI*, p. 75, tab. 148.

Lieux pierreux, sur les rochers.

Mil. Gorges de la Jonte, sur les rochers, au-dessus du Truel; Sauclières, fentes des rochers de Roquefoulet! — Hôpital-du-Larzac; Puy-de-France (B.) — Meyrueis (Lecoq et Lam. *Cat.*) — Environs de la Pesade (Loret).

S[t]-*Af.* Environs de Tournemire, à l'extrémité de Fajas; Castels-Viels; Sainte-Eulalie-du-Larzac; bois de Pélissier (Puech).

Sur les rochers du Caylar! *Hérault.*

♃ Juin, août. — RR.

VIII. SILER Scop.

743. **Siler trilobum** Scop.; Crantz, *Aust.* p. 186; Rchb. *Ic. XXI*, p. 72, tab. 443.

Bois calcaires et montueux.

Mil. Environs de Sauclières, pentes rocailleuses, au sud du bois de Virenque, dans le ravin!

♃ Juin, juillet. — RR.

IX. ANGELICA L.

744. **Angelica sylvestris** L.; vulg. *Angélique-sauvage.*

Lieux frais et sablonneux, bois humides, fourrés des bords des ruisseaux et des rivières.

Esp. Aubrac, le long du ruisseau, dans la prairie ! — Maison de Pussac, appartenant à l'abbé de Bonneval (Bern.)

Mil. Saint-Jean-du-Bruel, bords de la Dourbie, au-dessus du Moulin-Boudou !

Rod. Le Rouquet; Carcenac; Bonnecombe (de B.)

Villef. La Baume; Dauquiès; Canals de Morlhon; moulin de la Bouisse; Floyrac, sur les bords de l'Aveyron !

♃ Juillet-septembre. — AC.

745. **Angelica Pyrenæa** Spreng.; *Seseli Pyrenæum* L.

Pelouses, pâturages des montagnes granitiques et volcaniques.

Esp. Montagnes d'Aubrac, dans les pâturages; prairie d'Aubrac; pelouses du plateau, en allant de Laguiole à Aubrac; prairie du buron de la Maynobe; pâturages secs, près de la Tour de Belvezet ! — Prairies au-dessous du Bourguet (Jord. de Pf.)

Mil. Salles-Curan, prairies humides des bords du Violou (fr. S.)

♃ Juillet-septembre. — RR.

746. **Angelica Archangelica** L.; vulg. *Angélique.*

Cultivé dans les jardins où il est souvent subspontané.

X. ANETHUM Hoffm.

747. **Anethum graveolens** L.; vulg. *Fenouil-bâtard.*

Quelquefois cultivé et subspontané.

Mil. Au Salze (de B. *in Cat.* M.) — Environs de Millau (Berth. *in Cat.* M.)

Villef. Subspontané dans un assez grand nombre de jardins, notamment dans les campagnes; Cransac; Martiel !

♃ Juillet-août. — RR.

XI. PEUCEDANUM Koch.

748. **Peucedanum Parisiense** DC.

Mil. Environs de Millau (Berth. *in Cat.* M.)

N'a pas été retrouvé, que je sache, dans le département.

♃ Juillet-septembre.

749. **Peucedanum Cervaria** Lapeyr.; *Athamanta Cervaria* L.; Rchb. *Ic. XXI*, p. 59, tab. 115.

Coteaux, broussailles, bois taillis, rochers herbeux des terrains calcaires.

Mil. Environs de Millau, de Sévérac (de B.) — Bois de Salbous (Martin).

Rod. Vallon du Cruou, sur les rochers exposés au midi, au précipice de Frontignan (ab. R.)

St-Af. Coteaux secs, entre Saint-Affrique et Tiergues (M.)

Villef. La Romiguière, Ordiget, terrains incultes, au milieu des vignes; Floyrac; La Rouquette, parmi les rocailles du plateau!

♃ Juillet-octobre. — AC.

750. **Peucedanum Oreoselinum** Mœnch; *Selinum Oreoselinum* Scop.

Mil. Bois de Salbous! — La Pesade, dans le bois de Cervières (Loret).

Rod. Cayssials, prés secs qui bordent l'Aveyron (M.) — Roc de Tripadou, Bonnecombe (de B.)

Villef. Villefranche, vallée de l'Alzou, montagne de Pénevaire; le Garriguet; vallée de l'Aveyron, sur les rochers de Ferragut!

Laguépie, à Las-Arènes (Lagr.-Foss. *Fl. T.-et-G.*)

♃ Juillet-août. — AC.

751. **Peucedanum carvifolium** Vill.; *Selinum Chabræi* Jacq.

Prés humides, dans tout le département.

♃ Juillet-septembre. — CC.

752. **Peucedanum Ostrutium** Koch.

Pâturages des montagnes.

Esp. Aubrac, (de B. *in Cat.* M.)

Indiqué, dans la Lozère et dans le Gard, par MM. Grenier et Godron, *Flore de France.*

♃ Juin, juillet. — RR.

XII. PASTINACA L.

753. **Pastinaca sativa** L.; vulg. *Panais*.

Prés, collines incultes.

Var. α *sylvestris* G.G.; *P. sylvestris* Mill. *Dict.*

Mil. Creissels, côte du Larzac; La Pomarède; Saint-Auzély (B.)

Rod. Valady (M.)

St-Af. Saint-Affrique (M.)

Villef. Sur tous les coteaux arides !

Racine grêle, feuilles pubescentes.

Var. β *edulis* DC.; *P. domestica* Lob. *Ic.* p. 709; Rchb. *Ic. XXI*, tab. 141.

Cultivé très-rarement dans les jardins potagers.

Racine charnue, feuilles glabres.

① Juillet, août.

754. **Pastinaca pratensis** Jord. *in* Bor. *Fl. cent.* 3e éd. p. 286.

Prés, lieux frais.

Villef. Villefranche, vallée de l'Aveyron, à la Gasse !

① Août, septembre.

XIII. HERACLEUM L.

755. **Heracleum Lecokii** G. G. *Fl. fr. I*, p. 695; *H. Sibiricum* Lecoq et Lam. *Cat.* p. 196.

Prés, lisière des bois.

Esp. Aubrac, dans la prairie; prairie de la Maynobe; entre Aubrac et la Tour de Belvezet !

Mil. Sauclières, bois de Virenque, bois de Salbous ! — Saint-Laurent-d'Olt (M.) — Millau, bords du Tarn, au-dessous du Pont-Rouge; Choisy; Creissels, près des cascades; vallon de Saint-Martin (B.)

Rod. Salles-la-Source, prairie de la station ! — Environs de Rodez (M.) — Prés de Mondalazac (ab. R.) — Environs de Rignac (de V.)

Villef. Orlhonac; la Bastide-l'Évêque; Livinhac-le-Haut; environs de Laguépie, prairies ombragées des bords de l'Aveyron !

Cette plante remplace, dans notre région, l'*H. Sphondylium*, que je n'ai jamais eu occasion d'y observer.

② Juin-août. — AC.

756. **Heracleum angustatum** Bor. *Fl. cent.* 3e éd. p. 758; *H. longifolium* Jacq.; *H. Sphondylium* var. β *longifolium* Coss. et Germ. *Fl. par.* 2e éd. p. 272.

Prés.

Villef. Vallée du Lot, prairies près de la verrerie de Penchot!

Vallée du Lot, rive droite, à Montbrun, dans les prés! *Lot.*

② Juin, juillet. — RR.

XIV. TORDYLIUM L.

757. **Tordylium maximum** L.

Lieux secs et pierreux, bord des chemins, haies.

Mil. Les Aumières; Plalong (B.)

Rod. Billorgues (ab. R.) — Rochers, lieux pierreux et incultes (M.)

St-Af. Tournemire (Puech).

Villef. Villefranche, montagne de Pénevaire; dans les vignes, au bas de la côte de Sanvensa; vallée de l'Alzou, au-dessus du moulin du Pradélou, le long des haies! — Asprières; Peyrusse (Giraud.)

① Juillet, août. — C.

XV. MEUM Tournef.

758. **Meum Athamanticum** Jacq.; *Athamanta Meum* L.

Prairies, pâturages des montagnes granitiques et volcaniques.

Esp. Montagnes d'Aubrac, commun dans tous les pâturages!

Mil. Salles-Curan, dans un pré (de B.)

Rod. Prés au-dessous de Fonsetiers, près de Notre-Dame-d'Aures (ab. R.)

Montagne de Saint-Guiral! *Gard.*

♃ Juin-août. — C.

XVI. SILAUS Bess.

759. **Silaus pratensis** Bess.; *Peucedanum Silaus* L.; vulg. *Cumin-des-prés, Persil-bâtard.*

Prés, bois humides.

Mil. Sévérac-le-Château, pelouses de la montagne de la Camusèle!

Rod. Salles-la-Source, prairies près de la station du chemin de fer; prés de Bruéjouls; prairies de Saint-Félix-de-Rignac!

Villef. Prés de Notre-Dame; domaine de l'Estang; Sainte-Croix; prairies de Salles-Courbatiès! — Saint-Julien-d'Empare (fr. S.)

♃ Juin-septembre. — CC.

XVII. ATHAMANTA Koch.

760. **Athamanta Cretensis** L.

Sur les rochers calcaires.

Mil. Gorges de la Jonte, au-dessous de Meyrueis, dans les fentes des rochers!

St-Af. Cornus, sur le versant septentrional du bois de Guillaumard; environs de Tournemire, fentes des grands rochers, à l'ouest du bois de Montclarat!

Sur les rochers du Caylar! *Hérault.*

♃ Juin, juillet. — RR.

XVIII. SESELI L.

761. **Seseli montanum** L.; *S. glaucum* Saint-Amans, *Agen.*

Haies, lieux secs, coteaux arides, pelouses rocailleuses.

Rod. Plateau d'Onet!

St-Af. La Salvanie, près de Broquiès; Saint-Sernin (de B.) — Tournemire, bois domanial de Guiral (Puech).

Villef. Villefranche, côte de l'Alzou, la Gasse, côte de Sanvensa, coteaux de la Romiguière, plateau de la Bouisse; Salles-Courbatiès!

♃ Août-octobre. — CC.

762. **Seseli coloratum** Ehrh.; *S. annuum* L.

Coteaux secs.

Rod. Carcenac (de B.)

② et ♃ Août.

763. **Seseli Libanotis** Koch; *Athamanta Libanotis* L.

Bois montagneux, coteaux pierreux.

Esp. Aubrac, pâturages secs (de B.)

Mil. Environs de Sauclières, bois de Salbous (de Pouzolz).

Villef. Asprières (Giraud.)

② Juillet-octobre. — RR.

XIX. FŒNICULUM Hoffm.

764. **Fœniculum vulgare** Gærtn.; vulg. *Fenouil.*

Vignes, bord des chemins, décombres.

Mil. Ravin de Saint-Auzély; Cureplats (B.)

Rod. Baulés; Panat (M.) — Roc de Tripadou (de B.)

St-Af. Environs de Saint-Affrique (M.)

Villef. Vignes, endroits incultes, Fondiès, la Romiguière, Ordiget!

♃ Juillet-août. — CC.

XX. ÆTHUSA L.

765. **Æthusa Cynapium** L.; *Petite-Ciguë; Persil-de-chien.*

Lieux cultivés, jardins, le long des murs, des fossés des villages.

Villef. Villefranche, côte de Sanvensa; à la Maladrerie, bois de l'Igue; Sainte-Croix; domaine de l'Estang!

① Juillet-octobre. — CC.

XXI. ŒNANTHE L.

766. **Œnanthe pimpinelloides** L.; Rchb. *Ic. XXI*, p. 26, tab. 54.

Prés, bois, pelouses.

Rod. Environs de Rodez, à la Mouline (M.)

Villef. Villefranche, prairies de Notre-Dame, bois de la Gineste; Morlhon; Dauquiès; Sanvensa; l'Estang; Najac, vers Laguépie; plateau de Léonard, prairies sèches; pentes herbeuses du Puy-d'Escarts; prairies de Salles-Courbatiès; vallée de la Diège, prairies de las Cazes; coteaux de Saujac! — Martiel (Giraud.)

♃ Juin, juillet. — AC.

767. **Œnanthe peucedanifolia** Pollich; *Œ. filipenduloides* Thuill.; Rchb. *Ic. XXI*, p. 28, tab. 53, vulg. *Filipendule-aquatique.*

Prés humides et marécageux.

Esp. Aubrac, dans la prairie; prairies de Laguiole, touchant à la partie boisée du côté d'Aubrac ! — Espalion, vergers du Foiral (Bern.)

Mil. Raujoles, près de Millau ; vallon de Saint-Martin (B.)

Rod. Prairies des environs de Rodez ; vallon de Bruéjouls ; Saint-Félix ; Bournazel ; Cayssials ; Valady (M.) — Environs de Rignac (de V.)

Villef. Prairies de Salles-Courbatiès, de Bouquiès, des bords du Lot, de Najac, au Roubel ; vallon de la Sérène, au-dessous de Najac !

♃ Juin, juillet. — AC.

768. **Œnanthe fistulosa** L.; Rchb. *Ic. XXI*, p. 26, tab. 57.

Marais, fossés, prés humides, bord des mares et des étangs.

Rod. Salles-la-Source, prairies près de la station ; bords de l'étang de Bournazel ! — Onet, prés humides (M.) — Carcenac (de B.)

Villef. Prairies entre Martiel et las Fons !

♃ Juin, juillet. — CC.

769. **Œnanthe Phellandrium** Lam. ; Rchb. *Ic. XXI*, p. 29, tab. 55; vulg. *Phellandre*, *Ciguë-d'eau.*

Esp. Aubrac (de B.)

Rod. Environs de Rodez (de B.)

Bien que cette espèce soit indiquée, dans les *Flores*, comme commune dans les ruisseaux et les marais, je n'ai pas eu occasion de l'observer dans le département.

♃ Juillet, août.

XXII. BUPLEURUM L.

770. **Bupleurum rotundifolium** L. ; vulg. *Perce-feuille.*

Moissons des terrains calcaires.

Esp. Bieunac (Bern.) — Venzac (Jord. de Pf.)

Mil. Causse de la Liquisse ! — Millau (B.) — Sévérac (fr. M.-J.)

Rod. Marcillac (M.) — Salles-la-Source ; Onet ; Mondalazac (ab. R.)

St-Af. Saint-Affrique, plateau de la montagne de la Rouquette ! — Tournemire, devèze de la Bastide (Puech).

Villef. Plateau d'Ordiget ; plateau entre Saint-Remy et le ruisseau de Saint-Igest ; Salvagnac-Cajarc, moissons du plateau de Cubèle !

① Juin, juillet. — AC.

771. **Bupleurum ranunculoides** L.

Var. β *caricinum* DC. *Prodr.*

Vallée de l'Aveyron, à Cazals, sur le rocher dit Roc-punxut! *Tarn-et-Garonne.*

♃ Juillet, août. — RR.

772. **Bupleurum junceum** L.

Lieux secs, rocailleux, bord des vignes.

Mil. Gorge de la Jonte; entre Nant et Saint-Jean-du-Bruel, coteaux de la rive droite de la Dourbie! — Puy-de-France; Raujoles (B.)

Rod. Champs et haies du Causse (Bonnat. *in Cat.* M.)

St-Af. Tournemire, cirque de Castels-Viels!

Villef. Villefranche, vallée de l'Aveyron, au-dessus de la Gasse; terrains incultes près de la Romiguière; sommet du plateau d'Ordiget; Saint-Remy, sur les rochers, le long de la route de Figeac; Najac, pentes rocailleuses des bords de l'Aveyron; Estrabols, sur les corniches des combes; Salvagnac, le long de la côte, sur les rochers! — Capdenac, sur les rochers (fr. S.)

① Juillet, août. — AR.

773. **Bupleurum tenuissimum** L.; Rchb. *Ic. XXI*, tab 50, fig. 2; Mut. *Fl. fr.* tab. 22, fig. 154.

Lieux arides.

Rod. Lieux secs du causse de Rodez (de B.)

Villef. Environs de Saint-Julien-d'Empare, à Brountoulou (fr. S.)

① Juillet, août. — RR.

774. **Bupleurum aristatum** Bartl.; *B Odontites auct.*

Lieux arides et rocailleux des côteaux calcaires.

Mil. Plateau du Larzac, la Couvertoirade, la Pesade; Sauclières, pelouses du Rouquet! — Hôpital-du-Larzac; vallon de Saint-Martin; Puy-de-France (B.) — Près de la Pesade (Loret).

Rod. Coteaux rocailleux de Saint-Christophe! — Devèze de Floyrac; causse entre Lioujas et Gages (M.) — Au-dessous des rochers de Fonfrège (ab. R.)

St-Af. Saint-Affrique, plateau de la montagne de la Rouquette!

Villef. Vallée de l'Aveyron, plateau de la Bouisse; plateau entre Saint-Remy et le ruisseau de Saint-Igest; plateau de Lexos; Saint-Clair, plateau calcaire de la Bouissonnade; plateau de Cubèle, au-dessus de Salvagnac!

① Juin, juillet. — AC.

775. **Bupleurum falcatum** L.

Coteaux calcaires, lieux secs et pierreux.

Mil. Millau, rochers d'Ambousquèses; Sauclières, bois de Virenque, bois de Salbous! — Cartayre; la Granède (B.)

Rod. Coteaux rougiers, dans tout le vallon (M.) — Vignes du vallon de Marcillac (de B.)

St-Af. Environs de Tournemire, rochers de Castels-Viels, près de la carrière de tuf; bois de Fajas!

Villef. La Rouquette, sur le plateau; Floyrac, pentes rocailleuses de la gorge!

♃ Août-octobre. — R.

XXIII. SIUM L.

776. **Sium latifolium** L.; vulg. *Grande-Berle.*

Bord des eaux, fossés, prés marécageux.

♃ Juillet, août. — CC.

XXIV. BERULA Koch.

777. **Berula angustifolia** Koch; *Sium angustifolium* Rchb. *Ic. XXI*, p. 14, tab. 37; *S. incisum* Pers.

Fossés, ruisseaux, étangs.

Rod. Fontanges, dans Lauterne (M.)

Villef. Villefranche, ruisseau de Notre-Dame; l'Estang, dans le ruisseau de la prairie; Salles-Courbatiès, dans le ruisseau; fossés des prairies tourbeuses du Rey!

Il végète en grande abondance dans le ruisseau de Salles-Courbatiès, au-dessus des moulins, où il s'élève à la hauteur de plus d'un mètre. Gouan, *Flore de Montpellier*, dit qu'il acquiert la hauteur d'un homme dans le Lez, près de Montpellier.

♃ Juillet-septembre. — CC.

XXV. PIMPINELLA L.

778. **Pimpinella magna** L.; vulg. *Grand-Boucage.*

Prés, haies humides, bois frais.

Esp. Aubrac, dans la prairie; lisière des bois, dans la vallée du Boralde, bois de Rigambal!

Mil. Sauclières, bois de Salbous, de Virenque !

Rod. Bords de l'Aveyron, au moulin de Vaysse (M.)

♃ Juillet-septembre. — AC.

779. **Pimpinella Saxifraga** L.; vulg. *Petit-Boucage*.

Rochers, coteaux pierreux.

Esp. Montagnes d'Aubrac; prairies de Laguiole !

Mil. Bois communal de la Garrigue; la Granède (B.)

Rod. Environs de Carcenac (de B.)

Villef. Villefranche, Garrials, bois du Quoiti !

Var. β *Genevensis*, *P. Genevensis* Vill.

Villef. Villefranche, montagne de Pénevaire !

♃ Juillet-septembre. — CC.

XXVI. BUNIUM L.

780. **Bunium verticillatum** G. G. *Carum verticillatum* Koch.

Lieux marécageux, prés humides des terrains siliceux.

Esp. Prés fangeux, à Trionnac (Jord. de Pf.)

Mil. Salles-Curan (fr. S.)

Rod. Ruffepeyre; Chantemerle; prairie de Bournazel ! — Cayssials, Bonnecombe (M.) — Environs de Rodez (de B.)

Villef. Puech-Loup; le Moiron; Marmont; Morlhon; la Rivière; Bérals; Rieupeyroux; Privezac, dans les prairies ! — Asprières (Giraud.)

♃ Juin-août. — AC.

781. **Bunium Carvi** Bieb.; *Carum Carvi* L.; Rchb. *Ic. XXI*, p. 14, tab. 31.

Prairies, bois.

Esp. Aubrac, prairie d'Aubrac; prairie du buron de la Maynobe ! — Prairie de Venzac (Jord. de Pf.)

Mil. Sauclières, lisière du bois de Salbous ! — Millau, prés de Saint-Martin; Montels (B.) — Sévérac-le-Château, dans les prairies (M.) — Lenne, dans les prés (ab. R.)

Rod. Côte du Cruou (ab. R.)

St-Af. Cornus, bords de la Sorgue, entre les deux papeteries !

Le fruit a un goût chaud, aromatique, très-agréable.

② Mai, juin-septembre. — AR.

782. **Bunium Bulbocastanum** L.; vulg. *Terre-noix.*

Moissons des terrains calcaires.

Esp. Dans un pré du prieur de Cambon. *Rutheni vocant Nissols, Arnissols* (Bern.)

Mil. Pláteau du Larzac, à la Pesade, dans les moissons; causse de la Liquisse; Sauclières, dans les petites cultures du plateau! — Puy-de-France; la Tacherie; Ambousquèses (B.)

Rod. Lioujas, dans les moissons; plateau d'Onet; Saint-Christophe, lisière des bois; Saint-Félix-de-Rignac! — Carcenac (de B.)

St-Af. Entre Saint-Affrique et Saint-Rome-de-Tarn, dans les moissons du plateau!

Redouté par les bergers, comme météorisant rapidement les troupeaux.

♃ Juin, juillet. — AC.

XXVII. ÆGOPODIUM L.

783. **Ægopodium Podagraria** L.: vulg. *Podagraire, Herbe-aux-goutteux.*

Lieux frais et humides, taillis ombragés, bord des eaux.

Esp. Bois d'Aubrac! — Aubrac (de B.)

Mil. Bois de Salbous (Martin).

St-Af. Cornus, ravins du plateau de Guillaumard!

Villef. Le long des murs de l'Hospice de Villefranche, près de la porte; Saujac, le long des haies du village; Salvagnac, bords du Lot; entre Livinhac et Penchot, rive gauche du Lot!

♃ Mai-juillet. — RR.

XXVIII. AMMI Tournef.

784. **Ammi majus** L.

Champs et lieux cultivés (Bonnat.)

Var. β *glaucifolium* G. G.; *A. glaucifolium* L.

Dans quelques champs de l'arrondissement de Millau (Berth.)

Je ne l'ai pas observé moi-même dans le département.

① Juin, juillet.

785. **Ammi Visnaga** Lam.

Mil. Environs de Sévérac (Berth. *in Cat.* M.)

Il n'est pas à ma connaissance qu'il ait été retrouvé dans le département.

① Juin, juillet.

XXIX. SISON Lagasc.

786. **Sison Amomum** L.; Rchb. *Ic. XXI*, p. 13, tab. 18; vulg. *Amome*.

Haies, bord des chemins, des bois, dans les terrains argileux et calcaires.

Mil. Sévérac-le-Château, montagne de la Camusèle ! — Prairie de Lavergne, à Sévérac (Berth. *in Cat.* M.)

St-Af. Entre Sylvanès et Faget, bords du ruisseau (M.)

Villef. Villefranche, montagne de Pénevaire, bords du chemin; domaine de l'Estang; Sainte-Croix, bord des haies; bois du Trioulou; Capdenac, bords du Lot, le long des haies.

② Juillet-septembre. — CC.

XXX. FALCARIA Riv.

787. **Falcaria Rivini** Host; *Drepanophyllum Falcaria* Lois.

Champs des terrains calcaires et argileux.

Rod. Champs à Puech-Maynade (M.) — Champs près du bois de Bourrignac (ab. R.) — Saint-Félix, près de Rodez (fr. S.)

② Juillet, août. — RR.

XXXI. PTYCHOTIS Koch.

788. **Ptychotis heterophylla** Koch.

Lieux stériles et pierreux.

Mil. Gorges de la Jonte, près de Meyrueis (Lecoq et Lam. *Cat.*)

② Juillet, août. — RR.

XXXII. HELOSCIADIUM Koch.

789. **Helosciadium nodiflorum** Koch; *Sium nodiflorum* L.

Fossés, étangs, marais, ruisseaux, bord des fontaines.

Rod. Bournazel, fossés desséchés des prés ! — Cayssials, ruisseaux des prés (M.)

Villef. Villefranche, ruisseau de Notre-Dame, ruisseau de la Romiguière; prairies de Salles-Courbatiès; le Rey, fossés des prairies tourbeuses !

♃ Juillet, août. — CC.

XXXIII. TRINIA Hoffm.

790. **Trinia vulgaris** DC.; *Pimpinella dioica* L.

Pelouses rocailleuses des plateaux calcaires.

Mil. Millau, montagne de la Cadenède, vallée du Tarn; causse de la Liquisse; Dourbias, coteaux vers le sommet de la montagne; plateau du Roc-Nantais; Creissels; plateau de Sauclières ! — La Tacherie; Caussibal; Puy-de-France; Ambousquèses; Hôpital-du-Larzac (B.) — Environs de la Vernhe, près de Sévérac (de B.)

Rod. Plateau de Lioujas ! — Gages; Lioujas; devèze de Floyrac (M.) — Salles-la-Source, plateau de la station; Vabre; Mondalazac (ab. R.)

St-Af. Entre Saint-Affrique et Saint-Rome-de-Tarn, pelouses rocailleuses du plateau; montagne du Beau-des-Singles; Cornus ! — Tournemire à la Devèze (Puech).

Villef. Firmy, sur les serpentines du Puy-de-Volf; Salvagnac-Cajarc, pelouses du plateau de Cubèle ! — Puy-de-Volf à Firmy (fr. S.)

② Mai, juin. — AC.

XXXIV. PETROSELINUM Hoffm.

791. **Petroselinum sativum** Hoffm.; vulg. *Persil.*

Cultivé et souvent subspontané.

Vallée du Lot, Montbrun, fentes du Roc-Pounxut ! *Lot.*

② Juin, juillet.

XXXV. APIUM Hoffm.

792. **Apium graveolens** L.; vulg. *Céléri, Ache.*

Cultivé dans les jardins potagers, quelquefois subspontané.

Villef. Au-dessous de Najac, le long du chemin de fer !

② Juillet-septembre.

XXXVI. CICUTA L.

793. **Cicuta virosa** L.; vulg. *Cicutaire, Ciguë-aquatique, Ciguë-vireuse.*

Bord des étangs, fossés et marais tourbeux, surtout dans les terrains granitiques et volcaniques.

Esp. Montagnes d'Aubrac, lac de Saliens (G. G.) — Nasses des lacs de Saliens et de Bort (Lecoq et Lam. *Cat.*)

♃ Juillet-septembre. — RR.

XXXVII. SCANDIX Gærtn.

794. **Scandix Pecten-veneris** L.; vulg. *Peigne-de-Vénus.*

Moissons des terrains calcaires et siliceux.

① Mai-septembre. — CC.

795. **Scandix australis** L.

Mil. Sauclières, pelouses au-dessus du bois de Salbous !

① Mai, juin. — RR.

XXXVIII. ANTHRISCUS Hoffm.

796. **Anthriscus vulgaris** Pers.; *Scandix Anthriscus* L.

Lieux incultes, décombres, bord des chemins.

Mil. Saint-Laurent-d'Olt (M.)

Rod. Carcenac, dans le pré de la Glacière (de B.)

Villef. Domaine de l'Estang; Firmy, au Puy-de-Volf ! — Martiel (Giraud.)

② Avril-juin. — CC.

797. **Anthriscus Cerefolium** Hoffm.; vulg. *Cerfeuil.*

Cultivé pour l'usage de la cuisine, assez souvent spontané dans le voisinage des habitations.

Villef. Capdenac, subspontané au pied des rochers.

① Mai, juin.

798. **Anthriscus sylvestris** Hoffm.; *Chœrophyllum sylvestre* L.

Haies, buissons, bois, prairies.

Esp. Aubrac, dans la prairie, le long du ruisseau !

Mil. Sauclières, bois de Salbous, dans le lit du ravin ! — Creissels; Saint-Martin; la Pomarède (B.)

Rod. Mondalazac (ab. R.) — Prairies de la Mouline; Flavin, le long du chemin de Rodez (de B.)

Villef. Villefranche, bords du ruisseau de Notre-Dame; bords de l'Aveyron à Gourgassiers; domaine des Pères; Veuzac, le long du ruisseau; moulin de Vailhourles; Najac, vallée de l'Aveyron; Capdenac, le long des haies !

Fruit luisant, finement ponctué, dépourvu de poils à la base.

♃ Mai, juin. — CC.

XXXIX. CONOPODIUM Koch.

799. **Conopodium denudatum** Koch; vulg. *Terre-noix.*

Prés secs, bois.

Esp. Aubrac, pâturages près des lacs; bois près de la Tour de Belvezet; bois de las Truques; Laguiole, bois, lisière des champs !

Mil. Sauclières; Saint-Jean-du-Bruel, coteaux des bords de la Dourbie !

Rod. Bois de Bourran ! — Cayssials; bois de Madame (M.) — Environs de Rignac (de V.)

St-Af. Roquefort, dans les moissons !

Villef. Bois de la Gineste; coteaux de la Gasse; canals de Morlhon; le Boï-Haut; bois du Quoiti; Puy-d'Escarts; Monteils; Najac, bois des bords de l'Aveyron; Marmont; Vabre; Rieupeyroux; bois de la Pourtie; gorges de Lantouï !

♃ Mai-juillet. — AC.

XL. CHÆROPHYLLUM L.

800. **Chærophyllum aureum** L.

Bois et prés des montagnes.

Esp. Montagnes d'Aubrac; dans la prairie d'Aubrac, le long du ruisseau ! — Prés au-dessous du Bourguet (Jord. de Pf.)

Mil. Environs de Millau, prairies des bords de la Dourbie; Sauclières, bois de Virenque !

♃ Juin, juillet. — R.

801. **Chærophyllum hirsutum** L.; *C. Cicutaria* Vill.; *Myrrhis hirsuta* Spreng.

Bois et broussailles des montagnes, prés et rochers humides.

Esp. Montagnes d'Aubrac; prairie d'Aubrac, le long du petit ruisseau; bois d'Aubrac, dans le ravin; le long des petits cours d'eau, près de la Tour de Belvezet !

Rod. Flavin; Carcenac, au fond de la prairie, le long des ruisseaux (de B.)

Villef. Asprières (Giraud.)

♃ Juin, juillet. — AR.

802. **Chærophyllum temulum** L.; vulg. *Cerfeuil-bâtard.*

Haies, bois, bord des chemins.

Mil. Bois de Salbous (Martin).

Rod. Salles-la-Source, bois de la vallée !

Villef. Villefranche, vignes de Fondiès; la Maladrerie, dans les bois; bords du Lot à Saujac !

① Juin, juillet. — CC.

XLI. MYRRHIS Scop.

803. **Myrrhis odorata** Scop.; vulg. *Cerfeuil-musqué.*

Pâturages des montagnes.

Esp. Aubrac, aux Saliens (de B.) — Mur-de-Barrez, au-dessous du cimetière (Jord. de Pf.)

Mil. Bouloc (fr. S.)

♃ Juin, juillet. — R.

XLII. CONIUM L.

804. **Conium maculatum** L.; vulg. *Grande-Ciguë.*

Décombres, lieux incultes, bord des fossés, près des habitations.

Rod. Jardin de Carcenac (de B).

Villef. Domaine de l'Estang; château de Cénac; Najac, versant occidental de la montagne, au-dessous des maisons.

② Juin-août. — AR.

XLIII. HYDROCOTYLE L.

805. **Hydrocotyle vulgaris** L.; vulg. *Écuelle-d'eau.*

Bord des étangs, marais; pelouses inondées pendant l'hiver.

Mil. Salles-Curan (fr. S.)

Rod. Pré inondé au moulin de Bontemps, près de Carcenac (de B.)

Villef. Prairies tourbeuses de Salles-Courbatiès; prairies tourbeuses du Rey, près de Villeneuve, dites *Raouzo-del-Rey* ! — Asprières (Giraud.)

♃ Mai-septembre. — AC.

XLIV. ERYNGIUM L.

806. **Eryngium campestre** L.; vulg. *Panicaut, Chardon-Roland.*

Lieux stériles, bord des chemins.

♃ Juillet-octobre. — CC.

XLV. SANICULA Tournef.

807. **Sanicula Europæa** L.; vulg. *Sanicle.*

Bois, buissons, lieux couverts.

Esp. Bois au-dessus de Venzac (Jord. de Pf.)

Mil. Sauclières, bois de Salbous! — Bois de la Resce, près de Saint-Laurent (M.)

Rod. Bois entre Mondalazac et Solsac (ab. R.) — Onet-le-Château; les Palanges (Cérès). — Bonnecombe (de B.)

St-Af. Sainte-Eulalie-du-Larzac (Puech).

Villef. Villefranche, bois de la Gineste, bois du Quoiti; bois de l'Estang; Puy-d'Escarts; Najac, bois de Mazerolles !

♃ Mai, juin. — AC.

FAM. LI. ARALIACÉES

ARALIACEÆ Juss.

I. HEDERA L.

808. **Hedera Helix** L.; vulg. *Lierre.*

Vieux murs, rochers, grimpant sur les vieux arbres ou rampant sur la terre.

♄ Septembre, octobre. — CC.

FAM. LII. CORNÉES

CORNEÆ DC.

I. CORNUS L.

809. **Cornus mas** L.; vulg. *Cornouiller.*

Bois, broussailles, haies.

Mil. Bois de Cadayrac (M.) — Grotte de Nadrigas, près de Meyrueis (Lecoq et Lam. *Cat.*) — Bois à Huguiès; forme un bois entier près de l'église d'Inans (fr. M.-J.)

Rod. Près du domaine de la Garde (ab. R.) — Cadayrac; parc de Sagnes (de B.)

Villef. Villefranche, bois du Quoiti; la Maladrerie, bois de l'Igue! — Bois de Margues, près de Saint-Clair (Bénazet).

♄ *Fl.* mars; *fr.* septembre. — RR.

810. **Cornus sanguinea** L.; vulg. *Cornouiller-femelle.*

Haies, bois taillis, broussailles.

Mil. Vallée de Millau, coteaux d'Ambousquèses; Issis (B.)

Rod. Vallées de Bonnecombe, de Marcillac; près de Flavin, le long du chemin de Rodez (de B.)

Villef. Çà et là dans les broussailles!

♄ *Fl.* mai, juin; *fr.* septembre, octobre. — CC.

FAM. LIII. LORANTHACÉES

LORANTHEÆ Juss.

I. VISCUM Tournef.

811. **Viscum album** L. ; vulg. *Guy*.

Parasite principalement sur les pommiers et les poiriers ; il est rare sur le chêne. M. Boyer, pharmacien à Aubin, arrondissement de Villefranche, m'en a fourni des échantillons cueillis sur un vieux chêne, abattu aux environs de cette localité ; et M. Puech en a récolté sur un hêtre, à Nonenque, et sur un alisier au Mas-Andral. Ces deux dernières localités sont situées dans l'arrondissement de Saint-Affrique.

♄ *Fl.* mars, avril ; *fr.* août, septembre. — CC.

FAM. LIV. CAPRIFOLIACÉES

CAPRIFOLIACEÆ A. Rich.

I. ADOXA L.

812. **Adoxa Moschatellina** L.

Lieux frais et ombragés, bois, haies des montagnes.

Rod. Bois de Linars ; de Bonnecombe (M.) — Bonnecombe, ruines de l'abbaye, dans le réservoir des poissons, aujourd'hui à sec (fr. S.)

Esp. Montagnes d'Aubrac, autour du lac de Saint-Andéol, dans le petit ruisseau de la fontaine ! — Saint-Geniez, au-dessus et en face du Moulin-de-Juéry (ab. R.) — Brommes, tertres (Jord. de Pf.)

♃ Mars, avril. — R.

II. SAMBUCUS Tournef.

813. **Sambucus Ebulus** L.; vulg. *Hièble*, *Yèble*.

Champs, bord des fossés, des chemins, plus particulièrement dans les terrains calcaires.

♄ Juillet, août. — CC.

812. **Sambucus nigra** L.; vulg. *Sureau.*

Haies, bois.

Var. β *leucocarpa* Bor.; Lecoq et Lam. *Cat.* p. 203.

Esp. Chemin de Mayrinhac à Vilherols (Jord. de Pf.) RR.

♄ Juin, juillet. — CC.

814. **Sambucus racemosa** L.

Bois des montagnes, lieux frais et couverts, principalement dans les terrains granitiques et volcaniques.

Esp. Montagnes d'Aubrac, bois de Gandillot, près d'Aubrac; prairie d'Aubrac ! — Dans la forêt de l'abbaye de Bonneval (Bern.)

Rod. Bois de Linars, de Bonnecombe, du Rouquet (de B.)

♄ *Fl.* avril, mai; *fr.* septembre. — RR.

III. VIBURNUM L.

815. **Viburnum Lantana** L.; vulg. *Viorne-commune.*

Haies, bois, broussailles.

Mil. Sauclières, bois de Salbous ! — Creissels, aux cascades; bois de Massol (B.)

Villef. Villefranche, ravins de la Baume !

♄ Mai, juin. — RR.

816. **Viburnum Opulus** L.; vulg. *Obier, Aubier.*

Bois humides, haies marécageuses, bord des eaux.

Esp. Aubrac, lisière du bois; rive droite du Boralde; Laguiole, dans les haies !

Rod. Rodez, bois de Bourran ! — Bords de l'Aveyron, du Rieutort (M.)

St-Af. Tournemire, à Fajas (Puech).

Villef. Villefranche, bords de l'Aveyron, bois au-dessous de la Maladrerie; Morlhon, bords de l'étang du Mazet; le Périé, près de Morlhon, bords du ruisseau; la Rivière !

♄ Mai, juin. — CC.

IV. LONICERA L.

817. **Lonicera Caprifolium** L.; vulg *Chèvrefeuille.*

Cultivé et naturalisé dans quelques haies, près des habitations.

Esp. Bois de l'abbaye de Bonneval (Bern.)

Mil. Ravin de Cartayre; Creissels (B.)

St-Af. Cornus, bords de la Sorgue, entre les deux papeteries! — Tournemire (Puech).

♄ Juin, juillet. — RR.

819. **Lonicera Etrusca** Santi.

Haies, buissons, dans les terrains argileux ou calcaires.

Mil. Plateau du Larzac, la Couvertoirade, la Pesade; rochers de Raujoles; plateau de Sauclières, au pied des rochers! — Nant; Sévérac-le-Château (fr. M.-J.) — Ravin de Cartayre (B.)

Rod. Salles-la-Source (Cérès, *in Cat.* M.) — Valady, puech du Cayla, à l'exposition du midi (M.) — Plateau de Mondalazac; côte du Cruou; Salles-la-Source (ab. R.)

St-Af. Saint-Affrique, montagne de la Rouquette! — Route de Saint-Affrique à Tiergues (M.)

Villef. Villefranche, bois du Quoiti; plateau de la Bouisse; coteaux de la Bastide-Capdenac; Monteils, bois du plateau calcaire; combes de Salvagnac!

Rochers de Capdenac (fr. S.) *Lot.*

♄ Mai-juillet. — AC.

820. **Lonicera Periclymenum** L.; vulg. *Chèvrefeuille-sauvage.*

Haies, bois, broussailles.

Esp. Aubrac, au pied des rochers près de la Tour de Belvezet!

Mil. Sévérac, montagne de la Camusèle! — Villefranche-de-Panat (Puech).

Rod. Ruffepeyre, dans les haies; le Lac! — Plateau au-dessus du vallon du Cruou (ab. R.) — Carcenac, dans les haies (de B.)

Villef. Villefranche, vallée de l'Alzou, au pied de Pénevaire; canals de Morlhon; haies des prairies, au-dessus de Maroyre; Réquista; Bérals; Rieupeyroux; Najac; Mergieux; Laguépie, lisière des bois; entre Salvagnac et Cajarc, dans les taillis rocailleux! — Livinhac-le-Bas (fr. S.)

♄ Juin-septembre. — CC.

821. **Lonicera Xylosteum** L.

Haies, bois, buissons.

Mil. Sauclières, bois de Salbous! — Puy-de-France; Creissels (B.)

Rod. Plateau de Lioujas ! — Le Monastère, sous Rodez (de B.)

Villef. Villefranche, bois du Quoiti, Bascaud, la Baume ; entre Monteils et Najac ; Najac, bois de Ferragut ; vallée de la Diége à Saint-Julien-d'Empare ; combes de Salvagnac !

♄ Mai, juin. — AC.

FAM. LV. RUBIACÉES

RUBIACEÆ Juss.

I. RUBIA L.

822. **Rubia peregrina** L.

Haies, tertres, lieux pierreux.

Mil. Puy-de-France ! — Nant (M.) — Bois du vallon de Saint-Martin; Issis ; Saint-Estève ; ravin de Saint-Auzély (B.)

Rod. Valady ; Marcillac (M.) — Vallée du Cruou (de B.)

St-Af. Saint-Affrique, sur les rochers de la montagne de la Rouquette !

Villef. Environs de Villefranche, Ordiget ; au-dessus du Bastié, bords de l'Aveyron ; Montsalès !

Var. β *intermedia* G. G. *Fl. fr. II*, p. 13.

Villef. Vallée du Lot, près du port de Lacombe !

♃ Mai-août. — AC.

823. **Rubia tinctorum** L. ; vulg. *Garance*.

Tertres, lieux incultes, vieilles murailles.

Villef. Villefranche, au sommet de la côte de Fondiès, au commencement de la descente, vers Ordiget, dans les murs des vignes, à gauche de la route !

Vallée du Lot, Capdenac, sur les éboulements des vieux remparts, au couchant ; sur les murs du village de la Roque-Toirac ! *Lot.*

♃ Juin, juillet. — RR.

II. GALIUM L.

824. **Galium Cruciata** Scop. ; Rchb. *Ic. XVII*, p. 100,

tab. 134, fig. 1.; Coss. et Germ. *Atl. Par.* tab. 22, A.; *Valantia Cruciata* L.; vulg. *Croisette.*

Haies, buissons, prés, bois.

♃ Avril-juillet. — CC.

825. **Galium vernum** Scop.; Rchb. *Ic. XVII,* p. 100, tab. 134, fig. 2.

Lieux incultes, bois.

Var. α *Bauhini* G. G.

Montagnes élevées du département (Bonnat. *in Cat.* M.)

St-Af. Tournemire, à Fajas (Puech).

Villef. Environs de Villefranche, la Baume, lisière des bois !

Feuilles ovales; fleurs jaunes.

Var. β *Halleri* G. G.

Esp. Aubrac (Berth. *in Cat.* M.)

Rod. Carcenac, au bois de chênes (de B.)

Feuilles plus étroites; fleurs d'un jaune pâle.

♃ Juillet, août. — AC.

826. **Galium boreale** L.; Rchb. *Ic. XVII*, p. 101, tab. 135, fig. 2.

Prés humides des montagnes.

Esp. Aubrac, dans la prairie (de B.)

Rod. Prés de la rive gauche de l'Aveyron, vis-à-vis de Magnac (ab. R.)

♃ Juin, juillet. — RR.

827. **Galium verum** L.; *G. luteum* Lam.; Rchb. *Ic. XVII*, p. 98, tab. 136, fig. 2.; Coss. et Germ. *Atl. Par.* tab. 22, B.; vulg. *Caille-lait, Caille-lait-jaune.*

Prés, bord des chemins, tertres, pâturages.

♃ Juillet, août. — CC.

828. **Galium approximatum** G. G. *Fl. fr. II*, p. 20; *G. vero-mollugo* Lecoq et Lam. *Cat.* p. 209.

Esp. Vilherols, sur le chemin de Bars (Jord. de Pf.)

♃ Juillet. — RR.

829. **Galium elatum** Thuill.; Jord. *Obs. frag.* 3, p. 103; *G. Mol-*

lugo var. β Rchb. *Ic. XVII*, p. 99, tab. 137, fig. 1.; *G. Mollugo* var. α Coss. et Germ. *Atl. Par.* tab. 22, C.; *G. sylvaticum* Vill.; *G. Mollugo auct. plurim.*

Haies, bois.

Esp. Montagnes d'Aubrac, au pied des rochers, parmi les broussailles, au-dessus du bois d'Aubrac !

Mil. Gorges de la Jonte, au pied des rochers ! — Rivage de Choisy (B.)

Rod. Salles-la-Source, lisière des bois du plateau ! — Carcenac (de B.)

Vallée de l'Aveyron, à Lexos, pentes rocailleuses, en face de la gare ! *Tarn-et-Garonne.*

♃ Juillet, août. — C.

830. **Galium erectum** Hudson; Jord. *Obs. frag.* 3, p. 104; Rchb. *Ic. XVII*, p. 99, tab. 137, fig. 2.

Prés, bois, collines, rochers.

Rod. Prés de Lauterne (M.) — Le Lagast (fr. S.)

Villef. Villefranche, côte de Fondiès; Teulières, dans les moissons !

Var. β *rigidum* G. G.; *G. rigidum* Vill. *Dauph. II*, p. 319.

St-Af. Plateau de Tournemire; au pied des rochers de Castels-Viels !

Villef. La Bastide-l'Évêque, lisière des champs !

MM. Cosson et Germain, *Flore des environs de Paris*, deuxième édition, page 445, font remarquer que les caractères, donnés comme distinctifs des *G. elatum* et *erectum*, sont loin d'être constants et qu'il est souvent impossible de déterminer, avec quelque certitude, à laquelle des deux variétés appartiennent certains échantillons.

♃ Juin, juillet. — AC.

831. **Galium Bernardi** G. G. *Fl. fr. II*, p. 23.

Mil. M. Bonhomme indique cette espèce, avec doute, à l'Hôpital-du-Larzac, dans les broussailles. Il serait porté à la considérer comme une hybride du *G. corrudæfolium* et du *G. Prostii.* Jusqu'ici les auteurs ne l'avaient signalée qu'en Corse.

♃ Juillet.

832. **Galium corrudæfolium** Vill.; *G. tenuifolium* DC. *Fl. fr. IV*, p. 256; *G. lucidum* All.; Jord. *Obs. frag.* 3, pp. 101-113; Rchb. *Ic. XVII*, p. 100, tab. 140, fig. 2.

Lieux secs, collines arides et rochers.

Mil. Sauclières, plateau vers le bois de Salbous ! — Bois du Puy-de-France ; Caussibal ; Hôpital-du-Larzac (B.)

Rod. Pelouses sèches du causse de Concourès ; Lioujas ; Gages (M.)

St-*Af.* Tournemire, plateau vers le bois de Fajas ! — Castels-Viels (Puech).

♃ Juin, juillet. — R.

833. **Galium cinereum** All. ; Jord. *Obs. frag.* 3, p. 114 ; Rchb. *Ic. XVII*, p. 100, tab. 140, fig. 1.

Lieux secs et rocailleux des terrains calcaires.

Mil. Bois de Roucoules (B.)

♃ Juin. — RR.

834. **Galium Prostii** Jord. *Obs. frag.* 3, p. 123.

Mil. Environs de Sauclières, bois de Salbous (de Pouzolz). — Vallon de Saint-Martin ; Puy-de-France ; Caussibal ; Ambousquèses ; Hôpital-du-Larzac ; Puy-d'Andan (B.)

♃ Juin, juillet. — RR.

835. **Galium rubidum** Jord. *Obs. frag.* 3, p. 121.

Collines calcaires et aussi dans les terrains primitifs.

Mil. Vallon de Saint-Martin (B.)

♃ Juin. — RR.

836. **Galium myrianthum** Jord. *Obs. frag.* 3, p. 126 ; *G. obliquum* Vill. ?

Lieux secs et pierreux.

Mil. Caussibal ; Ambousquèses ; Puy-de-France (B.)

St-*Af.* Saint-Sernin (de B.)

♃ Juin. — RR.

837. **Galium Timeroyi** Jord. *Obs. frag.* 3, p. 138, tab. 6, fig. A.

Coteaux secs.

Mil. Coteaux d'Ambousquèses (B.)

Vallée de l'Aveyron, plateau de Lexos, vers Arnac ! *Tarn-et-Garonne.*

♃ Juin, juillet. — R.

838. **Galium sylvestre** Poll. ; *G. nitidulum* Thuill. *par.* 2e éd. p. 76 ; Rchb. *Ic. XVII*, p. 97, tab. 142, fig. 5.

Haies, bois, pelouses, prés secs.

Mil. Environs de Millau, coteaux du Monna; environs de Sauclières, plateau vers le bois de Salbous! — Millau, rives de la Dourbie (de B.) — Roucoules; la Pomarède (B.)

Rod. Cayssials, prés et pelouses (M.) — Puech-Mourguiol, près de Rodez; Anglars du Causse (de B.)

Villef. Monteils; plateau entre Saint-Remy et le ruisseau de Saint-Igest; coteaux de Saint-Clair!

Les petits aiguillons, qui bordent les feuilles, ont deux directions opposées : ceux du bas sont dirigés en bas; ceux du sommet sont dirigés en haut.

♃ Juin-août. — CC.

839. **Galium montanum** Vill.; *G. lœve* Thuil.; Jord. *Obs. frag.* 3, p. 150.

Bois, collines, rochers, broussailles.

Mil. Environs de Sauclières, bois de Virenque! — Bois de Salbous (de Pouzolz). — Saint-Martin (B.)

Rod. Valady (M.)

Villef. Pelouses du plateau de Salvagnac!

Vallée du Lot, à Cadrieu! *Lot.*

♃ Juin, juillet. — AC.

840. **Galium pusillum** L.; *G. pumilum* Lam. *Dict. II,* p. 580, et *Ill.* tab. 60, fig. 2.; Jord. *Obs. frag.* 3, p. 163, tab. 6, fig. E.

Coteaux et rochers calcaires.

Mil. Fentes des rochers, à l'Hôpital-du-Larzac; Cartayre (B.)

♃ Juillet. — RR.

841. **Galium saxatile** L.; *G. hercynicum* Weigg.; Coss. et Germ. *Atl. Fl. par.* tab. 22, fig. E.

Terrains granitiques, pelouses, bruyères, rochers.

Esp. Aubrac, pâturages secs, bois de Rigambal! — Montagnes au-dessus du Bourguet (Jord. de Pf.)

Rod. Combrouse (M.) — Carcenac; le Puech (de B.) — Environs de Rignac (de V.)

♃ Juin-août. — AC.

842. **Galium palustre** L.; Rchb. *Ic. XVII,* p. 95, tab. 144, fig. 1.; Coss. et Germ. *Atl. Fl. Par.* tab. 23, A.

Lieux marécageux, bords des fossés, des ruisseaux.

Rod. Carcenac, rigoles des prés marécageux (de B.)

Villef. Domaine de Saint-Bel, près des sources; Martiel, bords du ruisseau du moulin à eau; la Bastide-l'Évêque, fossés des prairies; prairies de Maroyre; Salles-Courbatiès, fossés des prairies tourbeuses!

Var. β *rupicola* Des Moulins; Bor. *Fl. cent.* 3e éd. p. 406; Rchb. *Ic. XVII*, tab. 144, fig. 2.

Rochers, murs humides, graviers inondés.

Rod. Combrouse, lieux sablonneux inondés (M.)

♃ Mai-août. — C.

843. **Galium elongatum** Presl.; Jord. *Obs. frag.* 3, p. 170; Rchb. *Ic. XVII*, p. 95, tab. 144, fig. 3.

Marais, bord des eaux, mêlé avec le précédent.

Rod. Cayssials, bords du ruisseau de Clergué (M.)

Reichenbach ne trouve pas dans cette plante des caractères spécifiques bien tranchés.

♃ Mai, juin. — R.

844. **Galium debile** Desv.; *G. constrictum* Chaub. *Fl. Ag.* p. 67, tab. 2.; Rchb. *Ic. XVII*, p. 95, tab. 144, fig. 4.

Marais, lieux fangeux, bord des fossés.

Rod. Rodez, vallée de l'Aveyron (M.)

Cette plante noircit dans l'herbier et a le facies de l'*Asperula Cynanchica*.

♃ Mai-août. — R.

845. **Galium uliginosum** L.; Rchb. *Ic. XVII*, p. 175, tab. 142, fig. 2.; Coss. et Germ. *Atl. Fl. Par.* tab. 23, B.

Marais, prés humides, bord des eaux.

Villef. Villefranche, prairies de Notre-Dame; Rieupeyroux, bords des fossés des prairies; Salles-Courbatiès!

♃ Mai-septembre. — C.

846. **Galium divaricatum** Lam.; DC. *Ic. rar.* tab. 24; Rchb. *Ic. XVII*, tab. 145, fig. 2.

Villef. Environs d'Asprières, vers Pierrefiche, coteaux schisteux et sablonneux (Giraud.)

Rameaux divergents allongés, mais pédicelles courts groupant les fleurs en petits capitules épars, très-écartés.

① Mai, juin. — RR.

847. **Galium parisiense** L.; Jord. *Obs. frag.* 3, p. 175; Rchb. *Ic. XVII*, p. 94, tab. 145, fig. 4.

Champs et collines sèches.

Moissons (Bonnat. *in Cat.* M.)

Villef. Environs de Villefranche, village des Escampels, sur les rochers, avec le *Grammitis leptophylla* !

Feuilles verticillées par six, rarement par sept, d'abord étalées, puis réfléchies.

① Juin, juillet. — AC.

848. **Galium Aparine** L.; Rchb. *Ic. XVII*, p. 94, tab. 146, fig. 1.; Coss. et Germ. *Atl. Fl. par.* tab. 23, O, 1-2.; vulg. *Grateron.*

Haies, buissons.

① Juin-septembre. — CC.

849. **Galium spurium** L.; Rchb. *Ic. XVII*, p. 94, tab. 146, fig. 2.; Coss. et Germ. *Atl. Fl. par.* tab. 23, D, 5-6.

Moissons (Berth.) — Champs calcaires (M.)

Esp. Saint-Chély !

St-Af. Environs de Tournemire (Puech).

Fruit lisse ou presque lisse.

Var. β *Vaillantii* G. G. *Fl. fr. II*, p. 44; *Galium Vaillantii* DC. *Fl. fr. IV*, p. 263; *Ic.* Vaill. *Bot.* tab. 4, fig. 4.; Rchb. *Ic. XVII*, p. 94, tab. 146, fig. 3.; Coss. et Germ. *Atl. Fl. par.* tab. 23, D, 3-4.

Rod. Salles-la-Source !

Fruits hispides.

① Juin-septembre. — R.

850. **Galium tricorne** Withering; Vaill. *Bot.* tab. 4, fig. 3.; Coss. et Germ. *Atl. Fl. par.* tab. 23, fig. E.; Rchb. *Ic. XVII*, p. 94, tab. 147, fig. 3.

Moissons, lieux cultivés des terrains argileux ou calcaires.

Mil. Millau (de B.)

Rod. Champs de Bruéjouls ! — Champs de Cayssials (M.) — Moissons (Bonnat.)

Villef. Environs de Villefranche, champs de la Romiguière, au bas du bois du Quoiti ! — Asprières; Naussac (Giraud.)

Vallée de l'Aveyron, Lexos, lisière des champs ! *Tarn-et-Garonne.*

① Juin-septembre. — AC.

III. ASPERULA L.

851. **Asperula odorata** L.; vulg. *Petit-Muguet, Reine-des-bois.*

Lieux frais, dans les bois, les taillis.

Esp. Aubrac, au bas de la prairie; bois des montagnes d'Aubrac, bois de Gandillot, de Rigambal, de Laguiole! — Trionnac, dans les bois (Jord. de Pf.)

Rod. Salles-la-Source, bois de la rive gauche du ruisseau; vallon du Pas, dans les bois! — Côte du Cruou (ab. R.) — Les Palanges (Cérès, *in Cat.* M.) — Bonnecombe; le Rouquet (de B.) — Environs de Rignac (de V.)

Villef. Entre Gourgassiers et Cabanes, bois de la rive gauche de l'Aveyron! — Bois de Loc-Dieu (Giraud.)

♃ Mai, juin. — R

852. **Asperula Cynanchica** L.; vulg. *Herbe-à-l'esquinancie.*

Coteaux calcaires, vignes, lieux secs, collines arides.

Mil. Vallon du Menson, sur les rochers; Sauclières, pentes rocailleuses du bois de Virenque! — Vallon de Saint-Martin; Puy-de-France; Vinnac (B.)

Rod. Puech-Mourguiol, près de Rodez (de B.)

Villef. Coteaux calcaires d'Ordiget; la Bouisse; Saint-Remy!

Les feuilles inférieures sont verticillées par quatre, elles sont ovales ou spathulées, desséchées à l'époque de la floraison; les feuilles caulinaires sont linéaires, aussi verticillées par quatre; celles du sommet sont opposées par deux. Corolles couvertes d'un grand nombre de petites glandes ou de poils transparents. Graines chagrinées.

♃ Juin-septembre. — CC.

853. **Asperula tinctoria** L.

Mil. Environs de Sauclières, bois de Salbous (de Pouzolz — Martin). — Environs de Millau, collines et prés secs (Berth. *in Cat.* M.) — Le causse noir; Hôpital-du-Larzac (B.)

St-Af. Tournemire, bois de Fajas (Puech).!

Sa racine teint en rouge.

♃ Juin, juillet — RR.

854. **Asperula arvensis** L.

Champs cultivés des terrains calcaires et argileux.

Esp. Terres à Venzac (Jord de Pf.)

St-*Af.* Roquefort, dans les moissons !

Villef. Plateau de la Bouisse; sommet du bois du Quoiti !

① Mai, juin. — CC.

IV. SHERARDIA L.

855. **Sherardia arvensis** L.

Champs cultivés, moissons, jardins.

① Juin-septembre. — CC.

V. CRUCIANELLA L.

856. **Crucianella latifolia** L.

Var. β *Monspeliaca* G. G. *Fl. fr. II*, p. 51 ; *C. Monspeliaca* L.

Lieux stériles.

Mil. Environs de Millau, lieux sablonneux (M.)

Indiqué à Montauban par de Candolle.

① Juin. — RR.

857. **Crucianella angustifolia** L.

Champs, coteaux, vignes, dans les terrains rocailleux.

Mil. Sauclières, pelouses rocailleuses; Saint-Jean-du-Bruel, coteaux schisteux des gorges de la Dourbie; bois du Puy-de-France; vallon du Menson ! — Caussibal (B.)

Rod. Coteaux au-dessus du Moulin-de-Cardaillac, près de Rodez !

St-*Af.* Plateau de Cornus ! — Coteau au-dessus de Manhac (ab. R.)

Villef. Villefranche, montagne de Pénevaire; sommet des vignes d'Ordiget; Toulonzergues; plateau vis-à-vis de Saint-Remy; Najac, dans les parties découvertes et rocailleuses des bois, dans la tranchée du chemin de fer; plateau de Léonard; combes de Salvagnac ! — Coteaux secs de Malepeyre (fr. S.) — Asprières (Giraud.)

① Juin, juillet — AC.

FAM. LVI. VALÉRIANÉES

VALERIANEÆ DC.

I. CENTRANTHUS DC.

858. **Centranthus angustifolius** DC.; *Valeriana rubra* β L.

Fentes et débris des rochers calcaires.

Mil. Gorges de la Jonte, au-dessous de Meyrueis, fentes des rochers; Creissels, sur les rochers de Raujoles! — Coteaux de Caussibal (B.)

Var. β *Lecokii; C. Lecokii* Jord. *Pugil.* p. 76.

Mil. Puy-de-France; Caussibal, fentes des rochers (B.)

♃ Juin, juillet. — RR.

859. **Centranthus ruber** DC.; *Valeriana rubra* α L.; vulg. *Valériane-rouge.*

Subspontané sur quelques vieux murs.

Rod. Rodez, sur quelques vieux murs (de B.)

Villef. Villefranche, vallée de l'Aveyron, sur les murs du jardin du moulin de Franques!

♃ Juin, juillet. — RR.

860. **Centranthus calcitrapa** Dufr.; *Valeriana calcitrapa* L.

Rochers, vieux murs, vignes pierreuses.

Esp. Saint-Geniez, près de la chapelle des Buis (ab. R.)

Mil. Raujoles; Puy-de-France; Saint-Estève; vallon du Menson, sur les rochers! — Millau (B.)

Rod. Marcillac; Cougousse (M.) — Solsac, au Roc-Ponsard; Saint-Austremoine (ab. R.)

St-Af. Saint-Affrique, sur les rochers de la montagne de la Rouquette!

Villef. Villefranche, allée de la Douve, murs du ruisseau; vignes de Fondiès; domaine de Toulonzergues, sur les murs; combes de Salvagnac, sur les rochers! — Asprières (Giraud.) — Saint-Julien-d'Empare, au Verdier (fr. S.)

① Mai, juin. — AC.

II. VALERIANA L.

861. **Valeriana officinalis** L.; vulg. *Valériane.*

Bois humides, bord des haies, des fossés, des ruisseaux.

Esp. Aubrac, dans la prairie; dans les pâturages, près de la Tour de Belvezet! — Bois taillis du village de Romex, près du chemin allant à Bessuéjouls (Bern.)

Mil. Bois de Salbous! — Villefranche-de-Panat, bords du Rance (Puech).

Rod. Prairie de Lauterne! — Bois de Bonnecombe, du Rouquet; le Lagast (de B.)

St-Af. Bords de la Sorgue, au-dessus de Cornus (Puech).

Villef. Villefranche, bois de la Baume; Najac, bois au-dessous du château; Balaguier, près de la grotte!

♃ Juin-août. — AC.

862. **Valeriana Phu** L.

Cultivé dans les jardins et quelquefois subspontané au voisinage des habitations. Ne paraît être nulle part spontané en France.

Villef. Autour du château de Sanvensa, le long du chemin qui conduit à Montillet, assez loin des habitations et de toute culture!

♃ Mai-juillet. — RR.

863. **Valeriana dioica** L.

Prés marécageux, bois humides des terrains volcaniques et granitiques.

Esp. Montagnes d'Aubrac, vers le lac de Saint-Andéol, le long des petits cours d'eau; dans les prairies humides, entre Aubrac et Saint-Geniez; Laguiole, prairies tourbeuses!

Mil. Villefranche-de-Panat (Puech).

Rod. Environs de Salars, prairies tourbeuses; Rignac; Druelle! — Salmiech (fr. S.)

Villef. Prairies des terrains primitifs, dans tout le ségala, Marmont; Rieupeyroux!

♃ Mai, juin. — AR.

864. **Valeriana tuberosa** L.

Pelouses découvertes et élevées.

Mil. Sauclières, pelouses du sommet du bois de Salbous et du bois de Virenque ! — Puy-de-France, sommet du Puy-d'Andan (B.)

Rod. Bois des Palanges (de B.)

St-Af. Cornus, lisière septentrionale du plateau de Guillaumard ! — Tournemire, devèze du Viala, des Fourniols (Puech).

Les graines portent deux lignes pubescentes sur chacune de leurs faces. Chez le sujet unique que j'ai cueilli sur les pelouses du plateau de Guillaumard, l'une des faces de la graine porte trois nervures, tandis que l'autre face est à une seule nervure. Les vallécules qui règnent de chaque côté des nervures sont garnies d'un duvet lanugineux.

♃ Mai, juin. — RR.

865. **Valeriana tripteris** L.

Fentes des rochers des montagnes et des plateaux élevés.

Esp. Aubrac, parties rocailleuses et élevées de la prairie ; rochers du buron de la Maynobe ; bois de Rigambal, de Gandillot, sur les rochers de la cascade dite Sal-del-Grel ; entre Aubrac et la Tour de Belvezet, sur les rochers, au nord ! — Rochers de Bars (Jord. de Pf.)

Mil. Plateau du Larzac, à la Pesade, sur les rochers de Servières ; Sauclières, sur les rochers du bois de Virenque, sur les rochers de Roquefoulet ; Saint-Rome-de-Tarn, sur les rochers, au-dessous de la cascade ! — Sévérac, Notre-Dame-de-Lenne ; bois de la Resce (M.) — Hôpital-du-Larzac ; fentes des rochers, au-dessus du Serre (B.)

Rod. Rochers de Laval-sur-Viaur (de B.) — Salles-la-Source (M.) — Bonnecombe, le Rouquet (fr. S.)

St-Af. Devèze de Sainte-Eulalie ; Roquefort, sur les rochers de Combalou ! — Tournemire ; bois de Carles (Puech).

Montagne de Saint-Guiral, sur les rochers du sommet ! *Gard.*

♃ Mai-juillet. — AR.

III. VALERIANELLA Poll.

866. **Valerianella olitoria** Poll. ; *Valeriana Locusta olitoria* L. ; Rchb. *Ic. XXI*, fig. 1398. ; Coss. et Germ. *Atl. Fl. par.* tab. 24, A. ; vulg. *Mâche, Doucette.*

Vignes, champs, jardins, vieux murs.

Villef. Vignes du Calvaire ; fossés de la côte de l'Alzou ; Najac, vignes du Roubel ; entre Naussac et Capdenac, dans les vignes !

① Avril, mai. — CC.

867. **Valerianella carinata** Lois.; Rchb. *Ic. XII*, fig. 1399; Coss. et Germ. *Atl. Fl. par.* tab. 24, B.

Lieux cultivés, jardins, champs, vignes.

Mil. Creissels; Choisy (B.)

Rod. Champs de la Mouline, sous Rodez (Vaissier, *in Cat.* de B.)

Villef. Très-commun dans les vignes; Najac; Mazerolles; Capdenac!

① Avril, mai. — CC.

868. **Valerianella auricula** DC. *Fl. fr. V*, p. 498; Rchb. *Ic. XII*, fig. 1400.; Coss. et Germ. *Atl. Fl. par.* tab. 24, fig. C.; *Valeriana Locusta* δ *dentata* L.

Champs, vignes des terrains calcaires et argileux.

Mil. Larzac, plateau, la Couvertoirade, moissons! — Cureplats (B.)

Rod. Salles-la-Source! — Cayssials (M.)

St-Af Cultures rocailleuses du plateau de Tournemire!

Villef. Pentes rocailleuses du terroir de Fontanes, près de Villefranche; moissons du plateau du Calvaire; le Boï-Haut; plateau vis-à-vis de Saint-Remy!

① Mai, juin. — CC.

869. **Valerianella pumila** DC.; *V. membranacea* Lois.; *Valeriana Locusta* η *mutica* L.; Rchb. *Ic. XII*, fig. 1404.

Mil. Cultures du plateau du Rouquet (B.)

St-Af. Tournemire, bois de Fajas (Puech).

① Mai-juillet. — RR.

870. **Valerianella echinata** DC. *Fl. fr. IV*, p. 242; *Valeriana echinata* L.; Rchb. *Ic. XII*, fig. 1409.

Mil. Plateau du Larzac, moissons de la Couvertoirade! — Puy-de-France; les Combes (B.)

St-Af. Environs de Tournemire, cultures rocailleuses du plateau!

① Avril-juin. — R.

871. **Valerianella Morisonii** DC.; *V. dentata* Koch; Cos. et Germ. *Alt. Fl. par.* tab. 24, D.; Gill. et Magne *Nouv. Fl. Fr.* tab. 34, fig. 9, 10.; Rchb. *Ic. XII*, fig. 1402, 1403.

Moissons, champs cultivés.

St-Af. Plateau de Tournemire, champs rocailleux!

Villef. Environs de Villefranche, plateau de la Bouisse; La Bastide-l'Évêque, dans les moissons; champs du sommet de la côte de Salvagnac; gorge de Lantouï, pelouses rocailleuses !

① Juin-août. — AC.

872. **Valerianella eriocarpa** Desv.; Rchb. *Ic. XII*, fig. 1406.; Coss. et Germ. *Atl. Fl. par.* tab. 24, E.

Moissons, vignes des terrains calcaires arides.

Mil. Vallon de Saint-Martin (B.)

Rod. Onet; Cayssials; Floyrac, dans les moissons (M.) — Côte du Cruou (ab. R.)

Var. β *Campanulata* Rchb. *Ic. XII*, fig. 1407.

St-Af. Plateau de Tournemire dans les cultures rocailleuses !

Villef. Vallée du Lot, gorges de Lantouï, pelouses rocailleuses! — Environs de Saint-Julien d'Empare, au Verdier, sur les rochers (fr. S.)

① Avril-juin. — AR.

873. **Valerianella coronata** DC.; Rchb. *Ic. XII*, fig. 1411.; Coss. et Germ. *Atl. Fl. par.* tab. 24, F.

Moissons du calcaire.

Mil. Sauclières, aux bords du bois de Virenque, moissons du plateau du Rouquet; Plateau du Larzac, moissons de la Couvertoirade; Raujoles ! — Puy-de-France (B.)

St-Af. Vignes des coteaux de la montagne de la Rouquette; Tournemire, cultures rocailleuses du plateau ! — Tournemire, à Fajas, (Puech).

Villef. Moissons du plateau du Calvaire; champs de Toulonzergues; plateau de la Bouisse; plateau vis-à-vis de Saint-Remy, dans les moissons; causse de Saujac, dans les champs; plateau de Salvagnac!

Limbe du calice glabre sur les deux faces.

① Mai-juillet. — AC.

874. **Valerianella discoidea** Lois.; DC. *Fl. fr. V*, p. 493; Mut. *Fl. Fr.* tab. 26, fig. 219.

Champs sablonneux ou calcaires.

Mil. Sauclières, au bas du bois de Virenque !

St-Af. Cornus, au pied des rochers de la Tour d'Aiguillon !

Villef. Plateau du mas d'Hubal, vis-à-vis de Saint-Remy, dans les moissons !

Limbe du calice hérissé sur les deux faces.

① Juin, juillet. — RR.

FAM. LVII. DIPSACÉES

DIPSACEÆ DC.

I. DIPSACUS Tournef.

875. **Dipsacus sylvestris** Mill.; vulg. *Cabaret-des-oiseaux.*

Lieux incultes, bord des champs, des chemins.

① Juillet, août. — CC.

876. **Dipsacus laciniatus** L.

Bord des chemins, des champs, lieux incultes.

Esp. Venzac, dans la haie d'un pré (Jord. de Pf) — Mont d'Aubrac (de B.)

Rod. Vallée du Cruou (de B.)

Villef. Environs de Villefranche, près de Notre-Dame; le long du chemin de Toulonjac, au-dessous du village de Marmiesse; terrain rocailleux, en allant de Farrou au mas du Puech; les Granges; vallée de la Rouquette; Loc-Dieu, lisière des bois, dans la prairie !

① Juillet, août. — R.

877. **Dipsacus fullonum** Mill.; vulg. *Chardon-à-foulon, Cardère.*

Rod. Cultivé à Salles-la-Source; échappé çà et là (M.)

② Juillet, août.

II. CEPHALARIA Schrad.

878. **Cephalaria pilosa** G. G.; *Dipsacus pilosus* L.

Haies, bord des chemins, des ruisseaux.

Esp. Saint-Geniez, berges du ruisseau du Moulin-de-Juéry (ab. R.) — Étang de Vors, près de Rouens (Jord. de Pf.)

Rod. Cruou (de B.) — Vallon du Cruou, le long du ruisseau (ab. R.)

Villef. Villefranche, bords de l'Aveyron, à la Gasse; Orlhonac, à la fontaine; Monteils, au-dessus de la chausssée du moulin! — Environs de Saint-Parthem (Viguier, *in Cat.* M.)

② Juin-août. — AR.

879. **Cephalaria leucantha** Schard.; *Scabiosa leucantha.*

Lieux incultes et pierreux des terrains calcaires.

Mil. Entre Nant et Saint-Jean-du-Bruel ! — Environs de Millau; Nant (M.) — Côte du Larzac; Puy-de-France; Aguessac; la Tacherie (B.)

St-Af. Tournemire, bois de Fajas, pentes rocailleuses de Castels-Viels ! — Environs de Saint-Affrique (M.) — Saint-Rome-de-Cernon (fr. S.)

Villef. Combes d'Estrabols, de Salvagnac-Cajarc ; Balaguier !

Vallée du Lot à Cadrieu ! *Lot.*

♃ Juillet, août. — AC.

III. KNAUTIA Coult.

880. **Knautia arvensis** Koch; *Scabiosa arvensis* L.; vulg *Oreille-de-lièvre.*

Champs, collines, bord des chemins, vignes.

Esp. Montagnes d'Aubrac, pâturages vers la Tour de Belvezet !

Mil. Plateau du Larzac, moissons de la Couvertoirade; Creissels !

Rod. Carcenac, dans les prés (de B.)

Villef. Plateau de la Bouisse ; prés du Boï; Villeneuve, dans les moissons !

Var. β *Indivisa ; Knautia indivisa* Bor. *Fl. cent.* 3e éd. p. 316.

Villef. Asprières (Giraud.)

♃ Juin-septembre. — CC.

881. **Knautia dipsacifolia** Host.; *K. sylvatica* Duby; *Scabiosa sylvatica* L.; Rchb. *Ic. XII*, p. 18, fig. 1352.

Bois, prairies, lieux frais et ombragés des hautes montagnes.

Esp. Aubrac, au pied de la cascade dite Sal-del-Grel, parmi les rochers éboulés; bois de Rigambal, bords du Boralde ! — Aubrac, bords des torrents (M.) — Vensac, bords du Bromme (Jord. de Pf.)

Rod. Carcenac, le long des prés de Burgayrettes (de B.)

St-Af. Montagne du Bau-des-Singles ! — Tournemire (Puech).

♃ Juillet, août. — AR.

882. **Knautia collina** G. G. *Fl. fr. II*, p. 75; *Scabiosa collina* Req.; Rchb. *Ic. XII*, p. 18, fig. 1358.

Mil. Puy-de-France; au-dessus d'Ambousquèses (B.)

♃ Juillet, août. — RR.

IV. SCABIOSA L.

883. **Scabiosa columbaria** L.; *Asterocarpus columbarius* Rchb. *Ic. XII,* p. 21, fig. 1378.

Lieux incultes et cultivés, dans tous les terrains.

Esp. Aubrac !

Mil. Sauclières, plateau du Rouquet, lisière du bois de Salbous; le Larzac, bois de Servières, près de la Pesade ! — La Tacherie; la Granède ; la Borie-Blanque (B.)

Rod. Bournazel, sur les murs du jardin du château ! — Côte du Grand-Mas, sur le Viaur; Roquemissou (de B.)

St-Af. Côte de Saint-Rome-de-Tarn à Montjaux ! — Les Crozes (Puech).

Villef. Villefranche, montagne de Pénevaire, coteaux de la Bouisse; Monteils, coteaux, lisière des bois; pelouses rocailleuses du plateau de Cubèle, prés de Saujac; côte de Montbazens à Aubin !

♃ Juillet-octobre. — CC.

884. **Scabiosa permixta** Jord.; Bor. *Fl. cent.* 3e éd. p. 319; *S. columbaria auct. parte.*

Pelouses sèches, bois, coteaux.

Esp. Environs de Saint-Geniez-d'Olt, sur les rochers de la rive droite du ruisseau de Juéry (ab. R.)

② Juin-octobre. — R.

885. **Scabiosa gramuntia** L.; *Asterocarpus gramuntius* Rchb. *Ic. XII,* p. 20, fig. 1374.

Rod. Marcillac, vallon du Cruou (de B.)

St-Af. Broquiès, vallon du Tarn (de B.)

M. de Barrau, *Catalogue* inédit, signale à Arvieu une espèce qui différerait de la *S. gramuntia* par ses proportions plus petites. Il lui a donné le nom de *Scabiosa nana.*

♃ Juillet, août. — R.

886. **Scabiosa spreta** Jord. *Pugil.* p. 92.

Pâturages et bois montagneux.

Villef. Asprières; Naussac (Giraud.)

♃ Juillet, août. — R.

887. **Scabiosa Succisa** L.; vulg. *Mors-du-diable.*

Prés, pâturages, bois frais, dans tout le département.

♃ Août-octobre. — CC.

888. **Scabiosa pratensis** Jord. *Pugil.* p. 19.

Prairies sèches.

Villef. Entre Najac et Laguépie, ravins de la rive droite de l'Aveyron!

Juin, juillet. — RR.

FAM. LVIII. SYNANTHÉRÉES

SYNANTHEREÆ C. RICH.

PREMIÈRE DIVISION, CORYMBIFÈRES

CORYMBIFERÆ JUSS.

I. EUPATORIUM L.

889. **Eupatorium cannabinum** L.; vulg. *Eupatoire.*

Lieux humides, bord des eaux, bois marécageux.

♃ Juillet-septembre. — CC.

II. ADENOSTYLES Cass.

890. **Adenostyles albifrons** Rchb. *Ic. XVI,* p. 2, tab. 2, fig. 2.; *Cacalia albifrons* L.

Lieux humides et ombragés des hautes montagnes, ravins, bord des eaux.

Esp. Montagnes d'Aubrac, le long des ravins; au bas de la prairie d'Aubrac, à la chute de la cascade; bois de Gandillot, d'Aubrac, de Rigambal, de Laguiole!

Saint-Guiral (M.) *Gard.*

♃ Juillet, août. — AC.

III. PETASITES

891. **Petasites officinalis** Mœnch; *Tussilago Petasites* L.; *Petasites vulgaris* Desf.; Rchb. *Ic. XVI*, p. 4, tab. 10; Fuchs. *Hist.* p. 645, *Ic.*

Bord des ruisseaux, dans les montagnes.

Esp. Bords de la Trueyre, près de son confluent avec le Lot, à Entraygues (Jord. de Pf.) — Aubrac, prés marécageux (Berth. *in Cat.* M.) — Je n'ai pas eu occasion de l'y observer.

♃ Mars, avril. — RR.

892. **Petasites albus** Gœrtn.; *Tussilago ramosa* Hoppe; Rchb. *Ic. XVI*, tab. 8.

Prairies humides, bord des ruisseaux.

Bord des ruisseaux des hautes montagnes, sans indication de localité (Berth. *in Cat.* M.)

Esp. Prés du Bourguet, bords du ruisseau de Pleaux (Jord. de Pf.)

♃ Avril, mai. — RR.

IV. TUSSILAGO L.

893. **Tussilago Farfara** L.; vulg. *Tussilage, Pas-d'âne.*

Lieux argileux et humides, bord des champs, talus des routes.

♃ Février-avril. — CC.

V. SOLIDAGO L.

894. **Solidago Virga-aurea** L.; vulg. *Verge-d'or.*

Bois, coteaux incultes, pâturages.

Esp. Aubrac, sommet de la prairie, bords du Boralde, Rigambal! — In sylva abbatiæ *Bonnevallis* plurima nascitur, et in nostro castaneto dicto de *Lavergne* mense septembri reperitur. Près le village d'Alterives, sur le bord du chemin, à la descente tirant à Esteing, le 30 aoust 1613. In nostro castaneto de *Granies* reperi anno 1643, sexto mensis septembri (Bern.)

Mil. Bois de Salbous! — Bois de Roucoules; la Grosfesenque, au bord de la Dourbie (B.)

Rod. Bois de Linars, de Bonnecombe ; le Lagast (M.)

St-Af. Environs de Tournemire, bois de Fajas !

♃ Juin-octobre. — CC.

895. **Solidago monticola** Jord.; Bor. *Fl. cent.* 3e éd. p. 324.

Bois des montagnes.

Esp. Montagnes d'Aubrac, sommet du bois de Rigambal !

♃ Juillet, août. — RR.

896. **Solidago glabra** Desf. *Cat.* 3e éd. p. 402 ; DC. *Prodr.* V, p. 331.; G.G. *Fl. fr. II*, p. 93 ; *S. serotina* Ait. ; Duby, *Bot.* 1030 ; *S. Canadensis* var. *glabra* Poir. *Dict. VIII*, p. 463.

Cette espèce est caractérisée par sa tige haute de huit à douze décimètres, dressée, roide, très-feuillée, à rameaux disposés en corymbe pyramidal, très-étalés et arqués en dehors, portant de nombreuses calathides petites, dressées, unilatérales ; par ses feuilles lancéolées ou linéaires lancéolées, glabres, un peu rudes sur les bords, bordées vers leur milieu de dents aigues.

Cette plante, originaire de l'Amérique du Nord, s'est naturalisée dans quelques parties de la France. Balbis, *Flore de Lyon*, l'a observée aux environs de Lyon, à la pointe de Perrache et dans les îles du Rhône. De Pouzolz, *Flore du Gard*, la signale à Anduze, sur les bords du Gardon. M. Verlot, *Catalogue du Dauphiné*, l'indique sur les bords des ruisseaux et des rivières : à Grenoble, au polygone ; à Valence, dans les îles du Rhône ; à Crest ; etc. Je l'ai trouvée, en 1844, à Cadrieu, dans la vallée du Lot, sur la rive droite de cette rivière. M. Saltel, instituteur communal à Saint-Julien-d'Empare, me l'a communiquée en 1874, provenant de la même vallée du Lot, sur la rive aveyronnaise de cette rivière, au-dessous de Vic et de Livinhac-le-Bas. En me faisant cette communication, ce zélé botaniste me marquait qu'elle était en si grande abondance dans cette dernière localité qu'elle pouvait s'y récolter par charretées. Je l'ai trouvée, en 1876, sur les bords du Lot à la sortie du tunnel de Vic.

♃ Juillet, août. — RR.

VI. LINOSYRIS Lob.

897. **Linosyris vulgaris** DC. ; *Chrysocoma Linosyris* L.

Coteaux et plateaux rocailleux calcaires.

Rod. Plateau de Salles-la-Source ; vallon du Cruou, coteaux de vignobles (ab. R.) — Montaubert (de B.) — Coteaux calcaires bien exposés, à Serres, Panat, Saint-Austremoine (M.)

St-Af. Tournemire, sur la roche basaltique (Puech).

Villef. Villefranche, plateau de la Romiguière, terrains incultes, au milieu des vignes ; la Rouquette ; coteaux de Calcomier !

♃ Septembre, octobre. — AC.

VII. PHAGNALON Cass.

898. **Phagnalon sordidum** DC.; *Gnaphalium sordidum* L.

Rochers, vieux murs.

Mil. Sur les rochers de Caussibal (B.)

Indiqué dans les contrées voisines; à Mende, dans la Lozère, à Saint-Ambroix et à Anduze, dans le Gard, par MM. Grenier et Godron, *Flore de France II*, p. 95.

♃ Mai, juin. — RR.

VIII. ERIGERON L.

899. **Erigeron Canadensis** L.

Plante originaire d'Amérique, naturalisée et très-commune dans tout le département.

① Juillet-octobre. — CC.

900. **Erigeron acris** L.

Lieux stériles, vignes, champs, murs.

Mil. Causse de la Liquisse; plateau de Sauclières, dans les petites cultures; Saint-Jean-du-Bruel, bords de la Dourbie! — La Pomarède (B.)

Rod. Ruines du château de Salmiech (de B.)

St-Af. Dans tous les causses; vignes de la Salvanie, près de Broquiès (de B.)

Villef. Plateau d'Ordiget; le Mespoul; Naussac; Tournhac!

♃ Juin-octobre. — CC.

IX. ASTER Nées.

901. **Aster Alpinus** L.

Pelouses rocailleuses, rochers des causses.

Mil. Millau, sur les rochers du Monna et d'Ambousquèses; la Couvertoirade; la Pesade, sur les rochers de Servières; Sauclières, sur les rochers du bois de Salbous, de Roquefoulet! — Hôpital-du-Larzac; Puy-d'Andan (B.) — Sévérac (fr. M.-J. *in Cat.* M.)

St-Af. Cornus, sur les rochers du versant septentrional du plateau de Guillaumard; de la Tour d'Aiguillon; Tournemire, pentes rocailleuses de la devèze de la Panouze; Sainte-Eulalie! — Tournemire, bois de Fajas (Puech).

♃ Juin, juillet. — AR.

902. **Aster Amellus** L.

Coteaux calcaires, taillis rocailleux.

Mil. Vignes de Millau (de B.) — Bois de Salbous (Martin).

Rod. Beaulieu, au-dessus de Marcillac (Cérès.) — Mondalazac; vignoble du vallon du Cruou (ab. R.)

St-Af. Côte de Saint-Jean-d'Alcas (Puech).

Villef. Villefranche, au bas de la côte de Sanvensa, dans les broussailles au terroir de Fontanes; bois du Quoiti; la Rouquette, plateau calcaire; vallée du Lot, gorge de Lantouï, au bas de la montagne de Waïffier!

♃ Août-octobre. — R.

903. **Aster trinervis** Def. *Cat.* 122.

Mil. Vignes des coteaux du Tarn (de B.)

Indiquée à Sainte-Enimie et dans les gorges du Tarn, près de Mende et de Florac, par MM. Grenier et Godron, *Flore de France II*, p. 104.

♃ Juillet, août. — RR.

X. BELLIS L.

904. **Bellis perennis** L.; vulg. *Pâquerette.*

Pelouses, prairies dans tous les terrains.

♃ Mai, juin. — CC.

XI. DORONICUM L.

905. **Doronicum plantagineum** L.; Rchb. *Ic XVI*, p. 33, tab. 65, fig. 2.

Taillis, bois sablonneux.

Rod. Prairies du Rouquet, près de Trémouilles (fr. S.)

♃ Avril, mai. — RR.

906. **Doronicum Pardalianches** Willd.; Rchb. *Ic. XVI*, p. 33, tab. 64, fig. 2.

Bois, broussailles, pentes herbeuses et couvertes.

Esp. Aubrac, au bas de la prairie, au-dessus de la cascade dite

Sal-del-Grel! — Bords du Lot, entre Rocolles et Codostrines (Bern.) — Bois au-dessus de Venzac (Jord. de Pf.)

Mil. Sauclières, bois de Salbous, de Virenque!

Rod. Bois de Linars, de Bonnecombe (M.) — Carcenac (de B.)

St-Af. Bois de Nonenque (Puech).

Villef. Villefranche, rive gauche de l'Aveyron, au bas du bois de Combe-Nègre; au-dessous de Monteils, bois de Cabanelles; entre Monteils et Najac, bois rocailleux des bords de l'Aveyron; Najac, au pied des murs du château; talus au-dessous du château de Boisse! — Asprières (Giraud.)

♃ Mai-juillet. — AR.

907. **Doronicum Austriacum** Jacq.; Rchb. *Ic. XVI*, p. 34, tab. 66.

Bord des eaux, bois frais, haies dans les terrains granitiques et volcaniques des hautes montagnes.

Esp. Montagnes d'Aubrac; Aubrac, au bas de la prairie, le long du ruisseau, avant la chute de la cascade dite Sal-del-Grel; bois de Rigambal, le long du Boralde; près du lac de Saliens; bois de Laguiole! — Bords du ruisseau de Pleaux, au Bourguet (Jord. de Pf.)

Rod. Le Rouquet (fr. S.)

Saint-Guiral (de B.) *Gard.*

♃ Juin, juillet. — R.

XII. ARONICUM Neck.

908. **Aronicum scorpioides** DC.; Rchb. *Ic. XVI*, p. 32, tab. 62.

Esp. Environs d'Espalion, dans le pré du prieur de Cambon (Bern.)

Rod. Le Rouquet, près de Trémouilles, au-dessus du moulin Portal (de B.)

Cette plante appartenant aux régions alpestres, les stations indiquées ci-dessus ne doivent être admises qu'avec réserve.

♃ Juillet, août.

XIII. ARNICA L.

909. **Arnica montana** L.; vulg. *Arnica.*

Pelouses, pâturages des montagnes.

Esp. Très-commun dans les pâturages des montagnes d'Aubrac; Laguiole; Saint-Chély! — Le Cayrol (Bern.) — Prairies près de l'étang de Taussac (Jord. de Pf.)

Mil. La Souque, près de Sévérac (M.) — Vilefranche-de-Panat (Puech). — Le Perié (B.)

Rod. Cantemerle, au-dessus des carrières d'ardoise; prairies au tournant et au bas de la côte du Pas ! — Ceignac ; Bonnecombe (M.) — Salmiech (fr. S.) — Carcenac (de B.)

Villef. Prairies de Cammas, commune de Labastide-l'Évêque ; Rieupeyroux, prairiesau-dessous du village ! — Privezac (M. de Rudelle).

♃ Juin, juillet. — AC.

XIV. SENECIO L.

910. **Senecio vulgaris** L. vulg. *Seneçon.*

Lieux cultivés, champs, vignes, jardins.

Fleurit et se reproduit partout pendant presque toute l'année ①

911. **Senecio viscosus** L.

Champs, vignes, bois taillis, lieux incultes des terrains sablonneux.

Mil. Puy-de-France ; Cureplats (B.)

Rod. Champs de Bournazel ! — Carcenac (de B.)

Villef. Villefranche, champs du Mespoul; Pelras, près de Morlhon ; plateau de la Bouisse ; Monteils, coteaux, dans les vignes; Najac, bords de l'Aveyron au bois Rond; Capdenac, bords du Lot ! — Asprières (Giraud.)

① Juillet-octobre. — AC.

912. **Senecio sylvaticus** L.

Bois et champs sablonneux, surtout dans les terrains siliceux.

Esp. Bois à Trionnac (Jord. de Pf.)

Mil. Entre Montjaux et Salles-Curan, le long de la route !

Rod. Carcenac, près de la glacière (de B.)

Villef. La Roque-Bouillac, sur les rochers qui dominent le village ; entre Aubin et Firmy, le long de l'ancien chemin !

Var. β *auriculatus* W. Meyer; Rchb. *Ic. XVI*, p. 35, tab. 69, fig. 3.

Feuilles pinnatilobées; oreillettes de la base plus prononcées.

Villef. Vabre, canton de Rieupeyroux, lisière des bois !

② Juin-octobre. — AC.

913. **Senecio lividus** L.; *S. nebrodensis* DC. *Fl. fr. IV*, p. 162, non L.; Rchb. *Ic. XVI*, p. 36, tab. 72, fig. 5.

Vignes, bord des routes.

Mil. Saint-Jean-du-Bruel, vignes de la vallée de la Dourbie !

Villef. Entre Najac et Laguépie, sur le talus du chemin de fer !

① Avril-juin. — RR.

914. **Senecio gallicus** Chaix ; *S. squalidus* Willd.; DC.

Champs, vignes, terrains rocailleux des terrains calcaires.

Mil. Plateau du Larzac, à la Pesade, pelouses au pied des rochers de Servières; Sauclières, plateau du Rouquet; entre Millau et Paulhe, dans les champs ! — Sables de la Jonte, près de Meyrueis (Lecoq et Lam. *Cat.*)

St-Af. Environs de Saint-Rome-de-Tarn, lisière des champs !

Cette espèce s'est reproduite longtemps dans mon jardin du Radel, de graines que j'avais rapportées de Montpellier.

① Avril-juillet. — R.

915. **Senecio adonidifolius** Lois.

Lieux incultes, bois taillis, rochers des terrains siliceux, granitiques et volcaniques.

Esp. Aubrac, lisière supérieure du bois et au bas de la prairie ! — Saint-Geniez (M.) — Bois de Bonneval (Bern.)

Mil. Entre la Cavalerie et Sainte-Eulalie, le long du chemin; plateau du Lévézou; Sévérac-le-Château, montagne de la Camusèle ! — Saint-Jean-du-Bruel, coteaux schisteux des bords de la Dourbie; Sévérac (M.) — Salles-Curan (Puech).

Rod. Le Pas ! — Bois de Linars (M.) — Bonnecombe (de B.)

St-Af. Sainte-Eulalie (Puech).

Villef. Villefranche, vallée de l'Alzou, montagne de Pénevaire, le Cabanat; Najac, coteaux des bords de l'Aveyron !

♃ Juillet-septembre. — AR.

916. **Senecio erraticus** Bertol.

Fossés, prés et bois humides, sables des rivières.

Rod. Bords de l'Aveyron, sous Rodez (M.)

① Juin-août. — RR.

917. **Senecio Jacobæa** L.; Rchb. *Ic. XVI*, p. 38, tab. 73, fig. 2.; vulg. *Jacobée*, *Herbe-Saint-Jacques*.

Bord des chemins, prés.

Mil. La Couvertoirade, bord des chemins; bois de Servières! — La Granède (B.)

Rod. Prairies de Fontange; bois de Bourran! — Carcenac, bois de las Costes; Bonnecombe, dans les prés (de B.)

Villef. Commun le long des chemins, côte de Sanvensa; Combes de Salvagnac.

♃ Mai-septembre. — C.

918 **Senecio erucifolius** L.; Rchb. *Ic. XVI,* p. 38, tab. 75, fig. 2.

Haies, bord des bois, des champs, pâturages buissonneux.

Mil. Bois de Salbous! — Las Fons; La Pomarède; le Théron (B.)

Rod. Valady, bord des vignes et dans les vallées environnantes; Gailhac, bords de l'Aveyron (de B.)

Villef. Villefranche, plateau de la Romiguière; bois du Quoiti! — Asprières (Giraud.)

♃ Juillet-octobre. — AC.

919. **Senecio saracenicus** L.; *S. Fuchsii* Gmel.; Rchb. *Ic. XVI,* p. 41, tab. 81; *Solidago saracenica* Fuchs. *Hist.* p. 728, *Ic.*

Bois, broussailles, bord des eaux dans les terrains montagneux, granitiques et volcaniques.

Esp. Montagnes d'Aubrac, bois de Rigambal, le long des rivulets; bois de Gandillot, au pied de la cascade dite Sal-del-Grel! — Bois de Laguiole (M.)

♃ Juillet, août. — AR.

920. **Senecio Cacaliaster** Lam.; *Cacalia saracenica* L.; Rchb. *Ic. XVI,* p. 41, tab. 83, fig. 1.

Bois des hautes montagnes.

Esp. Montagnes d'Aubrac, (G. G. *Fl. fr. II,* p. 119.) — Aubrac, sommet du bois de Rigambal, parmi les taillis formant broussaille; bois près des lacs; près de la cascade du Sal-del-Grel; Laguiole, sommet du bois, sur le chemin d'Aubrac! — Bois de Laguiole (de B.)

♃ Juillet, août. — AR.

921. **Senecio Doronicum** L. *Sp.* 1222; *Arnica Doronicum* Benth.; Rchb. *Ic. XVI,* p. 42, tab. 84, fig 1.

Pâturages des hautes montagnes.

Esp. Montagnes d'Aubrac, dans les pâturages ; entre Aubrac et les lacs ; pelouses rocailleuses au-dessous du bois d'Aubrac; dans les clairières du bois d'Aubrac ; les Touzes, entre Aubrac et Saint-Chély ; parties élevées de la prairie d'Aubrac ! — Au-dessous du Bourguet, bords du ruisseau du Pleaux (Jord. de Pf.)

Cette plante présente de nombreuses variétés qui ont été signalées par Linné. L'on peut consulter à cet égard le *Codex botanicus Linnæanus* de Richter, n° 6302.

♃ Juillet, août — AC.

922. **Senecio Gerardi** G.G. *Fl. fr. II*, p. 122 ; Rchb. *Ic. XVI*, p. 42, fig. 2.

Esp. Aubrac, prairie du buron de la Maynobe !

Mil. Environs de Sauclières, dans le bois de Virenque, partie rocailleuse, au midi ; entre Montjaux et Saint-Rome-de-Tarn, sur des pentes un peu boisées du chemin de traverse, au bas de la côte ! — Sur le Larzac, Saint-Michel-du-Ser, au Pech-Tendre, (Biche, herb. de M. Timbal-Lagrave.)

Reichenbach a des doutes sur la légitimité de cette espèce, il craint qu'il ne soit difficile de la distinguer du *S. Doronicum*. Elle s'éloigne cependant de ce dernier par la forme ovale ou ovale-spathulée de ses feuilles inférieures, qui sont brusquement contractées en un long pétiole ; par son péricline à folioles longuement accuminées ; par les écailles de son calicule plus larges, lancéolées et bien plus courtes que le péricline; par ses corolles d'un jaune plus pâle. Lecoq et Lamotte, *Catalogue du plateau central*, l'indiquent, dans la Lozère, au Causse Méjan, au-dessus de Monteils, sur les rochers herbeux du calcaire jurassique.

♃ Juin. — RR.

923. **Senecio Ruthenensis** Mazuc et Timbal-Lagrave *in Mém. Soc. let. sc. et arts de l'Aveyron*, t. VIII, p. 464 (23 juillet 1854) *Ic.*

Pelouses rocailleuses, clairières des bois.

Souche horizontale, écailleuse, munie de radicelles assez grosses; tige de trois à quatre décimètres, rameuse au sommet, glabre dans son tiers supérieur ou hérissée de quelques poils écartés, sillonnée; calathides au nombre de trois à dix, en corymbe presque régulier, très-longuement pédonculées ; bractées linéaires, écartées, pubescentes ; péricline pubescent, à folioles lancéolées, acuminées, noirâtres au sommet ; calicule polyphylle, à écailles linéaires, également noirâtres à leur extrémité, plus courtes que le péricline ou l'égalant à peine ; douze à quinze fleurs en languette étalée ; akènes plus courts que l'aigrette ; feuilles minces, assez nombreuses sur la tige, les radicales obovales, obtuses, ordinairement flétries au moment de la floraison, les inférieures oblongues-obtuses, atténuées en long pétiole, les supérieures lancéolées ou lancéolées-linéaires, aiguës, embrassant la tige, toutes régulièrement et faiblement dentées, à dents écartées.

Plante couverte dans sa jeunesse de poils longs, blancs, mous, disparaissant en partie avec l'âge, surtout à la partie supérieure, qui devient glabre, tandis que dans la partie inférieure, la tige et les feuilles demeurent velues Elle se rapproche beaucoup du *S. Doronicum* L. dont elle se distingue cependant par ses calathides de moitié plus petites et plus nombreuses ; par ses corolles plus pâles ; par ses feuilles plus minces, toujours oblongues, les inférieures atténuées en long pétiole ; par sa tige plus élevée.

Découvert en 1833, à la devèze de Floyrac, par M. H. de Barrau et signalé par lui sous le nom de *S. Doronicum* (*Mém. Soc. let. sc. et arts de l'Avey.*, t. I, 2e part. p. 80.)

Rod. Pelouses rocailleuses de la devèze de Floyrac, près de Rodez ; devèze de Vayssettes, à gauche de la grande route, en allant à Espalion ! — Devèze à l'ouest du village de Cadayrac ; bois de Bourrignac ; plateau de Salles-la-Source, lisière du bois de Frons (ab. R.)

♃ Juillet, août. — R.

924. **Senecio spathulæfolius** DC. *Prodr.*; *Cineraria campestris* DC. *Fl. fr.*; Rchb. *Ic. XVI*, p. 43, tab. 87, fig. 1.; *Tephroseris spathulæfolia* Bor. *Fl. cent.*, 3e éd. p. 342.

Bois des montagnes.

Esp. Montagnes d'Aubrac, parmi les rocailles, dans le cirque du lac de Saint-Andéol ; bois de Laguiole, le long des ravins, vers la partie élevée du côté d'Aubrac !

Rod. Ceignac, bois; sommet du bois de Linars (M.) — Carcenac, bois de Bonnemaire (de B.) — Salmiech (fr. S.)

Villef. Najac, ravins au nord du château !

♃ Mai. — R.

XV. LIGULARIA Cass.

925. **Ligularia sibirica** Cass.; *Cineraria sibirica* L.; *Senecio cacaliæformis* Rchb. fil. *Ic. XVI*, p. 43, tab. 88.

Esp. Montagnes d'Aubrac, bords du lac de Saliens, sur les bourrelets tourbeux relevés le long des canaux près du lac !

♃ Août. — RR.

XVI. ARTEMISIA L.

926. **Artemisia Absinthium** L.; Rchb. *Ic. XVI*, p. 70, tab. 138, fig. 1.; vulg. *Absinthe*.

Décombres, vieux murs, dans le voisinage des habitations.

Esp. Aubrac, sur les ruines de l'ancien couvent !

Rod. Ravin de Bozouls ! — Ruines du château de Castan, au-dessus d'Ampiac (M.) — Bonnecombe ; le Rouquet (fr. S.)

Mil. Entre Sévérac et Millau (M.)

Villef. Vallée du Lot, à Salvagnac, Cadrieu, Capdenac ! — Bouillac, (Giraud.) — Au-dessous d'Agrès (Chastaingt).

♃ Juillet, août — R.

927. **Artemisia camphorata** Vill. ; Rchb. *Ic. XVI*, p. 71, tab. 147, fig. 2.

Plateau et pentes rocailleuses, graviers des rivières.

Mil. Aguessac, alluvions du Tarn !

Cette espèce vient en grande abondance sur les terrains rocailleux des environs de Concots, dans le département du Lot.

♃ Septembre, octobre. — R.

928. **Artemisia vulgaris** L., Rchb. *Ic. XVI*, p. 74, tab. 147, fig. 1. ; vulg. *Armoise*.

Lieux frais et incultes, haies, bord des chemins.

Esp. Saint-Chély !

Mil. La Grosfesenque (B.)

Rod. Environs de Rodez, bords de l'Aveyron, Bournazel !

Villef. Villefranche, bords du canal de fuite du moulin de la Conque, au faubourg Savignac ; au-dessous de la Maladrerie, bois de l'Igue ; Rieupeyroux, sur les murs, à l'entrée du village et au-dessous de la chapelle ; bords du Lot, Capdenac, Salvagnac !

♃ Juillet-septembre. — CC.

929. **Artemisia campestris** L.

Lieux incultes bord des chemins, sables des rivières.

Mil. Aguessac, alluvions du Tarn ?

St-Af. Bords du Tarn, au-dessous de Broquiès (de B.)

Villef. Alluvions du Lot, à Salvagnac, Penchot, Cadrieu !

On cultive dans les jardins, pour les usages culinaires, l'*A. Dracunculus*, vulg. *Estragon*, originaire de la Russie méridionale ; quelquefois aussi, comme plante d'agrément, l'*A. Abrotanum*, vulg. *Aurone*, *Citronnelle*, à odeur de citron, originaire d'Orient.

♃ Juillet-septembre. — CC.

XVII. TANACETUM Less.

930. **Tanacetum vulgare** L.; vulg. *Tanaisie, Sent-bon.*

Echappé des jardins, naturalisé çà et là sur les tertres, les décombres.

Rod. Le Rouquet (fr. S.)

St-Af. Tournemire, devèze de la Bastide (Puech).

Villef. Environs de Lunac !

Le *T. Balsamita*, vulg. *Menthe-Coq*, est cultivé dans quelques jardins pour son odeur agréable.

♃ Juin-septembre.

XVIII. LEUCANTHEMUM Tournef.

931. **Leucanthemum vulgare** Lam.; *Chrysanthemum Leucanthemum* L.

Prés, bois, champs.

♃ Juin, juillet. — CC.

932. **Leucanthemum pallens** DC.; *Chrysanthemum montanum* Kock.

Coteaux rocailleux et calcaires.

Mil. Saint-Jean-du-Bruel, coteaux de la rive droite de la Dourbie, vers le Moulin-Boudou ! Millau, côte du Larzac, lisière des bois ?

Vallée de l'Aveyron, vignes près de la station de Cazals ! *Tarn-et-Garonne.*

♃ Mai, juin. — RR.

933. **Leucanthemum maximum** DC.

Prairies et bois des montagnes.

Mil. Massabuau; Puy-de-France; bois de Saint-Estève (B.)

Rod. Bonnecombe; le Rouquet (de B.)

St-Af. Au pied des rochers de la montagne de la Rouquette, près de Saint-Affrique; route de Saint-Rome-de-Tarn à Saint-Affrique, pentes rocailleuses et boisées; Roquefort, sur les rochers, au pied du Combalou !

♃ Juin, juillet. — RR.

934. **Leucanthemum subglaucum** Larembergue, *Soc. litt. Castres*, 1861; *L. Candolleanum* de Martr. *Fl. inéd. du Tarn* et *Fl. Tarn*, p. 356.

Coteaux calcaires ou schisteux, bois taillis, éboulis de rochers.

Plante assez élevée, robuste; feuilles fermes, presques cassantes, les inférieures, ovales-oblongues, spathulées, insensiblement atténuées en long pétiole, les caulinaires, lancéolées, profondément et assez également dentées, les supérieures, entières; écailles de l'involucre oblongues-lancéolées, brunes ou rousses sur les bords; akènes de la circonférence pourvus d'une demi-couronne dentée, ceux du disque nus; fleurs un peu plus grandes que celles du *L. vulgare.*

Villef. Côte d'Asprières, sur le calcaire d'eau douce; entre Najac et Mergieux, lisière des bois et terrains éboulés, après Ferragut; pentes rocailleuses de la rive gauche de l'Aveyron, au-dessous du pont de Mergieux! — Sonnac; Asprières (Giraud.)

♃ Juin, juillet. — AR.

935. **Leucanthemum montanum** DC.; *Chrysanthemum montanum* L.; *C. graminifoluim* var. β *controversum* Lor. et Barr. *Fl. Montp. I*, p. 342; *Bellis montana minor* Magn. *Bot.* p. 36.

Rochers schisteux, broussailles.

Mil. Environs de Millau, sur les rochers de Raujoles, de Creissels!

Rod. Lieux pierreux des montagnes (Bonnat. *in Cat.* M.) — Le Rouquet (de B.)

St-Af. Cornus, versant septentrional du plateau de Guillaumard!

Indiqué à Florac et à Lespérou par MM. Grenier et Godron, *Flore de France* II, p. 142.

♃ Juin, juillet.— RR.

936. **Leucanthemum graminifolium** Lam.

Pelouses, bois taillis, rochers herbeux du calcaire jurassique.

Mil. Plateau du Larzac; à la Pesade, sur les rochers; gorges de la Jonte, entre Meyrueis et Peyreleau; Sauclières, sur les rochers de Roquefoulet, bois de Salbous; sur les rochers du Monna; Nant, Roc-Nantais! — Sévérac, tout le Larzac (M.) — Hôpital-du-Larzac; Vinnac; vallon de Saint-Martin; Issis (B.)

Rod. Rochers de Lioujas; Saint-Christophe! — Gages; Lioujas; Vayssette et tout le causse de Concourès (M.)

St-Af. Plateau du Larzac, à Sainte-Eulalie!

Villef. Plateau de Salvagnac, près du mas de Mouïsset; gorge de Lantouï, au pied de la montagne de Waïffier; Firmy, sur les serpentines du Puy-de-Volf!

Indiqué dans le Rouergue par de Candolle.

♃ Juin, juillet. — AC.

937. **Leucanthemum palmatum** Lam.; *L. Cebennense* DC. *Chrysanthemum monspeliense* L.

Pelouses rocailleuses, rochers et escarpements des montagnes.

Mil. Saint-Jean-du-Bruel, gorges de la Dourbie, près du Moulin-Boudou! — Au Roc-des-Batailles (M.)

Rod. Conques (Chastaingt).

Villef. Vallée du Lot, la Roque-Bouillac, station de Penchot sur les rochers! — Saint-Parthem (Chastaingt).

♃ Juin, juillet. — R.

938. **Leucanthemum corymbosum** G. G. *Fl. fr.* p. 145.

Coteaux calcaires, plateaux rocailleux.

Mil. Montagne de la Cadenède; Sévérac-le-Château; montagnes du Puy-de-France; rochers du Caylar; bois du vallon du Menson; Sauclières, bois de Virenque! — La Tacherie; bois d'Issis; Caussibal; Puy-de-France; bois de Massol (B.) — Côte de Nant (de B.)

Rod. Devèze de Floyrac (M.) — Bois de Salles-la-Source; plateau de Balzac (ab. R.)

St-Af. Montagne de la Rouquette; montagne du Bau-des-Singles! — Coteaux vers Tiergues (M.)

Villef. Coteaux calcaires; Monteils; la Rouquette; Najac; vallée de l'Aveyron, à Lexos; vallée du Lot, à Salvagnac, à Saujac!

♃ Juin, juillet. — AC.

939. **Leucanthemum Parthenium** G. G. *Fl. fr. II*, p. 145; *Chrysanthemum Parthenium* Pers.; *Matricaria odorata* Lam.; vulg. *Matricaire*.

Décombres, vieux murs, bord des chemins, près des lieux habités.

Esp. Espalion (M.) — Saint-Geniez, près de la chapelle des Buis (ab. R.)

Rod. Conques; Bonnecombe (M.) — Carcenac, murs de soutènement des jardins (de B.)

Villef. Villefranche, bords de l'Alzou, après le Pradélou; la Bastide-l'Évêque; la Rouquette; entre Najac et Merjieux, lisière des bois de

Ferragut! — Asprières (Giraud.) — Vallée du Lot, entre Penchot et la Roque (Chastaingt).

♃ Juin-août. — AC.

XIX. CHRYSANTHEMUM Tournef.

940. **Chrysanthemum segetum** L.

Moissons des terrains calcaires (de B. *in Cat.* M.)

Cette espèce, que je n'ai pas eu occasion d'observer moi-même dans le département, m'a été communiquée, en 1838, par Bouloumié, alors substitut à Villefranche, qui l'avait trouvée dans les champs, aux environs du village de Cureboursot, entre Lannéjouls et Montbazens.

① Mai-octobre. — RR.

XX. MATRICARIA L.

941. **Matricaria Chamomilla** L.; vulg. *Camomille-commune.*

Moissons, terres sablonneuses.

Esp. In agris urbis Hispalis Ruthenorum (Bern.) — Aubrac (de B.)

Rod. Décombres et lieux vagues (M.) — Champs au-dessous de la Chartreuse; terrasse du séminaire de théologie (ab. R.)

Villef. Monteils, terrains vagues, dans la station!

① Avril-juillet. — AC.

942. **Matricaria inodora** L.; *Chrysanthemum inodorum* L.

Champs, bois taillis, bord des chemins.

Esp. Terres cultivées autour des maisons d'Aubrac; champs de Laguiole!

Mil. Le Tourriol, rive gauche de l'Aveyron (ab. R.)

Rod. Carcenac, près de la glacière (de B.)

Villef. Sanvensa; Salles-Courbatiès; la Bastide-l'Évêque, sur les murs du village; Najac, le long du chemin de fer; Cadrieu, graviers du Lot!

Akènes légèrement granuleux, munis de trois côtes presque ailées

① Juin-octobre. — CC.

XXI. CHAMOMILLA God.

943. **Chamomilla nobilis** God. *Fl. Lorr. II*, p. 19; *Anthemis nobilis* L.; vulg. *Camomille-romaine.*

Pelouses, bord des chemins, pâturages argileux.

Rod. Bonnecombe; Flavin (de B.) — Cayssials, bord des chemins (M.)

Villef. Plateau de Saint-Remy; Monteils; Laguépie, bords de l'Aveyron!

Une variété à fleurs doubles est cultivée pour l'usage de la pharmacie.

♃ Juillet-septembre. — AC.

944. **Chamomilla mixta** G. G.; *Anthemis mixta* L.

Mil. Environs de Millau, alluvions de la Dourbie!

♃ Juillet-septembre. — R.

XXII. ANTHEMIS L.

945. **Anthemis arvensis** L.; Rchb. *Ic. XVI*, p. 60, tab. 113, fig. 1,2.; vulg. *Fausse-Camomille.*

Champs, lieux incultes, bord des chemins, sables des rivières.

Rod. Carcenac (de B.)

Villef. Villefranche, Pénevaire, vignes du plateau; la Rivière; Rieupeyroux, à la Chapelle, à la montagne du Puech-Rouget; entre Najac et Laguépie, fossés du chemin de fer; Salvagnac-Cajarc; plateau de Cubèle; champs d'Estrabols!

① Mai-septembre. — CC.

946. **Anthemis Cotula** L.; *A. fœtida* Lam.; Rchb. *Ic. XVI*, p. 57, tab. 109, fig. 1.; vulg. *Maroute; Camomille-puante.*

Décombres, bord des chemins, moissons, lieux incultes autour des habitations.

Rod. Champs de Bruéjouls, de Saint-Félix!

St-Af. Roquefort, dans les moissons!

Villef. Domaine de l'Estang; la Serre, près de Rieupeyroux!

Akènes à dix côtes égales, tuberculeuses; écailles du réceptacle linéaires, sétacées, ne se montrant qu'à la partie supérieure du réceptacle; partie inférieure du tube de la corolle dilatée et repliée en dessous, représentant une petite gourde.

① Juin, août. — CC.

947. **Anthemis collina** Jord. *Cat. Hort. Div.*; Bor. *Fl. cent.* 3e éd. p. 331; de Mart. *Fl. Tarn*, p. 360.

Esp. M. Jordan de Puyfol l'indique, dans l'arrondissement d'Espalion, sur les rochers de Bars, commune de Lacroix.

Villef. Je ne l'ai observé moi-même qu'à Villefranche, sur la montagne de Pénevaire, au confluent de l'Alzou et de l'Aveyron, sur les rochers, où elle est très-commune.

Cette espèce se rapproche beaucoup de l'*A. montana* L.; elle s'en distingue par ses tiges très-rameuses, diffuses, un peu radicantes à la base; par ses feuilles pubescentes à poils apprimés; par les écailles de son involucre pâles ou brunâtres sur les bords et par ses paillettes peu concaves, tronquées, dentées et mucronnées au sommet.

♃ Avril, mai. — RR.

XXIII. COTA Gay.

948. **Cota Triumfetti** Gay.; *Anthemis Austriaca* DC. *Fl. fr. IV*, p. 206 non Jac.; *Anthemis Triumfetti* DC. *Fl. fr. V*, p. 483; *A. tinctoria* L. var. ζ *Triumfetti* Rchb. *Ic. XVI*, p. 63, tab. 119, fig. 2.

Coteaux rocailleux.

Mil. Environs de Sauclières, bois de Virenque, le long du ravin!

Indiqué au bois de Salbons par de Pouzolz, *Flore du Gard*. Y a été observé par M. le docteur Martin d'Aumessas.

♃ Juin-août. — RR.

XXIV. SANTOLINA Tournef.

949. **Santolina Chamæcyparissus** L.; vulg. *Garde-robe.*

Coteaux calcaires.

Mil. Environs de Millau, bord des chemins (Bonnat. *in Cat.* de B.)

Rod. Naturalisé sur les coteaux calcaires, à Serres, au-dessus de Valady (de B.)

♄ Juillet, août. — RR.

XXV. ACHILLEA L.

950. **Achillea Millefolium** L.; vulg. *Millefeuille, Herbe-au-Charpentier.*

Champs, bord des chemins, lieux incultes.

Var. *setacea* G. G.; *A. setacea* Koch.

Mil. Hôpital-du-Larzac ; Saint-Estève (B.)

Rod. Bonnecombe ; Carcenac (de B.)

♃ Juin-septembre. — Le type CC.

951. **Achillea nobilis** L.

Mil. Gorges de la Jonte, près de Meyrueis (Lecoq et Lam. *Cat.*)

♃ Juillet, août. — RR.

952. **Achillea Ptarmica** L.; Rchb. *Ic. XVI*, p. 64, tab. 123, fig. 1.; vulg. *Herbe-à-éternuer.*

Prés humides, pâturages, bord des fossés des hautes montagnes.

Esp. Aubrac, dans la prairie; près du lac de Saliens ! — Environs de Paulhac, dans le pré dit devèze du Mas-Hermet (Valadier).

Toute la plante est velue, presque tomenteuse.

Une variété à fleurons tous ligulés est cultivée, dans les jardins, sous le nom de *Bouton-d'argent.*

♃ Juillet-septembre. — R.

XXVI. BIDENS L.

953. **Bidens tripartita** L.

Fossés, lieux humides.

Esp. Laguiole, bords du ruisseau ; Saint-Chély, fossés de Salacroup !

Mil. Laissac; Bertholène (M.)

Rod. Bournazel ! — Carcenac, vivier de la Vernière (de B.)

Villef Floyrac, bords du ruisseau ; domaine de Saint-Bel ; le Pouget, fossés de la grande route !

① Juin-octobre. — CC.

954. **Bidens cernua** L.

Fossés et marais (Berth. *in Cat.* de B.) sans indication de localité.

① Juillet-octobre. — AR.

XXVII. ASTERISCUS Mœnch.

955. **Asteriscus spinosus** G. G.; *Buphthalmum spinosum* L.; *Pallenis spinosa* Cass.; Rchb. *Ic. XVI*, p. 20, tab. 48, fig. 1.

Pentes rocailleuses, bord des chemins, dans les terrains calcaires et argileux.

Vallée de l'Aveyron, à Lexos, au pied des grands rochers ! *Tarn-et-Garonne.*

② Juin-août. — RR.

XXVIII. HELIANTHUS L.

956. **Helianthus annuus** L.; vulg. *Soleil, Grand-Soleil.*

Originaire du Pérou, cultivé et presque spontané çà et là, dans les champs, les vignes.

① Juillet-septembre.

957. **Helianthus tuberosus** L.; vulg. *Topinambour.*

Originaire du Brésil, cette espèce est cultivée pour la nourriture des bestiaux. Elle persiste avec ténacité dans les lieux où on la cultive et est devenue subspontanée.

♃ Septembre, octobre.

XXIX. CORVISARTIA Mérat.

958. **Corvisartia Helenium** Mérat; *Inula Helenium* L.; Rchb. *Ic. XVI*, p. 12, tab. 30.

Lieux frais et un peu couverts, prés et pâturages humides.

Esp. Dans le jardin de Bernier, à Espalion (Bern.) — Gabriac (ab. R.)

Mil. Au bas de la côte de Bruéjouls, endroits herbeux et frais (ab. R.) — Nant (Almes).

Rod. Dans un pré au Sérieys, commune de Calmont; Malan, près de Rodez (de B.) — Gaillac du Causse (Majorel). — Gages-le-Bas, dans un pré ; Vareille, près de Bonnecombe (Valadier).

Villef. Domaine de l'Estang, prairies le long du ruisseau ; entre Martiel et Elbes, dans les prés !

♃ Juillet, août. — R.

XXX. INULA L.

959. **Inula Conyza** DC.; *Conyza squarrosa* L.

Coteaux, bois, lieux pierreux.

Esp. Entre Espalion et Saint-Côme, le long du chemin ! — Haies des prés du château de Masse (Bern.)

Mil. Cabrières, bords de la route; ravin de Cartayre (B.)

Rod. Bournazel ! — Cayssials; Valady (M.) — Carcenac; Bonnecombe (de B.)

St-Af. Côte de Roquefort (Puech).

Villef. Villefranche, côte de l'Alzou; bois du Quoiti; Laguépie, bords de l'Aveyron !

① Juillet-octobre. — CC.

960. **Inula spiræifolia** L. *Sp.* 1238; *I. squarrosa* L. *Sp.* 1240; DC. *Fl. fr. IV*, p. 150, non L.; *I. germanica* Vill. *Dauph*, p. 219; Rchb. *Ic. XVI*, p. 15, tab. 39, fig. 1.; *Conyza media Monspeliensi affinis multiflora* J. Bauh. *Hist. II*, p. 1042.

Pentes rocailleuses.

Mil. Millau, au-dessous des rochers d'Ambousquèses, lisière des vignes, dans les broussailles; bois du vallon du Menson ! — Gorges de la Jonte, près de Meyrueis (Lecoq et Lam. *Cat.*)

St-Af. Environs de Tournemire, bois de Fajas !

Villef. Vallée du Lot, pentes rocailleuses entre Cajarc et Cadrieu; montagne entre Salvagnac et la gorge de Lantouï ! — Aubin; Montbazens; Penchot (Chastaingt).

♃ Juillet, août. — AC.

961. **Inula hirta** L.; Rchb. *Ic. XVI*, p. 15, tab. 36.

Coteaux rocailleux.

Plante toute couverte de poils articulés, tuberculeux à la base, et parsemée, principalement sur les feuilles, d'un grand nombre de petits points glanduleux. Feuilles lancéolées et non arrondies à la base comme le porte la description de la *Flore de France* de Grenier et Godron, à peine embrassantes. Akènes glabres dans les deux tiers inférieurs, chargés de quelques poils dans le tiers supérieur.

Mil. Gorges de la Jonte, au-dessus du Truel, pentes rocailleuses !

♃ Juin-août. — RR.

962. **Inula salicina** L.; Rchb. *Ic. XVI*, p. 15, tab. 37, fig. 1.

Bord des champs, prés secs et montueux, pâturages buissonneux.

Mil. Environs de Sauclières, bois de Salbous; Millau, sommet de la côte du Larzac ! — Bois de la Garrigue; les Combes; Ambousquèses (B.)

St-Af. Coteaux rocailleux, sur la route de Saint-Affrique à Saint-Rome-de-Tarn; Tiergues ! — Environs de Tournemire, Debet-Fuma (Puech).

Villef. Sur le Puy-d'Escart, au-dessus de Monteils; prairies de Loc-Dieu !

♃ Juin-septembre. — AR.

963. **Inula montana** L.

Coteaux arides, bord des bois, pelouses rocailleuses des terrains calcaires.

Mil. Plateau du Larzac, pelouses rocailleuses de la Couvertoirade; causse de la Liquisse; côte de Nant; plateau du Guillaumard; environs de Sauclières, bois de Salbous, plateau du Rouquet; Creissels; vallon du Monna, au-dessus d'Aguessac; entre Saint-Geniez et Sévérac ! — Coteaux de la Borie-Blanque, de la Pomarède; Hôpital-du-Larzac; vallon de Saint-Martin; Puy-de-France; Vinnac (B.) — Sévérac-le-Château, près d'Aubarenque (fr. M.-J.)

Rod. Lioujas !

St-Af. Saint-Affrique, montagne de la Rouquette ! — Côte de Tiergues (M.) — Tournemire (Puech).

Villef. Villefranche, coteaux de la Bouïsse, d'Ordiget, de la Rouquette, de Léonard; vallée de la Diége, près de la station de Naussac, sur le calcaire d'eau douce; plateau de Cubèle, au-dessus de Salvagnac-Cajarc; Puy-d'Escarts ! — Naussac (Giraud.)

♃ Juin-août. — AC.

964. **Inula Britannica** L.

Lieux humides, bord des fossés.

Signalé dans le département par Bonnaterre, sans indication de localité

St-Af. Bords du Brias (Puech).

♃ Juin-septembre. — RR.

XXXI. PULICARIA Gærtn.

965. **Pulicaria dysenterica** Gærtn.; *Inula dysenterica* L. Rchb. *Ic. XVI*, p. 17, tab. 42, fig. 1.; vulg. *Herbe Saint-Roch.*

Fossés, marais, lieux humides.

Rod. Puech-Mourguiol, près de Rodez (de B.)

Villef. Villefranche, la Romiguière, fossés le long de la route; chaussée du moulin de Franques !

① Juin-août. — AC.

966. **Pulicaria vulgaris** Gærtn.; *Inula Pulicaria* L.; Rchb. *Ic. XVI*, p. 17, tab. 42, fig. 2.; vulg. *Pulicaire*.

Lieux inondés et sablonneux, fossés, bord des étangs, des rivières.

Esp. Communal de Bars (Jord. de Pf.)

Rod. Bournazel !

Villef. Fossés des routes; domaine de Saint-Bel; prés de l'Estang !

♃ Juillet-août. — CC.

XXXII. CUPULARIA God. et Gren.

967. **Cupularia graveolens** G. G. *Fl. fr. II*, p. 180 ; *Erigeron graveolens* L.; Rchb. *Ic. XVI*, p. 18, tab. 44, fig. 1.

Champs, vignes, bord des chemins, décombres.

Esp. Espalion; Saint-Geniez (M.)

Rod. Cayssials (M.) — Rignac, au Pont-de-la-Monnaie (de V.) — Marcillac; Nauviale (Chastaingt).

St-Af. Broquiès; le Salzé (de B.)

Villef. Villefranche, au Mespoul; Dauquiès; entre Aubin et Firmy, le long des chemins; Najac ! — Asprières (Giraud.) — Decazeville ; Flagnac (Chastaingt).

① Août-octobre. — CC.

968. **Cupularia viscosa** G. G. *Fl. fr. II*, p. 181 ; *Erigeron viscosum* L.

Indiqué aux environs de Millau, daus les lieux secs et pierreux, par Berth. *in Cat.* M. Il n'est pas à ma connaissance que cette plante ait été retrouvée dans le département

♃ Août, septembre.

XXXIII. HELICHRYSUM DC.

969. **Helichrysum Stœchas** D C.; vulg. *Immortelle*.

Coteaux calcaires secs et pierreux.

Mil. Sommet de la Côte de Saint-Rome-de-Tarn à Montjaux; coteaux des bords de la Dourbie; plateau du Larzac, la Couvertoirade, bois de Cervières, près de la Pesade; Sauclières, plateau du Rouquet; Nant, plateau du Roc-Nantais; Raujoles, sur les rochers; Saint-Jean-du-Bruel; entre Saint-Geniez et Sévérac ! — Caussibal; Puy-de-France; coteaux de Compeyre (B.)

Rod. Rochers de Rocomissou, près de Gages; Lioujas!

St-Af. Saint-Affrique, versant rocailleux des montagnes, au couchant, sur la montagne dite de la Rouquette; montagne de Caylux; Cornus; Camarès ! — Tournemire (Puech).

Villef. Environs de Villefranche, coteaux de Fontanes, au bas de la côte de Sanvensa; plaine de l'Aveyron, au Mespoul; près de la station de Naussac, sur le monticule du calcaire d'eau douce ! — La Rouquette; coteaux rocailleux, entre la Rouquette et Loc-Dieu!

Vallée de l'Aveyron, à Lexos; Saint-Antonin, au pied des escarpements des rochers d'Anglars ! — *Tarn-et-Garonne.*

♃ Juin-août. — AR.

970. **Helichrysum serotinum** Boiss.; Rchb. *Ic. XVI,* p. 30, tab. 61, fig. 3.

Bord des chemins, terrains rocailleux et incultes.

St-Af. Entre Saint-Sernin et Rebourguil, terrains incultes, le long de la route!

Je n'ai pas observé cette espèce dans d'autre localité, bien qu'elle soit indiquée comme assez commune dans le Tarn par de Martrin-Donos, *Flore du Tarn.*

♃ Juin-août. — RR.

XXXIV. GNAPHALIUM Don.

971. **Gnaphalium luteo-album** L.

Sables siliceux, terrains et rochers humides, bruyères.

St-Af. Roquefort, sur les rochers !

Villef. Sur les rochers de la gorge de la Maladrerie; au château des Anglais, au-dessous de Morlhon; Najac, sur les rochers, le long du chemin de fer; Capdenac, au pied des rochers, aux endroits humides ! — Livinhac-le-Haut (Giraud.) — Bagnac, sur les rochers des bords du Lot (fr. S.)

Vallée du Lot à Cadrieu ! *Lot.*

① Juillet-septembre. — AR.

972. **Gnaphalium sylvaticnm** L.; *G. rectum* Smith; Rchb. *Ic. XVI,* p. 29, tab. 58, fig. 1.; *Gamochæta sylvatica* Wodd.; Coss. et Germ. *Fl. Par.* 2e éd. p. 504.

Bois montueux, bruyères, broussailles.

Esp. Aubrac, bords du lac de Saliens, dans les pâturages; le long du chemin de Laguiole à Aubrac; bois de Rigambal; bois du lac de Saliens! — Espalion, chemin de Garrigues (Bern.)

Rod. Cayssials; Carcenac (de B.)

Villef. La Bastide-l'Évêque, sur le chemin de Rieupeyroux, le long des fossés; Rieupeyroux, prairies de la baraque de Pauquetou, terrains incultes!

♃ Juillet-septembre. — AC.

973. **Gnaphalium Norvegicum** Gunn.; *G. fuscum* Lam.; Rchb. *Ic. XVI*, p. 29, tab. 58, fig. 2.

Bois et pâturages des hautes montagnes.

Esp. Montagnes d'Aubrac, sommet du bois de Rigambal (ab. R.)

♃ Juillet, août. — R.

974. **Gnaphalium uliginosum** L.; Rchb. *Ic. XVI*, p. 28, tab 57, fig. 2.

Lieux humides, fossés, bord des étangs, des rivières, terrains à demi-desséchés.

Rod. Environs de Rodez, lieux sablonneux, humides (M.)

St-Af. Sables du Tarn, sous Broquiès; le Salzé (de B.)

Villef. Villefranche, montagne de Macarou, dans les fossés, le long de la grande route; Floyrac, bords du ruisseau; bords du Lot: Penchot, Capdenac, Ambeyrac! — Decazeville, côte des Estaques (Chastaingt).

① Juin-octobre. — CC.

XXXV. ANTENNARIA R. Brownn.

975. **Antennaria dioica** Gærtn.; Rchb. *Ic. XVI*, p. 31, tab. 60, fig. 2,3.; *Gnaphalium dioicum* L.; vulg. *Pied-de-Chat.*

Pelouses, prés secs des hautes montagnes, terrains siliceux et surtout volcaniques.

Esp. Très-commun sur tout le massif d'Aubrac; Laguiole, sur le chemin d'Aubrac! — Pelouses au-dessous du Bourguet (Jord. de Pf.)

Mil. Sévérac, au-dessus de Cardenal, sur une pelouse calcaire (M.) — Paulhac (M.)

Rod. Le Lagast (M.)

Saint-Guiral ! *Gard.*

Le lundi de la Pentecôte, les paroisses qui rayonnent autour de l'ancien hermitage de Saint-Guiral s'y rendent processionnellement, quelqu'unes viennent de plus de vingt kilomètres. Cette solennité attire un grand concours de fidèles, et chacun fait sa petite récolte de *Pied-de-Chat*, pour en faire de la tisane contre le rhume. Dans la croyance populaire, la cueillette faite ce jour-là, ne serait pas indifférente dans l'effet de la plante.

♃ Mai, juin. — CC.

XXXVI. FILAGO Tournef.

976. **Filago spathulata** Presl.; Coss. et Germ. *Fl. Par.* 2e éd. p. 500, et *Atl. Fl. Par.* tab. 26, A.; Jord. *Obs. frag.* 3, p. 119, tab. 7, C.; F. Jussiæ; Coss. et Germ. *Fl. Par.* 1re éd. p. 406.

Moissons des terrains calcaires, terrains sablonneux ou pierreux.

Mil. Côte d'Issis; la Maladrerie, bord de la route (B.)

Rod. Cayssials; Valady (M.) — Solsac au Roc-Ponsard; côte de Cougousse (ab. R.)

St-Af. Sylvanés (M.)

Villef. Environs de Villefranche, champs des Granges, plateau de la Bouïsse ! — Asprières (Giraud.)

① Juin-octobre. — CC.

977. **Filago Germanica** L.; Coss. et Germ. *Atl. Fl. Par.* tab. 26, B.

Champs sablonneux, vieux murs, bord des rivières.

Mil. Saint-Jean-du-Bruel, dans les moissons des bords de la Dourbie !

Villef. Villefranche, montagne de Macarou; côte des Taillades.

Var. α *lutescens; F. lutescens* Jord. *Obs. frag.* 3, p. 201, tab. 7, fig. B.

Plante couverte d'un tomentum blanc-jaunâtre, ou verdâtre.

Var. β *canescens; F. canescens* Jord. *Obs. frag.* 3, p. 202, tab. 7, fig. A, 1-10.

Plante couverte d'un tomentum blanc.

Champs cultivés, lieux secs.

Rod. Coteaux de Bourran (ab. R.)

Villef. Bois de la Gineste; bois du plateau entre Saint-Remy et le ruisseau de Saint-Igest; champs des Granges; Montsalès !

① Juin-septembre. — C.

978. **Filago arvensis** L.; *Gnaphalium arvense* Lam.; Coss. et Germ. *Atl. Fl. Par.* tab. 26, fig. D.; *Oglifa arvensis* Cass.; Rchb. *Ic. XVI*, p. 27, tab. 55, fig. 2.

Champs cultivés, vignes dans les terrains légers et sablonneux.

Rod. Cayssials (M.) — Coteaux de Manhac (ab. R.)

Villef. Villefranche, montagne de Pénevaire, versant du Pradélou !

① Juin-septembre. — CC.

979. **Filago minima** Fries.; *F. montana* DC.; *Oglifa minima* Cass.; Rchb. *Ic. XIV*, p. 27, tab. 55, fig. 1.; Coss. et Germ. *Atl. Fl. Par.* tab. 26, C.

Champs sablonneux ou siliceux, bruyères, terres incultes.

Rod. Carcenac, champs du Puech (de B.)

Villef. Villefranche, gorge de la Maladrerie ; montagne de Macarou ; plateau du Calvaire; Rieupeyroux, terrains incultes ! — Asprieres (Giraud.)

① Juin-septembre. — CC.

XXXVII. LOGFIA Cass.

980. **Logfia subulata** Cass.; *L. Gallica* Coss. et Germ. *Atl. Fl. Par.* tab. 26, fig. E.; Rchb. *Ic. XVI*, p. 18, tab. 56, fig. 1.; *Filago Gallica* L.

Moissons des terrains siliceux, terres incultes.

Mil. Saint-Jean-du-Bruel, dans les moissons des bords de la Dourbie !

Rod. Pelouses sèches à Cayssials (M.)

Villef. Najac, à la gare, talus du chemin de fer ; Sainte-Croix ! — Asprières (Giraud.)

① Juillet-septembre. — AC.

XXXVIII. MICROPUS L.

981. **Micropus erectus** L.; Rchb. *Ic. XVI*, p. 25, tab. 52, fig. 1.

Coteaux calcaires, pierreux et arides.

Mil. La Tacherie ; la Borie-Blanque (B.)

Rod. Terrains incultes, entre Sébazac et Lioujas ! — Pâturages pierreux, entre Salles-la-Source et Mondalazac (ab. R.)

S^{t}-Af. Plateau au-dessus de Tournemire; Roquefort, pelouses près du rocher de Combalou !

Villef. Asprières; Naussac (Giraud.)

XXXIX. CALENDULA Neck.

982. **Calendula arvensis** L.; vulg. *Souci.*

Généralement cultivé dans les jardins, quelquefois subspontané autour des habitations.

① Juin-septembre.

DEUXIÈME DIVISION, CYNAROCÉPHALES

CYNAROCEPHALÆ Juss.

I. ECHINOPS L.

983. **Echinops sphærocephalus** L.

Lieux incultes et pierreux, bord des routes.

Villef. Environs de Villefranche, vallée de Toulonjac, lisière des prés, au-dessous de la Métairie-Haute; après Toulonjac, le long de la côte; vallée de Calcomié, près du Moulin-de-Castel; vallée du Lot, moulin de Balaguier ! — Capdenac (fr. S.) — Bouillac (Giraud.)

♃ Juillet, août. — RR.

984. **Echinops Ritro** L.

Lieux arides, bord des routes, tertres.

Mil. Coteaux de la rive droite de la Dourbie entre Nant et Saint-Jean-du-Bruel; plateau du Larzac, la Couvertoirade, pelouses rocailleuses de Combazéma; Sauclières, parties découvertes du bois de Salbous, plateau du Rouquet ! — Vallée du Tarn, Millau, Compeyre (M.) — Lieux incultes, bord des routes (B.)

S^{t}-Af. Environs de Saint-Affrique ! — Bords du Tarn sous Broquiès (de B.) — Tournemire (Puech.)

♃ Juillet, août. — AC.

II. SILYBUM Vaill.

985. **Silybum Marianum** Gærtn.; vulg. *Chardon-Marie.*

Lieux incultes, bord des chemins.

Rod. Plateau de Salles-la-Source ! — Solsac; rocher de Tripadou (Cerès *in Cat.* M.)

Villef. Villefranche, la Magdelaine, dans la plaine du domaine de l'Hospice; Toulonjac, le long du chemin !

Vallée de l'Aveyron, entre Saint-Antonin et Cazals ! *Tarn-et-Garonne.*

② Juillet, août. — R.

III. ONOPORDON Vaill.

986. **Onopordon Acanthium** L.; vulg. *Chardon-Acanthe, Chardon-aux-ânes, Pédane.*

Champs et lieux incultes principalement des terrains calcaires.

Mil. Entre Saint-Germain et la Tacherie; Plalong (B.)

Rod. Au sommet de la côte du Monastère (de B.) — Bonnecombe (fr. S.)

St-Af. Tournemire, le long des chemins !

Villef. Bords du Lot, Salvagnac; Saujac; entre Bouillac et la Roque !

♃ Juillet, août. — AC.

987. **Onopordon Illyricum** L.

Bord des champs et des chemins (Berth. *in Cat.* M.)

St-Af. Tufière de Tournemire (Puech).

Indiqué au Vigan, dans le Gard, par de Pouzolz, *Flore du Gard.*

② Juillet, août. — R.

IV. PICNOMON Lob.

988. **Picnomon Acarna** Cass.; *Cnicus Acarna* L.

Lieux stériles et pierreux (Berth. *in Cat.* M.) sans indication de localité. Je ne sache pas qu'il ait été retrouvé dans l'Aveyron. De Pouzolz, *Flore du Gard*, l'indique au Vigan.

① Juin, juillet.

V. CIRSIUM Tournef.

989. **Cirsium lanceolatum** Scop.; *Carduus lanceolatus* L.

Lieux stériles, bord des chemins, dans tout le département.

② Juillet-septembre. — CC.

990. **Cirsium ferox** DC.; *Cnicus ferox* L.; Rchb. *Ic. XV*, p. 59, tab. 93.

St-Af. Saint-Affrique, montagne de la Rouquette, au-dessus des vignes! — Tournemire, au bois de Montclarat (Puech).

② Juillet-septembre. — RR.

991. **Cirsium eriophorum** Scop.; *Carduus eriophorus* L.

Lieux incultes, bord des routes.

Esp. Chemin de Venzac au Mur-de-Barrez (Jord. de Pf.)

Villef. Villefranche, Bascaud; domaine de l'Estang, un peu partout!

② Juillet-septembre. — CC.

992. **Cirsium palustre** Scop.; *Carduus palustris* L.; vulg. *Bâton-du-diable*.

Marais, bois humides, prés marécageux, bord des eaux.

Esp. Aubrac, dans la prairie!

Villef. Villefranche, chemin de la Baume! Rieupeyroux; Réquista!

Var. *Flore albo*.

Esp. Au-dessus de Laussac, bords de la Trueyre (Jord. de Pf.)

② Juin-septembre. — AC.

993. **Cirsium Monspessulanum** All.; *Carduus Monspessulanus* L.; Rchb. *Ic. XV*, p. 66, tab. 99, fig. 2.

Dans les ravins, bord des ruisseaux.

Mil. Ravin de Saint-Auzély; vallon de Saint-Martin (B.)

St-Af. Saint-Affrique, au pied de la montagne du Bau-des-Singles, dans les ravins, le long des petits cours d'eau ! — Environs de Tournemire, frondes à Saquet (Puech).

♃ Juillet, août. — RR.

994. **Cirsium palustri-erisithales** Nægeli; G. G. *Fl. fr. II*, p. 215; Rchb. *Ic. XV*, p. 72, tab. 114; Lecoq et Lam. *Cat. plat. cent.* p. 234.

Esp. Aubrac, bords du ruisseau, dans la prairie ! — Montagnes d'Aubrac (G. G. *l. c.*)

♃ Juillet, août. — RR.

995. **Cirsium oleraceum** Scop.

Prés humides et marécageux (Berth. *in Cat.* M.)

Il n'est pas à ma connaissance que cette plante, qui est cependant indiquée par Gouan, herbier, dans les bois humides de l'Aigual, ait été retrouvée dans le département.

♃ Juillet, août.

996. **Cirsium Erisithales** Scop.; Rchb. *Ic. XV*, p. 64, tab. 106; *C. glutinosum* Lam.; *C. ochroleucum* DC.; *Cnicus Erisithales* L.

Esp. Aubrac, dans la prairie, le long du ruisseau; lisière supérieure du bois de Gandillot ! — Aubrac (M.) — Indiqué dans les montagues d'Aubrac par G. et G. *Fl. fr. II*, p. 217.

♃ Juin-août. — RR.

997. **Cirsium subalpinum** Schleich.; Rchb. *Ic. XV*, p. 73, tab. 43, fig. 2.

Esp. Montagnes d'Aubrac, bois d'Aubrac, le long des rivulets !

♃ Juin, juillet. — RR.

998. **Cirsium bulbosum** DC.; Rchb. *Ic. XV*, p. 65, tab. 108, fig. 2.; *Carduus tuberosus*, var. β L.

Prairies, bois, coteaux.

Mil. Millau, côte du Larzac, au pied des rochers d'Ambousquèses; versant méridional de Lescandorgue, près des sources de Lergues; Sévérac-le-Château, montagne de la Camusèle; Sauclières, bois de Salbous ! — Campagnac (de B.) — Bois de la Garrigue; Grosfesenque; la Granède (B.)

Rod. Valady, champs argileux (M.) — Environs de Marcillac, près de Bougaunès (ab. R.)

St-Af. Saint-Affrique, montagne de la Rouquette; environs de Tournemire, bois de Fajas!

♃ Juillet, août. — AR.

999. **Cirsium Anglicum** Lob. *Ic.* p. 583, fig. 1.; Rchb. *Ic. XV*, p. 66, tab. 108, fig. 1; *Carduus tuberosus* var. α L.

Prairies des terrains granitiques.

Esp. Saint-Geniez (M.) — Saint-Laurent-d'Olt, dans les prés (ab. R.)

Mil. Sévérac, prés humides (M.)

♃ Juin-août. — R.

1000. **Cirsium rivulare** Link.; *C. tricephalodes* DC.; Rchb. *Ic. XV*, p. 65, tab. 104.

Prés humides des hautes montagnes.

Esp. Montagnes d'Aubrac, prairies d'Aubrac, le long du ruisseau; bois d'Aubrac; pelouses irriguées au bas de la vallée!

♃ Juillet, août. — AR.

1001. **Cirsium acaule** All.; *Carduus acaulis* L.

Bois, pelouses, bruyères, prés secs.

Mil. Sauclières, sommet du bois de Salbous!

Rod. Cayssials; Valady (M.)

Villef. Villefranche, Graves; plateau de la Bouisse; Salles-Courbatiès!

Var. β *caulescens* Coss. et Germ.; *Carduus Rosenii* Vill.

Tige haute de vingt à trente centimètres, feuillée, portant deux à trois calathides; est aussi commun que le type.

Var. γ *hirsuta. Caule palmari hirsuto multifloro* DC. *Fl. fr. IV*, p. 119, var. γ.

Plante à tige robuste, haute de trente à quarante centimètres, feuillée, rameuse, garnie d'un duvet long et cotonneux; bractéoles pinnatifides à lobes terminés par une épine semblable à celle des feuilles.

Mil. Bords d'un champ à la Faulette (B.) RR.

♃ Juillet, août. — CC.

1002. **Cirsium bulboso-acaule** Nægeli *in* Koch, *Syn.* p. 1003; *C. medium* All.; Rchb. *Ic. XV*, p. 76, tab. 118.

Bois, friches herbeuses.

Mil. Coteaux de la Granède (B.)

♃ Juillet, août. — R.

1003. **Cirsium arvense** Scop.; *Serratula arvensis* L.; vulg. *Chardon-hémorrhoïdal.*

Champs, vignes, bord des chemins.

♃ Juillet, août. — CC.

VI. CARDUUS Gærtn.

1004. **Carduus tenuiflorus** DC.; Rchb. *Ic. XV*, p. 87, tab. 134, fig. 1, et tab. 143, fig. 22-26.

Bord des chemins, des champs.

Mil. Puy-de-France (B.)

Rod. Environs de Rodez, terrains calcaires (M.)

St-Af. Tournemire (Puech).

Villef. Commun aux environs de Villefranche, le long des routes, mais seulement dans le calcaire.

① ou ② Juin-août. — CC.

1005. **Carduus nutans** L.; Rchb. *Ic. XV*, p. 93, tab. 146, fig. 1, 2.

Champs, bord des chemins, décombres.

Esp. Montagnes d'Aubrac !

Mil. La Tacherie (B.)

Rod. Salles-la-Source, plateau rocailleux; Druelle; Rignac au pont de la Monnaie ! — Roc de Carcenac (de B.)

Villef. Villefranche, le long de la clôture de la gare; île du moulin d'Orlhonac !

Var. β *Simplex* Bor.

Rod. Cayssials, champs calcaires (M.)

② Juillet, août. — AC.

1006. **Carduus nigrescens** Vill.; Jord. *Obs. frag.* 3, p. 214, tab. 8, fig. B.; Rchb. *Ic. XV*, p. 93, tab. 145, fig. 1.

Lieux incultes.

Mil. Les Combes, lieux incultes (B.)

St-Af. Saint-Affrique, plateau des montagnes, au couchant !

② Juillet, août. — AC.

1007. **Carduus Vivariensis** Jord. *Obs. frag.* 3, p. 212, tab. 8, fig. A.; Rchb. *Ic. XV*, p. 92, tab. 145, fig. 3.

Coteaux calcaires, pierreux, bord des bois.

Mil. Environs de Millau (B.)

Rod. Environs de Rodez, terrains incultes du plateau calcaire de Floyrac ! — Causse de Sébazac (ab. R.)

Villef. Environs de Villefranche, côte des Tailladés; plateau entre Saint-Remy et le ruisseau de Saint-Igest; Najac !

Vallée de l'Aveyron, plateau de Lexos ! *Tarn-et-Garonne.*

② Juillet, août. — AC.

1008. **Carduus hamulosus** Ehrh.; *C. spinigerus* Jord. *Obs. frag.* 3, p. 215, tab. 8, fig. C.; Rchb. *Ic. XV*, p. 91, tab. 144, fig. 2.

St-Af Tournemire (Puech).

Villef. Villefranche, côte du Calvaire; plateau du mas d'Hubal, vis-à-vis de Saint-Remy; Najac, bois, le long du chemin de fer !

Vallée de l'Aveyron, pelouses rocailleuses du plateau au-dessus de Lexos ! *Tarn-et-Garonne.*

② Juin, juillet. — AR.

1009. **Carduus Martrinii** Timbal-Lagrave *in* Martr. *Fl. Tarn*, p. 377.

Vallée de l'Aveyron, plateau au-dessus de la gare de Lexos ! *Tarn-et-Garonne.*

Indiqué par de Martrin-Donos à Lisle, sur les bords du Tarn; aux environs d'Albi et à Saint-Juéry.

② Juillet, août. — R.

VII. CARDUNCELLUS Adans.

1010. **Carduncellus mitissimus** DC.

Assez commun sur les pelouses de tous les coteaux calcaires.

Mil. Sévérac-le-Château, montagne de la Camusèle; gorge de la

Jonte; plateau de Saint-Geniez, à Sévérac; causse de la Liquisse! — Ravin de Potensac; la Tacherie ;Hôpital-du-Larzac (B.)

Rod. Devèze de Floyrac; pelouses rocailleuses des coteaux de Saint-Christophe! — Cayssials; Onet; Valady (M.) — Plateau de Salles-la-Source; Bruéjouls; Saint-Félix; Mondalazac (ab. R.) — Cassagnes-Comtaux (de V.) — Marcillac (Giraud.)

St-Af Plateau du Larzac, au-dessus de Cornus! — Tournemire, Garrigue du Viala (Puech).

Villef. Plateau de Saint-Remy; vallon de Calcomier; plateau d'Anglars, près de Saint-Clair; Salvagnac-Cajarc, plateau de Cubèle; vallée de l'Aveyron, Puy-d'Escarts, au-dessus de Monteils!

♃ Juin, août. — AC.

VIII. CENTAUREA Lin.

1011. **Centaurea amara** L.; Rchb. *Ic. XV*, p. 13, tab. 22, fig. 2.; C. *serotina* Bor. *Fl. cent.* 3e éd. p. 350.

Bord des chemins, lieux incultes des coteaux calcaires et argileux.

Mil. Sévérac-le-Château, montagne de la Camusèle; Sauclières, plateau du Rouquet! — Ravin de Saint-Auzély; Hôpital-du-Larzac (B.)

Rod. Saint-Félix; devèze de Vayssettes!

St-Af. Saint-Affrique, plateau des montagnes, au couchant; lisière supérieure du bois de Montclarat! — Tournemire, bois de Fajas (Puech).

Villef. Villefranche, lisière des bois de la Baume; bois de l'Estang! — Asprières (Giraud.)

♃ Juillet-octobre. — CC.

1012. **Centaurea Jacea** L.; Rchb. *Ic. XV*, p. 13, tab. 23; fig. 1.; vulg. *Barbeau*, *Jacée*.

Prairies, bois humides, pâturages.

Mil. Sauclières, bois de Salbous! — La Pomarède; bois de la Granède (B.)

Rod. Carcenac (de B.)

Villef. Villefranche, côte de l'Alzou; Monteils, près de la station; la chapelle de Rieupeyroux!

♃ Juin-août. — CC.

1013. **Centaurea pratensis** Thuill. *Fl. Par.* 2e éd. p. 444;

Bor. *Fl. cent.* 3e éd. p. 351; Vaill. *Bot. Par.* 107, (bonne description); *C. jacea* var. β *intermedia* Coss. et Germ. *Fl. par.* 2e éd. p. 484; *C. nigrescens* Willd. sec. G. G. *ex* Coss. et Germ. non D C.; *C. Jacea* var. *decipiens* Rchb. *Ic. XV*, p. 15, tab. 28, fig. 1.

Prés, bois.

Esp. Montagnes d'Aubrac !

Villef. Prairies de la Bastide-l'Évêque ; prés de l'Estang !

♃ Mai-septembre. — AR.

1014. **Centaurea nigra** L.; *C. nigra et C. microptilon* G. G. *Fl. fr. II*, p. 242 et 243; Rchb. *Ic. XV*, p. 17, tab. 30, fig. 2.

Prairies, bord des terrains siliceux principalement.

Esp. Montagnes d'Aubrac ! — Pré au-dessus du Bourguet (Jord. de Pf.)

Mil. Bois de Salbous (M.) — Bois de la Garrigue; la Pomarède (B.)

St-Af. Tournemire !

Villef. Najac, le long du chemin de fer; Capdenac, bords du Lot !

Akènes oblongs, grisâtre, pubescents.

♃ Juillet-septembre. — C.

1015. **Centaurea pectinata** L.; Rchb. *Ic. XV*, p. 17, tab. 29.

Coteaux arides et rocailleux.

Esp. Moulin de Vilherols, sur les rochers (Jord. de Pf.)

Mil. Plateau du Larzac, bois de la Couvertoirade, de la Pesade; Sauclières, plateau du Rouquet, lisière du bois de Salbous; Saint-Jean-du-Bruel, gorges de la Dourbie, dans les vignes; coteaux de Dourbias, au-dessous du Roc-Nantais; le Caylar, bois de Cervières, sur le Larzac, fentes des rochers ! — Le Moulin-Boudou (M.)

Rod. Grand-Vabre, rochers des bords du Lot (Vaissier *in Cat.* M.)

St-Af. Cornus, versant septentrional du plateau de Guillaumard; environs de Tournemire, bois de Montclarat !

♃ Juillet, août. — R.

1016. **Centaurea pullata** L.; Rchb. *Ic. XV*, p. 21, tab. 35.

Bord des champs et des prés (Berth. *in Cat.* M.) Sans indication de localité.

Il n'est pas à ma connaissance que d'autres botanistes aient observé cette espèce dans le département. Elle est indiquée dans les pâturages de Campestre, sur les limites du Gard et de l'Aveyron, par de Pouzolz, *Flore du Gard*, tome premier, page 583.

② Mai, juin.

1017. **Centaurea montana** L.; Rchb. *Ic. XV*, p. 24, tab. 40; Jord. *Ob. frag.* 5, tab. 3, fig. C.

Bois rocailleux, prairies des montagnes.

Esp. Montagnes d'Aubrac, cirque du lac de Saint-Andéol; sommet du bois de Gandillot! — Saint-Chély (de B.)

Mil. Plateau du Larzac, à la Pesade, dans les petits bouquets de bois; Sauclières, bois de Salbous, au pied des rochers du plateau!

St-Af. Environs de Tournemire, bois de Fajas!

Villef. Environs de Saint-Clair, plateau rocailleux au-dessus des combes d'Anglars!

♄ Juin-août. — RR.

1018. **Centaurea Cyanus** L.; vulg. *Bleuet*.

Moissons, champs.

① ou ② Mai-juillet. — CC.

1019. **Centaurea Scabiosa** L.; vulg. *Scabieuse*.

Champs des terrains calcaires ou argileux.

Mil. Creissels, dans les moissons; causse de la Liquisse!

Rod. Moissons des plateaux calcaires; devèze de Floyrac! — Cayssials (M.) — Abords du Roc-de-Tripadou; Puech-Meynade (de B.)

Villef. Plateau de la Bouisse; champs du Rey, de Barbat!

♃ Juillet, août. — CC.

1020. **Centaurea maculosa** Lam.; Rchb. *Ic. XV*, p. 31, tab. 48, fig. 1, 2.; Jord. *Obs. frag.* 5, p. 61, tab. 4, fig. D.

Terrains incultes, champs rocailleux dans les terrains calcaires.

Mil. Environs de Millau; Saint-Martin; Puy-de-France; Vinnac (B.) — Sévérac-le-Château (fr. M.-J. *in Cat.* M.)

Villef. Environs de Villefranche, plateau d'Ordiget; combes d'Estrabols; plateau de Cubèle; Salvagnac-Cajarc, sur les rochers qui bordent le chemin le long du Lot!

② Juillet-septembre. — AR.

1021. **Centaurea paniculata** L.

Bord des chemins (Berth. *in Cat.* de B.), sans indication de localité. Bien qu'elle vienne dans le Gard et dans l'Hérault, il est douteux que cette espèce appartienne à notre département.

② Juillet.

1022. **Centaurea aspera** L.; Rchb. *Ic. XV,* p. 44, tab. 68.

Champs incultes, vignes, bord des chemins.

Mil. Côte de Saint-Rome-de-Tarn à Montjaux! — Environs de Millau, sables du Tarn (M.)

St-Af. Vallée du Tarn, sous Broquiès (de B.)

♃ Juin-septembre. — R.

1023. **Centaurea prætermissa** de Martr. *Soc. sc. Tarn-et-Garonne,* pl. fig. B. et *Fl. Tarn,* p. 388; *C. aspera* var. β *subinermis* Lor. et Barr. *Fl. Montp.* p. 372.

Mil. Environs de Millau au-dessous d'Aguessac, dans les alluvions du Tarn!

Péricline ovoïde, conique, allongé, imbriqué d'écailles molles, courtes, terminées au sommet par trois-cinq épines très-grêles, disposées presque sur le même plan, celle du milieu à peine plus longue que les latérales, égalant à peine un tiers de la longueur de l'écaille, toutes dressées, appliquées, jamais réfléchies. Akènes non avortés, portant une aigrette d'un blanc sale. D'après M. Loret, *Bulletin de la Société botanique de France*, tome dixième, p. 378, année 1863, cette plante, qui est très-répandue aux environs de Montpellier, ne serait qu'une forme du *Centaurea aspera*.

♃ Août, septembre. — R.

1024. **Centaurea calcitrapo-aspera** G. G. *Fl. fr. II,* p. 260; *C. Pouzini* DC. *Fl. fr. V,* p. 462; *C. calcitrapoides* Gouan; Rchb. *Ic. XV,* p. 43, tab. 66, fig. 1.

Bord des champs, des chemins.

Mil. Cureplats, rivages du Tarn (B.) — Environs de Sévérac (Berth. *in Cat.* de B.)

② Juin-octobre. — RR.

1025. **Centaurea Calcitrapa** L.; vulg. *Chaussetrape, Chardon-étoilé.*

Lieux incultes, bord des chemins, dans tout le département.

② Juillet, août. — CC.

1026. **Centaurea solstitialis** L.; Rchb. *Ic. XV,* p. 41, tab. 64, fig. 1.

Mil. Sévérac (de B.)

St-*Af.* Indiqué à Camarès par l'abbé Vaissier (note de M. Valadier).

① Juin-septembre.

IX. KENTROPHYLLUM Neck.

1027. **Kentrophyllum lanatum** DC. *in* Duby, *Bot.* 293; *Carthamus lanatus* L.; *Centaurea lanata* DC. *Fl. fr. IV*, p. 102; Rchb. *Ic. XV*, p. 19, tab. 15, fig. L.; vulg. *Chardon-bénit-des-Parisiens.*

Bord des routes, terrains incultes dans le calcaire.

Mil. Le Crès; côte d'Issis (B.)

Rod. Causse de Rodez (de B.)

St-*Af.* Le Salze (de B.)

Villef. Environs de Villefranche, les Granges, la Romiguière; plateau vis-à-vis de Saint-Remy; plateau de Cubèle !

① Juillet, août. — CC.

Le *Carthamus tinctorius* L., vulg. *Carthame*, *Safran-bâtard*, plante que l'on croit originaire de l'Orient, est quelquefois cultivé dans le Midi pour ses fleurs qui servent à la teinture Je l'ai remarqué très-vigoureux dans un jardin de Naussac, où il n'était l'objet d'aucun soin.

① Juin-août.

X. CRUPINA Cass. *Dict.*

1028. **Crupina vulgaris** Cass.; *Centaurea Crupina* L.

Coteaux calcaires, rocailleux, arides.

Mil. Plateau du Larzac, pelouses rocailleuses de la Couvertoirade; la Pesade; Sauclières, pelouses au-dessus du bois de Salbous; Raujoles ! — Sommet des coteaux de la Granède, au-dessus de Roucoules; Puy-de-France (B.) — Gorges de la Jonte, près de Meyrueis (Lecoq et Lam.)

St-*Af.* Saint-Affrique, montagne rocailleuse de la Rouquette; Cornus; environs de Tournemire, plateau des Arnals ! — Costeplane (Puech).

Villef. La Rouquette, vers Monteils, plateau au-dessus du rocher de Combe-Cave !

① Juin-août. — AR.

XI. SERRATULA DC.

1029. **Serratula tinctoria** L.

Lieux buissonneux des terrains calcaires et primitifs.

Esp. Environs d'Espalion, bois de Las-Combas-d'Airoles ; bois de Carnéjac (Bern.)

Mil. Sauclières, bois de Salbous ! — Bois de l'Hôpital-du-Larzac ; bois de Lagarrigue (B.)

Rod. Saint-Félix, près de Rodez ! — Environs de Rignac (de V.) — Carcenac (de B.)

St-Af. Tournemire, bois de Fajas !

Villef. Najac, Bois-Rond !

Var. β *Alpina* G. G.; *S. coronata* DC. *Fl. fr. IV,* p. 85, non L.

Mil Bouloc (fr. S.)

♃ Juillet, août. — AR.

XII. JURINEA Cass.

1030. **Jurinea Bocconi** Guss.; *Serratula humilis* DC. *Fl. fr. V,* p. 458, *pro parte ; Carduus mollis* Gouan, *Ill.* p. 63.

Mil. Sauclières, pelouses rocailleuses au-dessous des rochers du Rouquet !

Cette rare et belle espèce est indiquée à Campestre par Gouan et de Candolle ; dans les Cévennes par MM. Grenier et Godron ; elle m'a été communiquée, venant des environs de Campestre, par M. le docteur Martin, d'Aumessas. Ces stations sont peu éloignées des rochers du Rouquet, près de Sauclières, au pied desquels j'ai cueilli moi-même cette plante pour la première fois le 19 juillet 1852.

♃ Juin-août. — RR.

XIII. LEUZEA DC.

1031. **Leuzea conifera** DC. ; *Centaura conifera* L.

Lieux secs et pierreux des terrains calcaires.

Mil. Gorges de la Jonte, pentes rocailleuses ; vallon du Mensou, coteaux boisés ; Millau, montagne de la Cadenède ; Nant, montagne du Roc-Nantais; Sainte-Eulalie, plateau au-dessus des rochers! — Vinnac; Caussibal (B.)

St-Af. Saint-Affrique, plateau des montagnes de la Rouquette; montagne du Bau-des-Singles; Roquefort; plateau du Larzac, entre Cornus et le Figayrol! — Tiergues; Lapeyre; Saint-Félix-de-Sorgues (M.) — Labastide-Pradines (ab. Vaissier, note de M. Valadier.) — Tiergues; Lapeyre (de B.) — Tournemire, rochers des vignes (Puech).

Villef. Villefranche, au bas de la côte de Sanvensa, mamelon de Fontanes; la Bouisse; la Rouquette; Monteils; plateau de Léonard; Salvagnac, plateau de Cubèle! — Sonnac; Peyrusse (Giraud.)

♃ Juin, juillet. — AR.

XIV. STÆHELINA DC.

1032. **Stæhelina dubia** L.

Coteaux arides et rocailleux.

Mil. En grande abondance sur les coteaux rocailleux du sommet de la côte de Saint-Rome-de-Tarn à Montjaux!

St-Af. Versant rocailleux des montagnes, au couchant, montagne de la Rouquette! — Route de Saint-Affrique à Saint-Sernin, coteau sec près de la baraque du petit Toulouse (M.) — Broquiès (fr. S.)

Villef. Monteils, au-dessus des vignes du versant méridional du plateau de la Rouquette; entre Najac et Laguépie, coteaux calcaires!

Lexos, sur la montagne qui domine la gare! *Tarn-et-Garonne.*

♄ Juin, juillet. — R.

XV. CARLINA Tournef.

1033. **Carlina vulgaris** L.; vulg. *Carline.*

Lieux secs et pierreux, bord des chemins, pelouses rocailleuses des plateaux.

Mil. Le Crès; la Granède (B.)

St-Af. Tournemire (Puech)!

Villef. Villefranche, la Romiguière, plateau de la Bouisse; côte de Sanvensa!

② Juillet, août. — CC.

1034. **Carlina corymbosa** L.

Bord des routes, tertres, lieux incultes des terrains calcaires.

Mil. Saint-Jean-du-Bruel ! — La Granède ; le Crès; ravin de Saint-Auzély (B.)

St-Af. Environs de Saint-Affrique (M.) — Vallée du Tarn, à Broquiès (de B.)— Tournemire (Puech) !

Villef. Environs de Villefranche, les Granges, le long des chemins; la Romiguière; au bas de la côte de Sanvensa ; Najac, sur la montagne au-dessus de la fausse rivière; Laguépie !

② Juin-septembre. — AC.

1035. **Carlina acanthifolia** All.; *C. acaulis* Lam.

Coteaux herbeux et rocailleux dans les terrains calcaires et argileux.

Esp. Aubignac, sur le raccourci de la grande route d'Espalion, près des dolmens ! — Près du village de Biounac (Bern.) — Puy-de-la-Justice, commune du Mur-de-Barrez (Jord. de Pf.)

Mil. Sévérac (M.) — La Tacherie; Saint-Germain (B.)

Rod. Cayssials; Valady (M.) — Plateau d'Onet; plateau au sud du domaine du Cruounet (ab. R.) — Carcenac (de B.)

St-Af. Tournemire (Puech) !

Feuilles subtomenteuses sur les deux faces ; folioles de l'involucre couvertes d'épines irrégulièrement rameuses; écailles internes d'un blanc fauve.

② Juillet, août. — R.

1036. **Carlina Cynara** Pourr.

Pelouses, pâturages, lieux pierreux des montagnes.

Rod. Sur les Palanges (ab. R.)

Villef. Montbazens; Roussennac (Chastaingt).

Se distingue du précédent par ses feuilles glabres en dessus et par les écailles de l'involucre régulièrement pectinées à épines simples ou peu rameuses, les intérieures d'un jaune luisant.

② Juin-août. — RR.

XVI. LAPPA Tournef.

1037. **Lappa minor** D C.; *Arctium Lappa* L.; vulg. *Bardane, Glouteron.*

Bord des chemins, lieux incultes, décombres près des habitations rurales.

② Juillet, août. — CC.

1038. **Lappa major** Gærtn.; *Arctium Lappa* Willd.; vulg. *Bardane.*

Mêmes localités que la précédente.

② Juillet-septembre. — AR.

1039. **Lappa tomentosa** Lam.

Mêmes localités que les précédentes, mais plus rare.

② Juillet, août. — AR.

XVII. XERANTHEMUM Tournef.

1040. **Xeranthemum inapertum** Willd.; *X. erectum* Presl.; Rchb. *Ic. XV*, p. 3, tab. 6, fig. 1.

Lieux incultes, bord des vignes, coteaux rocailleux.

Mil. Millau, sommet de la côte du Larzac; plateau du Larzac, la Couvertoirade, la Pesade, lisière des champs; côte de Nant; Sauclières, pelouses du plateau ! — Plalong (B.)

Rod. Saint-Christophe ! — Valady; sommet du Puech du Cayla; Baulès, près de Marcillac (M.) — Coteaux des bords de l'Aveyron; plateau de Solsac (ab. R.) — Plateau d'Onet (de B.)

St-Af. Saint-Affrique, montagne de la Rouquette ! — Tournemire (Puech) !

Villef. Très-commun sur les coteaux calcaires !

Écailles de l'involucre glabres, mucronulées. Sert dans quelques localités à faire de petits balais.

① Juin-août — AR.

1041. **Xeranthemum cylindraceum** Sibth.; Rchb. *Ic. XV*, p. 4, tab. 7.

Tertres, bord des champs, lieux secs et arides.

Mil. Environs de Millau: côte d'Issis; ravin de Saint-Auzély (B.)

Rod. Onet; Cayssials; Valady (M.) — Saint-Christophe (de V.)

Villef. Villefranche, coteaux de Saint-Remy, d'Ordiget; plateau de la Bouisse; Najac, le long des chemins dans la plaine !

Écailles de l'involucre finement tomenteuses sur le dos, mutiques.

① Juin-août. — CC.

TROISIÈME DIVISION, CHICORACÉES

CICHORACEÆ Juss.

I. CATANANCHE

1042. **Catananche cœrulea** L.

Lieux stériles et montagneux des terrains calcaires.

Mil. Millau, rochers d'Ambousquèses; Sévérac-le-Château; tout le Larzac ! — Nant; Gaillac du Causse; gorges de la Jonte (M.) — La Tacherie; ravin de Cartayre; Hôpital-du-Larzac (B.)

St-Af. Saint-Affrique, sur tous les coteaux !

Villef. Villefranche, coteaux calcaires de Fontanes, d'Ordiget, de la Bouisse, d'Orlhonac, de Monteils, de la Rouquette; causse de Salvagnac; Villeneuve, le long du chemin de fer !

♃ Juin, juillet. — AR.

II. CICHORIUM L.

1043. **Cichorium Intybus** L.; vulg. *Chicorée-sauvage.*

Bord des chemins, lieux incultes, décombres.

♃ Juillet, août. — CC.

1044. **Cichorium Endivia** L.; vulg. *Escarole, Chicorée-frisée*

Cette espèce passe pour être originaire de l'Inde; on en cultive deux variétés. Étiolée, elle donne la *Barbe-de-capucin.*

III. TOLPIS Gærtn.

1045. **Tolpis barbata** Willd.; *T. umbellata* Bertol.; Bor.

Coteaux rocailleux dans les terrains granitiques et schisteux.

Mil. Saint-Jean-du-Bruel, bords de la Dourbie, au Moulin-Boudou !

Rod. La Boutique, commune de Nauviale (Jord. de Pf.)

Villef. Villefranche, montagne de Pénevaire; Monteils, pentes rocailleuses de la vallée de l'Aveyron; Najac, sur les rochers de Ferragut; Pargasan; montagne de la Roque-Bouillac !

① Mai-juillet. — A R.

IV. HEDYPNOIS Tournef.

1046. **Hedypnois polymorpha** D C.

Bord des champs, des chemins.

Var. β *diffusa* G. G.; *Hyoseris cretica* L.

Environs de Millau, lieux chauds (Berth. *in Cat.* M.)

① Mai, juin. — R.

V. ARNOSERIS Gærtn.

1047. **Arnoseris pusilla** Gærtn.; *Hyoseris minima* L.

Dans les moissons, champs et lieux sablonneux.

Mil. Saint-Jean-du-Bruel, bords de la Dourbie !

Rod. Carcenac (de B.) — Environs de Rignac (de V.)

Villef. Villefranche, gorges de la Maladrerie ; moissons du Garriguet; Durcu; la Rivière; Rieupeyroux; Najac, sur les rochers près du pont; la Roque-Bouillac !

① Mai-septembre. — C C.

VI. LAPSANA L.

1048. **Lapsana communis** L.

Champs, vignes, jardins, haies, bois, décombres.

① Juin-septembre. — C C.

VII. HYPOCHŒRIS L.

1049. **Hypochœris glabra** L.

Coteaux arides.

Villef. Villefranche, montagne de Pénevaire ; Peyremorte; le Serre ;

Rieupeyroux ; entre Monteils et Longcol, pentes rocailleuses des bords de l'Aveyron ; Najac, pelouses rocailleuses de Ferragut, sur les rochers près de la station du chemin de fer !

Var. β *Loiseleuriana* G. G. *Fl. fr. II*, p. 292 ; *H. Balbisii* Lois.

Tige rameuse, multiflore.

Villef. Domaine de l'Estang, dans les prés !

Les aigrettes sessiles ont les poils qui les composent garnis à leur naissance d'un duvet fin à filaments très-déliés allant de l'un à l'autre poil et les réunissant tous par un réseau en forme de toile d'araignée.

① Juin-septembre. — CC.

1850. **Hypochœris radicata** L.

Dans les prés, le long des chemins.

♃ Juillet, août. — CC.

1051. **Hypochœris maculata** L. ; Rchb. *Ic. XIX*, p. 21, tab. 45, fig. 1.

Clairières des bois et prairies des montagnes.

Esp. Aubrac, plateau au-dessus des rochers qui couronnent les bois d'Aubrac ; prés de Laguiole ! — Aubrac, prés de Nasbinals (Jord. de Pf.)

Mil. Entre Montjaux et Salles-Curan ; Sauclières, bois de Salbous ! — Bois de l'Hôpital-du-Larzac (B.)

Rod. Carcenac (M.)

St-Af. Tournemire, bois de Montclarat (Puech) !

Cette espèce se rapproche de l'*H. uniflora* par le renflement fusiforme de la tige près de la calathide ; mais elle s'en distingue par les folioles de son péricline qui sont entières, les internes hérissées sur le dos, les moyennes barbues sur les bords.

♃ Juin-août. — R.

1052. **Hypochœris uniflora** Vill.

Esp. Aubrac (M.)

Mil. Saint-Guiral ; le Lévezou (de B.)

Cette espèce est une plante des Alpes du Dauphiné, du Lautaret, du Mont-Viso. Les stations qui lui sont assignées dans le département ne doivent être admises qu'avec doute. Elles me paraissent devoir être rapportées à l'*H. maculata*.

VIII. THRINCIA Roth.

1053. **Thrincia hirta** Roth. ; *Leontodon hirtum* L. ; Lois.

Lieux incultes, pelouses, bord des chemins, lieux sablonneux.

Rod. Bournazel !

Villef. Villefranche, la Maladrerie ; la Bastide-l'Évêque ; chapelle le Rieupeyroux ; Salles-Courbatiès ; Monteils ; Najac, talus du chemin le fer !

Vallée du Lot à Cadrieu ! *Lot.*

Akènes atténués en bec peu prononcé, sillonnés et garnis d'aspérités dirigées en haut. Les graines de la circonférence ont les aigrettes avortées et composées seulement l'une rangée d'écailles aiguës et inégales. Les poils des feuilles sont bifurqués.

② ou ♃ Juin-octobre. — CC.

IX. LEONTODON L.

1054. **Leontodon autumnalis** L.

Bord des chemins, pelouses, prés secs, parmi les genêts, lisière des bois.

Mil. Saint-Jean-du-Bruel, bords de la Dourbie, près du Moulin-Boudou !

Villef. Vallée de l'Aveyron, à la Gasse ; Martiel, bords du bassin du moulin de M. Frayssines ; Labastide-l'Évêque, le long des chemins !

♃ Juin-octobre. — CC.

1055. **Leontodon proteiformis** Vill. *Dauph. III*, p. 87, tab. 24; *L. hastile* Koch ; *L. hispidus* Rchb. *Ic. XIX*, p. 9, tab. 17, 18.

Lieux incultes, pelouses, pâturages, coteaux, bord des chemins.

Mil. Environs de Sauclières, bois de Salbous, dans les parties découvertes !

Villef. Villefranche, bois du Quoiti ; près de la station de Naussac, sur le calcaire d'eau douce ; prairies du Rey ; bois d'Estrabols ! — Asprières (Giraud.)

Var. α *glabratus* Koch ; G. G. ; *L. hastile* L.

Pelouses (de B *in Cat.* M.)

Var. β *vulgaris* Koch ; G. G. ; *L. hispidum* L.

Mil. Hôpital-du-Larzac (B.)

Rod. Cayssials ; Valady (M.)

Villef. Floyrac, dans les champs !

Var. γ *crispatus* Jord.

Mil. Coteaux d'Ambousquèses, bois de Roucoules (B.)

♃ Juin-septembre. — CC.

1056. **Leontodon crispus** Vill. *Dauph. III*, p. 84, tab. 25; Rchb. *Ic. XIX*, p. 9, tab. 20, fig. 2,3,4.

Coteaux secs, pierreux des terrains calcaires.

Mil. Vallée du Tarn, vers Peyre; Sauclières, plateau du Rouquet au pied des rochers ! — Hôpital-du-Larzac ; vallon de Saint-Martin ; Ambousquèses; au Causse-Noir (B.) — Gorges de la Jonte près de Meyrueis (Lecoq et Lam.)

Rod. Pelouses rocailleuses à Lioujas, à la devèze de Vayssettes !

St-Af. Saint-Affrique, sur les rochers de la montagne de la Rouquette; Cornus, plateaux de Guillaumard, de Cornus; plateau au-dessus de Tournemire !

Villef. Environs de Villefranche, sur les rochers de la gorge de la Maladrerie; plateau de la Rouquette; vallon de Calcomier; Saint-Clair, plateau calcaire de la Bouissonade !

Vallée de l'Aveyron, plateau de Lexos, vers Arnac ! *Tarn-et-Garonne.*

D'après MM. Grenier et Godron, *Flore de France II*, p. 300, les soies intérieures de l'aigrette sont plumeuses, les extérieures piliformes. Boreau, *Flore du centre*, dit que ces dernières sont seulement plus courtes et écailleuses. Koch, *Synopsis*, me semble être plus dans le vrai lorsqu'il dit que tous les rayons de l'aigrette sont plumeux dès la base, les extérieurs étant plus courts. C'est cette disposition que j'ai toujours observée sur les sujets que j'ai cueillis soit à Lioujas, soit sur les coteaux calcaires de la Rouquette et de Calcomier, commune de Villefranche. Voir les nombreuses synonymies de cette espèce dans Villars *l. c.*

♃ Juin-août. — RR.

X. PICRIS Juss.

1057. **Picris stricta** Jord.; *P. hispidissima* Lecoq et Lam.; Rchb. *Ic. XIX*, tab. 23, fig. 2.

Lieux incultes.

Mil. Lieux pierreux, ravins de Cartayre; graviers du Tarn, au-dessous de Creissels (B.)

Villef. Villefranche, vallée de l'Aveyron à la Gasse !

② Juillet, août. — RR.

1058. **Picris hieracioides** L.

Bord des champs, des chemins, lieux incultes.

Rod. Lieux incultes (M.) — Bonnecombe (de B.)

St-Af. Vignes de la Salvanie, près de Broquiès; le Salze (de B.) — Tournemire (Puech).

Villef. Villefranche, chemin de Notre-Dame, bois du Quoiti, côte de Sanvensa, le long de la route; Ordiget; Najac; côte de Saujac!

② Juillet, août. — CC.

XI. HELMINTHIA Juss.

1059. **Helminthia echioides** Gærtn.; Rchb. *Ic. XIX*, p. 12, tab. 27.

Lieux incultes, bord des routes.

Mil. La Pomarède (B.)

Rod. Causse de Rodez (de B.) — Saint-Austremoine; entre le Pont et Saint-Austremoine (ab. R.)

Villef. Capdenac, gare, lisière des champs et des fossés! — Capdenac, sur les talus aux abords du pont suspendu (fr. S.)

Lexos, le long des chemins, près de la gare! *Tarn-et-Garonne.*

① Juillet-septembre. — RR.

XII. UROSPERMUM Juss.

1060. **Urospermum Dalechampii** Desf.

Lieux arides, lisière des champs.

St-Af. Saint-Affrique, montagne de la Rouquette, au pied des rochers! — Laumières (Puech).

♃ Mai-juillet. — RR.

1061. **Urospermum picroides** Desf.

Vallée de l'Aveyron à Saint-Antonin, au pied des escarpements de Bonnes! *Tarn-et-Garonne.*

Bords du Lot, rive droite, à Montbrun, au pied des rochers qui bordent la route, vers l'écluse (17 mai 1875)! *Lot.*

① Mai, juin. — RR.

XIII. SCORZONERA L.

1062. **Scorzonera hirsuta** L.; Rchb. *Ic. XIX*, p. 4, tab. 29, fig. 2.

Lieux stériles et pierreux dans les terrains calcaires.

Mil. Sauclières, vers le bois de Salbous ! — La Tacherie ; vallon de Saint-Martin (B.)

St-Af. Saint-Affrique, montagne du Bau-des-Singles ; Roquefort, coteaux rocailleux ! — Tournemire, du côté de Fournials (Puech).

Les feuilles, ainsi que la tige, sont quelquefois glabres. La figure d'Allioni convient peu à notre plante.

♃ Mai, juin. — R.

1063. **Scorzonera purpurea** L.; *Scorzonera angustifolia elatior Pan. IV*, Clus, *Hist. II*, p. 138; *Ic.* p. 139, fig. sup. ; Rchb. *Ic. XIX*, p. 16, tab. 31, fig. 1.

Pelouses rocailleuses.

Racine formant une souche profonde de la grosseur du petit doigt, rugueuse, couverte d'un chevelu roide, dressé, brunâtre (débris des anciennes feuilles). Tige de dix-trente centimètres, simple ou rameuse, uni-quadriflore. Feuilles toutes linéaires, portant à leur aisselle de petites houppes d'un duvet blanc, cotonneux. Fleurs purpurines. Akènes striés, à stries lisses, renflés inférieurement, entourés au sommet d'une bande brunâtre parsemée de poils courts et rares.

St-Af. J'ai trouvé cette rare espèce, pour la première fois le 20 juin 1848, sur le Larzac, aux environs de Cornus, près des rochers de la Tour-d'Aiguillon ; je l'ai retrouvée, le 12 juin 1876, aussi sur le Larzac, sur le plateau des Arnals, au-dessus de Tournemire. M. le Dr Martin, d'Aumessas, me l'a communiquée en 1875, provenant du bois de Salbous. De Pouzolz, *Flore du Gard*, l'indique dans ce même bois. Prost l'a trouvée dans la Lozère, au bois de Vabre, près de Mende.

D'après M. Loret, *Flore de Montpellier II*, p. 826, le support creux et renflé de cette espèce indiquerait sa place dans le genre *Podospermum*, toutefois, comme ce caractère n'est pas toujours très-sensible, il la maintient dans le genre *Scorzonera*.

♃ Mai, juin. — RR.

1064. **Scorzonera Austriaca** Willd.; Koch, *Syn.* 2e éd. p. 187; G. G. *Fl. fr. II*, p. 307 ; *S. humilis* DC. *Fl. fr. IV*, p. 59 non L. ; *S. bupleurifolia* de Pouzolz, *Cat. Gard*, p. 29 ; *S. crispa*, Bieberstein *in* de Pouzolz, *Fl. Gard I*, p. 616, *Icon* ; Timbal-Lagrave et Jeanbernat, *Exploration scientifique aux environs de Montolieu*, 1875 ; *S. humilis latifolia secunda pannonica* Clus. *Hist. II*, p. 138; Rchb. *Ic. XIX*, p. 15, tab. 32, fig. 1.

Pelouses sèches et pierreuses.

Feuilles ovales ou elliptiques-lancéolées, fermes, nerveuses, ondulées et comme crispées, larges de un centimètre et demi à trois et quatre centimètres. Souche brune, épaisse, charnue, quelquefois à plusieurs divisions, couverte à son collet par les débris des anciennes feuilles formant des fibres roides, dressées, abondantes.

La figure de Reichenbach convient parfaitement à notre plante ainsi que celle de Clusius. Dans celle de Pouzolz, les feuilles sont bien plus larges et moins longues. Cette espèce, qui vient sur les coteaux rocailleux, a été confondue par plusieurs botanistes avec le *S. humilis* L. qui vient dans les prés humides et argileux.

St-Af. Plateaux arides et dénudés, entre la Panouse et le Viala-du-Pas-de-Jaux; environs de Tournemire, sur les pelouses rocailleuses, au-dessus du bois de Fajas, et dans la partie supérieure du bois de Montclarat !

♃ Mai. — RR.

1065. **Scorzonera Hispanica** L.; vulg. *Scorzonère, Salsifis-noir*.

Plante originaire de l'Europe occidentale-méridionale, fréquemment cultivée pour sa racine alimentaire. Se retrouve çà et là subspontanée dans les prés gras.

Var. α *latifolia* Koch; c'est la variété cultivée dans les jardins.

Var. β *glastifolia* Wallr.; Rchb. *Ic. XIX*, p. 15, tab. 33, fig. 1.

St-Af. Bois et broussailles rocailleuses, parties découvertes et rocailleuses de la montagne de la Rouquette; environs de Tournemire, devèze du Viala-du-Pas-de-Jaux; cultures du plateau des Arnals !

Indiqué dans la Lozère, à Mende, par MM. G. G. *Fl. fr.*

② Juin, juillet. — RR.

XIV. PODOSPERMUM DC.

1066. **Podospermum laciniatum** DC.; Rchb. *Ic. XIX*, p. 16, tab. 35.

Bord des champs, des fossés, talus des routes, prairies artificielles des terrains argileux ou calcaires.

Mil. Environs de Millau, alluvions de la Dourbie ! — Hôpital-du-Larzac (B.)

Rod. Saint-Christophe ! — Valady (M.) — Vabre; plateau de Solsac; coteau au-dessus de Manhac (ab. R.)

St-Af. Saint-Affrique, montagne du Bau-des-Singles; Tournemire, plateau des Arnals !

Villef. Côte du Théron; Estrabols; Salles-Courbatiès !

Var. α *genuinum* G. G.; *P. laciniatum* *Auct.*

Villef. Le Rey; Salles-Courbatiès !

Vallée de l'Aveyron à Lexos, lisière des champs à fourrage ! *Tarn-et-Garonne.*

Var. β *integrifolium* G. G.; *P. subulatum* DC.

Villef. Les Pesquiès, sur la banquette du chemin de fer !

Var. ζ *intermedium* G. G.; *P. intermedium* DC.

Mil. Hôpital-du-Larzac (B.)

Var. γ *latifolium* G. G.; *P. calcitrapæfolium* Koch, non DC.

Saint-Antonin, montagne de Dénié (Lagrèze-Fossat, *Fl. Tarn-et-Garonne*).

Akènes supportés par un pédicelle renflé, creux, presque de leur longueur. Ce pédicelle est traversé, dans toute son étendue, par une paillette extrêmement déliée qui fixe les akènes sur le réceptacle et persiste après leur chute, ce qui fait paraître le réceptacle comme écailleux.

② Juin-août. — C.

1067. **Podospermum decumbens** G. G.; *Scorzonera resedifolia* Lois.

Mil. Millau, alluvions de la Dourbie ! — Ravin de Cartayre (B.)

② Juin-août. — R.

XV. TRAGOPOGON L.

1068. **Tragopogon pratensis** L.

Prés secs, bois, prairies.

Esp. Aubrac, Laguiole dans les prairies sèches !

Mil. Cureplats; Choisy ! — Les Onches (B.)

Rod. Prairie de Fontange ! — Carcenac (de B.)

Villef. Villefranche, dans les prairies; Najac le long des chemins !

Var. β *Tortilis* Koch; Rchb. *Ic. XIX*, tab. 38; *foliis undulatis apice contortis.*

Vallée de l'Aveyron à Lexos, champs à fourrage, sur les pentes en face de la station, plateau d'Arnac ! *Tarn-et-Garonne.*

Pédoncules un peu épaissis sous l'involucre; celui-ci à huit ou neuf folioles égalant ou dépassant les fleurons, rarement plus courtes qu'eux; akènes grisâtres, les extérieurs fortement muriqués, les intérieurs lisses inférieurement, légèrement tuberculeux vers le sommet; aigrette laineuse à la base.

② Mai-septembre. — AC.

1069. **Tragopogon orientalis** L.; Rchb. *Ic. XIX*, p. 18, tab. 39.

Prés, bord des champs, plus commun que le précédent.

Esp. Montagnes d'Aubrac, pelouses rocailleuses au-dessous du bois d'Aubrac !

Rod. Prés fertiles des environs de Rodez, de Valady (M.) — Le Rouquet (fr. S.)

Péricline à huit folioles plus courtes que les fleurs

② Mai-septembre. — C.

1070. **Tragopogon crocifolius** L.

Lieux secs, bois, pelouses des coteaux calcaires.

Mil. Plateau du Larzac, la Couvertoirade, lisière des champs; Sauclières, lisière du bois de Salbous, plateau du Rouquet ! — La Borie-Blanque (B.)

Rod. Valady, pelouses sèches (M.)

St-Af. Saint-Affrique, côte de Saint-Rome-de-Tarn à Montjaux; montagne du Bau-des-Singles !

Villef. Villefranche, plateau calcaire entre Saint-Remy et le vallon de Saint-Igest; Salvagnac-Cajarc, versant rocailleux du côté de Cajarc; environs de Saint-Clair, pelouses du plateau d'Anglars !

Sur les sujets que j'ai cueillis dans cette dernière localité, la tige, abondamment floconneuse sous les entre-nœuds, est renflée en massue sous la calathide; les folioles de l'involucre sont également floconneuses à la base.

① et ② Mai, juin. — AR.

1071. **Tragopogon stenophyllus** Jord. *Obs. frag.* 7, p. 42.

Collines sèches herbeuses.

St-Af. Environs de Tournemire, pelouses rocailleuses du plateau !

Bec de l'akène lanugineux au sommet; feuilles de la tige peu ou point dilatées à la base; fruits d'un violet foncé presque noirâtre.

① et ② Juin. — RR.

1072. **Tragopogon porrifolius** L.; vulg. *Salsifis.*

Indiqué comme indigène dans l'Europe méridionale, cultivé pour sa racine comestible. Se rencontre quelquefois à l'état subspontané dans le voisinage des habitations.

② Juin.

1073. **Tragopogon australis** Jord. *Cat. Dijon.*

Coteaux secs et calcaires.

Mil. Gorge de la Jonte au-dessus de Peyreleau; Sauclières, terrains rocailleux du plateau ! — Ravin de Cartayre sur un toit de cabane en terre (B.)

St-Af. Tournemire, dans les vignes !

① et ② Mai, juin. — R.

1074. **Tragopogon major** Jacq.

Pacages, bois, bord des champs, des vignes.

Rod. Coteau au-dessus de Banes près de Marcillac (ab. R.)

Villef. Plateau de la Bouisse; Monteils, le long du chemin de fer; Najac, dans les vignes de la plaine; entre Najac et Mergieux, bords de l'Aveyron; champs d'Estrabols; Garrials; les Pesquiès !

② Juillet, août. — AR

1075. **Tragopogon dubius** Vill. *Dauph.*; G. G. *Fl. fr. II*, p. 313; de Martr. *Fl. Tarn*, p. 402.

Prés, vignes, terrains rocailleux.

Esp. Montagnes d'Aubrac, sans que je puisse indiquer de localité plus précise.

St-Af. Tournemire, devèze de la Bastide (Puech).

Villef. Villeneuve; Monteils; Najac; Laguépie, le long de la voie ferrée !

Akènes portant au sommet, sous l'aigrette, un collier lanugineux; caractère qui rapproche mes échantillons du *T. eriospermum* Ten. *in* Reichenbach, *Icon XIX*, page 17, tab. 36.

① et ② Juin, juillet. — R.

XV. CHONDRILLA L.

1076. **Chondrilla juncea** L.

Champs et friches dans tout le terrain calcaire.

Mil. La Pomarède (B.)

Rod. Roc de Tripadou (de B.)

Villef. Environs de Villefranche, vignes de Fondiès; la Romiguière; les Pesquiés ! — Decazeville, côte des Estaques (Chastaingt).

Var. β *spinulosa* Koch.; G. G.

Villef. Floyrac, le long des chemins !

② Juin-septembre. — CC.

XVII. TARAXACUM Juss.

1077. **Taraxacum officinale** Wigg.; *T. Dens-leonis* Desf.; vulg. *Pissenlit.*

Dans tous les terrains.

Var. β *affine* Jord. *Pug.* p. 113.

Mil. La Pomarède (B.)

Var. γ *rubrineve* Jord. *Pug.* p. 115.

Mil. La Pomarède (M.)

Var. δ *maculatum* Jord. *Pug.* p. 117.

Mil. Champ du Prieur (M.)

♃ Avril-octobre. — CC.

1078. **Taraxacum lævigatum** DC.; Rchb. *Ic. XIX,* tab. 54, fig. 3.

Prés, pelouses, bord des chemins.

Mil. Sauclières, pelouses du plateau du Rouquet !

Rod. Salles-la-Source, pelouses du plateau !

Villef. Veuzac, le long des chemins; plateau du causse de Saujac; plateau de Cubèle; Montsalès, pentes gazonnées !

♃ Avril-juin. — CC.

1079. **Taraxacum erythrospermum** Andrez; *T. laciniatum* de Martr. *Pl. crit. du Tarn,* p. 32, et *Fl. Tarn* p. 405.

Pelouses rocailleuses des terrains calcaires.

Mil. La Pomarède (B.)

Rod. Pelouses sèches des environs de Rodez (M.)

Villef. L'Estang; Salvagnac, pelouses du plateau !

Akènes d'un rouge brique, muriqués et comme épineux au sommet, surmontés d'un long bec, coloré à la base et blanc dans le reste de son étendue.

♃ Avril, Mai-octobre. — AR.

1080. **Taraxacum obovatum** DC.; Rchb. *Ic. XIX*, tab. 54,

Le long des chemins, des fossés.

Villef. Entre Lacapelle-Balaguier et Estrabols, le long de la route de Cajarc !

♃ Avril-septembre. — AR.

1081. **Taraxacum palustre** DC.; *T. officinale* var. *lividum* Koch, *Syn.*; *T. lanceolatum* Poir. *Dict. V*, p. 349; Rchb. *Ic. XIX*, tab. 54, fig. 5.

Lieux marécageux, prés humides.

Rod. Prés humides et marécageux à Cayssials; Cassagnette (M.) — Prairie marécageuse de Marcillac (Jord. de Pf.)

Villef. Le Rey, près de Villeneuve, dans la prairie tourbeuse dite *Raouzo-del-Rey;* Salles-Courbatiès, dans la prairie ! — Asprières (Giraud.)

♃ Juin-septembre. — AC.

XVIII. LACTUCA L.

1082. **Lactuca viminea** Linck; *Prenanthes viminea* L.

Coteaux calcaires et pierreux.

Villef. Villefranche, commun dans les vignes, le long des chemins, côte de Sanvensa, talus de la route; Najac, dans la vallée, le long des chemins; vallée du Lot, champs de Cadrieu !

Fleurs d'un jaune très-pâle, violacées en dessous.

② Juillet, août. — AR.

1083. **Lactuca chondrillæflora** Bor. *Fl. cent.* 2e éd. p. 312.

Terrains calcaires rocailleux.

Villef. Les Pesquiès, le long du chemin de fer; la Romiguière ! — Asprières; Sonnac; Bouillac (Giraud.)

Fleurs d'un beau jaune sur les deux faces.

② Juillet-septembre. — AC.

1084. **Lactuca saligna** L.

Bord des chemins, des champs, coteaux calcaires et argileux, lieux pierreux.

Esp. Sur les rochers de Pierre-Noire, près du Mur-de-Barrez (Jord. de Pf.)

Mil. Ravin de Cartayre; vignes du bord du Tarn (B.)

Rod. Bournazel, le long des chemins ! — Environs de Rodez (M.)

Villef. Bois du domaine de l'Estang; Saint-Remy, le long de la grande route; côte de Sanvensa !

Var. β *cyanantha* Bor. *Fl. cent.* 3e éd. p. 373.

Fleurs bleues.

Villef. Environs de Villefranche, les Pesquiès, le long du chemin de fer ! RR.

② Juillet, août. — CC.

1085. **Lactuca Scariola** L.; Rchb. *Ic. XIX,* p. 33, tab. 70, fig. 12.

Lieux incultes, pierreux, bord des chemins, coteaux arides.

② Juillet-septembre. — CC.

1086. **Lactuca dubia** Jord. *Pug.*; Bor. *Fl. cent.* 3e éd. p. 372.

Lieux incultes, bord des haies des terrains argileux.

Villef. Vallée de l'Aveyron, la Gasse, le long des chemins !

② Août, septembre. — C.

1087. **Lactuca virosa** L.; Rchb *Ic. XIX,* p. 33, tab. 70,.

Lieux incultes, haies, buissons, bois, décombres.

Mil. Vallon de Cartayre; vallon de Saint-Martin (B.)

Rod. Environs de Rodez (M.) — Ruines du château de Salmiech (de B.)

Villef. Villefranche, montagne de Pénevaire; chemin du Radel !

② Juin-septembre. — C.

1088. **Lactuca sativa** L.; vulg. *Laitue, Laitue-cultivée.*

Cultivé et spontané au voisinage des habitations. Cette plante dont la patrie est inconnue est peut-être une variété de *L. scariola* L. obtenue par la culture.

On cultive plusieurs variétés de cette espèce; les principales sont :

Var. α *Romana,* vulg. *Laitue-romaine, Romaine, Chicon.*

Var. β *Capitata,* vulg. *Laitue-pommée.*

Var. γ *Crispa,* vulg. *Laitue-frisée.*

② Juillet, août.

1089. **Lactuca muralis** Fresenius; *Prenanthes muralis* L.; *Mycelis muralis* Rchb. *Ic. XIX,* p. 31, tab. 66.

Les bois, les vieux murs.

Mil. Roucoules, bord de la route; ravin de Pourcayras (B.)

Rod. Salles-la-Source, sur les rochers, dans les bois du vallon! — Carcenac (de B.) — Cayssials; bois de Madame; les Palanges (M.)

Villef. Villefranche, bois de la Baume; côte de Salvagnac; Réquista, lisière des bois! — Asprières; Sonnac; Bouillac (Giraud.)

Sur les rochers du Caylar! *Hérault.*

① Juillet, août. — C.

1090. **Lactuca Plumieri** G. G.; *Sonchus Plumieri* L.; *Mulgedium Plumieri* D C.

Bois et pâturages des hautes montagnes.

Esp. Aubrac, dans la prairie, au pied des rochers qui limitent la prairie au nord-ouest; corniches qui couronnent le versant nord de la vallée, vers Saint-Chély!

Rod. Le Rouquet, bords du torrent, au-dessus du moulin de Portal (de B.) — A été observé dans la même localité par le frère Saltel.

♃ Juillet, août. — RR.

1091. **Lactuca perennis** L.; Rchb. *Ic. XIX*, p. 34, tab. 72, fig. 3.

Coteaux secs et pierreux, murs des vignes, rochers calcaires.

Mil. Millau, rochers d'Ambousquèses; plateau du Larzac, moissons de la Pesade, rochers de Servières; plateau de Sauclières, sur les rochers! — Sévérac; Nant (M.) — La Tacherie; Caussibal (B.)

Rod. Salles-la-Source! — Lieux pierreux, dans tout le causse (M.)

St-Af. Roquefort, sur les rochers de Combalou, de Caylux!

Villef. Villefranche, terrains incultes, à Fontanes, Fondiès, la Romiguière; Villeneuve; moissons d'Estrabols; combes de Salvagnac!

♃ Mai-juillet. — AC.

XIX. PRENANTHES L.

1092. **Prenanthes purpurea** L.

Bois des montagnes.

Esp. Montagnes d'Aubrac, bois de Rigambal, de Gandillot; entre Saint-Chély et Aubrac! — Bois de Pleaux (Jord. de Pf.) — Bois des environs de Paulhac (Valadier).

Mil. Partie fourrée du bois de Salbous !

Rod. Bois de Bonnecombe, du Lagast, de la Devèze (de B.) — Les Palanges (Cerès). — Environs de Rignac au Buenne (de V.) — Le Rouquet (fr. S.)

♃ Juillet-août. — R.

XX. SONCHUS L.

1093. **Sonchus oleraceus** L. ; vulg. *Laitron.*

Jardins, champs, vignes, lieux cultivés.

① Juin-octobre. — CC.

1094. **Sonchus asper** Vill.; *S. oleraceus* β D C. *Fl. fr. IV,* p. 13.

Jardins et champs, lieux cultivés, avec le précédent.

Mil. Saint-Jean-du-Bruel, bords de la Dourbie ! — Ravin de Cartayre (B.)

Villef. La Romiguière ; la Bastide-l'Évêque ; Najac, bois le long du chemin de fer !

① Juin-septembre. — CC.

1095. **Sonchus arvensis** L.; Rchb. *Ic. XIX,* p. 29, tab. 61, fig. 1.

Champs calcaires ou argileux.

Mil. Saint-Laurent-de-Rive-d'Olt, dans les champs de la plaine !

Rod. Champs de Mondalazac (ab. R.) — Puech de Carcenac, vers le sommet, parmi les chardons (de B.)

St-*Af.* Vignes de la Salvanie, près de Broquiès (de B.)

Villef. Champs de la Guilloune près de Savignac !

♃ Juillet-septembre. — AR.

XXI. PTEROTHECA Cass.

1096. **Pterotheca nemausensis** Cass.; *Hieracium sanctum* L.; *Pterotheca sancta* Lor. *Rev. sc. nat.* et *Fl. Montp.* p. 398 ; *Crepis nemausensis* Gouan ; Rchb. *Ic. XIX,* p. 37, tab. 78.

Champs cultivés, bord des chemins.

Mil. Sauclières, sommet du bois de Salbous ! — Millau, lieux arides (B.)

Rod. Champs aux environs de Mondalazac; signalé en 1864 comme une nouveauté dans cette localité. (ab. R.) — Conques; Marcillac (Chastaingt).

St-Af. Saint-Rome-de-Tarn; coteaux au-dessous du rocher de Caylux; Roquefort, dans les moissons de la plaine, le long de la route de Saint-Affrique ! — Tournemire (Puech).

Villef. Villefranche, chemin haut de l'hospice, le long des haies; (1870); vallée de Saint-Igest, lisière des champs près du village du mas de Magnac ! — Aubin (Chastaingt). — Asprières; Sonnac (Giraud.)

J'ai cueilli cette plante, le 26 mai 1849, dans le bassin du Tarn, entre Saint-Affrique et Roquefort, mais ce n'est qu'en 1870 que je l'ai observée pour la première fois dans le bassin de l'Aveyron, le long d'une haie, à l'entrée de l'hospice de Villefranche, et pendant longtemps je ne lui ai pas connu d'autre station dans ce bassin. Aujourd'hui, 1876, elle s'y est propagée en grande abondance depuis Saint-Antonin jusqu'à Rodez, principalement dans le voisinage du chemin de fer et surtout des stations (celles de Saint-Christophe, Marcillac, Nuces en sont littéralement couvertes. Mai.) d'où elle s'est répandue dans les terres, sans trop s'écarter, envahissant les prairies et les champs en agglomérations très-denses, mais très-nettement limitées. Je suis ainsi fondé à croire que c'est par la voie ferrée que cette espèce a pénétré dans les arrondissements de Villefranche et de Rodez.

Akènes extérieurs sillonés sur le dos, tricarénés sur la face interne, ceux du disque linéaires, glabres, quelques-uns hérissés de poils glanduleux.

① Mai, juin. — AR.

XXII. CREPIS L.

1097. **Crepis taraxacifolia** Thuill.; *Barkhausia taraxacifolia* DC. *Fl. fr. IV*, p. 43.

Vignes, prés, coteaux, le long des chemins.

Mil. Environs de Millau, alluvions de la Dourbie ! — Cureplats (B.)

Rod. Vabre, terrains incultes ! — Saint-Félix (de B.)

St-Af. Côte de Saint-Rome-de-Tarn à Montjaux !

Villef. Très-répandu aux environs de Villefranche où il infeste les vignes.

M. Bonhomme a remarqué sur le rivage des Ondes une variété à feuilles scabres et à tiges plus courtes qu'il désigne sous le nom de *C. Scabrida*. *Catalogue du canton de Millau.*

② Avril-juillet. — CC.

1098. **Crepis recognita** Hall. fils; *Barkhausia recognita* DC. *Prodr.*

Coteaux et pacages pierreux.

Mil. La Granède; la Tacherie; Montels (B.)

② Mai-juillet. — R.

1099. **Crepis fœtida** L.

Lieux incultes, coteaux calcaires, bord des chemins.

Mil. Sauclières, au pied des rochers du plateau! — Ravin de Cartayre; bois de Caussibal (B.)

Rod. Lioujas!

Villef. Villefranche, plateau de Pénevaire; murs du Riol; domaine de La Caze; Salvagnac-Cajarc, le long de la côte!

② Juin-septembre. — CC.

1100. **Crepis albida.** Vill. *Dauph.*

Lieux pierreux, rochers des terrains calcaires.

Mil. Millau, rochers d'Ambousquèses; causse de la Liquisse, bord rocailleux des champs; la Couvertoirade, vers le Caylar, sur les rochers; Sauclières, plateau du Rouquet, pelouses au pied des rochers de Roquefoulet! — Coteaux du Puy-d'Andan; coteaux d'Ambousquèses; Vinnac; bois d'Issis (B.)

St-Af. Cornus, versant septentrional du plateau de Guillaumard; plateau rocailleux de la devèze de la Panouze! — Environs de Tournemire, bois de Fajas (Puech)!

Villef. Saujac, sur les rochers dits Saou-dé-lo-Mounino!

♃ Juin, juillet. — AR.

1001. **Crepis biennis** L.; Rchb. *Ic. XIX*, p. 43, tab. 88.

Prés, bois, broussailles, vignes des terrains argileux.

Mil. Choisy; Creissels (B.)

Rod. Environs de Rodez (de B.)

Villef. Domaine de l'Estang, champs incultes!

② Mai-juillet. — AR.

1102. **Crepis Nicæensis** Balb.

Lieux secs, prés, fourrages artificiels.

Esp. Coteaux vis-à-vis de Pierrefiche, à l'ouest (ab. R.)

Mil. La Granède, au-dessus de Roucoules; Hôpital-du-Larzac (B.) — Creissels (de B.)

Rod. Valady, dans les vignes (M.)

② Mai-juillet. — RR.

1103. **Crepis agrestis** Waldst. et Kit.; *C. virens* var. *agrestis* Rchb. *Ic. XIX*, p. 44, tab. 90, fig. 4.

Prés, pâturages.

Villef. Najac, le long du chemin de fer, lisière des champs !

① Mai-juillet. — R.

1104. **Crepis virens** Vill.; Rchb. *Ic. XIX*, p. 44. tab. 90.

Champs, prés, le long des chemins.

Mil. Environs de Millau, alluvions de la Dourbie ! — Cureplats (B.)

Villef. Villefranche, fossés des prairies de Notre-Dame; côte de Sanvensa; Najac, le long des chemins; Laguépie; Livinhac-le-Haut, bords du Lot !

Var. β *diffusa* G. G. ; *C. diffusa* DC. *Cat. Monsp.*

Pelouses, bord des chemins (M.)

Mil. Saint-Estève (B.)

Rod. Prairies au-dessous de Ruffepeyre !

Villef. Bois du Quoiti; Chapelle de Rieupeyroux; vallée de la Diége ! Vallée du Lot, graviers du Lot, près de Cadrieu ! *Lot.*

① Juin-octobre. — CC.

1105. **Crepis tectorum** L.; *C. Dioscoridis* Poll.; Rchb. *Ic. XIX*, p. 45, tab. 91.

Champs et chemins.

Esp. Champs de Pussac, près du couvent de Bonneval (Bern.)

Rod. Valady ; Cruou; la Contie (de B.)

① Mai-août. — R.

1106. **Crepis pulchra** L.; *Prenanthes pulchra* DC.

Coteaux calcaires ou argileux, vignes, tertres, broussailles.

Mil. Sauclières, ravin du bois de Virenque ! — Puy-de-France (B.)

Rod. Cayssials; Valady (M.)

St-*Af.* Tournemire, bois de Montclarat (Puech).

Villef. Villefranche, le Radel, lisière des champs; champs de Bernussou; Asprières ! — Capdenac, bords du Lot (Jord. de Pf.)

① Mai-juillet. — AR.

1107 **Crepis succisæfolia** Tausch.; *Hieracium succisæfolium* All.; *H. integrifolium* Lois.; Rchb. *Ic. XIX*, p. 50, tab. 100, fig. 1.

Pâturages des hautes montagnes.

Esp. Aubrac, parties élevées de la prairie; haute vallée du Boralde, au milieu des petites sources!

♃ Juillet, août. — R.

1108. **Crepis grandiflora** Tausch.; *Hieracium grandiflorum* All.; Rchb. *Ic. XIX*, p. 48, tab. 99, fig. 2.

Pâturages des hautes montagnes.

Esp. Aubrac, pelouses du plateau, au-dessus du bois de Gandillot; pâturages un peu humides près de la Tour de Belvezet!

Mil. Environs de Sévérac aux Viourals (fr. M.-J. *in Cat.* M.)

♃ Juillet, août. — RR.

XXIII. SOYERIA Monn.

1109. **Soyeria paludosa** God. *Fl. Lor.*; *Hieracium paludosum* L.; *Crepis paludosa* Mœnch.; Rchb. *Ic. XIX*, p. 50, tab. 102.

Pâturages des montagnes, bord des rivulets.

Esp. Montagnes d'Aubrac, le long des petits cours d'eau, pâturages élevés entre Aubrac et la Tour de Belvezet; Laguiole, dans les prairies, le long des petits ruisseaux! — Près du lac de Saliens (M.) — Saint-Geniez, dans le ruisseau de Juéry (ab. R.) — Prés à Brommes (Jord. de Pf.)

Rod. Environs de Rignac, prairies du Buenne (de V.)

♃ Juin-août. — R.

XXIV. HIERACIUM L.

1110. **Hieracium Pilosella** L.; Rchb. *Ic. XIX*, p. 52, tab. 107.

Prés secs, pâturages, champs, bois, de tous les terrains.

Var. β *canescens* B. *Cat. cant. Mil.*

Plante plus petite que le type dans toutes ses parties, recouverte d'un tomentum blanc, ras, épais, entremêlé de longs poils blancs, soyeux, excepté sur le dessus de la feuille; hampe souvent plus courte que les feuilles.

Mil. Lagarrigue (B.)

♃ Mai, automne. — CC.

1111. **Hieracium aurantiacum** L.

Plante des hautes montagnes, indiquée dans les pâturages d'Aubrac par de Barrau ; je ne l'y ai pas observée.

♃ Juin, juillet.

1112. **Hieracium Auricula** L.; Rchb. *Ic. XIX*, p. 56, tab. 114.

Tertres, murs, prés secs, pâturages, dans tous les terrains.

Esp. Montagnes d'Aubrac !

Rod. Ruffepeyre; Cantemerle !

Villef. Villefranche, les Pesquiès; côte de Sanvensa; le Garriguet; la Rivière; Rieupeyroux; domaine de l'Estang; Mas-de-la-Fon, près de Sanvensa; station de Naussac !

♃ Mai-octobre — CC.

1113. **Hieracium saxatile** Vill. *Dauph. III*, p. 118, tab. 29; *H. Lawsonii* Vill. *l. c.* tab. 29; Rchb. *Ic. XIX*, p. 64, tab. 130.

Rochers calcaires.

Mil. Sauclières, fentes des rochers du Rouquet, de Roquefoulet ! — La Granède; Puy-de-France; Ambousquèses (B.)

St-Af. Environs de Tournemire (Puech).

Le Larzac, au Caylar ! (Lor. et Barr *Fl. Montp.*) *Hérault.*

Est indiqué dans les montagnes de la Lozère par Lecoq et Lamotte, *Cat.* p. 255; aux environs de Mende par Reichenbach, *Ic. XIX*, p. 64.

Fleurs d'un jaune pâle; pédoncules couverts, au sommet, de poils étoilés, entremêlés de quelques poils glanduleux.

♃ Juin, juillet. — RR.

1114. **Hieracium Vogesiacum** Mougeot.; *H. Mougeoti* God. *Fl. Lorr.*

Mil. Bois de Roucoules; sommet de la côte d'Ambousquèses (B.)

Cette espèce, essentiellement montagnarde, signalée par Lecoq et Lamotte (*Cat.* p. 255) au Plomb du Cantal, et au Puy-Mary, est-elle réellement descendue dans notre région ?

♃ Juillet, août. — RR.

1115. **Hieracium amplexicaule** L.

Sur les rochers.

Esp. Sur les rochers de Bars (Jord. de Pf.)

Mil. Millau, rochers d'Ambousquèses; Sauclières, plateau, rochers de Roquefoulet, bois de Virenque, sur les rochers du ravin, vers le bois de Salbous ! — Bois de Roucoules (B.)

St-Af. Saint-Affrique, sur les rochers de la montagne de la Rouquette !

Villef. Vallée du Lot, entre Bouillac et la Roque, sur les rochers; Saujac, sur les rochers des bords du Lot dits Saou-dé-lo-Mounino !

♃ Juillet, août. — R.

1116. **Hieracium murorum** L.

Bois taillis, lieux secs, vieux murs, rochers, lisière des bois.

Esp. Montagnes d'Aubrac, cirque du lac de Saint-Andéol, parmi les rocailles !

Mil. Sauclières, bois de Salbous !

Rod. Carcenac (de B.)

Villef. Montcouyoul; la Roque-Bouillac; côte de Salvagnac-Cajarc !

Var. β *oblongum* G. G.; *H. oblongum* Jord. *Cat. Grenoble.*

St-Af. Plateau de Cornus, sur les rochers !

Villef. Vallée du Lot, entre la Roque-Bouillac et l'usine à zinc, lisière des bois !

Var. γ *medium* G. G.

Esp. Montagnes d'Aubrac, bois d'Aubrac !

Villef. La Bastide-l'Évêque, lisière des bois !

Feuilles aigues, vertes, immaculées; tige légèrement velue; pédoncules et involucres glanduleux.

Var. δ *petiolare* G. G.; *H. petiolare* Jord. *l. c.*

Mil. Coteaux d'Ambousquèses (B.)

Pédoncules peu glanduleux; feuilles presque glabres, à longs pétioles.

♃ Mai, juin. — CC.

1117. **Hieracium glaucinum** Jord. *Cat. Dijon*; Bor. *Fl. cent.* 3e éd. p. 437; *H. præcox* Schultz; *H. fragile* var. β *mucronatum* G. G. *Fl. fr. II*, p. 374.

Mil. Creissels; coteaux de Caussibal (B.)

♃ Mai, juin. — RR.

1118. **Hieracium umbrosum** Jord. *Cat. Dijon.*

Mil. Bois communal de la Garrigue (B.)

♃ Juin, juillet. — R.

1119. **Hieracium sylvaticum** Lam. *Dict.*; *H. vulgatum* Fries; Rchb. *Ic. XIX*, p. 81, tab. 115.

Bois taillis, broussailles, rochers ombragés.

Esp. Montagnes d'Aubrac, Saint-Chély !

Mil. Sauclières, bois de Salbous ! — Bois de Trie (B.)

St-Af. Roquefort, aux pieds des rochers de Combalou !

Villef. Monteils, bois du Puy-d'Escarts !

Var. β *laciniosum* G. G.; *H. laciniosum* Jord.; Bor. *Fl. cent.* 3e éd. p. 407; de Mart. *Fl. Tarn*, p. 441.

Mil. Côte de Montjaux, pentes rocailleuses, au bas de la côte !

♃ Juin, juillet. — CC.

1120. **Hieracium boreale** Fries; *H. sabaudum* L. et presque tous les auteurs; Rchb. *Ic. XIX*, p. 85, tab. 180.

Bois, rochers herbeux, broussailles des terrains siliceux.

Esp. Aubrac, dans les bois, près des lacs! — Environs de Saint-Laurent-d'Olt au Moulin-de-Juéry (ab. R.)

Rod. Bonnecombe; le Rouquet (de B.)

Villef. Côte de l'Alzou et les environs de Villefranche !

♃ Août, septembre.— CC.

1121. **Hieracium grandidentatum** Jord.; Bor. *Fl. cent.* 3e éd. p. 383.

Bois montueux.

Villef. Villefranche, bords de l'Aveyron, chemin de la Baume !

♃ Août, septembre. — AR.

1122. **Hieracium umbellatum** L.; Rchb. *Ic. XIX*, p. 84, tab.172 .

Bois, broussailles, bruyères des terrains siliceux.

Esp. Bois de Bonneval (Bern.)

Rod. Carcenac (de B.)

Villef. Villefranche, plateau de la montagne de Pénevaire; côte de l'Alzou, au-dessus du Cabanat; côte de Sanvensa; vallée de l'Aveyron, Najac, Laguépie, sur les rochers !

♃ Juillet-octobre. — CC.

XXV. ANDRYALA L.

1123. **Andryala sinuata** L. *Sp.* 1137; *A. integrifolia* L. *Sp.* 1136.

Lieux pierreux, incultes, terres légères.

Toute la région des châtaigniers (M.)

Mil. Saint-Jean-du-Bruel, gorge de la Dourbie ! — La Maladrerie (B.)

Rod. Bonnecombe (de B.)

Villef. Villefranche, montagne de Pénevaire; mamelon de Fontanes; côte de l'Alzou; côte de Sanvensa; Monteils, lisière des bois rocailleux; Najac, talus du chemin de fer !

① Juin-septembre. — CC.

FAM. LIX. AMBROSIACÉES

AMBROSIACEÆ Link.

I. XANTHIUM Tournef.

1124. **Xanthium strumarium** L.; vulg. *Glouteron, Lampourde.*

Bord des chemins, lieux incultes, décombres.

Mil. Vallée du Tarn (de B.)

Rod. Trouvé une seule fois aux environs de Rodez, près du Moulin-de-Bourran, par l'abbé Revel. Ne s'y trouve plus (M.)

St-Af. Broquiès, dans les champs (de B.)

Villef. Orlhonac, dans la cour du château !

① Août, septembre. — AR.

1125. **Xanthium spinosum** L.

Lieux incultes, décombres, bord des champs.

Dans la partie méridionale du département (Berth. *in Cat.* M.)

Mil. Millau, sur les talus des bords du Tarn !

① Juillet-septembre. — AR.

FAM. LX. LOBÉLIACÉES

LOBELIACEÆ Juss.

I. LOBELIA L.

1126. **Lobelia urens** L.

Bois, bruyères humides.

Rod. Cassagne-Begognès; entre Taurines et Centres, dans les prés; Monteillet (de B.) — Naucelle; les Peyronies (M.) — Lespinassous; près de Salmiech, dans un marais (fr. S.)

♃ Juin-septembre. — RR.

FAM. LXI. CAMPANULACÉES

CAMPANULACEÆ Juss.

I. JASIONE L.

1127. **Jasione montana** L.

Champs en friche, bruyères, bord des chemins des terrains siliceux, sables des rivières.

Rod. Carcenac (de B.)

Villef. Villefranche, montagne de Pénevaire; Bérals; Sanvensa; Rieupeyroux; la Roque-Bouillac; Najac, versant schisteux des bords de l'Aveyron; Monteils, ravin des Guilloux!

Racine simple, sans stolons.

① ou ② Juin-août. — CC.

1128. **Jasione perennis** Lam.

Pelouses sèches et pierreuses des montagnes, surtout dans les terrains granitiques et volcaniques.

Esp. Montagnes d'Aubrac, pentes sèches près de la Tour de Belvezet! — Pâturages au-dessus du bois d'Aubrac (Berth. *in Cat.* M.)

Racine stolonifère.

♃ Juin-août. — R.

II. PHYTEUMA L.

1129. **Phyteuma hemisphæricum** L.

Hautes montagnes.

Esp. Aubrac (Bonnat. *in Cat.* M.)

Cette station ne doit être admise qu'avec doute ; je n'ai jamais eu occasion d'observer moi-même cette espèce dans l'Aubrac.

♃ Juillet, août. — RR.

1130. **Phyteuma orbiculare** L.

Bois, prés secs, pâturages montagneux, bruyères des terrains calcaires et siliceux.

Esp. Aubrac, plateau au-dessus du bois de Gandillot! — Pré au-dessus du Bourguet (Jord. de Pf.)

Mil. Millau, coteaux du Monna ; Millau, côte du Larzac; Ambousquèses ; la Pesade, aux pieds des rochers ; causse de la Liquisse ; Saucliéres, bois de Salbous ! — Hôpital-du-Larzac ; bois d'Issis (B.)

Rod. Carcenac, dans les prés montueux du ségala (de B.) — Salles-la-Source, bois du plateau ; Druelle ; prés de Bourran ; côte de Cruou (ab. R.) — Rignac (de V.)

St-Af. Plateau du Larzac, près du Figayrol ! — Tournemire (Puech).

Villef. Salvagnac-Cajarc, plateau de Cubèle !

Cadrieu ! *Lot.*

Var. β *lanceolatum* G. G. ; *P. lanceolatum* Vill.

Esp. Montagnes d'Aubrac, près de la Tour de Belvezet !

Rod. Lioujas ; devèze de Vayssettes !

St-Af. Roquefort, aux pieds des rochers de Combalou !

Villef. Villefranche, bords de l'Aveyron, au moulin des Chartreux ; Salvagnac-Cajarc, pentes rocailleuses !

♃ Juin-août. — AC.

1131. **Phyteuma spicatum** L.

Bois et prés montagneux.

Esp. Montagnes d'Aubrac, bois d'Aubrac, bois de Laguiole, montagne de las Truques pelouses au-dessus du bois !

Rod. Prés de Bonnecombe ; bois de Linars (M.) — Carcenac (de B.)

St-Af. Environs de Tournemire, bois de Fajas ! — Tournemire (Puech).

Villef. Villefranche, côte de l'Alzou; Monteils, lisière des bois des bords de l'Aveyron ; Najac, bords de l'Aveyron ; Rieupeyroux; Salvagnac, pelouses des plateaux, gorge de Lantouï !

Fleurs d'un blanc jaunâtre.

Var. β *cœruleum* G. G. *Fl. fr. II*, p. 403; C. Bauh. *Prodr.* p. 32, fig. 1.; Rchb. *Ic. XIX*, p. 107.

Esp. Aubrac, prairies de la Maynobe; Laguiole, dans les prairies ! — Bois à Vareilles (Jord. de Pf.)

Rod. Ceignac (M.)

♃ Mai-juillet. — Le type CC. la var. AR.

1132. **Phyteuma nigrum** Sm.; *P. persicæfolium* DC. *Prodr.*

Prés et bois des montagnes.

Esp. Aubrac, au bas de la prairie, au-dessus de la cascade dite Sal-del-Grel !

Rod. Bois de la Barthe (ab. R.)

Indiqué dans la Lozère, où il est plus commun que le *spicatum*, G. G. *Fl. fr.*; au Vigan (Dr Martin).

♃ Mai-juillet. — RR.

III. SPECULARIA Heist.

1133. **Specularia Speculum** Alph. DC.; *Campanula Speculum* L.; vulg. *Miroir-de-Vénus.*

Champs, moissons, partout.

① Mai-juillet. — CC.

1134. **Specularia hybrida** Alph. DC.; *Campanula hybrida* L.; Lois.

Champs et lieux rocailleux des terrains calcaires.

Esp. Terre à blé, au-dessus de Venzac (Jord. de Pf.)

Mil. Environs de Millau, moissons des bords du Tarn, vers Peyre ! — Saint-Saturnin (ab. R.)

St-Af. Roquefort, chemin de Combalou (Puech).

Vallée du Lot, sur les coteaux entre Cadrieu et Montbrun ! *Lot.*

① Mai, juin. — RR.

1135. **Specularia castellana** Lge. *Index seminum in horto acad. Havniensi*, an. 1854, *collectorum*, p. 25; Willk. et Lge. *Prodr. Fl. Hisp. II*, p. 297; *Specularia falcata* var. β *scabra* DC. *Prodr.* ?

Tiges hautes de vingt à cinquante centimètres, droites, grêles, simples ou rameuses dès la base, à rameaux ascendants, anguleux. Feuilles toutes obscurément dentées ou ondulées, parsemées sur leurs deux faces, mais plus abondamment sur leur face inférieure et sur leurs bords, de poils raides; les radicales obovales, retrécies en pétiole; celles du bas de la tige sessiles, ovales-lancéolées; les supérieures lancéolées-linéaires. Fleurs solitaires, rarement géminées, à l'aisselle des feuilles, formant un épi allongé, écartées dans le bas, se rapprochant graduellement vers le sommet. Calice à lanières lancéolées-linéaires, droites ou un peu courbées en faux après la floraison. Corolle à tube court, à limbe dépassant les lanières calicinales. Graines ovoïdes-lenticulaires, brillantes, d'un brun-violacé, entourées d'un petit bourrelet marginal, portant sur leur face une ligne saillante.

Toute la plante présente une rigidité remarquable due aux nombreuses aspérités dont elle est couverte dans toutes ses parties, même sur la corolle, où elles sont très-manifestes sur la ligne dorsale de ses lobes. La pointe de ces aspérités est dirigée de haut en bas sur la tige, disposition qui la rend plus rude lorsqu'on la glisse entre les doigts dans le sens opposé.

Villef. Près de Salvagnac-Cajarc, canton de Villeneuve !

Vallée du Lot, entre Cajarc et Montbrun sur les corniches des rochers qui couronnent la vallée ! *Lot.*

Le *S. falcata* de De Candolle, se distingue de cette espèce par sa tige qui se ramifie vers le sommet et non dès la base ; par les lanières de son calice qui sont deux fois plus longues que la corolle ; enfin en ce qu'elle est glabre dans toutes ses parties ou seulement subglabrescente sur les tiges.

J'ai trouvé cette plante, pour la première fois, le 15 juin 1838, dans la vallée du Lot, sur la rive droite de cette rivière, entre Cajarc et Montbrun (Lot), sur les corniches des rochers, parmi les broussailles; je ne pus alors lui appliquer une détermination; je l'ai retrouvée depuis, en grande abondance, sur la rive aveyronnaise de cette rivière, dans la gorge de Lantouï, près de ce gouffre, au pied de la montagne de Waïffier; mais ce n'est que dans le courant de l'année 1875 que j'ai pu enfin trouver la description qui s'y applique dans le *Prodromus Floræ Hispanicæ* de Willkomm et Lange, sous le nom de *Specularia castellana;* et dans l'*Index seminum horti Havniensis* Lge., que M. Cosson a eu la gracieuse obligeance de mettre à ma disposition. J'ai pu la comparer plus tard avec des échantillons venant d'Espagne que M. Giraudias, receveur de l'enregistrement à Asprières (Aveyron), a bien voulu me communiquer.

Cette espèce étant nouvelle pour la Flore de France, j'en ai fait, le 24 mai 1875, une abondante récolte qui m'a permis de la distribuer, la même année, à MM. les membres de la Société botanique de France pendant la session extraordinaire d'Angers.

① Mai, juin. — RR.

IV. CAMPANULA L.

1136. **Campanula speciosa** Pourr.; *C. longifolia* Lap.

Sur les rochers calaires.

Mil. Environs de Millau, sur les rochers du Puy-de-France !

St-Af. Sur les rochers de la devèze de Sainte-Eulalie; Roquefort, ravin au pied du rocher de Combalou; environs de Tournemire, devèze de la Panouse; sommet des bois de Fajas, de Montclarat !

♃ Juin, juillet. — RR.

1137. **Campanula glomerata** L.

Pelouses, bruyères, prés secs, clairières des bois.

Esp. Montagnes d'Aubrac, Aubrac, près de la Tour de Belvezet; Laguiole, prairies sèches ! — Bois de Bonneval depuis Pussac jusqu'à Bonneval (Bern.)

Mil. Bois de Salbous ! — La Tacherie (B.)

Rod. Bois de Bourran ! — Cayssials; Masse (M.)

St-Af. Tournemire, devèze du Viala-du-Pas-de-Jaux (Puech).

Villef. Villefranche, montagne de Pénevaire, vignes de Fontanes; plateau entre Saint-Remy et le ruisseau de Saint-Igest !

Cette plante présente un grand nombre de formes qui ont donné lieu à la création de variétés dont la description est assez embarrassée dans les auteurs. M. Bonhomme, dans son *Catalogue manuscrit du canton de Millau*, en signale quatre dans cette région, savoir :

Var. β *squarrosa; C. aggregata* Villd.

Vallon de Saint-Martin (B.)

Var. γ *hispida.*

Bois de Saint-Estève (B.)

Var. δ *latifolia.*

Hôpital du Larzac, dans un terrain nouvellement défriché (B.)

Tige robuste, flexueuse, anguleuse, scabre; feuilles inférieures lancéolées, atténuées en un pétiole ailé, les caulinaires amplexicaules, larges, triangulaires-cordiformes, scabres, denticulées-ciliées, portant presque toutes un glomérule de fleurs à leur aisselle; dents du calice linéaires, obtuses, ciliées, scabres.

Var. ε *lanata.*

Tige, partie inférieure des feuilles et des bractées, calice, recouverts d'une pubescence blanchâtre, presque laineuse à la naissance des feuilles et sur la nervure, poils longs, réfléchis. Feuilles étroites, celles du bas de la tige rétrécies en pétiole.

Vallon de Saint-Martin, lieux incultes (B.)

♃ Mai-juillet, le type. — CC.

1138. **Campanula Trachelium** L.; Rchb. *Ic. XIX*, p. 115, tab. 329, fig. 1.; vulg. *Gantelée, Gants-de-Notre-Dame.*

Bois, buissons, haies de tous les terrains.

Esp. Environs d'Espalion, au bois d'Aurifuellhe (Bern.)

Mil. Bois de Salbous ! — Bois de la Garrigue ; Massabiau ; Roucoules ; Puy-de-France (B.)

Rod. Bois de Salles-la-Source ! — Linars ; Valady (M.) — Vallée de Cougousse ; bois de Bonnecombe (de B.)

Villef. Villefranche, bords de l'Aveyron, entre la Maladrerie et Garrials ; vignes de la côte de Sanvensa ; au-dessous de Najac, lisière des bois ; vallée du Lot, lisière des bois de Boisse ; Vic, le long des haies !

Var. β *dasycarpa* G. G.; *C. urticæfolia* Schm.

Mil. Plateau du Larzac, bois de la Pesade ; plateau de Sauclières !

Rod. Bonnecombe (fr. S.)

St-Af. Environs de Tournemire, bois d'Anglars (Puech).

Calice hérissé.

♃ Juillet, août, le type. — CC.

1139. **Campanula Erinus** L.

Rochers calcaires, vieux murs, bois.

Mil. Sur les rochers de Raujoles ! — Bois de Caussibal (B.)

St-Af. Devèze de la Panouse ! — Environs de Saint-Affrique ; Sylvanès (M.) — Tournemire, devèze du Viala (Puech).

Villef. Villefranche, la Maladrerie ; plateau du mas d'Hubal ; Saint-Clair, fentes des rochers des combes de la Bouissonnade ; combes de Salvagnac ! — Saint-Julien-d'Empare, sur les rochers du Verdier (fr. S.) Vallée de l'Aveyron, Lexos, sur les rochers ! *Tarn-et-Garonne.*

① Juin-août. — AR.

1140. **Campanula linifolia** Lam.; Lecoq et Lam. *Cat.* p. 260 ; *C. montana* Delarbre.

Pâturages et prairies des hautes montagnes.

Esp. Montagnes d'Aubrac, pâturages rocailleux, prairie d'Aubrac, sommet du bois de Rigambal ! — Prés au-dessus du Bourguet (Jord. de Pf.)

Montagne de Saint-Guiral (M.) ! *Gard*

♃ Juillet, août. — AC.

1141. **Campanula rotundifolia** L.

Rochers, champs pierreux, bois, bruyères.

Esp. Aubrac, sur les décombres de l'église, pâturages ! — Environs d'Espalion, châtaigneraie del Pomairet (Bern.)

Mil. Sur les rochers du Puy-de-France ; Sauclières ! — Vallon de Saint-Martin ; la Grosfesenque (B.)

Rod. Salles-la-Source ! — Bois de Linars (M.) — Carcenac (de B.)

St-Af. Saint-Affrique, montagne du Bau-des-Singles ; Tournemire, bois de Montclarat !

Villef. Villefranche, sur les rochers des bords de l'Aveyron ; Maleville ; pentes rocailleuses de la côte de Montsalès ; près de la station de Naussac, sur les pentes dénudées ; entre Najac et Laguépie, sur les tranchées du chemin de fer !

Sur le monticule du calcaire d'eau douce, qui se trouve entre la station de Naussac et le village de las Cazes, cette espèce pousse de profondes racines de la grosseur du petit doigt, donnant naissance à des stolons déliés qui dépassent quelquefois cinquante centimètres de longueur et dont les extrémités stériles se terminent par une rosette de feuilles cordées-réniformes, tandis que les stolons fertiles sont nus et dépourvus de feuilles à la base.

♃ Juin-août. — AC.

1142. **Campanula Rapunculus** L. ; vulg. *Raiponce.*

Bord des bois, des chemins, pâturages rocailleux.

Mil. Plateau du Larzac, la Pesade, lisière des champs ; environs de Sauclières au pied des rochers du plateau ; Sévérac-le-Château ; coteaux entre Nant et Saint-Jean-du-Bruel ; vallon du Mensou ! — Saint-Martin-de-Lunel (ab. R.) — Puy-de-France ; Caussibal ; la Borie-Blanque (B.)

Rod. Près de la station de Salles-la-Source (ab. R.) — Bonnecombe (fr. S.)

St-Af. Saint-Affrique, montagne de la Rouquette ; pentes rocailleuses entre Roquefort et Tournemire !

Villef. Saujac, au pied du rocher dit Saou-dé-lo-Mounino ; côte de Salvagnac !

② Mai-septembre. — AC.

1143. **Campanula patula** L.

Haies, bois, lieux frais et herbeux des terrains légers et sablonneux.

Esp. Saint-Chély, bords du Boralde ! — Vilherols (Jord. de Pf.)

Rod. Bois de Bourran ! — Bois de Linars, de Madame, de Bénéjou, lieux ombragés (M.) — Bois de Vareilles, au-dessus de Bonnecombe ; environs de Montrepos, près de Gaillac-du-Causse (ab. R.)

Villef. Villefranche, bords de l'Aveyron, chemin de la Baume, bords de l'Alzou, le Cabanat, montagne de Pénevaire ; côte de Sanvensa ! — Naussac (Giraud.)

② Mai-juillet. — C.

1144. **Campanula pyramidalis** L.

Originaire de la Savoie (All.), cette espèce est cultivée comme plante d'ornement dans quelques jardins d'où elle s'est échappée et s'est pour ainsi dire naturalisée sur les murs de la promenade Villeneuve à Villefranche.

1145. **Campanula persicifolia** L.

Bois taillis, haies, prairies montueuses.

Esp. Montagnes d'Aubrac (de B.)

Mil. Sauclières, lisière des bois, bois de Salbous ; Millau, côte du Larzac ; plateau du Larzac, bois de Combazéma ! — Bois de Massol ; ravin des Aumières ; le Serre (B.)

Rod. Salles-la-Source ! — Bois de Linars (M.) — Bonnecombe ; Linars (de B.) — Fabreguette, près de Gaillac-du-Causse (Majorel).

St-Af. Saint-Affrique, montagne de la Rouquette ! — Tournemire, devèze du Viala (Puech) !

Villef. Villefranche, vallée de l'Aveyron, bois de la Baume, coteau de Fontanes, bois de la Bouisse ; vallée de l'Alzou, Bascaud ; Najac, bois Rond ; vallée du Lot, gorge de Lantouï ! — Saint-Julien-d'Empare (fr. S.)

Var. β *eriocarpa* Koch, *Syn.* p. 541.

Villef. Saujac, au pied des rochers dits Saou-dé-lo-Mounino ; côte de Salvagnac.

♃ Mai-septembre. — AC.

V. WAHLENBERGIA Schrad.

1146. **Wahlenbergia hederacea** Rchb. *Ic. XIX*, tab. 256, fig. 3,4. ; *Campanula hederacea* L.

Dans les terrains siliceux, tertres frais, bois humides, près des sources, parmi les mousses.

Esp. Aubrac (de B.) — Grand-Vabre, sur la route qui va au Lot (Jord. de Pf.)

Rod. Les Palanges; Ampiac (M.) — Bonnecombe (fr. S.) — Environs de Rignac, le Buenne (de V.) — Carcenac (de B.)

Villef. Le Baldrat; la Bastide-l'Évêque; Pelras, le long des chemins; près de Maroyre; la Rivière; Rieupeyroux, talus des prairies et bord des fossés; bords du Lot, entre Bouillac et la Roque, bois humides; Firmy au Puy-de-Wolf! — Asprières; Bouillac (Giraud.) — Flagnac (Chastaingt).

♃ Juin-août. — AC.

FAM. LXII. VACCINIÉES

VACCINIEÆ DC.

I. VACCINIUM L.

1147. **Vaccinium Myrtillus** L.; Math. *Comm. valg.* 210 (*Ic. bona*); vulg. *Myrtille*, *Airelle*.

Bois, bruyères des terrains granitiques et volcaniques.

Esp. Aubrac, lisière des bois, bois de Rigambal, sur les rochers au-dessus de la Tour de Belvezet; gorges de la Trueyre, vers Sainte-Geneviève! — Commun dans les bois de Saint-Geniez, ainsi que dans la forêt de Bonneval (Bern.) — Près de Saint-Geniez-d'Olt, cours du ruisseau de Juéry (ab. R.)

Mil. Saint-Jean-du-Bruel; Sévérac (M.)

Rod. Bois de Linars, de Bonnecombe (M.) — Le Lagast (fr. S.)

♄ *Fl.* mai; *fr.* juillet. — CC.

1148. **Vaccinium uliginosum** L.

Hautes montagnes du département (Bonnat. *in Cat.* M.)

Bien que cette plante soit indiquée dans les pâturages tourbeux de la Lozère par de Pouzolz, je ne sache pas qu'elle ait été trouvée dans le département.

II. OXYCOCCOS Tournef.

1149. **Oxycoccos vulgaris** Pers.; *Vaccinium Oxycoccos* L.; vulg. *Canneberge*.

Indiqué par Bonnaterre (*in Cat.* M.) dans les marais des hautes montagnes du département où je n'ai pas eu occasion de l'observer moi-même. Se trouve dans le Cantal et dans la Lozère.

♄ *Fl.* mai, juin; *fr.* août, septembre.

FAM. LXIII. ERICINÉES

ERICINEÆ DESV.

I. ARCTOSTAPHYLOS Adans.

1150. **Arctostaphylos officinalis** Wimm.; *Arbutus Uva-ursi* L.; vulg. *Busserole, Raisin-d'Ours.*

Débris calcaires, plateaux et pentes herbeuses.

Mil. Entre Millau et Paulhe, pentes rocailleuses vers le sommet de la montagne; le Monna, plateau au sommet des rochers; au-dessus de Saint-Germain, au Causse-Rouge! — La Garrigue; Plalong; bois d'Issis; Causse-Noir (B.) — Sévérac, sur les rochers qui bordent la route de Millau; au-dessus de Cardenal, sur les pelouses au milieu des pins (M.) — Haut de la côte de Mostuéjouls (de B.)

St-Af. Pentes rocailleuses de la devèze de la Panouse, bois de Montclarat! — Tournemire, bois de Fajas (Puech).

♃ Juin-août. — R.

II. ANDROMEDA L.

1151. **Andromeda polifolia** L.; Rchb. *Ic. XVII*, p. 8, tab. 110, fig. 1.

Marais tourbeux des hautes montagnes.

Esp. Aubrac, bords du lac de Saliens, en grande abondance!

Lieux marécageux et spongieux du Rouergue Duby *Bot. Gall.* p. 317.

♄ Mai, juin. — RR.

III. CALLUNA Salisb.

1152. **Calluna vulgaris** Salisb.; *Erica-vulgaris* L.; vulg. *Bruyère, Bruyère-commune.*

Landes, bruyères, lieux incultes des terrains siliceux.

♄ Juillet-septembre. — CC.

IV. ERICA L.

1153. **Erica cinerea** L.; Rchb. *Ic. XVII*, p. 74, tab. 112, fig. 2.; vulg. *Bruyère-franche*.

Bois, bruyères, rochers, lieux stériles des terrains granitiques et schisteux.

Mil. Saint-Jean-du-Bruel, coteaux schisteux des bords de la Dourbie!

Rod. Environs de Rodez, Saint-Joseph!

Villef. Villefranche, montagne de Pénevaire; côte de Sanvensa; Monteils, coteaux des bords de l'Aveyron, Puy-d'Escarts; vallon de la Serène; la Roque-Bouillac; côte d'Aubin à Montbazens!

♄ Juin-octobre. — CC.

1154. **Erica arborea** L.

Bois et rochers calcaires.

Rod. Vallée du Salze (de B.)

St-Af. Environs de Saint-Affrique, près de Vendelove (M.) — Castris, vers Broquiès (fr. S.)

♄ Mai, juin. — R.

1155. **Erica scoparia** L.; Rchb. *Ic. XVII*, p. 75, tab. 113, fig. 3.; vulg. *Bruyère-à-balai*.

Lieux arides, pentes rocailleuses.

Villef. Au-dessous de Najac, à Ferragut, sur les roches serpentineuses de l'une et l'autre rive de l'Aveyron, mais en plus grande abondance sur la rive droite; bois au-dessus de Mazerolles; au-dessous du premier pont du chemin de fer de Mergieux, sur la rive gauche de l'Aveyron!

♄ Avril-mai. — R.

Bonnaterre indique dans le département l'*Erica Tetralix*, Berthoud l'*Erica vagans*, ces deux espèces ont échappé à mes recherches.

FAM. LXIV. PYROLACÉES

PYROLACEÆ Lindl.

I. PYROLA L.

1156. **Pyrola rotundifolia** L.

Bois, bruyères des hautes montagnes.

Bois des montagnes (Berth. *in. Cat.* M.)

Esp. Montagnes d'Aubrac, bois de Rigambal, lisière de la prairie d'Aubrac; bois de Laguiole !

♃ Juin, juillet. — AR.

1157. **Pyrola minor** L.

Bois des hautes montagnes.

Bois des montagnes (Berth. *in. Cat.* M.)

Esp. Montagnes d'Aubrac, bois de Rigambal, parmi les taillis de hêtres; bois du sommet de la vallée du Boralde ! — Bois de hêtres, au-dessus de Venzac (Jord. de Pf.)

♃ Juin, juillet. — RR.

1158. **Pyrola chloranta** Swartz.

Bois des montagnes.

Mil. Vinnac, bois de Pins (B.)

♃ Juin, juillet. — RR.

FAM. LXV. MONOTROPÉES

MONOTROPEÆ NUTT.

I. MONOTROPA

1159. **Monotropa Hypopithys** L.; Rchb. *Ic. XVII*, p. 69, tab. 101.

Au pied des arbres ; parasite sur les racines des chênes, des hêtres, des pins, quelquefois des noisetiers.

Esp. Bois de hêtres, au-dessous des rochers de Bars (Jord. de Pf.)

Mil. Bois de Salbous (Dr Martin). — Indiqué dans la même localité par de Pouzolz, *Flore du Gard*.

Rod. Beaulès, au pied des hêtres (M.) — Carcenac (de B.)

♃ Mai, juin. — RR.

CLASSE III. COROLLIFLORES

FAM. LXVI. LENTIBULARIÉES

LENTIBULARIEÆ Rich.

I. PINGUICULA Tournef.

1160. **Pinguicula vulgaris** L.; vulg. *Grassette.*

Prairies tourbeuses et humides, au pied des rochers humides.

Esp. Montagnes d'Aubrac, dans les pâturages tourbeux et le long des ruisseaux, près des lacs de Saliens, bas du bois de Rigambal, bois de Laguiole! — Paulhac (Valadier).

Mil. Bords du Tarn (Bonnat. *in Cat.* M.) — Entre Massabiau et le Monna, rive gauche de la Dourbie, sur un rocher humide (B.)

♃ Mai-juillet. — AR.

1161. **Pinguicula grandiflora** Lam.; Rchb. *Ic. XX*, p. 111, tab. 199, fig. 1.

Mêmes localités que la précédente.

Esp. Aubrac, bois d'Aubrac, bois de Gandillot, endroits humides, talus tourbeux le long des petits cours d'eau!

Mil. Entre Saint-Rome-de-Tarn et le Minier, dans la vallée, au pied des éboulements de la montagne, légèrement humectés par de petites sources!

La lèvre inférieure de la corolle est marquée, à l'entrée de la gorge, d'une petite tache blanche et couverte de petits poils blanchâtres.

De nombreux intermédiaires relient les *P. vulgaris* et *grandiflora* et peut-être la plus grande dimension des fleurs de ce dernier ne provient-elle que des lieux plus humides ou plus ombragés qu'il habite.

♃ Juin, juillet. — R.

II. UTRICULARIA L.

1162. **Utricularia vulgaris** L.; Coss. et Germ. *Atl. Fl. Par.* tab. 18, fig. 1.; vulg. *Utriculaire.*

Mares, eaux tranquilles, fossés.

Marres, fossés des montagnes (Bonnat. *in Cat.* M.)

Villef. Le Rey, près de Villeneuve, dans les prairies dites *Raouzo-del-Rey;* Salles-Courbatiès, prairies tourbeuses, dans les fossés !

♃ Juillet, août — R.

FAM. LXVII. PRIMULACÉES

PRIMULACEÆ Vent.

I. HOTTONIA L.

1163. **Hottonia palustris** L.

Eaux stagnantes, mares, fossés.

Indiqué dans le département avec doute par Berthoud *in Cat.* M. 1765. Signalé dans les mares au Cayla, limite des départements de l'Aveyron et de l'Hérault (Gouan, *Fl. Monp.* p. 29, 1765.) MM. Loret et Barrandon n'en font pas mention dans leur *Flore de Montpellier,* 1876.

♃ Mai, juin. — RR.

II. PRIMULA L.

1164. **Primula grandiflora** Lam.; *P. acaulis* Jacq.

Bois montueux, haies, bords des rivières.

Esp. Saint-Geniez, dans un pré, à Belair (ab. R.) — Bords du Lot, entre Saint-Geniez et le Clapeyret (Bern.)

Mil. Aguessac, bords du Mensou ! — Bois de Massol; Creissels; bords du Tarn à la Manne; la Grosfesenque (B.) — Sévérac (fr. M.-J.)

S[t]-*Af.* Le Salze (de B.) — Tournemire (Puech).

♃ Mars-mai. — RR.

1165. **Primula officinalis** Jacq.; *P. veris α officinalis* L.; vulg. *Primevère, Coucou.*

Prés, pâturages, bois, lieux frais.

♃ Mars-mai. — CC.

1166. **Primula variabilis** Goupil.

Bois, coteaux couverts.

Esp. Saint-Geniez, Belair, dans un pré des bords du Lot (ab. R.)

Mil. Lisière du bois de Massol (B.) — Le Puech-Nègre (de B.)

♃ Mars-mai. — RR.

1167. **Primula elatior** Jacq.; *P. veris* β *elatior* L.

Bois montueux, haies des prés, bord des ruisseaux.

Esp. Saint-Geniez au Clapeyret; Sainte-Eulalie-d'Olt, bords du ruisseau de Pierrefiche (ab. R.) — Bromme, bords du Bromme (Jord. de Pf.)

Mil. Creissels (B.) — Bois de Salbous (de Pouzolz).

Rod. Bois de Linars; bords de l'Alzou, entre Rignac et Bournazel (M.) — Environs de Rignac (de V.) — Vallon du Cruou (ab. R.)

Villef. Villefranche, au pied du rocher de la Magdelaine; bords de l'Aveyron, sur le chemin de la Baume; bois de Bascaud; canals de Morlhon, bords du ruisseau au-dessous du château des Anglais; environs de Sanvensa, bords du ruisseau de Talospios !

♃ Mars-mai. — AC.

III. ANDROSACE Tournef.

1168. **Androsace maxima** L.

Champs cultivés, lieux rocailleux des terrains calcaires.

Mil. Plateau du Larzac, la Couvertoirade, terrains rocailleux dans les moissons; terrains incultes vers le sommet de la côte du Larzac; au-dessus de Saint-Germain, champs du plateau; Compeyre, pentes rocailleuses ! — Plalong; Hôpital-du-Larzac; la Paulète; la Tacherie; Raujoles (B.)

St-Af. Tournemire plateau des Arnals ! — Devèze de la Bastide (Puech).

① Avril, mai. — RR.

IV. CYCLAMEN Tournef.

1169. **Cyclamen Europæum** L.

Indiqué dans les bois touffus d'Aubrac, par Berthoud *in Cat.* M.

Je n'ai pas rencontré cette plante dans mes herborisations et il n'est pas à ma connaissance que d'autres botanistes l'aient signalée dans le département.

V. ASTEROLINUM Link et Hoffm.

1170. **Asterolinum stellatum** Link et Hoffm. ; *Lysimachia Linum-stellatum* L.

Bois, pelouses rocailleuses.

Mil. Calès, sur les rochers (B.)

Je n'ai pas eu occasion d'observer moi-même cette plante dans le département.

① Avril, mai. — RR.

VI. LYSIMACHIA L.

1171. **Lysimachia vulgaris.** L. vulg. *Chasse-Bosse.*

Bord des ruisseaux, lieux humides.

♃ Juin, juillet. — CC.

1172. **Lysimachia Nummularia** L.; vulg. *Nummulaire, Herbe-aux-écus.*

Prairies humides, bord des fossés.

Esp. Fossés du pré de Garrigues-les-Espalion (Bern.)

Rod. Environs de Rodez, bords du canal de fuite du moulin de la Rouquette; prés de Lauterne! — Vallée du Cruou (de B.)

Villef. Garrials, au pied des rochers; prés de la Romiguière; Salvagnac, dans la gorge de Lantouï!

♃ Juin-août. — AR.

1173. **Lysimachia nemorum** L.

Lieux couverts et humides des bois montagneux, bord des rivulets, principalement dans les terrains siliceux ou granitiques.

Esp. Aubrac, bois de Rigambal; Saint-Chély; bois de Laguiole, le long des ruisseaux! — Environs de Saint-Geniez (M.) — Bois au-dessous de Peyrat (Jord. de Pf.)

Rod. Bois de Bonnecombe (M.) — Environs de Rignac (de V.) — Conques (Chastaingt).

Villef. Villefranche, ravin du moulin de Franques; Marmont, lisière des bois; Rieupeyroux, prairies élevées! — Saint-Parthem (Chastaingt).

♃ Mai, juin. — AC.

VII. CENTUNCULUS L.

1174. **Centunculus minimus** L.; Vaill. *Bot.* tab. 4, fig. 2.; Rchb. *Ic. XVII*, p. 26, tab. 41, fig. 4.

Lieux mouillés en hiver, lisière des bois humides, bruyères, bord des étangs, des fontaines.

Mil. Environs de Millau, lieux sablonneux et humides (Berth. *in Cat.* M.)

Villef. Najac, le long du chemin de fer, avant le premier tunnel de Mergieux; la Roque-Bouillac, pelouses humides entre les rochers de la montagne!

① Mai-septembre. — R.

VIII. ANAGALLIS Tournef.

1175. **Anagallis phœnicea** Lam.; *A. arvensis* L. *pro parte*; vulg. *Mouron-rouge.*

Vignes, champs cultivés, dans tout le département.

① Juin-octobre. — CC.

1176. **Anagallis cærulea** Schreb.; *Anagallis arvensis* L. *pro parte;* vulg. *Mouron-bleu.*

Vignes, champs, bois, dans tout le département.

① Juin-octobre. — CC.

1177. **Anagallis tenella** L.; Rchb. *Ic. XVII*, p. 27, tab. 41, fig. 3.

Prés, marais, bord des fossés dans les pâturages, surtout dans les terrains siliceux.

Esp. Sur les rochers humides, au bord de la route de Grand-Vabre au Lot (Jord. de Pf.)

Rod. Bournazel! — Cayssials; les Palanges (M.) — Rignac (de V.) — Carcenac (de B.)

Villef. Dauquiès; Morlhon; environs de la Bastide-l'Évêque, prairies de Maroyre; la Rivière; environs de Sanvensa, prairies de Montillet; Rieupeyroux; prairie du Baldrat; Privezac, dans la prairie, le long des fossés; prairies de la Pourtie! — Asprières (Giraud.)

♃ Juin-août. — C.

IX. SAMOLUS Tournef.

1178. **Samolus Valerandi L.**

Lieux humides, bord des fontaines, des fossés.

Mil. Environs de Sévérac (M.) — Entre Cureplats et Choisy, autour de la fontaine (B.)

St-Af. Sur les rochers humides, au bas de la côte de Saint-Rome-de-Tarn à Montjaux !

Villef. La Rouquette, sur les murs humides du chemin de Villefranche !

♃ Juin-août. — R.

FAM. LXVIII. OLÉACÉES

OLEACEÆ LINDL.

I. FRAXINUS Tournef.

1179. **Fraxinus excelsior** L.; vulg. *Frêne.*

Bois frais, bord des routes, des rivières.

♄ *Fl.* avril, mai; *fr.* septembre. — CC.

1180. **Fraxinus Ornus** L.; Rchb. *Ic. XVII*, p. 19, tab. 31, fig. 1,2.; vulg. *Frêne-à-fleurs, Frêne-à-la-manne, Orne.*

Cultivé et subspontané.

Bois de Salvage (Berth. *in Cat.* M.) — Planté et subspontané aux environs de Rodez (M.)

♄ *Fl.* avril, mai; *fr.* septembre.

II. LILAC Tournef.

1181. **Lilac vulgaris** Lam.; *Syringa vulgaris* L.; vulg. *Lilas.*

Cultivé dans les jardins et naturalisé çà et là.

On le croit originaire de la Perse d'où il aurait été importé en Europe au quinzième siècle.

♄ *Fl.* avril, mai; *fr.* juillet-septembre.

III. OLEA Tournef.

1182. **Olea Europæa** L.; vulg. *Olivier*.

.*St-Af.* Salelles près de Montclar; Saint-Izaire (de B.) — Quelques pieds naturalisés sur les ruines du château de Brusques (M.)

♄ *Fl.* mai; *fr.* août, septembre. — RR.

IV. PHILLYREA Tournef.

1183. **Phillyrea media** L.

Rochers et pentes rocailleuses.

Mil. Rochers du Causse-Noir, à l'exposition du Midi (Berth. *in Cat.* (de B.)

St-Af. Vallée de Linsouze sous Broquiès; roc de Janolles, sur le Dourdou, près du Salze (de B.)

Villef. Vallée de l'Aveyron, depuis Monteils jusqu'au-dessous de Najac, sur l'une et l'autre rive !

♄ *Fl.* avril, mai; *fr.* septembre. — R.

V. LIGUSTRUM Tournef.

1184. **Ligustrum vulgare** L. vulg. *Troëne*,

Haies, bois, buissons dans tous les terrains.

♄ *Fl.* mai, juin; *fr.* septembre. — CC.

FAM. LXIX. JASMINÉES

JASMINEÆ R. BR.

I. JASMINUM Tournef.

1185. **Jasminum fruticans** L.; vulg. *Jasmin-jaune*.

Rochers calcaires, broussailles, lisière des vignes.

Mil. Environs de Millau, sur les rochers du Monna; Raujoles; sur les rochers des bords du Tarn, vers Peyre! — Caussibal; Puy-de-

France; ravin de Cartayre; coteaux du Larzac (B.)

St-Af. Tournemire, bois de Fajas ! — Rochers calcaires à Brusques (M.)

Villef. Villefranche, coteaux de l'Aveyron au-dessus du moulin de Franques; vallée du Lot, combes de Salvagnac !

Vallée de l'Aveyron, à Saint-Antonin, sur les rochers d'Anglars ! *Tarn-et-Garonne.*

♄ *Fl.* mai; *fr.* juin, juillet. — AR.

1186. **Jasminum officinale** L.; vulg. *Jasmin.*

Originaire de l'Inde; cultivé dans les jardins.

FAM. LXX. APOCYNACÉES

APOCYNACEÆ LINDL.

I. VINCA L.

1187. **Vinca minor** L.; vulg. *Petite-Pervenche.*

Lieux couverts, haies, bord des prés, bois.

Mil. Bois de Massol; ravin de Saint-Auzély; Creissels (B.)

Rod. Bonnecombe; Valady; Cayssials (M.) — Saint-Austremoine; au-dessus du hameau de la Treillerie (ab. R.)

Villef. Villefranche, vallée de l'Aveyron, chemin de la Baume; Garrials, au-dessous du village, au pied des rochers; vallée de l'Alzou, Bascaud; Saint-Clair, lisière des bois, dans la gorge de la Bouissonnade !

♃ Mars-mai. — CC.

1188. **Vinca major** L.; vulg. *Grande-Pervenche.*

Haies, broussailles, bord des chemins, des fossés.

Rod. Ampuac; Ceignac; Sauveterre (M.) — Saint-Austremoine, à la Croix de Puech (ab. R.)

Villef. Villefranche, la Baume, château de Franques; Capdenac, le long des chemins, au pied de la montagne; Sanvensa, sur les murs, au midi du château; Najac, bords de l'Aveyron, lisière des bois !

♃ Mars-mai. — AR.

FAM. LXXI. ASCLEPIADÉES

ASCLEPIADEÆ R. Br.

I. VINCETOXICUM Mœnch.

1189. **Vincetoxicum officinale** Mœnch.; *Asclepias Vincetoxicum* L.; vulg. *Dompte-venin.*

Lieux pierreux et stériles, calcaires ou argileux, dans tout le département.

♃ Juillet, août. — CC.

1190. **Vincetoxicum laxum** G.G. *Fl. fr. II,* p. 480.

Mil. Hôpital-du-Larzac (B.)

♃ Juillet, août. — RR.

FAM. LXXII. GENTIANACÉES

GENTIANACEÆ Lindl.

I. ERYTHRÆA Renealm.

1191. **Erythræa pulchella** Horn.; *E. ramosissima* Pers.; *Gentiana Centaurium* β L.; Rchb. *Ic. XVII,* p. 13, tab. 20, fig. 3.; Vaill. *Bot. Par.* tab. 6, fig. 1.; vulg. *Petite-Centaurée.*

Prés, pâturages, bruyères, pelouses et bois humides.

Rod. Bois de la Barthe (ab. R.) — Carcenac (de B.)

Villef. Côteaux d'Ordiget; domaine de La Caze, près de Toulonzergues; domaine de l'Estang; Salles-Courbatiès, dans les prairies tourbeuses; la Roque-Bouillac, pelouses rocailleuses de la montagne; causse de Salvagnac, plateau de Cubèle; près de la station de Naussac, sur le calcaire d'eau douce; prairies tourbeuses du Rey! — Martiel; Naussac; Asprières (Giraud.)

① ② Juin-septembre. — AC.

1192. **Erythræa Centaurium** Pers.; *Gentiana Centaurium* L.

Champs cultivés, prés, bois, bruyères.

Mil. Plateau du Larzac, la Pesade; vallon du Mensou, bords des fossés de la route! — Le Théron; le Rouquet (B.)

Rod. Pâturages des causses, à Valady (M.)

St-Af. Plateau au-dessus de Tournemire!

Villef. Villefranche, bois du Quoiti; vignes de Fontanes; bois de Combe-Nègre, bords de l'Aveyron; Najac; Toulonzergues; Cadrieu, vallée du Lot!

Var. *Flore albo.*

Esp. Environs d'Espalion, châtaigneraie de Lavergne (Bern.)

St-Af. Roquefort, coteaux rocailleux!

② Juillet-septembre. — C.

II. CICENDIA Adans.

1193. **Cicendia filiformis** Delarbre; *Exacum filiforme* Willd.; *Gentiana filiformis* L.; *Microcala filiformis* Link.; Vaill. *Bot. Par.* tab. 6, fig. 3.

Bord des étangs, pelouses humides des bois et des landes.

Mil. Lieux inondés des environs de Millau (M.)

Villef. Bords de l'étang de Privezac!

① Juin-septembre. — R.

1194. **Cicendia pusilla** Griseb.; *Exacum pusillum* β DC. *Ic. rar.* tab. 16; Vaill. *Bot. Par.* tab. 6, fig. 2.

Bord des étangs, lieux inondés pendant l'hiver.

Villef. Bord de l'étang de Privezac!

♃ Juin-septembre.

III. CHLORA L.

1195. **Chlora perfoliata** L.

Pâturages montueux, coteaux incultes, bois taillis.

Esp. Environs d'Espalion, châtaigneraies et pré de Lavergne (Bern.) — Tertres au-dessus de Venzac (Jord. de Pf.)

Mil. Gorge de la Jonte; la Couvertoirade! — Environs de Millau, bois de la Borie-Blanque; bois de Massabiau; bois de Massol (B.)

Rod. Côteaux de Saint-Christophe ! — Bonnecombe, (fr. S.) — Gages-le-Bas, bois dit Demourons (Valadier). — Valady, au Puech-du-Cayla et au Puech-Redon (M.) — Saint-Austremoine, au bois de Sourguières (ab. R.)

St-Af. Saint-Affrique, montagne de la Rouquette, montagne du Bau-des-Singles ! — Sylvanès (M.) — Bois de Bonès (Puech).

Villef. Bois du Quoiti; côteaux d'Ordiget; chemin du moulin de la Bouisse; bois rocailleux de la gorge de Léonard; plateau du Puy-d'Escarts, sur les rochers humides! — Asprières; Sonnac, (Giraud.)

① Juillet, août. — AC.

IV GENTIANA Tournef.

1196. **Gentiana lutea** L.; vulg. *Grande-Gentiane.*

Bois, prairies, pâturages des hautes montagnes, granitiques et volcaniques.

Esp. Montagnes d'Aubrac; gorge de la Truyère ! — Le Cayrol (Bern.)

Mil. Le Levezou (de B.) — pré aux environs de la Souque (fr. M.-J.) — Salles-Curan (fr. S.)

Rod. Ceignac (Vaissier *in Cat.* M.)

♃ Juin, juillet. — CC.

1197. **Gentiana Cruciata** L.; vulg. *Croisette.*

Collines pierreuses, bois et prés montueux.

Esp. Au village de Brènes, sur le chemin des Molinières (Bern. 1613.) — Au-dessus des bois de Venzac, dans un pré sec (Jord. de Pf.)

Mil. Au-dessus de la ferme des Fonts, sous le chemin qui va au Larzac; la Pomarède, le long du chemin du Monna (B.) — Environs de Sévérac-le-Château (Dr Laquerbe *in Cat.* M.)

Rod. Bois de la Barthe (ab. R.)

St-Af. Tournemire, à Fajas (Puech.)

Villef. Environs de Fontaynous, pentes gazonnées qui bordent les prairies, près de Fondgrand; Ambeyrac, côteaux des bords du Lot, vers Camboulan !

♃ Juin-août. — R.

1198. **Gentiana Pneumonanthe** L.

Prés humides, pâturages tourbeux des montagnes.

Esp. Aubrac, dans la prairie ; pâturages près des lacs de Saliens et de Souverols ; près de la Tour de Belvezet ; pâturages de Laguiole ! — Environs d'Espalion, au pré de Fournayret (1636) ; village de Granier, au pré de Fonsou (Bern.) — Paccages à Vilherols (Jord. de Pf.)

Mil. Laissac (M.)

Rod. Valady ; Carcenac (M.) — Prairie de Bournazel ; Saint-Félix, près de Rodez ; petit séminaire de Saint-Pierre, dans un pré au nord (ab. R.) — Environs de Rignac (de V.) — Le Rouquet (fr. S.)

Villef. Pelouses de Grillières ; prairies de Dauquiès !

♃ Juillet, août. — C.

1199. **Gentiana verna** L.

Esp. Montagne herbeuse au-dessus du Bourguet (Jord. de Pf.)

♃ Mai-août. — RR.

1200. **Gentiana campestris** L.

Pelouses, prés secs, bruyères, bois clairs des terrains granitiques et volcaniques.

Esp. Montagnes d'Aubrac, pâturages secs ; Aubrac, sommet de la prairie ; près de la Tour de Belvezet ; pâturages de Laguiole ! — Le Cayrol (Cerès *in Cat.* M.) — La Maison-Neuve (Jord. de Pf.)

Mil. Environs de Sévérac ; Lavergne ; la Souque (fr. M.-J.)

① Juin-août. — CC.

1201. **Gentiana ciliata** L. ; Barr. *Ic.* tab. 97, fig. 1 et tab. 121 ; Rchb. *Ic. XVII*, p. 91, tab. 10, fig. 1.

Pelouses et pentes rocailleuses.

Esp. Mur-de-Barrez, pelouses sur le calcaire d'eau douce ! — Mur-de-Barrez, au Puy-de-la-Justice et çà et là le long de la côte blanche (Jord. de Pf.)

Mil. Campagnac, pelouses rocailleuses, le long des chemins ! — Bois de Salbous (Dr Martin).

Rod. Salles-la-Source, au-dessus des rochers ! — Près du Crès, à l'est de Solzac (ab. R.) — Valady ; Panat ; Saint-Austremoine (M.)

St-Af. Tournemire, sommet du bois de Montclarat, parties découvertes et rocailleuses ! — Devèze de la-Bastide-Pradines (Puech).

Villef. Environs d'Asprières, sur le causse (Giraud.)

Quelques auteurs : Koch, Grenier et Godron, Boreau, donnent cette plante comme annuelle ; elle est réellement vivace. Sa racine est formée d'un chevelu dense, très-enchevêtré, d'où partent des tiges rizomorphes, très-peu adhérentes aux radicelles, à la manière des plantes parasites, grêles, flexueuses, munies de quelques feuilles rudimentaires, squamiformes, étiolées, rampant d'abord sous le sol, puis s'élevant en tiges aériennes, simples ou rameuses.

♃ Avril-septembre. — RR.

V. MENYANTHES Tournef.

1202. **Menyanthes trifoliata** L.; vulg. *Trèfle-d'eau.*

Marais tourbeux, prés marécageux.

Esp. Montagnes d'Aubrac; dans le ruisseau et les prairies tourbeuses, entre le lac de Saliens et le lac de Souverols; Laguiole prairies tourbeuses! — Vareilles (Jord. de Pf.)

Mil. Villefranche-de-Panat (Puech).

Rod. Environs de Carcenac (de B.) — Salmiech (fr. S.)

Villef. Morlhon, vers Dauquiès; Rieupeyroux; prairies tourbeuses de Salles-Courbatiès! — Asprières (Giraud.)

♃ Avril, mai. — R.

FAM. LXXIII. CONVOLVULACÉES

CONVOLVULACEÆ Vent.

I. CONVOLVULUS L.

1203. **Convolvulus sepium** L.; vulg. *Grand-Liseron*, *Liseron-des-haies.*

Haies, bois, broussailles, bord des chemins.

♃ Juin-octobre. — C.

1204. **Convolvulus arvensis** L.; vulg. *Liseron.*

Lieux cultivés, champs, vignes, partout.

♃ Mai-octobre. — CC.

1205. **Convolvulus Cantabrica** L.

Coteaux arides, pierreux, calcaires.

Esp. Environs d'Espalion (Bern.)

Mil. Millau, côte du Larzac; Creissels; Sauclières, sur les rochers de Roquefoulet, bois de Salbous! — Ravin de Cartayre; Roucoules; Caussibal (B.) — Côte de Nant (M.)

St-Af. Montagne de la Rouquette! — Tiergues (M.)

Villef. Villefranche, vallée de l'Aveyron, coteaux de Calcomier, de la Rouquette, versants rocailleux de la vallée; bassin du Lot, gorges de Salvagnac, gorges d'Estrabols!

Coteaux de Lexos à Arnac! *Tarn-et-Garonne.*

♃ Juin, juillet. — R.

II. CUSCUTA Tournef.

1206. **Cuscuta densiflora** Soy.-Will.; *C. epilinum* Weih.; Coss. et Germ. *Atl. Fl. Par.* tab. 14, B.; Rchb. *Ic. XVIII*, p. 87, tab. 141, fig. 3.; vulg. *Cuscute, Bourreau-du-lin.*

Parasite sur le lin cultivé.

Rod. Salles-la-Source, sur le plateau!

Villef. Saint-Remy, dans un champ de lin qui était complètement envahi par ses nombreuses circonvolutions!

① Juillet, août. — RR.

1207. **Cuscuta Europæa** L.; *C. major* C. Bauh.; Rchb. *Ic. XVIII*, p. 86, tab. 141, fig. 4.; Coss. et Germ. *Atl. Fl. Par.* tab. 14, C.; vulg. *Grande-Cuscute.*

Parasite sur l'*Urtica dioica*, le *Cannabis sativa.*

Mil. Roucoules, sur le houblon (M.)

Villef. Villefranche, montagne de Pénevaire!

① Juillet, août. — R.

1208. **Cuscuta Epithymum** L.; *Cucusta Europæa* β L.; *C. minor* DC.; Rchb. *Ic. XVIII*, p. 86, tab. 142, fig. 3.; Coss. et Germ. *Atl. Fl. Par.* tab. 14, A.; vulg. *Petite-Cuscute.*

Parasite sur les *Thymus Serpyllum, Th. vulgaris, Medicago sativa, Trifolium pratense, Calluna vulgaris, Artemisia campestris.*

Mil. La Granède (B.)

Rod. Champs de Mondalazac (ab. R.)

Villef. Villefranche, vignes de Pénevaire; coteaux secs d'Ordiget; plateau de la Bouisse; Salvagnac, plateau au sommet de la côte!

① Juillet, août. — CC.

1209. **Cuscuta trifolii** Babingt.; vulg. *Perruque, Teigne, Teignasse.*

Parasite sur le *Trifolium pratense* et plus particulièrement sur le *Medicago sativa*, dans tout le département.

D'après quelques auteurs le *C. trifolii* ne serait qu'une variété du *C. epithymum* dont il ne différerait que par des caractères de peu d'importance. Son mode spécial de développement sert cependant suffisamment à le faire distinguer; il s'étend régulièrement en cercle et ses nombreuses étreintes finissent par faire périr le trèfle auquel il s'attache; tandis que le *C. epithymum* se développe d'une manière vague, sans faire périr les plantes qu'il embrasse.

① Juin, juillet. — CC.

1210. **Cuscuta alba** Presl.

Mil. Puy-de-France (B.)

Est considéré par quelques auteurs comme une variété du *C. epithymum.*

① Juillet. — R.

FAM. LXXIV. BORRAGINÉES

BORRAGINEÆ Juss.

I. BORRAGO Tournef.

1211. **Borrago officinalis** L.; vulg. *Bourrache.*

Probablement originaire de l'Orient, naturalisé dans toute la France, dans les lieux cultivés, les haies, le long des murs, près des habitations.

Mil. Ravin de Cartayre; Issis; Puy-de-France (B.)

Villef. Villefranche, vignes de Pénevaire; Capdenac!

Lexos, près du pont, sur le talus du chemin de fer! *Tarn-et-Garonne.*

① Mai-octobre. — AC.

II. SYMPHYTUM Tournef.

1212. **Symphytum officinale** L.; vulg. *Grande-Consoude.*

Bord des eaux, prés humides, fossés.

Mil. Saint-Laurent-d'Olt (M.)

Rôd. Carcenac; Bonnecombe (de B.)

Villef. Toulonjac, dans quelques jardins !

♃ Mai, juin. — RR.

1213. **Symphytum tuberosum L.**

Bois, prairies humides, le long des haies, bord des cours d'eau.

Esp. Bois de Longanhac (Jord. de Pf.)

Mil. Choisy; la Pomarède (B.)

Rod. Bois de Madame, de Linars; bords de l'Aveyron (M.) — Vallon du Pas, bords du ruisseau; vallon du Cruou (ab. R.) — Rignac (de V.) — Bonnecombe (fr. S.)

Villef. Villefranche, bords de l'Aveyron, la Baume; Monteils; Najac; prairies de Fargayrolles; Saint-Julien-d'Empare, bords de la Diége; Capdenac, bords du Lot ! — Martiel; Loupiac; Bouillac (Giraud.)

♃ Avril-juin. — C.

III. ANCHUSA L.

1214. **Anchusa Italica** Retz.; vulg. *Buglosse, Langue-de-bœuf, Bourrache-bâtarde.*

Champs pierreux, moissons des terrains calcaires.

Rod. Cayssials; Onet; Valady; Salles-la-Source (M.)

Villef. Plateau entre Saint-Remy et le vallon de Saint-Igest; champs du causse de Saujac, dans les moissons; plateau de la Bouisse; champs près de la station de Naussac; Asprières !

② Mai-août. — AC.

1215. **Anchusa sempervirens** L.; *Buglossum sempervirens* Lob. *Ic.* p. 575; *Caryolopha sempervirens* Fisch. et Trautv.; Rchb. *Ic. XVIII*, p. 60, tab. 105.

Mil. A Saint-Sulpice (Puech).

Est indiqué au Vigan, à Galary, près d'Aulas, dans les haies, le long des murs, par de Pouzolz, *Flore du Gard II*, page 66.

♃ Mai, juin.

1216. **Anchusa arvensis** Bieb.; *Lycopsis arvensis*; vulg. *Petite-Buglosse.*

Champs, lieux incultes, décombres, bord des chemins, dans tout le département.

① Juin-septembre. — CC.

IV. ONOSMA L.

1217. **Onosma echioides** L.

Lisière des champs, bord des chemins, dans les terrains arides et rocailleux.

Mil. Millau, vallée du Tarn, vers Peyre; près du Minier; plateau du Larzac, la Couvertoirade, lisière des champs; bois de Cervières; causse de la Liquisse; Sévérac-le-Château, plateau de la montagne de la Camusèle; gorge de la Jonte, au-dessus de Peyreleau ! — Côte de Nant; Sévérac (M.) — Caussibal; Puy-de-France; vallon de Saint-Martin; ravin de Cartayre (B.)

St-Af. Saint-Affrique, coteaux rocailleux de la montagne de la Rouquette; Bau-des-Singles ! — Saint-Rome-de-Tarn, pentes rocailleuses le long de la route de Saint-Affrique ! — Tiergues (M.) — Sur Boutinengues (Puech).

La racine de cette plante a les mêmes qualités que celles de l'*Alkanna tinctoria* (*Orcanette*) ; elle sert aux pharmaciens et aux parfumeurs pour colorer en rose leurs huiles et leurs pommades. Elle est aussi employée comme fard.

♃ Mai-juillet. — AR.

V. LITHOSPERMUM Tournef.

1218. **Lithospermum purpureo-cæruleum** L.

Haies, bois, buissons des terrains calcaires.

Esp. Bois au-dessus de Venzac (Jord. de Pf.)

Mil. Sauclières, bois de Salbous ! — Millau, bois de Campibol, bois au-dessus de Saint-Lambert (B.)

Rod. Devèze de Floyrac (M.) — Entre le château du Colombier et la côte du Cruou; au-dessus de l'église de Saint-Austremoine (ab. R.)

St-Af. Au-dessus des rochers de Caylux !

Villef. Villefranche, coteaux rocailleux de Fontanes; bois du Quoiti; Capdenac, lisière des bois du bord du Lot ! — Martiel; Sonnac (Giraud.)

♃ Avril-juin. — AR.

1219. **Lithospermum officinale** L.; vulg. *Grémil, Herbe-aux-perles.*

Haies, coteaux calcaires, lisière des champs, bois, dant tout le département.

Carpelles lisses, luisants, d'un blanc mat.

♃ Mai-août. — C.

1220. **Lithospermum arvense** L.

Moissons, champs cultivés, bord des chemins, vignes, dans tout le département.

Dans quelques parties du département, notamment dans l'arrondissement de Rodez, les sommités de cette plante sont employées en infusion, comme stomachique, sous le nom de Thé. Dans les arrondissements de Millau et de Saint-Affrique c'est le *Stachys recta* qui est le succédané de la plante de la Chine. Dans la campagne chaque ménage fait sa petite provision de l'une ou de l'autre de ces plantes, selon la localité.

Carpelles d'un gris ou d'un brun mat, rudes, tuberculeux.

① Avril-septembre. — CC.

VI. ECHIUM Tournef.

1221. **Echium Italicum** L.; *E. pyrenaicum* Desf.

Bord des routes, lieux arides.

Lieux incultes (Bonnat. *in Cat.* M.)

Rod. Salacroup, près de Carcenac (de B.)

② Mai-juillet. — RR.

1222. **Echium vulgare** L.; vulg. *Vipérine*, *Herbe-aux-vipères*.

Lieux incultes, bord des chemins, vieilles murailles, vignes.

Mil. Puy-de-France !

Villef. Villefranche, sur les vieilles murailles du collége ; montagne de Pénevaire ; vallée de l'Aveyron, plateau de la Bouisse, Najac, Lexos ; Capdenac dans les vignes ; Firmy sur le Puy-de-Volf !

Espèce très-variable ainsi que l'indique Koch, *Synopsis*, p. 577. *Variat corollis majoribus et dimidio minoribus*, *staminibus corolla brevioribus et longe exertis*. La forme à corolles plus petites et à étamines incluses a été considérée comme une espèce distincte et décrite sous le nom de *E. Wierzbickii* par Haberl. *in* Rchb. *Exc.* 336. Mais Reichenbach (*Ic XVIII*, p. 68,) fait remarquer que des échantillons de ce nom, cueillis par Wierzbick lui-même présentent des étamines exertes; aussi la plupart des auteurs ne la considèrent-ils que comme une simple variété de l'*E. vulgare*. M. Giraudias a obrervé cette forme aux environs d'Asprières.

② Mai-septembre. — CC.

1223. **Echium plantagineum** L.; *E. violaceum* DC.

Berthoud, *in Cat.* M., l'indique aux environs de Millau, dans les lieux secs et arides; je n'ai pas eu occasion de l'y observer.

② Juin, juillet.

VII. PULMONARIA Tournef.

1224. **Pulmonaria angustifolia** L.; *P. azurea* Besser.

Pelouses des montagnes, bois, haies.

Mil. Roucoules (B.)

Rod. Bois de Carcenac, de Bonnecombe (de B.)

S^t-Af. Tournemire, bois de Fajas (Puech).

Villef. Domaine de l'Estang, lisière des bois; Sanvensa, bords du ruisseau de Talospios; Najac, lisière des bois, dans la vallée !

♃ Avril-juin. — AR.

1225. **Pulmonaria tuberosa** Schrank; *P. angustifolia* Mert. et Koch.; *Pulmonaria foliis echii* Lob. *Ic.* p. 586, fig. 2.; *P. V. pannonica* Clus. *Hist. II*, p. 170.

Bois montueux et humides.

Mil. Bois de Salbous (de Pouzolz).

Rod. Bois de Madame; Cayssials, mêlé avec le suivant (M.) — Bois entre Mondalazac et Solsac (ab. R.)

Villef. Vallée de Saint-Igest, le long des haies !

Grenier, dans la *Flore Jurassique*, p. 533, donne, d'après Jordan, comme synonyme au *P. tuberosa*, Schrank, le *P. saccharata* de Miller.

♃ Mars-mai. — AC.

1226. **Pulmonaria saccharata** Mill.; *P. affinis* Jord. *Cat. Dijon; P. grandiflora* DC.; Rchb. *Ic. XVIII*, p. 56, tab. 117, fig. 3.

Bois, prés, çà et là, surtout dans les terrains calcaires.

Mil Bois de Salbous (de Pouzolz).

Rod. Vallon du Cruou (ab. R.)

Villef. Saint-Igest; station de Villeneuve; ravins des bords de l'Aveyron près de Laguépie; Asprières; Saint-Julien-d'Empare; Salvagnac! — Martiel (Giraud.)

MM. Cosson et Germain, *Fl. Par.* 2e éd. p. 330, considèrent les *P. azurea* Besser, *P.*

tuberosa Schrank, *P. saccharata* Mill. comme de simples variétés du *P. angustifolia* de Linné, rapportant ainsi au même type des espèces qui passent de l'une à l'autre par des transitions insensibles.

♃ Mars-mai. — AC.

VIII. MYOSOTIS L.

1227. **Myosotis palustris** Wither; vulg. *Ne-m'oubliez-pas.*

Prés humides, marécages, bord des rivières, des ruisseaux, fossés.

Var. α *palustris; M. perennis* var. α DC. *Fl. Fr. III*, p. 629; *M. palustris Auct.;* Coss. et Germ. *Atl. Fl. Par.* tab. 15, fig. 1-4.; Rchb. *Ic. XVIII*, tab. 119, fig. 1.

Villef. Rieupeyroux, prairies tourbeuses; l'Estang; Vabre; Salles-Courbatiès, fossés des prairies tourbeuses!

Souche longuement rampante.

De Candolle a remarqué que les sujets qui viennent dans les marais ou les prés humides sont presque entièrement glabres et qu'ils atteignent jusqu'à quarante centimètres de hauteur. Les échantillons que j'ai observés à Salles-Courbatiès sont dans ces conditions.

Var. β *strigulosa* G. G.; *M. strigulosa* Rchb. *Ic. XVIII*, tab. 119, fig. 3.

Lieux desséchés, fossés.

Rod. Prés humides à Cayssials (M.) — Saint-Joseph (ab. R.) — Carcenac (de B.)

Villef. La Bastide-l'Évêque, prairies tourbeuses de Maroyre, bords du ruisseau; la Rivière, près de Vabre; Rieupeyroux, bord des mares; entre le Mas-de-la-Fon et les Millets!

Racine verticale, tronquée.

Var. γ *Montana* Lecoq et Lam. *Cat.* p. 277.

Esp. Montagnes d'Aubrac, haute vallée du Boralde, près des sources!

① Mai-Juillet. — AC.

1228. **Myosotis lingulata** Lehm.; Coss. et Germ. *Atl. Fl. Par.* tab. 15, fig. 3, 4.

Fosssés, tourbeux, lieux marécageux.

Rod. Carcenac (de B.)

Villef. La Bastide-l'Évêque, bord des fossés; Salles-Courbatiès, fossés de la prairie, bords du ruisseau!

② Juin-septembre. — AR.

1229. **Myosotis stricta** Link.; Coss et Germ. *Atl. Fl. Par.* tab. 15, fig. 10.

Terres sablonneuses.

Villef. Au Mas-de-la-Fon, près de Sanvensa, dans les vignes !

① Avril, mai-septembre. — AR.

1230. **Myosotis versicolor** Pers.; Rchb. *Ic. XVIII*, p. 72, tab. 124, fig. 1.; Coss. et Germ. *Atl. Fl. Par.* tab. 15, fig. 11.

Lieux sablonneux, champs en friche, bord des ruisseaux.

Mil. Saint-Jean-du-Bruel (de Pouzolz).

Rod. Le Monastère, lisière des bois; coteaux de Sainte-Radegonde !

Villef. Route de Ricupeyroux, talus des fossés près de la Peyrière; la Pourtie; Najac, pelouses des versants de l'Aveyron, au-dessus de la station; Firmy, sur le Puy-de-Volf !

① Avril-septembre. — CC.

1231. **Myosotis Balbisiana** Jord. *Pugil.* p. 128.

Pentes rocailleuses et gazonnées.

Esp. Valcaylès sur le micachiste (Jord. de Pf.)

Rod. Carcenac, murs de soutènement des jardins (de B.)

Mil. Tries (B.)

Villef. Environs de Villefranche, coteaux de Peyre-Morte; côte de Macarou, talus des fossés de la route; baraque de la Peyrière; Najac, pentes rocailleuses de la vallée de l'Aveyron !

Saint-Guiral ! *Gard.*

Moquin-Tandon, *in* Lagrèze-Fossat, *Flore de Tarn-et-Garonne*, p. 260, indique cette espèce comme assez commune dans la partie supérieure de la vallée de l'Aveyron et la fait pressentir dans la partie plus basse de cette vallée, à Laguépie, à Varens. Je l'ai observée, en effet, dans cette région, où elle est très-répandue sur les coteaux, depuis Lexos jusqu'au-dessus de Villefranche.

① Mai-juillet. — CC.

1232. **Myosotis hispida** Schlecht.; *M. collina* Coss. et Germ. *Atl. Fl. Par.* tab. 15, fig. 5, 6, 7.; Rchb. *Ic. XVIII*, p. 72, tab. 122, fig. 2, 3.

Terres sablonneuses, champs, vignes, pelouses, dans tous les terrains.

Esp. Laguiole, pelouses sèches !

Mil. Millau ! — Plalong (B.)

Villef. Environs de Villefranche, montagne de Pénevaire; plateau des Crozes; près de Morlhon, pentes rocailleuses; Saujac, dans les vignes; plateau de Salvagnac; Montsalès !

① Avril-septembre. — CC.

1233. **Myosotis intermedia** Link.; Coss. et Germ. *Atl. Fl. Par.* tab. 15, fig. 8, 9.; *M. scorpioides α arvensis* L.; vulg. *Oreille-de-souris.*

Lieux cultivés, bord des chemins, clairières des bois, champs en friche.

Mil. Hôpital-du-Larzac; Cureplats (B.)

Villef. La Bastide-l'Évêque, terrains incultes !

① Mai, septembre. — CC.

1234. **Myosotis nemorosa** de Martr. *Fl. Tarn*, p. 492.

Bois des montagnes.

Villef. La Bastide-l'Évêque, terrains incultes !

Vallée de l'Aveyron, Lexos, pentes rocailleuses de la montagne, en face de la gare ! *Tarn-et-Garonne.*

Plante tenant le milieu entre le *M. sylvatica* Hoffm. et le *M. intermedia* Link. Carpelles noirs, *luisants*, ovales, presque aigus, bordés et carénés sur une face.

La description de Martrin-Donos s'applique à la plante de Lexos, à l'exception toutefois du calice qui est ouvert à la maturité.

① Mai-août — AR.

1235. **Myosotis sylvatica** Hoffm.; *M. perennis* var. β *sylvatica* DC. *Fl. fr. III,* p. 629.

Lieux frais, bois montueux, haies, prairies.

Esp. Aubrac, bords des rivulets, au-dessus du bois de Gandillot ! — Aubrac (M.) — Bois de Pleaux (Jord. de Pf.)

Rod. Cayssials; Linars, bois et haies (M.)

Villef. Pargasan ! — Asprières; Loupiac; Sonnac; Salvagnac (Giraud.)

① Mai-juillet. — AC.

IX. ECHINOSPERMUM Swartz.

1236. **Echinospermum Lappula** Lehm.; *Myosotis Lappula* L.; *Cynoglossum Clusii* Lois.; vulg. *Bardanette.*

Lieux argileux, pierreux ou sablonneux, champs, vignes, surtout dans les terrains calcaires.

Rod. Valady; Sauveterre (M.)

St-Af. Le Salze (de B.)

Villef. Villefranche, commun dans les vignes, Pénevaire, Fondiès, Orlhonac, Monteils, bord des chemins.

Vallée de l'Aveyron à Lexos! *Tarn-et-Garonne.*

(2) Juillet, août. — AC.

X. CYNOGLOSSUM Tournef.

1237. **Cynoglossum pictum** Ait.

Lieux pierreux et arides, bord des chemins.

Mil. Nant, montagne du Roc-Nantais! — Millau (B.)

Rod. Saint-Félix-de-Rignac; Bournazel!

St-Af. Coteaux au-dessus des rochers de Caylus! — Environs de Saint-Affrique; Sylvanès (M.) — Saint-Rome-de-Cernon (Puech).

Villef. Villefranche, la Romiguière, plateau de la Bouisse; Monteils; Saint-Georges, près de la Capelle-Balaguier; Salvagnac; la Bastide-Capdenac! — Bouillac; Livinhac-le-Haut (Giraud.)

Vallée de l'Aveyron, Lexos, le long de la route! *Tarn-et-Garonne.*

(1) Mai-juillet. — AC.

1238. **Cynoglossum officinale** L.; vulg. *Cynoglosse, Langue-de-chien.*

Bord des chemins, lieux pierreux et incultes.

Mil. Puy-de-France; Raujoles; Puech-Nègre (B.)

Rod. Fontange, près de Rodez; plateau d'Onet; Cayssials, à la carrière de la vieille côte! — Salmiech (fr. S.)

St-Af. Tournemire, pentes rocailleuses de Castels-Viels! — Chemin de Roquefort (Puech).

Villef. Villefranche, Ordiget, le long du chemin des vignes; vallée de l'Aveyron entre Floyrac et Monteils; Najac, au pied des murs ruinés du château! — Asprières (Giraud.)

(2) Mai-juillet — AR.

XI. ASPERUGO Tournef.

1239. **Asperugo procumbens** L.

Bord des chemins herbeux, haies, lieux pierreux, décombres.

Villef. Vallée du Lot, Salvagnac, à l'entrée du sentier de chèvres qui conduit à Gaillac, en longeant le Lot !

① Mai-juillet. — RR.

XII. HELIOTROPIUM L.

1240. **Heliotropium Europæum** L.; vulg. *Héliotrope-sauvage.*

Champs cultivés, vignes, décombres.

Mil. Dans les vignes (B.)

Villef. Villefranche, vignes de la montagne de Pénevaire; Ordiget; la Romiguière !

① Mai, Juin. — AC.

FAM. LXXV. SOLANÉES

SOLANEÆ Juss.

I. LYCIUM L.

1241. **Lycium barbarum** L.; vulg. *Liciet.*

Haies, buissons, bord des chemins.

Mil. Bois des environs de Millau (Berth. *in Cat.* M.)

Rod. Environs de Rodez, vallée de l'Aveyron, sur les murs, vis-à-vis du moulin de la Voute !

St-Af. Saint-Affrique (Puech).

♄ Mai-juillet. — RR.

II. SOLANUM L.

1242. **Solanum villosum** Lam.

Lieux incultes, bord des chemins, décombres.

Rod. Indiqué à Anglars par l'abbé Vaissier, *in Cat.* M.

Tige et feuilles velues, presque tomenteuses. Baies d'un jaune rougeâtre ou rouges.

① Juillet-octobre. — RR.

1243. **Solanum nigrum** L.; vulg. *Morelle.*

Lieux cultivés, décombres, bord des chemins, le long des murs.

Dans tout le département.

Var. α *genuinum* G. G.; *S. nigrum* Sm.

Baies noires.

Var. β *chlorocarpum* Spenn.; G. G.; *S. ochroleucum* Bast.

Environs de Millau (M.)

Baies verdâtres ou jaunâtres.

Var. γ *miniatum* Mert. et Koch, *S. miniatum* Willd.

Rod. Anglars du causse dans les décombres (ab. Vaissier).

Villef. Naussac (Giraud.)

Baies rouges, petites.

① Juin-octobre. — CC.

1244. **Solanum tuberosum** L.; vulg. *Pomme-de-terre.*

Originaire de l'Amérique, cultivé partout sous un grand nombre de variations de forme et de couleur.

♃ Juin-septembre.

1245. **Solanum Dulcamara** L.; vulg. *Douce-amère.*

Haies, buissons, bord des eaux, bois humides.

Esp. Environs d'Espalion prés de Garrigues; au pied des murs, au Prat-Serrat (Bern.)

Mil. Bois de Salbous !

Rod. Prairies de Lauterne !

Villef. Villefranche, prés de Notre-Dame; la Romiguière !

♄ Juin-octobre. — CC.

Le *Solanum Lycopersicum* L.; vulg. *Tomate,* est fréquemment cultivé dans les jardins potagers du département. De Barrau le dit naturalisé à Saint-Izaire.

Le *Solanum Melongena* L.; vulg. *Aubergine,* n'est guère cultivé que dans la partie méridionale du département; et encore avec peu de succès.

III. PHYSALIS L.

1246. **Physalis Alkekengi** L.; vulg. *Alkekenge*, *Coqueret.*

Vignes, champs cultivés, le long des haies des terrains calcaires.

Esp. Vignes des environs d'Espalion (Bern.)

Rod. Valady; Marcillac dans les vignes (M.) — Cruou (de B.)

Villef. Villefranche, vignes du mas de Bonnet; plateau d'Ordiget; Saint-Remy; la Bastide-Capdenac; Salvagnac-Cajarc; vignes de Loupiac, vers le Causse! — Saint-Julien-d'Empare (fr. S.) — Sonnac (Giraud.)

♃ Juin-septembre. — AR.

IV. ATROPA L.

1247. **Atropa Belladona** L.; vulg. *Belladone*.

Bois montueux, lieux frais.

Esp. Saint-Laurent-d'Olt, au-dessous du bois de la Resce (ab. R.)

Mil. Sauclières, bois de Salbous, de Virenque! — Environs de Millau, bois du Rouquet (B.) — Bois de la commune de Sévérac (fr. M.-J.)

St-Af. Roquefort, au pied des rochers de Combalou! — Saint-Thomas, près de Brusques (M.) — Entre Fondamente et Saint-Beaulize (M. Fisseux).

S'est reproduit spontanément dans mon jardin du Radel pendant plusieurs années.

♃ Mai-juillet. — RR.

V. DATURA L.

1248. **Datura Stramonium** L.; vulg. *Stramoine, Pomme-épineuse, Endormie*.

Chemins, décombres, lieux incultes près des habitations.

Rod. Domaine de la Garde (ab. R.)

Villef. Environs de Villefranche, autour du château d'Orlhonac; domaine de l'Estang; vallée du Lot, Salvagnac!

① Juillet-septembre. — AR.

VI. HYOSCIAMUS L.

1249. **Hyosciamus niger** L.; vulg. *Jusquiame*.

Bord des chemins, décombres, basses-cours des domaines, surtout dans les terrains calcaires.

Esp. Très-vigoureusement dans les jardins d'Aubrac ! — Dans les fossés de la ville d'Espalion (Bern.) — Sous le Mur-de-Barrez, le long de la côte Blanche (Jord. de Pf.)

Mil. La Tacherie; Hôpital-du-Larzac (B.)

Rod Plateau de Balzac; Mondalazac (ab. R.)

St-Af. Roquefort, sur les rochers de Combalou !

Villef. Assez répandu dans les basses-cours des fermes des environs de Villefranche.

① ou ② Mai, juin. — AR.

1250. **Hyosciamus albus** L.

Mil. Environs de Millau, bords des champs (Berth. *in Cat.* M.)

① Mai, juillet. — R.

FAM. LXXVI. VERBASCÉES

VERBASCEÆ Bartl.

I. VERBASCUM L.

1251. **Verbascum Thapsus** L.; vulg. *Bouillon-blanc*.

Bord des chemins, champs en friche, lieux incultes.

② Juillet; août. — CC.

1252. **Verbascum montanum** Schrad.; *V. crassifolium* Schleicher; DC. *Fl. fr. III*, p. 601, (excl. var. β); Rchb. *Ic. XX*, p. 12, tab. 25.

Lieux incultes, coteaux pierreux.

Villef. Environs de Villefranche, la Boriette, terrains incultes; Toulonjac, terrains rocailleux et incultes à moitié côte !

Les filets des deux étamines inférieures ne sont barbus qu'à leur partie interne.

① Juin-août. — R.

1253. **Verbascum thapsiforme** Schrad.; Rchb. *Ic. XX*, p. 12, tab. 17.

Bord des chemins, terrains en friche.

② Juillet-septembre. — CC.

1254. **Verbascum phlomoides** L.; Rchb. *Ic. XX*, p. 13, tab 18.

Lieux secs et stériles.

② Juillet, août. — CC.

1255. **Verbascum Boerhaavii** L. *Mant.; V. majale* DC. *Fl fr. IV*, p. 415.; Rchb. *Ic. XX*, p. 14, tab. 33.

Mil Villefranche-de-Panat (Puech).

② Juillet, août. — R.

1256. **Verbascum pulverulentum** Vill.; *V. floccosum* Waldst. et Kit.; Rchb. *Ic. XX*, p. 15, tab. 26.

Bord des haies, des chemins, lieux incultes.

Villef. Orlhonac; Monteils; Najac, le long des chemins; Salvagnac, plateau de Cubèle !

② Juin-août. — AC.

1257. **Verbascum Lychnitis** L.; Rchb. *Ic. XX*, p. 16, tab. 27.

Lieux incultes, haies, bois, champs pierreux.

Mil. La Tacherie; Puy-de-France (B.) — Villefranche-de-Panat (Puech).

Rod. Environs de Rodez, Salles-la-Source; Buzens; Carcenac (de B.) — Cayssials (M.)

St-Af. Devèze de la Bastide (Puech).

Villef. Environs de Villefranche, mamelon calcaire de Saint-Remy, entre la grande route et le ruisseau de Saint-Igest !

Vallée du Lot, causse de Cadrieu ! *Lot.*

Var. β *flore albo, V. leucanthemum* Léon Dufour.

Villef. Vallée de la Diége, près du domaine du Pélissié !

② Juin-août. — AR.

1258. **Verbascum nigrum** L.; Rchb. *Ic. XX*, p. 17, tab. 28, fig. 1.

Lieux secs, arides, pierreux, bord des chemins de la région montueuse.

Esp. Aubrac, pâturages; entre Servières et Aubrac; Laguiole, le long des chemins !

Mil. Environs de Millau, Peyre, sur les bords du Tarn ! — Salles-Curan (fr. S.)

Rod. Sauveterre (M.) — Montagne de la Vaysse (de B.)

♃ Juillet-septembre. — AR.

1259. **Verbascum Chaixii** Vill. *Dauph. II*, p. 491, tab. 13; Rchb. *Ic. XX*, p. 17, tab. 36.

Rod. Paulhe, Anduze, commune d'Arvieu (Adolphe de Barrau).

Indiqué dans le Gard par Grenier et Godron, *Fl. Fr. II*, p. 553.

♃ Juin-août.

1260. **Verbascum Blattaria** L.; Rchb. *Ic. XX*, p. 13, tab. 32; vulg. *Herbe-aux-mites*.

Bord des fossés, des champs cultivés.

Rod. Cayssials, bords de l'Aveyron; Puech-Mourguiol, dans un pré contigu au ruisseau (de B.)

Villef. Villefranche, lisière des champs près de l'Hospice !

② Juin-août. — R.

1261. **Verbascum nigro-lychnitis** Schiede; G. G. *Fl. fr. II*, p. 557; *V. mixtum* Lois. *Fl. Gall. I*, p. 172; Rchb. *Ic. XX*, p. 23, tab. 43.

Lieux incultes, pelouses, bord des chemins.

Esp. Laguiole, le long des chemins !

Villef. Vallée de la Diége près de Saint-Julien-d'Empare; entre Cnaunhac et la station du chemin de fer, près du village de Pomel, talus de la route !

① Juillet, août. — RR.

1262. **Verbascum nigro-pulverulentum** Smith. *Fl. Brit.* p. 251; *V. nigro-floccosum* Koch; *V. mixtum* Ram. *in* DC. *Fl. fr. III*, p. 603; *V. Schottianum* Schrad.; Rchb. *Ic. XX*, p. 22, tab. 48, fig. 2.

Bord des champs, talus des routes.

Esp. Montagnes d'Aubrac (Berth.)

Villef. Vallée de la Diége, vers Saint-Julien-d'Empare, le long du chemin, près du domaine du Pélissié !

② Juillet, août. — RR.

FAM. LXXVII. SCROPHULARIACÉES

SCROPHULARIACEÆ Benth.

I. SCROPHULARIA L.

1263. **Scrophularia alpestris** Gay.; G. G. *Fl. fr. II*, p. 565; *S. Scopoli* DC. *Fl. fr. V*, p. 406 (excl. syn.); Rchb. *Ic. XX*, p. 26, tab. 54, fig. 3.

Lieux humides, bord des eaux, bois des terrains granitiques.

Esp. Aubrac, bois de Gandillot, bords du Boralde.

Pédicelles, pédoncules et axe floral poilus-glanduleux; divisions du calice obovées-orbiculaires; feuilles grandes, pubescentes, surtout inférieurement, les florales presque linéaires.

♃ Juin-août. — AR.

1264. **Scrophularia nodosa** L.; Rchb. *Ic. XX*, p. 25, tab. 53; vulg. *Grande-Scrophulaire*.

Bord des fossés, des eaux, lieux frais, bois humides.

Esp. Aubrac, bois des montagnes, dans la prairie au-dessous de la cascade! — Espalion, dans un verger du Foiral (Bern.)

Mil. La Grosfesenque; accidentellement dans les rochers du Puy-de-France (B.)

Rod. Bois de Bourran! — Carcenac; Bonnecombe (de B.)

St-Af. Saint-Affrique, montagne du Bau-des-Singles!

Villef. Villefranche, chemin de la Baume; bois de la Gineste; Bérals, fossés de la prairie; la Bastide-l'Évêque, bords du ruisseau!

Tige à angles tranchants ou un peu obtus. Souche renflée, noueuse.

♃ Mai-septembre. — CC.

1265. **Scrophularia Ehrharti** C. A. Steven; Babingt.

Bord des eaux, des fossés.

Villef. Asprières (Giraud.)

Tige quadrangulaire, largement ailée. Racine nullement noueuse.

♃ Juin-septembre. — R.

1266. **Scrophularia Balbisii** Hornm.; *S. aquatica* L.; Rchb. *Ic. XX*, p. 25, tab. 52, fig. 1.

Fossés aquatiques, bord des rivières, des ruisseaux, lieux marécageux,

Rod. Salmiech (fr. S.)

Villef. Salles-Courbatiès, prairies tourbeuses, le long des fossés !

Tige quadrangulaire, étroitement ailée. Racine fibreuse.

♃ Mai-septembre — AC.

1267. **Scrophularia canina** L.; Rchb. *Ic. XX*, p. 26, tab. 50, fig. 2.

Lieux arides et pierreux, sables des rivières.

Mil. Millau, bords du Tarn; Sévérac (M.) – Saint-Lambert; vallon de Saint-Martin (B.)

Rod. Cayssials; Valady (M.) — Flavin (de B.) — Mirabel, bords de l'Aveyron (de V.)

Villef. Villefranche, sur tous les coteaux rocailleux, le long des chemins; vallée de l'Alzou, au pied de la montagne de Pénevaire ! — Sonnac; Bouillac; Salvagnac (Giraud.)

♃ Juin-septembre. — CC.

II. ANTIRRHINUM Tournef.

1268. **Antirrhinum Orontium** L.

Vignes, moissons, champs en friche.

Mil. Saint-Jean-du-Bruel, dans les vignes !

Rod. Valady, dans les vignes (M.)

Villef. Villefranche, vignes de Pénevaire, d'Ordiget ! — Asprières; Sonnac (Giraud.)

① Juin-septembre. — C.

1269. **Antirrhinum majus** L.; vulg. *Muflier, Mufle-de-veau.*

Rochers, vieilles murailles, vieux édifices.

Mil. Puy-de-France; Rouquet (B.)

Rod. Naturalisé à Rodez, sur quelques vieilles murailles (M.)

Villef. Villefranche, sur les murs de la promenade du Petit-Languedoc, sur les murs de l'ancien jardin Royal, sur les murs de mon jardin !

♃ Juin-septembre. — R.

1270. **Antirrhinum Azarina** L.

Rochers.

Mil. Saint-Jean-du-Bruel, gorge de la Dourbie, sur les rochers schisteux, vers le Moulin-Boudou; entre Nant et Saint-Jean-du-Bruel, près de Dourbias sur les rochers des bords de la Dourbie! — Rochers de Saint-Laurent-d'Olt (fr. M.-J.) — Creissels; pont de Cureplats (B.)

Rod. Environs de Rodez, bois de Madame, sur un rocher des bords de l'Aveyron (M.) — Cassagnes-Bégonhès (de B.)

♃ Juin, août. — RR.

III. ANARRHINUM Desf.

1271. **Anarrhinum bellidifolium** L.

Bois des montagnes, châtaigneraies, bruyères, très-commun dans nos terrains primitifs.

Esp. Valcaylès (Jord. de Pf.)

Mil. Saint-Jean-du-Bruel, coteaux schisteux des bords de la Dourbie; bois de Dourbias! — La Pomarède, bords de la Dourbie (B.)

Rod. Coteaux de Bourran (ab. R.) — Environs de Rignac (de V.)

Villef. Villefranche, vallée de l'Aveyron, la Baume, montagne de Pénevaire; côte de Prévinquière; vallée de l'Alzou; Pargasan; canals de Morlhon; Monteils; Najac; bords du Lot, sur les rochers de la Roque-Bouillac! — Asprières; Livinhac-le-Haut (Giraud)

② Juin-août. — C.

IV. LINARIA Tournef.

1272. **Linaria Cymbalaria** Mill.; *Antirrhinum Cymbalaria* L.

Vieux murs humides; sur les vieilles murailles (Bonnat. *in Cat.* M.) Sans autre indication.

Mil. Puech-Nègre (B.)

Vallée de l'Aveyron, Laguépie (Lagrèze-Fossat *Cat. Tarn-et-Garonne*).

♃ Mai-octobre. — R.

1273. **Linaria spuria** Mill.; *Antirrhinum spurium* L.

Champs cultivés dans tout le département.

① Juin-octobre. — CC.

1274. **Linaria Elatine** Desf. ; *Antirrhinum Elatine* L.

Champs cultivés des terrains calcaires ou argileux dans tout le département.

Cette espèce diffère de la précédente, avec laquelle elle a beaucoup de ressemblance, par ses feuilles qui sont dentées ou auriculées à leur base, par ses pédicelles glabres et par les lobes de son calice lancéolés-acuminés.

① Juin-octobre. — CC.

1275. **Linaria vulgaris** L.; *Antirrhinum Linaria* L.; vulg. *Linaire.*

Bord des chemins, tertres, buissons.

Rod. Environs de Rodez, le long du canal de fuite du moulin de la Roquette ! — Bourrau, bords de l'Aveyron (ab. R.)

Villef. Villefranche, dans l'île du Moulin d'Orlhonac; Salvagnac; Ambeyrac, bords du Lot !

♃ Juillet-septembre. — AR.

1276. **Linaria Pellisseniara** DC.; Rchb. *Ic. XX,* p. 33, tab. 62, fig. 3. ; *Antirrhinum Pelisserianum* L.

Coteaux rocailleux, pelouses arides.

Villef. Villefranche, montagne de Macarou, le Garriguet; vallée de l'Aveyron au-dessous de Monteils, pelouses rocailleuses; entre Najac et Laguépie, champs des bords de l'Aveyron; la Roque-Bouillac, sur les rochers au sommet de la montagne !

① Mai-septembre. — AR.

1277. **Linaria arvensis** Desf.; Rchb. *Ic. XX,* p. 33, tab. 62, fig. 3.; *Antirrhinum arvense* α L.

Vignes, champs sablonneux, moissons.

Rod. Anglars dans les champs (Vaissier *in. Cat.* M.) — Petit séminaire de Saint-Pierre (ab. R.)

Fleurs bleues.

① Juin-septembre. — R.

1278. **Linaria simplex** DC.; Rchb. *Ic. XX,* p. 33, tab. 62, fig. 3.; *Antirrhinum arvense* β L.

Mêmes lieux que le précédent.

Mil. Saint-Jean-du-Bruel, bords de la Dourbie! — Près du Tourriol (ab. R.)

Cette espèce a beaucoup de rapport avec le *L. arvensis*, elle s'en distingue surtout par sa fleur jaune.

① Mai, juin. — RR.

1279. **Linaria striata** DC. ; *Antirrhinum Monspessulanum et repens* L.

Terrains pierreux, le long des chemins, champs, bois

Esp. Aubrac, sur les rochers au-dessus du bois de Gandillot, rochers au-dessus de la Tour de Belvezet !

Mil. Cureplats ; Vinnac (B.)

Rod. Carcenac (de B.)

Villef. Très-commun aux environs de Villefranche.

♃ Juillet-septembre. — CC.

1280. **Linaria supina** Desf. ; *Antirrhinum supinum* L.

Vignes, coteaux, champs rocailleux.

Mil. Sauclières, plateau du Rouquet, parmi les rochers éboulés; environs de Millau, coteaux du Monna ! — Millau ; Sévérac ; vallon de Saint-Martin (B.)

Rod. Lioujas, pelouses rocailleuses ! — Gages ; Lioujas, sur les rochers (M.)

St-Af. Brusques (M.)

Var. β *Pyrenaica* G.G. ; *L. Pyrenaica* DC. *Ic. rar.* tab. 11.

Mil. Champs de la Couvertoirade ; Sainte-Eulalie, le long des chemins !

Rod. Environs de la station de Salles-la-Source, sur les rochers de la gorge d'Argentelle (ab. R.)

St-Af. Plateau du Larzac entre Cornus et le Figayrol !

Villef. Firmy, sur les serpentines du Puy-de-Volf !

① Juin-septembre. — AC.

1281. **Linaria minor** Desf. ; *Antirrhinum minus* L.

Champs, vignes des terrains argileux.

Mil. Plateau du Larzac, sur les rochers de Combazéma ! — Vignes de Cureplats ; la Granède ; la Tacherie (B.)

St-Af. Broquiès, bords du Tarn (de B.)

Villef. Commun aux environs de Villefranche au bord des chemins, sur les vieux murs, les lieux incultes.

① Juin-octobre. — CC.

1282. **Linaria serpyllifolia** Lge. *Pugil.* ; *Chænorrhinum serpyllifolium* Willk. et Lge. *Prodr. Fl. Hisp. II*, p. 578 ; *L. origanifolia* de la plupart des auteurs.

Fentes et anfractuosités des rochers calcaires.

Esp. Saint-Geniez; Saint-Martin-de-Lenne! — Lenne, murs de l'église (ab. R.)

Mil. Saint-Rome-de-Tarn, sur les rochers des cascades; Sainte-Eulalie; le Monna; rochers d'Ambousquèses; la Pesade; Nant, Roc-Nantais; entre Saint-Geniez et Sévérac; Sauclières, bois de Salbous, rochers de Roquefoulet! — Sévérac (M.) — Millau, sur les murs; Creissels; la Granède; Puy-de-France (B.) — Environs de la Pesade (Loret).

Rod. Lioujas; Salles-la-Source! — Lioujas; Gages (M.)

St-Af. Saint-Affrique, fentes des rochers de Caylux! — Traverses de Tournemire (Puech).

Indiqué à Campestre sur la limite du Gard et de l'Aveyron, par de Pouzolz, *Flore du Gard.*

Graines oblongues, ridées par des côtes minces, ondulées, anostomosées.

♃ Avril-juillet. — AR.

L'on est frappé de la confusion qui règne dans les auteurs en ce qui concerne deux Linaires qui rentrent dans la division des *Chænorrhinum* : le *Linaria rubrifolia* et le *L. origanifolia*, confusion signalée par Lapeyrouse (*Abr. Pyr. suppl.* p. 85.) dans une de ces violentes diatribes qui lui échappaient trop souvent contre de Candolle. Il est juste cependant de reconnaître que dans cette circonstance l'auteur de la *Flore des Pyrénées* est fondé dans ses critiques en reprochant à de Candolle d'avoir fait son *L. origanifolia* tantôt annuel, tantôt vivace. De là une obscurité dans les descriptions des floristes qui rend la diagnose des plus embarrassantes : c'est ce qui m'arrive pour une Linaire que l'on trouve assez souvent sur nos rochers calcaires, Linaire évidemment annuelle, qui s'est toujours présentée avec ce caractère dans les nombreuses stations où je l'ai observée dans notre région, se rapprochant ainsi du *L. rubrifolia*, mais s'en distinguant par ses graines sillonnées par des côtes lisses, non tuberculeuses-muriquées, comme celles de cette dernière. Cette Linaire ne saurait non plus être rapportée au *L. origanifolia*, qui est une espèce pérennante, à souche dure et vivace, à tiges souvent presque ligneuses à la base. Cette espèce me paraît se rapprocher davantage du *L. serpyllifolia* Lge., et c'est sous ce dernier nom que, après bien des hésitations, je me détermine à la désigner.

Le *Linaria rubrifolia*, indiqué dans l'Hérault et dans le Gard, sur les limites de notre département, n'a jamais été observé par moi-même sur les parties du Larzac, touchant à ces départements dans les nombreuses herborisations que j'ai faites sur ce plateau.

V. GRATIOLA L.

1283. **Gratiola officinalis** L.; vulg. *Gratiole, Herbe-au-pauvre-homme.*

Lieux humides et marécageux, bord des fossés, étangs fangeux.

Mil. Millau; Saint-Jean-du-Bruel (de B.)

Villef. Dans les prairies tourbeuses de Salles-Courbatiès, du Rey; Laguépie, bords de l'Aveyron!

♃ Juin-septembre. — R.

VI. VERONICA Tournef.

1284. **Veronica spicata** L.

Pelouses rocailleuses des terrains calcaires.

Esp. Bois taillis d'Estaing ! — Le long du chemin qui va de Valdrigues à Saint-Julien-des-Ers (Bern.)

Mil. Sévérac (M.)

Rod. Environs de Rodez, pelouses calcaires de la devèze de Floyrac, de Vayssettes ; pelouses rocailleuses de Lioujas ! — Bois de la Barthe ; les Vésinies, près de Salles-la-Source (ab. R.) — Lioujas ; Salles-la-Source ; Solsac ; Gages (M.)

Villef. Vallée du Lot, causse de Salvagnac, près du Mas-de-Mouysset ; plateau d'Estrabols, avant d'arriver à la plaine découverte de Cubèle ; plateau de Vaïffier !

♃ Juillet-septembre. — R.

1285. **Veronica Treucrium** L. ; vulg. *Véronique-femelle.*

Pelouses, bois, bord des chemins.

Mil. Coteaux de Peyre ; coteaux du Monna ; alluvions de la Dourbie ; Nant, au-dessus du Roc-Nantais ; montagne d'Ambousquèses !

Rod. Plateau vis-à-vis de Salles-la-Source ; Bruéjouls ; Druelle ! — Cayssials ; Onet ; Valady ; Causse-Contal ; Floyrac (M.)

St-Af. Roquefort, versant méridional du plateau de Combalou ; Saint-Rome-de-Tarn, le long des chemins !

Villef. Villefranche, côte de la Magdelaine ; Monteils, pelouses du plateau calcaire ; Capdenac, pelouses du versant du Lot !

Var. β *vestita* G. G. *Fl. Fr. II*, p. 587 ; *V. Bastardi* Bor. *Fl. cent.* 3e éd. p. 387 ; *Chamædryos falsa species*, *Teucrium* 2 *aut* 5 *Clusii* J. B. *Hist. III, lib.* 28, p. 286 ; *Teucrium* 5 Clus. *Hist. I*, p. 349, *Ic.* p. 350.

Rod. Lioujas, pelouses !

St-Af. Roquefort, versant méridional du plateau de Combalou ; plateau au-dessus de Tournemire !

Villef. Villeneuve, pelouses des bois, vers le Rey !

Var. γ *intermedia* Coss. et Germ. *Fl. Par.* 2e éd. p. 357 et *Atl.* tab. 17, fig. 1,2.

Rod. Plateau de Salles-la-Source !

♃ Mai-juillet. — C.

1286. **Veronica prostrata** L.; Coss. et Germ. *Atl. Fl. Par.* tab. 17, fig. 13.; Rchb. *Ic. XX*, p. 52, tab. 87 et 213, fig. 2.

Pelouses sèches, coteaux pierreux.

Mil. Le Larzac (de B.) — Millau, au pied des rochers d'Ambousquèses; Hôpital-du-Larzac (B.)

Rod. Pâturages secs du causse de Rodez; devèze de Floyrac, de la Roque (de B.)

St-Af. Environs de Cornus, plateau du Larzac.

Dans l'opinion de Reichenbach le *V. Bastardi* de Boreau serait plutôt une variété canescente du *V. prostrata* que du *V. Teucrium*.

♃ Juin. — AR.

1287. **Veronica Chamædrys** L.; Rchb. *Ic. XX*, p. 51, tab. 83, fig. 2.

Haies, bois, pâturages, bord des chemins.

Rod. Bois entre Rodez et Sainte-Radegonde !

St-Af. Tournemire (Puech).

Villef. Villefranche, chemin de la Baume; Morlhon, le long des haies; Najac, bois de Mazerolles !

♃ Avril-juin. — CC.

1288. **Veronica Beccabunga** L.; vulg. *Beccabonga*; *Cresson-de-cheval.*

Fossés, marécages, bord des eaux.

♃ Mai-septembre. — CC.

1289. **Veronica Anagallis** L.; vulg. *Mouron.*

Fossés aquatiques, bord des rivulets, lieux marécageux.

♃ Mai-septembre. — CC.

1290. **Veronica anagalloides** Guss.; Bor. *Fl. cent.* 3e éd. p. 489; G. G. *Fl. fr. II*, p. 589.

Bord des fossés et des flaques d'eau.

Rod. Entre Rignac et Bournazel, après le Roudillou, fossés desséchés d'un pré !

♃ Juin-septembre. — RR.

1291. **Veronica scutellata** L.; Coss. et Germ. *Att. Fl. Par.* tab. 18, fig 5.; Rchb. *Ic. XX*, p. 46, tab. 82, fig. 2.

Lieux marécageux, fossés aquatiques, bord des étangs.

Esp. Aubrac, dans la prairie le long des petits fossés; prairies de Salacroux, près de Saint-Chély! — Trionnac, prés marécageux (Jord. de Pf.)

Rod. Bournazel, bords de l'étang! — Petit séminaire de Saint-Pierre (ab. R.) — Carcenac, au moulin de Bontemps; — Rodez à Saint-Mayme (de B.) — Bonnecombe, (fr. S.)

Villef. Sanvensa; la Rivière, près de Vabre; Rieupeyroux, au-dessous de la chapelle!

♃ Mai-septembre. — AR.

1292. **Veronica montana** L.; Rchb. *Ic. XX*, p. 49, tab. 84, fig. 3, 4.

Bois montueux, haies, lieux couverts.

Rod. Bois de Bonnecombe, de la Salvage (de B.)

Villef. Villefranche, bords de l'Aveyron, au-dessous du pont de la Maladrerie; Najac, lisière des bois, le long du chemin de fer! — Saint-Julien-d'Empare, sous les rochers de Roquefort (fr. S.)

♃ Mai-juillet. — AR.

1293. **Veronica officinalis** L.; vulg. *Véronique*, *Véronique-mâle, Thé-d'Europe.*

Bois, châtaigneraies, pâturages, bord des chemins, surtout des terrains primitifs.

Esp. Aubrac, plateau du bois de Gandillot!

St-Af. Tournemire, bois de Fajas (Puech).

Villef. Gourgassiers, bois des bords de l'Aveyron; Morlhon; la Bastide-l'Évêque, bois de châtaigniers; la Rivière; Monteils!

♃ Mai-juillet. — CC.

1294. **Veronica serpyllifolia** L.; Coss. et Germ. *Att. Fl. Par.* tab. 16, fig. 14.; Rchb. *Ic. XX*, p. 43, tab. 97, fig. 2.

Prairies, bord des chemins, lieux humides.

Esp. Montagnes d'Aubrac, pelouses rocailleuses!

St-Af. Gorges de Roquefort (Puech).

Villef. Morlhon; Cadour; Saint-Georges!

Les lobes du calice sont inégaux.

Var. β *pubescens, foliis suborbiculatis, crenatis* Lois. *Fl. Gall.* *I*, p. 11 ; Var. γ *hirsuta* Lap. *Abr. Pyr.* p. 7 ; *V. glandulosa* Bubani.

Villef. Villefranche, chemin de la Baume ; Monteils au Puy-d'Escarts, près de la Portie !

♃ Avril-octobre. — CC.

1295. **Veronica peregrina** L.

Régions chaudes du département, dans les champs et le long des chemins (Bonnat. *in. Cat.* de B.) Il n'est pas à ma connaissance que cette espèce ait été retrouvée dans le département.

1296. **Veronica arvensis** L.

Champs, lieux cultivés, bord des chemins.

① Février-août. — CC.

1297. **Veronica verna** L. ; *V. pinnatifida* Lam. ; Coss. et Germ. *Atl. Fl. Par.* tab. 16, fig. 11. ; Rchb. *Ic.* *XX*, p. 41, tab. 99, fig. 1.

Pelouses sablonneuses, coteaux arides, parmi les genets des champs, dans les terrains granitiques particulièrement (Bonnat. *in Cat.* M.)

① Avril-juin.

1298. **Veronica acinifolia** L. ; Coss. et Germ. *Atl. Fl. Par.* tab. 16, fig. 9-10. ; Rchb. *Ic.* *XX*, p. 41, tab. 98, fig. 2.

Champs sablonneux ou argileux, un peu humides.

Esp. Saint-Geniez, cours du ruisseau de Juéry (ab. R.)

Rod. Environs de Rodez, lieux sablonneux (Vaissier *in. Cat.* M.)

Villef. Villefranche, vignes du Calvaire, du Mas-de-la-Fon près de Sanvensa, de Saujac ; Cransac ; Aubin !

① Avril, mai. — C.

1399. **Veronica triphyllos** L. ; Coss. et Germ. *Atl. Fl. Par.* tab. 15, fig. 8. ; Rchb. *Ic.* *XX*, tab. 100, fig 5.

Moissons, champs sablonneux.

Lieux sablonneux (Bonnat. *in Cat.* M.)

Villef. Saint-Julien-d'Empare (Giraud.)

① Mars-mai. — R.

1300. **Veronica præcox** All. ; Coss. et Germ. *Atl. Fl. Par.* tab. 16, fig. 6-7 ; Rchb. *Ic.* *XX*, tab. 100, fig. 1.

Lieux pierreux cultivés, champs, vignes, bord des chemins.

Mil. Entre Millau et Paulhe, pelouses rocailleuses de la montagne ! — Côte de Montjaux, près de Saint-Saturnin (ab. R.) — La Tacherie; Ambousquèses (B.)

Rod. Lioujas, lisière des champs.

St-Af. Plateau du Larzac, au-dessus de Tournemire !

Feuilles ovales-cordées irrégulièrement et profondément crénelées, même les supérieures, d'un pourpre violet à leur face inférieure. Plante noircissant par la dessication.

① Mars-mai. — R.

1301. **Veronica persica** Poir.; *V. Buxbaumii* Ten.; Coss. et Germ. *Atl. Fl. Par.* tab. 16, fig. 4, 5.; Rchb. *Ic. XX*, p. 40, tab. 78.

Bord des fossés, haies, broussailles.

Esp. Saint-Geniez, bord des chemins, dans les jardins (ab. R.)

Mil. Cureplats contre la chaussée du pont (B.)

Villef. Capdenac, Saujac, prairies des bords du Lot ! — Bouillac (Giraud.)

① Mars-mai. — R.

1302. **Veronica agrestis** L.

Lieux cultivés, vignes, haies, champs en friche.

① Mars-octobre. — CC.

1303. **Veronica didyma** Ten.; Rchb. *Ic. XX*, p. 39, tab. 77, fig. 1, 2.; *V. polita* Fries.

Jardins, lieux cultivés, le long des chemins.

① Mars-octobre. — C.

1304. **Veronica hederæfolia** L.; Coss. et Germ. *Atl. Fl. Par.* tab. 16, fig. 1, 2.; Rchb. *Ic. XX*, p. 39, tab. 77, fig. 3, 4.

Sur les murailles, dans les champs, les lieux cultivés.

① Mars-octobre. — CC.

Berthoud, *in Cat.* M., indique le *Sibthorpia Europæa* et le *Limosella aquatica* dans le département. Je ne sache pas que ces deux espèces aient été observées par d'autres botanistes.

VII. ERINUS L.

1305. **Erinus Alpinus** L.; Rchb. *Ic. XX*, p. 37, tab. 74, fig. 1, 2.

Dans les fentes et sur les éboulis des rochers calcaires.

Esp. Sainte-Eulalie, sur les rochers des bords du Lot (ab. R.)

Mil. Millau, vallée du Tarn, montagne de la Cadenède ; plateau du Larzac, la Couvertoirade ; Sauclières, fentes des rochers du plateau du Rouquet ; le Monna ; Saint-Rome-de-Tarn, sur les rochers de la cascade ; Nant, rochers du Roc-Nantais ; la Pesade ! — Entre Sévérac et Saint-Genicz (M.) — Lestang, près de la cave à fromage (ab. R.) — Creissels ; côte au-dessus du Serre ; ravin de Potensac ; rochers du Causse-Noir ; Calès ; Puy-de-France (B.) — Sévérac (de B.)

St-Af. Roquefort, sur les rochers éboulés de Combalou ; Cornus, lisière septentrionale du plateau de Guillaumard ; entre Cornus et le Figayrol ; Sainte-Eulalie-du-Larzac !

♃ Juin-août. — RR.

VIII. DIGITATIS Tonruef.

1306. **Digitatis purpurea** L. ; vulg. *Digitale.*

Haies, bois montueux, bruyères des terrains granitiques et siliceux.

Esp. Aubrac, bois de Rigambal ! — Vilherols (Jord. de Pf.)

Villef. Villefranche, bois de Gourgassiers, de la Baume ; Monteils ; Najac ; Rieupeyroux !

Var. β *Flore albo.*

Villef. Monteils dans les ravins de la Bouysse !

Var. γ *Flore roseo.*

Villef. Villefranche, Gourgassiers, sur les rochers des bords de l'Aveyron !

② Juin-août. — CC.

1307. **Digitalis purpurascens** Roth. ; G. G. *Fl. fr. II*, p. 602 ; *D. fucata* Ehrh. ; Lois. ; Rchb. *Ic. XX*, p. 35, tab. 68, fig. 2.

Coteaux, lieux pierreux.

Villef. Environs de Villefranche, au pied de la côte de Sanvensa, sur la limite du calcaire et des terrains primitifs ; chemin de la Baume, sur les coteaux !

Corolle intermédiaire, pour la grandeur, entre les *D. purpurea* et *lutea*, de couleur jaunâtre avec une légère nuance rosée sur la partie supérieure et à l'entrée de la gorge.

② Juin, juillet. — RR.

1308. **Digitalis lutea** L.

Coteaux pierreux, bois montagneux, surtout dans les terrains calcaires.

Esp. Bois au-dessus de Venzac (Jord. de Pf.)

Mil. Bois de Salbous ! — Puy-de-France; la Granède; Massabiau (B.)

Rod. Cayssials; Ampiac (M.) — Côte du Cruou (ab. R.) — Côte de Salles-la-Source; côte de Mondalazac (de B.)

St-Af. Broquiès (de B.)

Villef. Villefranche, vallée de l'Aveyron au-dessus de Gourgassiers; Floyrac; Monteils; Villeneuve; la Roque-Bouillac, au port de la Combe, sur le Lot ! — Asprières; Sonnac; Salvagnac (Giraud.)

② Juin-août. — AC.

IX. EUPHRASIA Tournef.

1309. **Euphrasia officinalis** L.; Rchb. *Ic. XX,* tab. 110; vulg. *Euphraise*, *Casse-lunettes.*

Prés secs, pelouses, bois, bruyères dans tout le département.

Var. β *grandiflora* Soyer-Will.; G. G.

Villef. Rieupeyroux, pelouses découvertes !

Graines ovales, fusiformes, couleur de noisette, cornées, marquées dans leur longueur de côtes blanches, saillantes, finement rayées transversalement.

④ Juin-septembre. — C.

1310. **Euphrasia nemorosa** Pers.; Rchb. *Ic. XX*, tab. 111, fig. 3.

Prés secs, pâturages, broussailles.

St-Af. Plateau au-dessus de Tournemire !

Var. β *intermedia* Soy-Will.; G. G.

Mil. Hôpital-du-Larzac; la Granède; Puy-de-France (B.)

Var. γ *montana*; E. *montana* Jord. *Pugil.* p. 132; de Martr. *Fl. Tarn,* p. 525; Rchb. *Ic. XX*, tab. 111, fig. 1.

Rod. Entre Rignac et Bournazel, dans les taillis !

Var. δ *Alpina* G. G.; *E. Alpina* Lam. *Dict. II*, p. 400; *E. salisburgensis* Funk.; Rchb *Ic. XX,* tab. 109, fig. 2.

Mil. Plateau du Larzac, pelouses vers la Couvertoirade !

Rod. Châtaigneraies, sous le bois de Carcenac (de B.)

Var. ε *cupræa; E. cupræa* Jord. *Pugil.* p. 136; Rchb. *Ic. XX,* tab. 111, fig. 2.

Villef. Asprières (Giraud.)

♃ Juin-août. — CC.

X. ODONTITES Hall.

1311. **Odontites rubra** Pers.; *Euphrasia Odontites* L.; *Bartsia verna* Rchb. *Ic. XX.* p. 57, tab. 107, fig. 2.

Lisière des bois, lieux frais et ombragés, pâturages.

Esp. Trionnac (Jord. de Pf.)

Mil. La Pomarède (B.)

Rod. Cayssials, moissons (M.) — Rignac (de V.)

Villef. Livinhac, dans les moissons! — Asprières; Naussac (Giraud.)

① Mai-juillet. — CC.

1312. **Odontites serotina** Rchb. *Fl. Excurs.*; *Euphrasia Odontites* DC. *Fl. Fr. III,* p. 474, (excl. var. β).

Coteaux arides, moisons des terrains secs.

Esp. Peyrat (Jord. de Pf.)

Villef. Floyrac, dans les champs; Sainte-Croix; Villeneuve; Monteils!

Var. β *divergens* GG. *Fl. Fr. II,* p. 607.

Esp. Mur-de-Barrez, côte Blanche (Jord. de Pf.)

① Juillet-octobre. — CC.

1313. **Odontites lutea** Rchb. *Fl. Excurs.*; *Euphrasia linifolia* L.; *Bartsia lutea* Rchb. *Ic. XX,* tab. 108, fig. 1.

Coteaux incultes, pelouses montueuses, arides.

Rod. Gages; Lioujas (M.) — Saint-Austremoine, bois de Sourguières (ab. R.)

Villef. Villefranche, coteaux calcaires de Fontanes, au bas de la côte de Sanvensa; coteaux d'Ordiget; plateau de la Bouisse; Floyrac, pentes rocailleuses; entre la Rouquette et Monteils, sur la rive droite du ruisseau! — Bois de Gabriac, près de Saint-Julien-d'Empare (fr. S.)

① Juin-octobre. — AC.

XI. RHINANTHUS L.

1314. **Rhinanthus major** Ehrh.; *R. Crista-galli* γ L.; *Alectorolophus major* Rchb. *Ic. XX*, p. 65, tab. 118; vulg. *Cocriste*, *Crête-de-coq*.

Prairies, moissons, clairières des bois.

Mil. La Tacherie; Hôpital-du-Larzac (B.)

St-Af. Roquefort!

Villef. Najac, pentes recailleuses de la vallée de l'Aveyron!

Var. β *hirsutus* G.G.; *R. hirsuta* Lam.

Villef. Peyrusse (Giraud.)

① Mai, juillet. — CC.

1315. **Rhinanthus minor** Ehrh.; *R. Crista-galli* α et β L.; *Alectorolophus minor* Rchb. *Ic. XX*, p. 65, tab. 117.

Prés, lieux frais, pelouses herbeuses.

① Mai-juillet. — CC.

Les caractères qui distinguent entre elles les deux espèces précédentes sont très-incertains. MM. Cosson et Germain, *Flore des environs de Paris*, sont disposés à croire qu'elles devraient être rapportées à un même type, à l'exemple de Linné qui les désigne toutes deux sous le nom de *R. Crista-galli*

XII. PEDICULARIS Tournef.

1316. **Pedicularis palustris** L.; Rchb. *Ic. XX*, p. 69 et 117, tab. 128, fig. 2 et tab. 205; vulg. *Pédiculaire*, *Herbe-aux-poux*.

Prairies spongieuses, marais tourbeux, surtout dans les terrains siliceux.

Esp. Aubrac, parties tourbeuses de la prairie! — Prairies marécageuses entre Verlac et Viourals (ab. R.) — Prairie de Marcillac, commune du Mur-de-Barrez (Jord. de Pf.)

Rod. Ceignac (M.)

Villef. Environs de Villefranche, prés de Cantaloube; Morlhon; Rieupeyroux, prairies humides!

② ou ♃ Juin, juillet. — CC.

1317. **Pedicularis sylvatica** L.; Rchb. *Ic. XX*, p. 70, tab. 128, fig. 1 et tab. 205.

Prairies marécageuses, pacages, bois humides.

Esp. Montagnes d'Aubrac, prairies tourbeuses ! — Près du Puech-de Baumes, allant d'Espalion à Saint-Geniez (Bern.) — Trionnac, (Jord. de Pf.)

Rod. Prairie de Sainte-Radegonde ! — Environs de Rodez, bois de Bourran (de B.)

Villef. Sanvensa ; Najac, prés de Mazerolles ! — Asprières (Giraud.)

Pédoncules engaînés dans une espèce de bourse produite par le prolongement du calice ; gaîne du pétiole décurrente sur la tige.

② ou ♃ Juin, juillet. — CC.

XIII. MELAMPYRUM Tournef.

1318. **Melampyrum cristatum** L. ; Rchb. *Ic. XX*, p. 62, tab. 116.

Bois, pelouses des coteaux montagneux.

Esp. Laguiole, lisière des bois ! — Pacages à Vilherols (Jord. de Pf.)

Rod. Bois de Bourran ; bois vers Bournazel ! — Environs de Rignac (de V.)

St-Af. Tournemire, bois de Fajas (Puech).

Villef. Villefranche, la Baume ; bois du Quoiti, de la Bastide-Capdenac, de la Bouisse ; Monteils, bois du plateau calcaire ; Salvagnac-Cajarc, pentes boisées des Combes ! — Asprières ; Sonnac (Giraud.)

① Mai-août. — CC.

1319. **Melampyrum arvense** L.

Champs pierreux des terrains calcaires.

Esp. Mur-de-Barrez (Jord. de Pf.)

Mil. Vallon de Saint-Martin ; Raujoles (B.)

St-Af. Le Salze (de B.) — Bords de la Sorgue, sous Cornus (Puech).

1320. **Melampyrum nemorosum** L.

Bois couverts, montueux.

Mil. Millau, bois de la côte du Larzac ; Garrigues, près de la Couvertoirade ; Sévérac-le-Château, montagne de la Casumèle, parties couvertes ; Sauclières, bois de Salbous, plateau du Rouquet ! — Entre Lenne et Saint-Martin (ab. R.) — Bois de Saint-Estève ; bois de la Garrigue (B.)

St-Af. Cornus, bois de la Sorgue; Tournemire, bois de Fajas! — Tournemire, devèze de la Bastide (Puech).

Villef. Entre Saint-Clair et le Juge, dans les bois!

② Juin-août. — AC.

1321. **Melampyrum pratense** L.; Rchb. *Ic. XX*, p. 63, tab. 112.

Bois, buissons, prés secs.

Esp. Aubrac, bois du sommet de la vallée, sur la rive droite du Boralde!

Mil. Bois de Salbous (de Pouzolz).

Rod. Saint-Christophe, pentes herbeuses, lisière des bois!

St-Af. Tournemire à la Fage (Puech).

Villef. Léonard, bois rocailleux; bois de Puechloup, du Guarriguet; Rieupeyroux, bois clairs!

② Juin-septembre. — CC.

1322. **Melampyrum sylvaticum** L.; Rchb. *Ic. XX*, p. 64, tab. 113, fig. 2.

Bois montueux.

Rod. Bois de Bourran! — Carcenac (de B.)

Villef. Najac, Bois-Rond!

① Juillet, août. — AC.

FAM. LXXVIII. OROBANCHÉES

OROBANCHEÆ Juss.

I. PHELIPÆA C. A. Meyer.

1323. **Phelipæa cærulea** C. A. Meyer; *Orobanche cærulea* Vill.; Coss. et Germ. *Atl. Fl. Par.* tab. 19, fig. K.; Rchb. *Ic. XX*, p. 87, tab. 149.

Pelouses sèches. Parasite sur les racines de l'*Achillæa Millefolium*.

Mil. Vallée du Tarn, bord des champs (Berth. *in Cat.* M.)

Rod. Cayssials; Salles-la-Source (M.)

♃ Juin, juillet. — RR.

1324. **Phelipæa arenaria** Walp.; *Orobanche arenaria* Borkh.; Rchb. *Ic. XX*, p. 86, tab. 145; Coss. et Germ. *Atl. Fl. Par.* tab. 19, fig. L.

Parasite sur l'*Artemisia campestris*.

Mil. Gorge de la Jonte, près de Meyrueis (Lecoq et Lam. *Cat. Plat. cent.* p. 290.)

♃ Juin, juillet. — RR.

1325. **Phelipæa Muteli** Reut.; *Orobanche Muteli* F. Schultz *in* Mut. *Fl. Fr. II*, p. 353, fig. 314 et *Supp.* tab. 2, fig. 5.; Rchb. *Ic. XX*, p. 89, tab. 150.

Parasite sur les racines des composées et des légumineuses, notamment sur le *Vicia sativa*, *Ornithopus scorpioides*.

Villef. Loc-Dieu, dans un champ d'*Onobrychis sativa*; Penchot, terrains vagues des bords du Lot, sur le *Melilotus alba* !

① Mai-juin. — R.

1326. **Phelipæa ramosa** C. A. Meyer; Coss. et Germ. *Atl. Fl. Par.* tab 19, fig. H.; Rchb. *Ic. XX*, p. 88, tab. 152.

Parasite sur les racines du *Cannabis sativa* et de plusieurs autres plantes.

Rod. Plateau d'Onet !

Villef. Villefranche, champs du Radel; Najac, champs du Roubel; vallée du Lot, Capdenac, dans les chemins !

① Mai-septembre. — AC.

II. OROBANCHE L.

1327. **Orobanche rapum** Thuill.; Coss. et Germ. *Atl. Fl. Par.* tab. 19, fig. A.; Rchb. *Ic. XX*, p. 99, tab. 157.

Bois, bruyères, lieux incultes. Parasite sur les racines des *Sarothamnus scoparius* et *purgans*.

② Mai, juin. — CC.

1328. **Orobanche cruenta** Bertol.; Coss. et Germ. *Alt. Fl. Par.* tab. 19, fig. B.; *O. gracilis* Sm.; Rchb. *Ic. XX*, p. 92, tab. 159.

Pelouses montueuses, coteaux arides, lisière des bois. Parasite sur les racines des *Ginesta tinctoria*, *pilosa*, *sagittalis*, du *Lotus corniculatus* et autres légumineuses.

Rod. Cayssials (M.) — Champs de Bourran; Saint-Joseph, sur les racines du *Lotus corniculatus* (ab. R.)

St-Af. Tournemire, bois de Jaux, devèze de la Bastide (Puech).

Villef. Environs de Villefranche, la Romiguière, coteaux incultes au milieu des vignes; près de la Rode; mas de Vernet près de Marin; pelouses du plateau de Mauriac! — Asprières, (Giraud.) — Saint-Julien-d'Empare (fr. S.)

J'ai parfaitement constaté le parasitisme de cette espèce sur le *Lotus corniculatus*, sur un sujet cueilli à Mauriac: une radicelle filiforme, de dix centimètres, partant du renflement de la tige de l'*Orobanche* allait se fixer sur les racines du *Lotus*.

♃ Avril-juillet. — CC.

1329. **Orobanche Galii** Vauch.; Coss. et Germ. *Atl. Fl. Par.* tab. 19, fig. D.; Rchb. *Ic. XX*, p. 97, tab. 162, fig. 1.

Pâturages, lisière des bois, le long des haies, les lieux sablonneux. Parasite sur les *Galium*,

Mil. Bois de Salbous (M.)

St-Af. Tournemire, devèze du Viala-du-Pas-de-Jaux (Puech).

Villef. Najac, lisière des bois, sur les rochers de la station! — Saint-Julien-d'Empare (fr. S.)

♃ Avril-juillet. — C.

1330. **Orobanche epithymum** DC.; Coss. et Germ. *Atl. Fl. Par.* tab. 19, fig. C.; Rchb. *Ic. XX*, p. 98, tab. 163.

Pelouses sèches, pâturages, coteaux arides. Parasite sur les racines des *Thymus Serpyllum* et *vulgaris* du *Clinopodium vulgare*.

Mil. La Tacherie (B.)

Rod. Cayssials; Onet; Floyrac; Gages, sur les pelouses calcaires (M.)

Villef. Plateau de la Bouisse, de Salvagnac, de Saint-Clair! — Puy-de-Volf, à Firmy (fr. S.) — Asprières, (Giraud.)

♃ Juin, juillet. — C.

1331. **Orobanche Teucrii** Hol. et Schultz.; Rchb. *Ic. XX*, p. 98, tab. 169.

Coteaux calcaires, pelouses, pâturages. Parasite sur les *Teucrium Chamædrys*, *montanum*, *Scorodonia*; *Thymus Serpyllum*; *Bromus erectus*.

Villef. Saint-Julien-d'Empare (fr. S.) — Naussac (Giraud.)

♃ Juin. — AR.

1332. **Orobanche rubens** Wallr.; Rchb. *Ic. XX,* p. 99, tab. 171.

Champs et collines, dans les lieux secs. Parasite sur les racines des *Medicago falcata* et *sativa.*

Mil. Puy-de-France (B.)

♃ Mai-août. — R.

1333. **Orobanche Picridis** Vauch.; Coss. et Germ. *Atl. Fl. Par. tab.* 19, fig. G.; Rchb. *Ic. XX,* p. 99, tab. 175.

Coteaux calcaires. Parasite sur les racines du *Picris hieracioides.*

Esp. Tertres à Venzac (Jord. de Pf.)

① Juin. — RR.

1334. **Orobanche Hederæ** Vauch.; Duby, *Bot. Gall.* p. 350; Rchb. *Ic. XX*, p. 102, tab. 182.

Murs et rochers. Parasite sur l'*Hedera Helix.*

Rod. Salles-la-Source, près de la source principale (ab. R.)

Villef. Villefranche, au Pradélou, parmi les noisetiers qui bordent le chemin du moulin; dans mon jardin!

♃ Juin-août. — RR.

1335. **Orobanche minor** Sutton; Coss. et Germ. *Atl. Fl. Par.* tab. 19, fig. F.; Rchb. *Ic. XX*, p. 103, tab. 183.

Prés secs. Parasite sur les racines des *Trifolium sativum* et *repens, Coronilla minima*, *Eryngium campestre.*

Mil. Vallon de Saint-Jean-du-Bruel et de Nant (M.)

St-Af. Tournemire au Causse (Puech).

Villef. Villefranche, Garrials, bois de la Gineste; Pargazan; vallée du Lot, château de Montbrun! — Saint-Julien-d'Empare (fr. S.) — Asprières (Giraud.)

① Juin, juillet. — CC.

1336. **Orobanche amethystea** Thuill.; *O. Eryngii* Vauch.; Coss. et Germ. *Atl. Fl. Par.* tab. 49, fig. E.; Rchb. *Ic. XX,* p. 105, tab. 185 et 216, fig. 4.

Lieux arides. Parasite sur l'*Eryngium campestre.*

Mil. La Tacherie (B.)

Rod. Cayssials; Druelle, champs en friches des terrains calcaires (M.)

♃ Juin, juillet. — R.

III. LATHRÆA L.

1337. **Lathræa Squamaria** L.

Parasite sur les racines des arbres et de la vigne.

Esp. Au-dessus du Bourguet (Jord. de Pf.)

Rod. Environs de Rignac, bords du ruisseau du Buenne (de V.)

Villef. Signalé dans quelques bois humides des environs de Lanuéjouls par M. Bénazet, curé de Salles-Courbatiès (de V.)

Mes herborisations dans le département ne m'ont pas fourni l'occasion d'y observer cette plante. Elle est cependant indiquée dans la Lozère, autour de la source de Florac, comme parasite sur les racines des noyers (Lec. et Lam. *Cat. Plat. cent.*) et dans le Gard par de Pouzolz.

♃ Mars, avril. — RR.

IV. CLANDESTINA Tournef.

1338. **Clandestina rectiflora** Lam.; *Lathræa clandestina* L.

Bord des rivières, des ruisseaux, lieux ombragés au pied des arbres, particulièrement des peupliers.

Esp. Venzac, sur les racines de l'*Alnus glutinosa* (Jord. de Pf.)

Villef. Environs de Villefranche, bords de l'Aveyron, la Baume, le Mespoul, la Maladrerie, les Granges, prés de Notre-Dame; vallée de la Diége, Saint-Julien-d'Empare! — Asprières; Sonnac; Livinhac-le-Haut (Giraud.)

♃ Mars-mai. — CC.

FAM. LXXIX. LABIÉES

LABIATÆ Juss.

I. LAVANDULA

1339. **Lavandula vera** DC. *Fl. Fr. V*, p. 398; *L. Spica* L. var. α; *L. fragrans* Jord.; vulg. *Lavande*.

Coteaux calcaires, arides et rocailleux.

Mil. Millau, au pied des rochers du Larzac; Sévérac-le-Château, montagne de la Camusèle, vers les sources de l'Aveyron; gorge de la Jonte, au-dessus de Peyreleau; entre Saint-Geniez et Sévérac; vallon du Mensou ! — Saint-Dalmazy (de B.)

St-Af. Saint-Affrique, pentes rocailleuses des montagnes, au couchant !

Villef. Villefranche, vignes au-dessus du bois du Quoiti ! où cette espèce ne peut être considérée comme spontanée.

♄ Juin-août — AR.

1340. **Lavandula latifolia** Vill.; *L. Spica* DC. *Fl. Fr. V*, p. 397; *L. Spica* L. var. β.

Lieux arides et rocailleux.

Mil. Gorges de la Jonte !

♄ Juin-août. — R.

II. MENTHA L.

1341. **Mentha rotundifolia** L.; Coss. et Germ. *Atl. Fl. Par.* tab. 20, fig. 1.; Rchb. *Ic. XVIII*, p. 47, tab. 81; vulg. *Menthe-sauvage*, *Menthe-crépue*.

Lieux frais, bord des chemins, des fossés, terrains incultes.

Rod. Environs de Rodez; vallon de Marcillac; Fontanges; Bonnecombe (de B.)

St-Af. Broquiès; le Salzé (de B.)

Villef. Villefranche, bords de l'Aveyron, de l'Alzou.

♃ Juillet-septembre. — CC.

1342. **Mentha sylvestris** L.; *M. gratissima* Lej.; Coss. et Germ. *Atl. Fl. Par.* tab. 20, fig. 2.; Rchb. *Ic. XVIII*, p. 618, tab. 82.

Bord des ruisseaux, lieux frais, haies.

Esp. Aubrac, dans la prairie, le long du ruisseau; prairies de Laguiole !

Mil. Bertholène (de B.)

Rod. Cayssials; Valady, bord des eaux (M.) — Vallon du Cruou (de B.)

Villef. Salvagnac, bords du Lot ! — Naussac, bords de la Diége (fr. S.)

♃ Août, septembre. — C.

1343. **Mentha viridis** L.; DC. *Fl. Fr. III*, p. 534; *M. hortensis tertia* Fuchs. *Hist.* p. 290, *Ic.*; *M. sylvestris* var. δ *glabra* Rchb. *Ic. XVIII*, p. 48, tab. 83, fig. 1.

Prés, lieux frais.

Lieux humides, bord des rivières (Berth. *in Cat.* M.)

Villef. Villefranche, bords de l'Aveyron, au domaine des Pères !

♃ Août, septembre. — R.

1344. **Mentha candicans** Crantz *Aust.* p. 330; Timb.-Lagr. *Bull. Soc. bot. Fr. VII*, p. 328; *M. viridis* var. γ *canescens* Fries; G. G. *Fl. Fr. II*, p. 650.

Rod. Vallon du Cruou; près de la station de Salles-la-Source, le long du ruisseau qui coule dans la gorge (ab. R.)

Villef. Bouillac; Livinhac-le-Haut (Giraud.)

♃ Juillet, août. — R.

1345. **Mentha aquatica** L.; Coss. et Germ. *Atl. Fl. Par.* tab. 20, fig. 3,4.; Fuchs. *Hist.* 722, *Ic.*; Rchb. *Ic. XVIII*, p. 49, tab. 85, fig. 1.

Bord des eaux, lieux humides.

Rod. Bournazel, bords de l'étang ! — Bords du ruisseau de Puech-Mourguiol, sur le chemin de Rodez à Flavin (ab. B.)

Villef. Floyrac; la Maladrerie; l'Estang, le long du ruisseau, bords de l'Aveyron !

Cette espèce se présente sous deux formes différentes : l'une à tiges et feuilles velues-hérissées (*M. hirsuta* L. *Mant.*); l'autre à tiges et feuilles munies de quelques poils épars ou presque glabres (var. *glabrescens* Coss. et Germ. *Fl. P.* 2e éd., p. 389.)

♃ Juillet-septembre. — CC.

1346. **Mentha Lloydii** Bor. *Fl. cent.* 3e éd. p. 507; *M. pyramidalis* Lloyd. *Fl. L.-Inf.* p. 194; Coss. et Germ. *Atl. Fl. Par.* tab. 20, fig. 5.

Lieux humides.

Esp. Environs de Saint-Geniez, bords du ruisseau de Juéry (ab. R.)

♃ Août, septembre. — R.

1347. **Mentha sativa** L.; Coss. et Germ. *Atl. Fl. Par.* tab. 20, fig. 8,9.; *M. procumbens* Thuill. *Par.* p. 288.; Rchb. *Ic. XVIII*, p. 49, tab. 87, fig. 1.

Lieux frais, fossés.

Rod. Cayssials, bord des eaux (M.) — Carcenac, dans le réservoir de la Vernière (de B.)

Villef. Villefranche, sur la chaussée du moulin de Recoules, la Maladrerie, bords de l'Aveyron !

♃ Juillet-septembre. — AC.

1348. **Mentha gentilis** L.; Mérat *Fl. Par.*; *M. rubra* Smith, *Fl. Brit.* p. 619; Fuchs. *Hist.* p. 281, *Ic.*; Rchb. *Ic. XVIII,* p. 49, tab. 85, fig. 3.

Bord des ruisseaux.

Esp. Environs de Laguiole !

♃ Juillet-septembre. — AC.

1349. **Mentha arvensis** DC. *Fl. Fr. III,* p. 535; Smith, *Fl. Brit.* p. 623; Rchb. *Ic. XVIII,* p. 50, tab. 88, fig. 1.

Champs humides, bord des fossés, chemins.

Esp. Aubrac, dans les terres cultivées, autour des maisons !

Villef. Villefranche, les Granges, terrains inondés pendant l'hiver; la Romiguière; Laguépie, bords de l'Aveyron; Rieupeyroux, dans les fossés ! — Saint-Julien-d'Empare (fr. S.)

Dicnoscitur calyce brevi, campanulato, pilis horizontaliter patentibus (Smith, *Fl. Brit.* p. 623).

♃ Juillet-septembre. — CC.

1350. **Mentha Pulegium** L.; Coss. et Germ. *Atl. Fl. Par.* tab. 20, fig. 10, 11.; Rchb. *Ic. XVIII*, p. 50, tab. 89, fig. 2.

Champs humides et argileux, bord des chemins, lieux mouillés en hiver, dans tout le département.

♃ Juillet-septembre. — CC.

III. LYCOPUS L.

1351. **Lycopus Europæus** L.; vulg. *Marrube-aquatique, Pied-de-loup.*

Bord des eaux, marécages, fossés aquatiques.

Esp. Environs d'Espalion, bords du ruisseau du pré de Masse (Bern.) — Marais de la Vaissade, commune de Taussac (Jord. de Pf.)

Mil. Cureplats, bords de la Dourbie (B.)

Villef. Villefranche, prairies de la Romiguière, de l'Estang !

La racine fournit des rejets traçants qui se renflent quelquefois en une substance médullaire blanche, délicate.

♃ Juillet, août. — CC.

IV. ORIGANUM Mœnch.

1352. **Origanum vulgare** L.; vulg. *Origan.*

Lieux incultes, coteaux arides, plus spécialement sur le calcaire, dans tout le département.

Var. β *prismaticum* Gaud.; G. G. *Fl. Fr. II*, p. 656; *O. creticum* DC. *Fl. Fr. III*, p. 558; Rchb. *Ic. XVIII*, p. 35, tab. 61, fig. 2.

Mil. Vallée du Tarn, Broquiès (de B.) — La Borie-Blanque; Hôpital-du-Larzac (B.)

♃ Juillet, août. — AR.

V. THYMUS Benth.

1353. **Thymus vulgaris** L.; vulg. *Thym.*

Lieux secs des terrains calcaires.

Mil. Millau, coteaux du Monna; plateau du Larzac, la Pesade, sur les rochers; environs de Sauclières, pelouses au-dessous du bois de Virenque; Nant, Roc-Nantais ! — Nant (M.)

St-Af. Vallée du Tarn; vallée du Dourdou ! — Escarpements du midi du département, Saint-Affrique, Camarès (M.)

♄ Juillet-septembre. — AR.

1354. **Thymus Serpillum** L.; vulg. *Serpolet, Thym-bâtard, Pouliot-bâtard.*

Pelouses sèches, bois, coteaux, dans tout le département.

Var. β *confertus; T. gratissimus* L. Dufour; !*T. nervosus* Gay; Rchb. *Ic. XVIII*, p. 37, tab. 65, fig. 2.

Mil. Plateau du Larzac, bois de Vinnac (B.)

♃ Juillet-septembre. — CC.

VI. HYSSOPUS L.

1355. **Hyssopus officinalis** L.; vulg. *Hysope.*

Plateaux et pentes rocailleuses dans les terrains calcaires. Rare dans le département, mais en grande abondance dans les stations qu'il occupe.

Rod. Devèze de Vayssettes ! — Salles-la-Source ; Solzac (ab. Cérès *in Cat.* M.) — Près du village de Cadayrac (ab. R.) — Montaubert ; Solsac (de B.)

Villef. Sommet des coteaux du vallon de Calcomier ; la Rouquette, sur les rochers de Bénéchou ; plateau de Cubèle, au-dessus de Salvagnac-Cajarc ; Estrabols !

♃ Juillet-octobre. — A R.

VII. SATUREIA L.

1356. **Satureia hortensis** L. ; vulg. *Sarriette.*

Moissons des terrains calcaires, lisière des champs.

Mil. Entre Millau et Sévérac, sur les rochers du bord de la route (M.)

Villef. Villefranche, au-dessous du moulin du Teulel, dans les graviers des bords de l'Aveyron ; plateau calcaire entre Saint-Remy et Saint-Igest ; Estrabols, champs des Combes, après la moisson !

① Juillet-septembre. — A R.

1357. **Satureia montana** L.

Champs cultivés sablonneux, vignes.

Mil. Environs de Millau (Berth. *in Cat.* de B.) — Côte de Nant ; côte de Saint-Jean-du-Bruel (de B.)

Cette espèce a échappé à mes recherches.

♄ Juillet-septembre. — R.

VIII. CALAMINTHA Mœnch.

1358. **Calamintha grandiflora** Mœnch ; *Melissa grandiflora* L. ; *Thymus grandiflorus* Scop. ; D C. *Fl. Fr. III*, p. 562.

Bois des montagnes.

Esp. Montagnes d'Aubrac, parmi les taillis de hêtres formant broussailles ; bois de Laguiole, de Rigambal, d'Aubrac ! — Bois du Bourguet (Jord. de Pf.)

S^t^-*Af.* Environs de Tournemire, la Faje (Puech).

♃ Juillet, août. — R.

1359. **Calamintha officinalis** Mœnch. ; *C. sylvatica* Bromfield; *Melissa Calamintha* L. ; Rchb. *Ic. XVIII*, p. 44, tab. 75, fig. 2.

Lisière des bois, le long des haies, coteaux calcaires, lieux un peu couverts.

Rod. Vallon du Cruou (ab. R.)

Villef. Villefranche, le long des chemins !

♃ Juillet-octobre. — AC.

1360. **Calamintha menthæfolia** Host. ; *C. ascendens* Jord. ; *Thymus Calamintha* Sm. ; Rchb. *Ic. XVIII*, p. 44, tab. 76. fig. 1.

Bord des chemins, des bois, lieux incultes.

Mil. Vallée du Tarn (de B.)

Rod. Bois de la Roubertie près de Salles-la-Source ; Marcillac (de B.) — Le Clapier, près de Saint-Austremoine ; vallon du Cruou ; au bas de la côte de Cougousse ; Rodez, sous les rochers de Tripadou (ab. R.)

Villef. Villefranche, le long des chemins ! — Bouillac ; Saint-Julien-d'Empare (Giraud.)

♃ Juillet-septembre. — C.

1361. **Calamintha Nepeta** Link et Hoffm. ; *Melissa Nepeta* L.

Bord des chemins, lieux arides.

Mil. Environs de Millau (M.) — Vallée du Tarn, dans les vignes (de B.)

Villef. Penchot ! — Bouillac ; Livinhac-le-Haut (Giraud.)

♃ Juillet-septembre. — R.

1362. **Calamintha Acinos** Clairv. ; *Thymus Acinos* L.

Champs, moissons, lieux incultes, vignes.

Mil. Nant, plateau au-dessus du Roc-Nantais ! — Puy-de-France ; la Tacherie ; la Granède (B.)

Rod. Plateau de Balzac, de Druelle !

Villef. Plateau d'Ordiget, de la Bouisse ; Capdenac, dans les vignes ; Saujac, sur les rochers des bords du Lot !

① Juillet-septembre. — C.

1363. **Calamintha Clinopodium** Benth. *in* DC. *Prodr.* ; *Clinopodium vulgare* L. ; vulg. *Clinopode.*

Lieux incultes, le long des haies, bois, bruyères, dans tout le département.

♃ Juin-septembre. — CC.

IX. MELISSA L.

1364. **Melissa officinalis** L.; vulg. *Melisse, Citronnelle.*

Lisière des bois, le long des haies, des murs, lieux frais près des habitations.

Esp. Entraygues (Lecoq et Lam.) — Valcaylès, lisière des bois sur les rives de la Trueyre (Jord. de Pf.)

Rod. Bozouls (Lecoq et Lam.) — Bourran; au bas de la côte de Cougousse (ab. R.)

Villef. Environs de Villefranche, le long des chemins; l'Estang, le long du chemin, près du château; Najac, versant occidental de la montagne, le long de l'ancienne côte! — Asprières (Giraud.)

Cette plante, originaire de l'Europe méridionale et de l'Asie moyenne, s'est naturalisée dans notre région au voisinage des habitations.

♃ Juin-septembre. — AC.

X. ROSMARINUS L.

1365. **Rosmarinus officinalis** L.; vulg. *Romarin.*

Cultivé dans quelques jardins; subspontané çà et là sur les escarpements des vallées chaudes.

Mil. Vallée du Tarn (de B.)

St-Af. Environs de Saint-Sernin (de B.) — Saint-Rome-de-Cernon (Puech).

Villef. Vallée du Lot, Capdenac, Montbrun sur les rochers!

♄ Mars-mai. — R.

XI. SALVIA L.

1366. **Salvia officinalis** L.; vulg. *Sauge, Grande-Sauge.*

Naturalisé çà et là sur les coteaux rocailleux calcaires.

Mil. Vallée du Tarn, sous Broquiès (de B.)

St-Af. Cimetière d'Armayrols (de B.)

Villef. Villefranche, sur les rochers de la vallée de l'Aveyron, près des moulins à papier; coteaux calcaires de la Rouquette; Capdenac, au pied des grands rochers !

♄ Mai-juillet. — R.

1367. **Salvia Sclarea** L.; Rchb. *Ic. XVIII*, p. 28, tab. 48; vulg. *Sclarée, Orvale, Toute-bonne.*

Lieux pierreux, sur les rochers, le long des murs.

Rod. Route de Rodez à Espalion, sur le causse (de B.)

Villef. Villefranche, à Notre-Dame, sur les rochers, près de la fontaine Pergolèse; Najac, sur les rochers de la côte, au-dessous de l'église !

♃ Juin-août. — RR.

1368. **Salvia Æthiopis** L.; Rchb. *Ic. XVIII*, p. 27, tab. 47.

Lieux arides et pierreux, bord des champs.

Esp. Commun dans les champs, le long de la route, entre Aubignac et Bozouls (Bern.)

Mil. Sauclières, lisière des champs; entre Laissac et Sévérac-le-Château; plateau calcaire entre Sévérac-le-Château et Campagnac, le long du chemin qui de la route de Mende va à Campagnac; plateau du Larzac, la Couvertoirade, la Pesade, le long des chemins ! — Hôpital-du-Larzac; la Tacherie (B.)

Rod. Plateau de Salles-la-Source; Druelle ! — Cayssials; Gages; Floyrac (M.) — Plateau de Solsac, entre la mine de fer et la bergerie (ab. R.) — Devèze de Briane, près de Flavin (de B.)

St-Af. Environs de Tournemire; plateau des Arnals ! — Massargues, le long du chemin de Caussenuéjouls (Puech).

♃ Juin-août. — RR.

1369. **Salvia glutinosa** L.; Rchb. *Ic. XVIII*, p. 26, tab. 45, fig. 1.

Coteaux arides et rocailleux du calcaire jurassique.

Mil. Gorge de la Jonte, Peyreleau, le Truel ! — Vallée du Tarn, Broquiès, Trébas (de B.) — La Paulète (B.)

St-Af. Gorges de Roquefort (Puech).

♃ Juin-août — RR.

1370. **Salvia pratensis** L.

Prés, pâturages, lieux herbeux, dans tout le département.

Var. *Flore albo.*

Villef. Prés de Veuzac !

♃ Mai-juillet. — CC.

1371. **Salvia verbenaca** L. *Sp.* 35; Barr. *Ic.* 208; Rchb. *Ic. XVIII,* p. 30, tab. 53, fig. 2.

Bord des champs, le long des chemins, dans les terrains argileux et calcaires.

Cette espèce, souvent confondue avec la suivante, est assez commune dans les arrondissements de Millau et de Saint-Affrique; elle est rare dans le restant du département.

♃ Mai-août.

1372. **Salvia horminoides** G. G. (non Pourr.); *S. clandestina* L. *Sp.* 36; *S. pallidiflora* Saint-Amans *Fl. Agen.* p. 10; Barr. *Ic.* 220.

Coteaux secs et arides, bord des champs, des chemins.

Mil. Environs de Millau, vallée du Tarn, vers Peyre, le long du chemin ! — Calès; côte d'Issis (B.)

Villef. Najac, sur les rochers de la nouvelle côte, au-dessous de l'église !

Voir dans la *Flore de Montpellier* de MM. Loret et Barrandon, p. 514, la note critique concernant la diagnose et la synonymie des deux espèces ci-dessus.

♃ Mai-septembre. — R.

XII. NEPETA L.

1373. **Nepeta Cataria** L.; Rchb. *Ic. XVIII,* p. 25, tab. 41; vulg. *Cataire, Herbe-aux-chats.*

Bord des chemins, lieux incultes, décombres.

Esp. Sur la hauteur du Tourriol, près de Laissac, bord des chemins (ab. R.)

Mil. Creissels !

Rod. Salles-la-Source (M.) — Taurines (de B.)

St-Af. Caussenuéjouls (Puech).

Villef. Laguépie (Lagrèze-Fossat, *Fl. T.-et-G.*)

♃ Juin-août. — AC.

XIII. GLECHOMA L.

1374. **Glechoma hederacea** L.; vulg. *Lierre-terrestre.*

Bois humides, lieux ombragés, haies, buissons, dans tout le département.

① Mars-mai. — CC.

XIV. LAMIUM L.

1375. **Lamium amplexicaule** L.; Rchb. *Ic. XVIII*, p. 2, tab. 3.

Lieux cultivés, champs, jardins, vieilles murailles, bord des chemins, partout.

① Mars-octobre. — CC.

1376. **Lamium hydridum** Vill.; *L. incisum* Willd.; Rchb. *Ic. XVIII*, p. 2, tab. 3, fig. 4.

Lieux cultivés, jardins, tertres, murs.

Esp. Mur-de-Barrez, dans les jardins (Jord. de Pf.)

Mil. Saint-Laurent-d'Olt (M.)

Rod. Jardin du petit séminaire de Saint-Pierre à Rodez (ab. R.)

Villef. Villefranche, champs du Radel; l'Estang, champs rocailleux! — Asprières (Giraud.)

① Avril-juillet. — AR.

1377. **Lamium purpureum** L.; vulg. *Ortie-rouge.*

Lieux cultivés, vignes, bord des chemins, terrains remués, dans tout le département.

① Mars-octobre. — CC.

1378. **Lamium intermedium** Fries; *L. decipiens* Sunder *in* Koch, *Syn.* 2e éd. p. 649; *L. confusum* de Martr. *Fl. Tarn*, p. 561; Rchb. *Ic. XVIII*, p. 2, tab. 3, fig. 2.

Bois ombragés.

Villef. Najac, bois Rond!

Se distingue du *L. amplexicaule* par ses feuilles supérieures, qui sont pétiolées, par les dents du calice étalées après l'enthèse, par ses akènes recouverts de nombreux petits tubercules blanchâtres.

① Avril, mai. — R.

1379. **Lamium maculatum** L.; Rchb. *Ic. XVIII*, p. 3, tab. 4, fig. 2.

Le long des haies, des fossés, lieux couverts.

Rod. Pruines, bords du Dourdou (ab. R.) — Le Rouquet, bois de Fajes; Bonnecombe; bois de Linars (de B.)

Villef. Villefranche, bois du Quoiti; chemin de la Rive; la Magdelaine, bords de l'Aveyron; Vitrac; Saint-Julien-d'Empare! — Asprières (Giraud.)

♃ Avril-octobre. — CC.

1380. **Lamium album** L.; Rchb. *Ic. XVIII,* p. 3, tab. 4, fig. 1; vulg. *Ortie-blanche.*

Villages, lieux herbeux, cultivés, bord des chemins.

Esp. Aubrac, le long des murs, lisière des bois de la montagne de las Truques! — Saint-Geniez; Lacalm (M.)

Mil. Saint-Laurent-d'Olt; Sévérac (M.)

Rod. Carcenac, le long des chemins (de B.)

Villef. Vallée du Lot, Vic, le long des chemins; Capdenac; Saujac, le long des haies! — Asprières (Giraud.)

♃ Avril-octobre. — AR.

1381. **Lamium Galeobdolon** Crantz; *Galeopsis Galeobdolon* L.; *Galeobdolon luteum* Huds.; Rchb. *Ic. XIII,* p. 4, tab. 5, fig. 3.

Bois, taillis, haies, buissons.

Esp. Montagnes d'Aubrac!

Mil. Saint-Estève; Creissels (B.)

Rod. Bois des environs de Carcenac; Bonnecombe (de B.) — Marcillac (Chastaingt).

St-Af. Saint-Rome-de-Tarn, le long du chemin, sur la rive gauche du Tarn!

Villef. Villefranche, bois du Quoiti; bords de l'Alzou à Bascaud; Rieupeyroux, près du domaine de la Serre; Najac, bords de l'Aveyron; Penchot, Capdenac, bords du Lot! — Asprières; Salvagnac-Saint-Loup; Loupiac (Giraud.)

♃ Mai, juin. — AC.

XV. LEONURUS L.

1382. **Leonurus Cardiaca** L.; vulg. *Agripaume, Cardiaque.*

Bord des chemins, haies, décombres, villages.

Esp. Décombres à Vilherols (Jord. de Pf.)

Rod. Carcenac (de B.)

Villef. Villefranche, place du Dragon, à l'entrée du chemin de la montagne de Pénevaire !

♃ Juin-septembre. — AR.

XVI. GALEOPSIS L.

1383. **Galeopsis angustifolia** Ehrh.; Rchb. *Ic. XVIII*, p. 17, tab. 28, fig. 1.

Champs, lieux cultivés, dans tous les terrains.

Mil. Puy-de-France; la Pomarède; las Fons (B.)

St-Af. Tournemire au pied des rochers de Castels-Viels !

Villef. Villefranche, la Maladrerie; Garrigue-Redonde; Bascaud; Pénevaire, Monteils, lisière des vignes !

① Juillet-septembre. — CC.

1384. **Galeopsis latifolia** Hoffm.; Rchb. *Ic. XVIII*, p. 17. tab. 27, fig. 3.; *G. Ladanum* L. *pro parte*.

Esp. Montagnes d'Aubrac !

Se distingue par des poils glanduleux disséminés sur toute la plante.

① Juillet-septembre.

1385. **Galeopsis arvatica** Jord.; de Martr. *Fl. Tarn*, p. 564.

Champs cultivés.

Villef. Côte de Salvagnac !

Tige très-rameuse dès la base; rameaux très-étalés, diffus, entrelacés; bractées et calice munis de glandes courtes et stipitées.

② Juillet-septembre. — AR.

1386. **Galeopsis dubia** Leers.; *G. ochroleuca* Lam. *Dict. II*, p. 600; *G. grandiflora* Roth.; Rchb. *Ic. XVIII*, p. 16, tab. 27, fig. 1.

Coteaux, champs, vignes des terrains siliceux.

Esp. Laguiole, dans les champs !

Mil. Saint-Laurent-d'Olt (Herb. de Saint-Urbain *in Cat.* M.)

Rod. Burgayrettes (de B.)

Villef. Commun, après les moissons, dans nos terrains du Ségala.

Var. α Fleurs purpurines panachées de jaune.

Villef. Vallée de l'Alzou !

Var. β Fleurs jaune pâle.

Villef. Le long de la côte de Sanvensa; baraque de Pachins; la Bastide-l'Évêque; Rieupeyroux !

① Juillet-octobre. — C.

1387. **Galeopsis Tetrahit** L.; Rchb. *Ic. XVIII,* p. 17, tab. 30, fig. 1.; vulg. *Chanvre-sauvage.*

Lieux frais et humides, bord des chemins, des rivières.

Esp. Aubrac, près des habitations !

Mil. La Pommarède, champs sablonneux (B.)

Villef. Villefranche, moulin de la Bouisse, bords de l'Aveyron; Rieupeyroux, champs près de la Chapelle !

① Août, septembre. — CC.

XVII. STACHYS L.

1388. **Stachys Germanica** L.; Rchb. *Ic. XVIII,* p. 6, tab. 9, fig. 1, 2.

Bord des chemins, lisière des bois, lieux arides.

Esp. Au-dessous d'Entraygues, bords du Lot (Jord. de Pf.)

Mil. Sévérac (M.) — La Maladrerie (B.)

Rod. Plateau calcaire de Floyrac; Saint-Félix-de-Rignac ! — Cayssials; Gages; Bertholène (M.)

Villef. Environs de Villefranche, les Granges, chemin de Toulonjac, bois de la Gineste ! — Martiel; Bouillac (Giraud.)

② Juillet, août. — AC.

1389. **Stachys Heraclea** All.; Rchb. *Ic. XVIII*, p. 5, tab. 8, fig. 1.

Lieux incultes et arides, plateaux rocailleux.

Mil. Environs de Millau (de B.) — Environs de Sévérac (de B.)

Rod. Salles-la-Source; montagne de Magnac; devèze de Floyrac ! — Environs de Rodez, petit séminaire de Saint-Pierre; entre Billorgues et Solsac (ab. R.)

S^t^-*Af* Tournemire (Puech).

Villef. Environs de Villefranche, plateau entre Saint-Remy et le ruisseau de Saint-Igest; environs de Villeneuve, dans les bois, près de la station; bois entre la Rouquette et Floyrac!

♃ Juin-août. — AR.

1390. **Stachys Alpina** L.; Rchb. *Ic. XVIII*, p. 6, tab. 8, fig. 2.

Bois montagneux, haies.

Esp. Montagnes d'Aubrac; Aubrac, cascade du Sal-del-Grel! — Champs du village de Raynals, en allant à Castelnau de Mandailles, en grande abondance (Bern.) — Bois taillis au-dessus du Bourguet (Jord. de Pf.)

Mil. Coteaux entre Lenne et Saint-Martin (ab. R.)

Rod. Cayssials, dans les champs calcaires (M.)

St-Af. Côte de Saint-Jean-d'Alcas (Puech).

Villef. Salles-Courbatiès! — Martiel (Giraud.)

♃ Juin-août. — AR.

1391. **Stachys sylvatica** L.; Rchb. *Ic. XVIII*, p. 7, tab. 10, fig. 2.; vulg. *Ortie-puante.*

Bois frais, haies, lieux humides

Esp. Montagnes d'Aubrac, bois près du lac de Saliens; en descendant d'Aubrac à Saint-Geniez!

Mil. Saint-Estève, bords du Tarn (B.)

Rod. Cornus, bords de la Sorgue!

Villef. Ravins de la Bouisse; Monteils, lisière des bois du plateau calcaire; bois de Saint-Remy; bois de l'Estang!

♃ Juin-septembre. — CC.

1392. **Stachys palustris** L.; Rchb. *Ic. XVIII*, p. 7, tab. 10, fig. 1.; vulg. *Ortie-morte.*

Lieux marécageux ou fangeux, bord des eaux.

Marais et rives (Berth. *in Cat.* M.)

Villef. Saint-Julien-d'Empare, bords de la Diége (fr. S.) — Naussac (Giraud.)

♃ Juin-septembre. — AR.

1393. **Stachys arvensis** L.; Rchb. *Ic. XVIII*, p. 7, tab. 11, fig. 1.

Champs en friche, moissons.

Villef. Champs du domaine de l'Estang !

① Juillet-octobre. — AC.

1394. **Stachys annua** L.; *S. nervosa* Gat. *Fl. Montaub.* p. 107; Rchb. *Ic. XVIII*, p. 9, tab. 11, fig. 2.

Champs calcaires, argileux, vignes, dans tout le département.

① Juin-août. — CC.

1395. **Stachys recta** L.; Rchb. *Ic. XVIII*, p. 8, tab. 13, fig. 1.; vulg. *Crapaudine*.

Lisière des bois, bord des champs arides et pierreux.

Mil. Plateau du Larzac, sur les rochers, à la Couvertoirade ! — Millau ; la Pomarède ; Puy-de-France ; Caussibal ; ravin de Cartayre (B.)

Rod. Salles-la-Source, sur les rochers ; plateau de Balzac ! — Environs de Rodez, rocher de Tripadou ; Floyrac (M.)

Villef. Environs de Villefranche, pentes de Fontanes ; la Romiguière, terrains incultes au milieu des vignes ; la Rouquette ; Najac, à Ferragut ; vallée du Lot, Saujac !

Cette plante remplace le thé sur tout le plateau du Larzac ; chaque ménage en fait sa récolte à l'époque de la floraison. On la dessèche à l'ombre suspendue au plancher ou étendue sur les meubles. Les moissonneurs de l'Albigeois et du ségala de l'Aveyron, qui vont moissonner dans le midi, en font provision en rentrant chez eux.

♃ Juin-octobre. — CC.

XVIII. BETONICA L.

1396. **Betonica officinalis** L.; vulg. *Bétoine*.

Lisière des bois taillis, clairières, pâturages.

Var. α *glabrata* Koch, *Syn.* p. 655; Rchb. *Ic. XVIII*, p. 5, tab. 16, fig. 1. Tige et calice glabres.

Esp. Espalion, au pré dit Prat-Sarrat (Bern.)

Mil. Bois de Salbous ; bois de Cervières, près de la Pesade !

Villef. Villefranche, vallée de l'Aveyron, bois de la Baume ; du Quoiti ; vallée de l'Alzou, bois de Bascaud, du Cabanat, Labastide-l'Évêque, prairies de Maroyre !

Var. β *stricta* Koch. *l. c.*; Rchb. *Ic. XVIII*, p. 5, tab. 16. fig. 2.; *B. stricta* Ait. Plus grande, plus velue ; feuilles plus larges que la précédente.

Mil. Puy-de-France, bois communal de la Garrigue ; Hôpital-du-Larzac (B.)

Var. γ *hirta* Koch, *l. c.;* Rchb. *Ic. XVIII,* p. 5, tab. 16, fig. 3. Feuilles étroites.

Esp. Aubrac, pâturages près de la Tour de Belvézet !

♃ Juin-septembre. — Le type CC. Les deux variétés plus rares.

XIX. BALLOTA L.

1397. **Ballota fætida** L.; vulg. *Ballote*, *Marrube-noir*.

Bord des chemins, décombres, lieux incultes.

♃ Juin-septembre. — CC.

XX. PHLOMIS L.

1398. **Phlomis Herba-Venti** L

Cette espèce méditerranéenne, qui remonte dans les Cévennes jusqu'à Alais, Anduze, Saint-Ambrois, est indiquée au bois de Fajas, aux environs de Tournemire, par M. Puech. Je ne l'ai pas remarquée dans les deux herborisations que j'ai faites dans ce bois qui est une des stations les plus riches de notre flore.

Le *sideritis scordioides* L. est indiqué par Bonnaterre dans les lieux chauds des terrains calcaires du département; il n'est pas à ma connaissauce que cette espèce y ait été retrouvée. Il en est de même du *S. montana* L. que M. de Barrau indique dans les bois montagneux de Carcenac. D'après MM. Grenier et Godron, cette espèce n'appartient pas à la flore française.

XXI. MARRUBIUM L.

1399. **Marrubium vulgare** L.; vulg. *Marrube, Marrube-blanc.*

Bord des chemins, lieux incultes, décombres.

♃ Juin-septembre. — CC.

XXII. MELITIS L.

1400. **Melitis Melissophyllum** L.; vulg. *Mélisse-des-bois.*

Bois montagneux.

Esp. Au-dessus de Venzac, tertres boisés (Jord. de Pf.)

Mil. Environs de Sauclières, bois de Salbous ! — Bois de la Resce, près de Sévérac; le Monna; Puy-de-France; Issis; bois couverts d'Ambousquèses (B.)

Rod. Floyrac; Gages; Bertholène; Bonnecombe; Carcenac (M.) — Vallon du Pas, côte de Cruou (ab. R.)

Villef. Villefranche, la Baume; coteaux herbeux de Fontanes; bois du Quoiti; bois de Vialatelle, sur la route de Cajarc; bois de la gorge de la Serène, au-dessous de Pichiguier; gorge de Lantouï !

♃ Mai, juin. — AC.

XXIII. SCUTELLARIA L.

1401. **Scutellaria galericulata** L.; Rchb. *Ic. XVIII*, p. 32, tab. 55, fig. 2.; vulg. *Toque.*

Bord des eaux, des étangs, des ruisseaux, berges des rivières.

Rod. Sources de Fontange ! — Environs de Rodez, Lauterne; bords de l'Aveyron (M.) — Carcenac (de B.) — Bertholène (Cerès, *in Cat.* M.) — Le Rouquet (fr. S.)

Villef. Villefranche, sur la chaussée du moulin du Teulel; Martiel, bords du ruisseau du moulin de Frayssines; Rieupeyroux, prairies tourbeuses au-dessous de la Chapelle; près de Montbazens, prairies marécageuses à l'embranchement du chemin de Roussennac; Salles-Courbatiès, le long des fossés des prairies tourbeuses; bords de la Diège, près de Saint-Julien-d'Empare !

♃ Juillet, août. — AR.

1402. **Scutellaria minor** L.; Rchb. *Ic. XVIII*, p. 32, tab. 5, fig. 3.

Lieux marécageux, bord des étangs, tourbières peu profondes, bois humides.

Mil. Salles-Curan (fr. S.)

Rod. Environs de Rignac, au Buenne (de V.) — Montagne de Cabrières, près de Carcenac; landes de Crayssac (de B.)

Villef. Sanvensa, prairies de Cantagrel; Labastide-l'Évêque, bords du ruisseau de Maroyre; Rieupeyroux, dans les prairies, le long des fossés ! — Asprières (Giraud.)

♃ Juillet-septembre. — CC.

XXIV. BRUNELLA Tournef.

1403. **Brunella hyssopifolia** C. Bauh.; *Prunella hyssopifolia* L.; Rchb. *Ic. XVIII*, p. 12, tab. 22, fig. 1.

Mil. Environs de Millau, ravin de Cartayre (B.)

St-Af. Environs de Tournemire (Puech).

♃ Mai-juillet. — RR.

1404. **Brunella vulgaris** Mœnch.; *Prunella vulgaris* L.; Rchb. *Ic. XVIII*, p. 12, tab. 22, fig. 2.; vulg. *Brunelle*.

Prairies, pelouses, bord des chemins, lisière des bois, dans tout le département.

Esp. Prairies d'Aubrac !

Mil. Le Rouquet (B.)

Rod. Plateau de Salles-la-Source; bois de Bourran !

Var. β *pinnatifolia* Godr. *Fl. Lor.*; *Prunella laciniata* var. γ L.; Rchb. *Ic. XVIII*, p. 13, tab. 2.

Villef. Villefranche, plateau rocailleux vis-à-vis de Saint-Remy !

♃ Juin-octobre. — Le type CC. La var. R.

1405. **Brunella alba** Pallas; *B. lacinicata* Benth.; Vaill. *Bot. Par.* tab. 5, fig. 1.; Rchb. *Ic. XVIII*, p. 13, tab. 22, fig. 3.

Prés, bois, pelouses sèches, coteaux arides dans les terrains calcaires ou argileux; plus rare dans les terrains granitiques.

Mil. Puy-de-France; plateau du Larzac, la Pesade, dans les bois! — La Tacherie; Vinnac; Hôpital-du-Larzac (B.)

Rod. Bois de Bourran ! — Cayssials; Onet (M.) — Flavin (de B.) — Salmiech (fr. S.)

St-Af. Saint-Affrique, montagne de la Rouquette ! — Tournemire, Castels-Viels (Puech).

Villef. Villefranche, plateau du Calvaire, du Guarriguet; côte de l'Alzou; la Bouisse; coteaux rocailleux de Calcomier; pentes rocailleuses du plateau du mas d'Hubal vis-à-vis de Saint-Remy; plateau de Salvagnac !

♃ Juin-août. — AC.

1406. **Brunella grandiflora** Mœnch; *Prunella vulgaris*, var. β *grandiflora* L.; Rchb. *Ic. XVIII*, p. 13, tab. 4, 5.

Clairières des bois, pelouses, prés secs.

Esp. Aubrac, dans la prairie !

Mil. Millau, côte du Larzac ! — Hôpital-du-Larzac ; la Tacherie (B.) — Bois de Salbous (de Pouzolz).

Rod. Carcenac (de B.) — Bois de Bourran ; côte du Cruou (ab. R.) — Marcillac (Chastaingt).

St-Af. Tournemire, bois de Pélissier (Puech).

Villef. Villefranche, bois de la Bouisse ; Sanvensa ; Najac, bois Rond ; Laguépie, bois des bords de l'Aveyron ; bois de Marin ; combes de Salvagnac ! — Asprières (Giraud.) — Montbazens (Chastaingt).

♃ Juillet-octobre. — RC.

XXV. AJUGA L.

1407. **Ajuga reptans** L.; Rchb. *Ic. XVIII*, p. 20, tab. 33, fig. 3. ; vulg. *Bugle.*

Prairies, bois, dans tout le département.

♃ Mai, juin. — CC.

1408. **Ajuga pyramidalis** L.; Rchb. *Ic. XVIII*, p. 19, tab. 33, fig. 2.

Pâturages des montagnes.

Esp. Montagnes d'Aubrac, sommet de las Truques ; prairies d'Aubrac, au-dessus du bois de Gandillot !

Indiqué au Plomb du Cantal et au Puy-Mary, par Grenier et Godron *Fl. Fr. II*, p. 706.

♃ Mai, juin. — R.

1409. **Ajuga Genevensis** L.; Rchb. *Ic. XVIII*, p. 19, tab. 33, fig. 1.

Lieux sablonneux, champs en friche, bord des chemins, des rivières, bruyères.

Mil. Environs de Millau, alluvions de la Dourbie ! — Lestang, près de la cave à fromage (ab. R.) — La Pomarède ; Saint-Martin (B.)

Rod. La Roque, près de Rodez ; Girman, près d'Arvieu ; vallon du Cruou (de B.) — Cayssials (M.) — Plateau de Salles-la-Source ; lisière du bois de Cornalhac (ab. R.)

Villef. Villefranche, plateau de la Bouisse; Ols; Montsalés! — Saint-Julien-d'Empare, dans les prés (fr. S.)

♃ Mai-juillet. — AC.

1410. **Ajuga Chamæpitys** Schreb.; *Teucrium Chamæpitys* L.; Rchb. *Ic. XVIII*, p. 20, tab. 34, fig. 2.; vulg. *Yvette*.

Champs pierreux des terrains calcaires.

Esp. Entre Espalion et Saint-Côme, champs de la métairie du Pouget (Bern.) — Tertres au-dessus de Venzac (Jord. de Pf.)

Mil. Grosfesenque; la Pomarède; champs du Prieur; champs de la Borie-Blanque (B.)

Rod. Plateau calcaire de Salles-la-Source; plateau de Balzac; Saint-Christophe! — Mondalazac (ab. R.)

St-Af Le Salze (de B.)

Villef. Villefranche, Ordiget, sommet des vignes; moissons du plateau de la Bouisse; plateau de la Rouquette; Monteils; la Bastide-Capdenac; le Puech, près de Saint-Remy; Salles-Courbatiès, dans les moissons; Montsalès; Salvagnac, dans les Combes, sur le plateau de Cubèle; entre Salvagnac et Saujac au pied des rochers! — Asprières; Sonnac; Salvagnac-Saint-Loup (Giraud.)

① Juin-octobre. — CC.

1411. **Ajuga Iva** Schreb.; *Teucrium Iva* L.; Rchb. *Ic. XVIII*, p. 20, tab. 34, fig. 3.

Esp. Champs vis-à-vis de Livinhac (Bern.)

Mil. La Couvertoirade, pelouses rocailleuses! — Sévérac-le-Château, expositions chaudes sur le calcaire (Berth. *in Cat.* M.)

♃ Mai-juillet. — RR.

XXVI. TEUCRIUM L.

1412. **Teucrium Botrys** L.; Rchb. *Ic. XVIII*, p. 22, tab. 38, fig. 1.

Champs cultivés, vignes, décombres.

Esp. Vignes de Cestens (Bern.) — Au-dessus de Venzac (Jord. de Pf.)

Mil. Plateau du Larzac, champs de la Couvertoirade; vignes vers Creissels! — Laissac; Sévérac (M.) — Coteaux de Cureplats (B.)

Rod. Plateau d'Onet! — Cayssials; Valady (M.)

Villef. Environs de Villefranche, sommet de la côte d'Ordiget; plateau de la Rouquette; Salles-Courbatiès, dans les moissons! — Asprières; Bouillac (Giraud.)

Vallée du Lot à Cadrieu! *Lot.*

① Juillet-octobre — C.

1413. **Teucrium Scordium** L.; Rchb. *Ic. XVIII*, p. 22, tab. 38, fig. 2.; vulg. *Germandrée-aquatique.*

Lieux marécageux, bord des étangs et des marais, fossés, prairies humides.

Mil. Le Tourriol, vis-à-vis d'Anglars, rigole des prés (ab. R.)

Rod. Étang de Bournazel (de V.)

Villef. Villefranche, prés de la Romiguière, bords des fossés de la route; Martiel, bords du ruisseau du moulin de Frayssines!

♃ Juin-octobre.— AR.

1414. **Teucrium Scorodonia** L.; Rchb. *Ic. XVIII*, p. 21, tab. 36; vulg. *Germandrée-sauvage*, *Sauge-des-bois.*

Lisière et clairières des bois taillis, buissons des coteaux herbeux, bruyères, dans tous les terrains.

♃ Juin-octobre. — CC.

1415. **Teucrium Chamædrys** L.; Rchb. *Ic. XVIII*, p. 22, tab. 38, fig. 4.; vulg. *Petit-chêne*, *Germandrée.*

Bord des bois, des chemins, murs des vignes, coteaux incultes, pierreux.

Mil. Millau, au pied des rochers d'Ambousquèses; Sauclières sur les rochers de Roquefoulet; plateau entre Saint-Geniez et Sévérac; coteaux de Saint-Jean-du-Bruel; vallon du Mensou! — Ravin de Cartayre; Puy-de-France; Saint-Martin (B.)

Rod. Plateau de Salles-la-Source; Lioujas! — Cayssials; Tripadou (M.)

Villef. Villefranche, murs des vignes de Fontanes; la Romiguière; Salvagnac-Cajarc, dans les Combes, au pied des rochers!

♃ Juin-septembre. — C.

1416. **Teucrium montanum** L.; Rchb. *Ic. XVIII*, p. 21, tab. 37, fig. 1-3.

Coteaux arides et calcaires.

Mil. Sévérac-le-Château, montagne de la Camusèle; plateau du

Larzac, la Couvertoirade; Sauclières, plateau du Rouquet, pelouses au-dessus du bois de Salbous! — Sévérac; Millau; Nant; le Larzac (M.) — Puy-de-France; Hôpital-du-Larzac (B.)

Rod. Plateau de Salles-la-Source, de Lioujas! — Causse de Sébazac (ab. R.) — Gages (M.)

St-Af. Saint-Affrique, montagne du Bau-des-Singles! — Bois de Roquefort (Puech).

Villef. Monteils, coteaux rocailleux à l'exposition du midi; Estrabols, pentes rocailleuses des Combes; Salvagnac, terrains incultes au sommet de la côte; versant du plateau de Vaïffier, vers la gorge de Lantouï!

♃ Juin-août. — AR.

1417. **Teucrium aureum** Schreb.; *T. flavicans* Lam. *Dict. II*, p. 700; *Polium montanum III*, Clus. *Hist. pars. I*, p. 361.

Coteaux montueux et calcaires.

Mil. Entre la Couvertoirade et le Caylar, sur les rochers; Sauclières, plateau rocailleux vers le bois de Salbous; pentes rocailleuses des bois de Salbous et de Virenque!

St-Af. La variété à poils blancs, *T. gnaphalodes* Valh., vient en abondance sur le plateau de Tournemire, vers le bois de Montclarat; M. Loret, *Fl. Montp.*, l'indique au Caylar.

♄ Juin-août. — R.

1418. **Teucrium Polium** L.; Rchb. *Ic. XVIII*, p. 22, tab. 37, fig. 4-7.

Coteaux arides, pierreux dans le terrain calcaire.

Esp. Plateau calcaire au sommet de la côte d'Espalion vers Rodez! — Entre Espalion et Bozouls, au terroir de Pierre-Levade (Bern.)

Mil. Sévérac-le-Château, plateau calcaire de la montagne de la Camusèle; entre Saint-Geniez et Sévérac-le-Château; vallon du Mensou, au-dessus d'Aguessac; côte du Larzac et tout le plateau! — Puy-de-France; ravin de Cartayre (B.) — Millau; Nant; tout le Larzac (M.)

St-Af. Saint-Affrique, pentes rocailleuses des montagnes de la Rouquette et du Bau-des-Singles! — Broquiès, bords du Tarn (de B.)

♄ Juin-août. — AR

FAM. LXXX. VERBÉNACÉES

VERBENACEÆ Juss.

I. VERBENA Tournef.

1419. **Verbena officinalis** L.; vulg. *Verveine.*

Bord des chemins, lieux incultes, dans tout le département.

♃ Juin-août. — CC.

II. VITEX L.

1420. **Vitex Agnus-Castus** L.

Bernier, qui a herborisé dans le département de 1598 à 1643, a observé cette plante à Villefranche, dans le jardin de Rodolin, près la porte Saint-Jean.

FAM. LXXXI. PLANTAGINÉES

PLANTAGINEÆ Juss.

I. PLANTAGO L.

1421. **Plantago major** L.; vulg. *Plantain, Grand-Plantain.*

Lieux incultes, bord des chemins, prairies, décombres, dans tous les terrains.

♃ Juillet-octobre. — CC.

1422. **Plantago intermedia** Gilib.; Rchb. *Ic. XVII,* p. 53, tab. 86, fig. 1.

Bord des chemins, lieux vagues, humides.

Mil. Sur le causse noir (Loret).

Souvent confondu avec le précédent dont il se distingue par sa taille moins élevée; par ses feuilles pubérulentes, plus molles, appliquées en rosette sur le sol, ordinairement à trois nervures; par ses pédoncules arqués-ascendants souvent plus courts que les feuilles.

♃ Juin-octobre. — AR.

1423. **Plantago media** L.; Rchb. *Ic. XVII*, p. 53, tab. 78, fig. 3 et tab. 86, fig. 2.; vulg. *Plantain-bâtard*.

Prés secs, pelouses rases, bord des chemins.

♃ Mai-août. — CC.

1424. **Plantago Coronopus** L.; Rchb. *Ic. XVII*, p. 54, tab. 79, fig. 5-8.

Bord des chemins, lieux incultes dans les terrains secs et sablonneux.

Rod. Indiqué aux environs de Rodez, dans les pâturages secs, le long des chemins (de B.)

Villef. Najac, pelouses le long de la route, au-dessous du chemin qui conduit à l'église !

Je ne l'ai pas observé ailleurs dans le département bien qu'il soit assez commun dans le département du Tarn.

① ou ② Mai-octobre. — RR.

1425. **Plantago serpentina** Vill.; Rchb. *Ic. XVII*, p. 55, tab. 80, fig. 3.

Bord des chemins, tertres, lieux incultes.

Esp. Entre Espalion et le village du Granier, le long du chemin; près du Bosquet d'Olt, allant au Cambon, le long du chemin (Bern.) — Environs de Saint-Chély (de B.)

Mil. Causse de la Liquisse; Sévérac-le-Château; Sauclières, bois de Salbous, vers le sommet; Saint-Jean-du-Bruel, coteaux de la rive droite de la Dourbie, vers le Moulin-Boudou; entre Saint-Jean-du-Bruel et la montagne de Saint-Guiral ! — Millau, la Grosfesenque; la Tacherie; Vinnac (B.)

Rod. Plateau d'Onet; talus et banquette de la grande route près de Druelle; Curlande, bords de la route; Saint-Christophe, pentes rocailleuses ! — Cayssials; Flavin; Puech-Mourguiol (M.) — Plateau de Manhac; bois de la Barthe (ab. R.) — Salmiech (fr. S.)

St-Af. Saint-Affrique, montagne du Bau-des-Singles !

Villef. Terrains vagues, près de la station de Naussac, sur le calcaire d'eau douce; entre Montbazens et Anglars; Roussennac; Monteils et la Rouquette ! — Environs de Saint-Julien-d'Empare, la Garrigue (fr. S.) — Asprières (Giraud.)

② Juillet-octobre. — AC.

1426. **Plantago carinata** Schrad.; Rchb. *Ic. XVII*, p. 55, tab. 81, fig. 3, 4.

Mil. Environs de Saint-Jean-du-Bruel, lieux sablonneux (M.)

Je n'ai pas observé moi-même cette espèce dans le département bien qu'elle soit indiquée par Gren. et God. (*Fl. Fr. II*, p. 726,) à Mende, dans la Lozère; au Vigan et à Lespérou, dans le Gard; stations qui touchent à notre région.

♃ Juillet, août.

1427. **Plantago lanceolata** L.; Rchb. *Ic. XVII*, p. 56, tab. 79, fig. 1,3.

Prairies, pâturages, bord des chemins, dans tous les terrains.

Var. β *lanuginosa* Koch. *Syn.* 2e éd. p. 686.

Mil. Rivages, aux environs de Millau (B.)

Feuilles couvertes de longs poils laineux; épi ovale.

Var. γ *capitellata* Koch, *Syn. l. c.; foliis angustissimis, spica subrotunda* Lam. *Dict. V*, p. 372.

Villef. Pelouses de la chapelle de Rieupeyroux!

Var. δ *maxima* Bonh. *in Cat. cant. Mil.*

Plante robuste à feuilles longuement lancéolées, retrécies en un pétiole étroit, strié, recouvert de longs poils étoilés; épi cylindrique, de deux à cinq centimètres de long et au-delà. — Environs de Millau, sans indication de localité.

♃ Avril-octobre. — Le type CC.

1428. **Plantago argentea** Chaix *in* Vill. *Dauph. I*, p. 376, et t. II, p. 302 (1786); *P. victorialis Poir. Dict. V*, p. 877, (1804); DC. *Fl. Fr. III*, p. 410; *Ic.* Gerard, *Gall.-prov.* p. 333, tab. 12; Rchb. *Ic. XVII*, p. 57, tab. 78, fig. 5 *(optima)*.

Mil. Bois de Salbous (Dr Martin; de Pouzolz). — Bois au nord du Puy-d'Andan (B.)

St-Af. Environs de Tournemire, bois de Fajas, de Montclarat; devèze de la Panouze!

Est indiqué dans les Cévennes, à Campestre et la Sérane par Gren. et God. *Fl. Fr. II*, p. 727.

♃ Juin-août. — RR.

1429. **Plantago Psyllium** L.;

Cette espèce méridionale est indiquée à Millau, à Sévérac-le-Château et à Broquiès par de Barrau. Je n'ai pas eu occasion de l'observer dans mes herborisations dans le département; il y a lieu de présumer qu'elle a été confondue avec la suivante.

① Mai-juillet.

1430. **Plantago arenaria** Waldst. et Kit.; Rchb. *Ic. XVII,* p. 59, tab. 85, fig. 2.

Lieux sablonneux.

Mil. Bois de Salbous (M.) — La Pomarède (B.)

Rod. Gages, lieux sablonneux (M.) — Vallée du Viaur (fr. S.)

Villef. Bois d'Estrabols; combes de Salvagnac !

Vallée du Lot à Cadrieu ! *Lot.*

① Juin-août. — R.

1431. **Plantago Cynops** L.; Rchb. *Ic. XVII,* p. 58, tab. 85, fig. 1.

Lieux incultes, arides, bord des chemins, dans les terrains calcaires ou argileux.

Mil. Environs de Millau, coteaux du Monna; alluvions de la Dourbie; bois de Salbous; côte de Nant; entre Nant et Saint-Jean-du-Bruel, plateau de Dourbias; la Pesade ! — Sévérac-le-Château, coteaux secs (M.) — Caussibal; la Pomarède; Plalong (B.)

St-Af. Montagne de la Rouquette; rochers de Caylux; Cornus, versant de Guillaumard ! — Broquiès, bords du Tarn (de B.)

Villef. Plateau de Cubèle; Montsalès; Salvagnac ! — Asprières; Sonnac (Giraud.)

♄ Juin, juillet. — C.

II. LITTORELLA L.

1432. **Littorella lacustris** L.; Rchb. *Ic. XVII,* p. 52, tab. 75, fig. 3,4.; vulg. *Littorelle.*

Bord des étangs, mares, dans les terrains siliceux.

Rod. Bournazel, bords de l'étang !

Villef. Bords de l'étang de Privezac ! (de B.)

Cette plante ne fleurit pas quand elle est submergée; dans cet état elle a des feuilles demi-cylindriques qui la font ressembler à l'*Isoetes lacustris.*

♃ Juin-septembre. — AR.

FAM. LXXXII. PLUMBAGINÉES

PLUMBAGINEÆ Endl.

I. ARMERIA Willd.

1433. **Armeria juncea** Girard; Gren. et God. *Fl. Fr. II*, p. 734; Loret et Barrand. *Fl. Montp.* p. 535; *A. setacea* Delile inéd.

Mil. Plateau du Larzac, fentes des rochers de Servières!

St-Af. Plateau du Larzac, pentes rocailleuses entre Cornus et le village de Figayrol, dans les pâturages dits de Cabanissés; plateau du Guillaumard près du Mas-Raynal; plateau de Tournemire, vers la Panouze! — Devèze de la Panouze (Puech)!

Indiqué dans les montagnes du Vigan et de la Lozère (G. G. *l. c.*)

♃ Juin, juillet. — RR.

1434. **Armeria plantaginea** Willd.; *Statice plantaginea* All.; Rchb. *Ic. XVII, p.* 68, tab. 100, fig. 1.

Pelouses des terrains sablonneux, coteaux arides.

Esp. Prairies de Laguiole, d'Aubrac, de Salgues, de la Tour de Belvezet!

Mil. Environs de Millau, alluvions de la Dourbie; plateau du Larzac, à la Couvertoirade; Sauclières, pelouses du Rouquet! — Millau, la Grosfesenque, la Pomarède; vallée du Tarn à Choisy (B.) — Saint-Jean-du-Bruel; Saint-Laurent-d'Olt (M.)

St-Af. Saint-Affrique, plateau de la montagne de la Rouquette; pentes rocailleuses de la vallée du Tarn, vers le Minier; Cornus, plateau du Larzac et parmi les rochers éboulés du bois de Guillaumard; plateau au-dessus de Tournemire! — Bois et devèze de la Bastide (Puech).

Villef. Najac, sur les roches serpentineuses de Ferragut, gorge de la Sérène; Firmy, sur les rochers du Puy-de-Volf!

♃ Juin-septembre. — AR.

1436. **Armeria bupleuroides** Gren. et God. *Fl. Fr. II*, p. 736.

Mil. Hôpital-du-Larzac, lieux secs incultes, coteaux de la Granède (B.)

En raison de l'inconstance des caractères qui lui sont attribués, MM. Loret et Barrandon (*Fl. Montp.*) ne sauraient voir dans l'*A. bupleuroides* une espèce distincte.

♃ Juillet.

II. PLUMBAGO Tournef.

1437. **Plumbago Europæa L.**

Mil. Environs de Millau, lieux secs et chauds (Berth. *in Cat.* M.)

Il n'est pas à ma connaissance que cette plante ait été retrouvée dans le département; elle remonte cependant de la région méditerranéenne, où elle est commune, jusque dans les montagnes du Vigan.

FAM. LXXXIII. GLOBULARIÉES

GLOBULARIEÆ DC.

I. GLOBULARIA L.

1438. **Globularia vulgaris L.**

Pelouses sèches, coteaux calcaires, clairières des bois.

Mil. Gorge de la Jonte; Sauclières, plateau du Rouquet! — Sévérac (M.) — Nant, Roc-Nantais (B.)

Rod. Plateau de Balzac! — Causse de Concourès; Floyrac; Salles-la-Source (M.) — Carcenac; tout le causse de Rodez (de B.)

Villef. Villefranche, montagne de Pénevaire, de Macarou; Najac, coteaux de Mazerolles; Salvagnac, pelouses rocailleuses du plateau de Cubèle!

♃ Avril-juin. — C.

CLASSE IV. MONOCHLAMYDÉES

FAM. LXXXIV. PHYTOLACCÉES

PHYTOLACCEÆ R. BR.

I. PHYTOLACCA L.

1439. **Phytolacca decandra** L.

Cette plante, originaire de l'Amérique septentrionale, est comme subspontanée dans quelques jardins où elle se sème et se multiplie facilement d'elle-même.

♃ Août, septembre.

FAM. LXXXV. AMARANTACÉES

AMARANTACEÆ R. BR.

I. AMARANTUS L.

1440. **Amarantus deflexus** L.; *A. prostratus* Balb.

Signalé dans le département par l'abbé Bonnaterre (*Cat.* M.) Je ne l'ai pas observé dans mes explorations.

♃ Juillet-septembre.

1441. **Amarantus Blitum** L. *Cod.* n° 7175; G. G. *Fl. Fr. III*, p. 3 et *mult. auct.*; *A. ascendens* Lois.

Vignes, lieux cultivés, voisinage des habitations, dans tous les terrains et dans tout le département.

Fruit déhiscent, s'ouvrant circulairement.

① Juin-octobre. — CC.

1442. **Amarantus sylvestris** Desf.; *A. viridis* L. *pro parte*.

Pied des murs, villages, lieux cultivés, décombres.

Rod. Environs de Rodez, lieux cultivés, fumiers (M.)

Villef. Villefranche, chemin du Radel; vallée de l'Aveyron, la Gasse; Laguépie, le long de la voie ferrée ! Infeste les jardins.

Fruit indéhiscent ou s'ouvrant irrégulièrement.

① Juin-octobre. — AC.

1443. **Amarantus retroflexus** L.; *A. spicatus* Lam. *Dict. I*, p. 117.

Champs cultivés, vignes, décombres.

Mil. Environs de Millau (Berth.)

Rod. Cayssials, champs et décombres (M.)

Villef. Villefranche, champs du Mespoul, du Radel; Ambeyrac, bords du Lot; Decazeville; Cransac ! — Asprières (Giraud.) — Agrès (Chastaingt).

① Juillet-septembre. — CC.

1444. **Amarantus sanguineus** L.

Échappé des jardins et devenu spontané çà et là dans les terrains incultes, sur les décombres.

Villef. Villefranche, vignes de la montagne de Pénevaire; Firmy, au pied du Puy-de-Volf !

① Août, septembre. — R.

1445. **Amarantus albus** L.

Champs cultivés, vignes.

Mil. Environs de Millau, champs et vignes (Berth. *in Cat.* de B.)

Villef. Balaguier dans les champs (fr. S.) — Agrès (Chastaingt).

① Juillet-octobre. — RR.

FAM. LXXXVI. SALSOLACÉES

SALSOLACEÆ Moq.

I. ATRIPLEX

1446. **Atriplex hortensis** L.; vulg. *Arroche*, *Bonne-Dame*.

Assez souvent subspontané dans les décombres et le voisinage des jardins.

① Juillet-septembre.

1447. **Atriplex hastata** L.; *A. latifolia* Wahlbg.

Çà et là le long des chemins, sur les décombres.

① Juin-août. — C.

1448. **Atriplex patula** L.; *A. angustifolia* Smith.

Champs cultivés, bord des routes, lieux incultes.

Mil. Sables du Tarn (de B.)

Rod. Roc de Tripadou, près de Rodez; Carcenac (de B.)

Villef. Villefranche, champs du Mespoul, le long des chemins; domaine de l'Estang! — Decazeville, côte des Estaques (Chastaingt).

① Juillet, août. — CC.

II. SPINACIA Tournef.

1449. **Spinacia glabra** Mill.; *S. oleracea* var. β L.; vulg. *Épinard-de-Hollande; Gros-Épinard.*

Cultivé dans les jardins potagers, subspontané çà et là au voisinage des habitations.

① Juin-septembre.

1450. **Spinacia oleracea** var. α L.; *S. spinosa* Mœnch.; vulg. *Épinard-d'hiver; Épinard-commun.*

Cultivé dans les jardins potagers, quelquefois subspontané dans le voisinage des habitations.

① Juin-septembre.

III. BETA Tournef.

1451. **Beta vulgaris** L.

On cultive généralement les deux variétés suivantes:

Var. α *Cicla; B. Cicla* L.; vulg. *Poirée, Bette-Carde.* Fréquemment cultivée dans les jardins potagers.

Var. β *rapacea* Koch.; vulg. *Betterave.* Cultivée en plein champ.

① ou ② Juin-septembre.

IV. CHENOPODIUM L.

1452. **Chenopodium Botrys L.**; *Ambrina Botrys* Moq.-Tand. *Chenop.* p. 37.

Terrains sablonneux, bord des rivières.

Mil. Environs de Millau (de B.) — Le Théron; Calès; le Chayran (B.)

Rod. Auzits (Chastaingt).

St-Af. Rives du Tarn sous Broquiès (de B.)

Villef. Vallée du Lot: Livinhac, Penchot, la Roque, Capdenac, Ambeyrac, Saujac, Salvagnac; Decazeville; Cransac, où il croit en grande abondance sur les crassiers des forges. C'est la première plante qui se hasarde sur ces dépôts encore fumants pour les envahir mesure qu'ils se refroidissent; elle ne s'est montrée qu'en 1876, aux environs de Villefranche dans le ballast de la gare. — Montbazens; Marcenac (Chastaingt).

① Juillet-octobre. — C.

1453. **Chenopodium polyspermum L.**

Lieux cultivés, voisinage des habitations, vignes.

Villef. Villefranche, le Mespoul; Fondiès; Sainte-Croix; l'Estang; Firmy, le long des chemins; Najac, fossés du chemin de fer! — Saint-Julien-d'Empare (fr. S.)

① Juillet-septembre. — C.

1454. **Chenopodium Vulvaria L.**

Au pied des murs, lieux cultivés, décombres, dans tout le département.

① Juillet-octobre. — CC.

1455. **Chenopodium album L.**; *C. leiospermum* DC.

Voisinage des maisons, bord des chemins, décombres.

Villef. Montagne de Pénevaire; Saint-Remy, près du pressoir.

Var. β *viridescens* Saint-Amans, *Fl. Ag.* p. 105, excls. synon.; *C. viride plur. auct* non L.; *C. paganum* Rchb.

Villef. Domaine de l'Estang!

Vallée du Lot à Cadrieu! *Lot.*

① Juillet, octobre. — CC.

1456. **Chenopodium opulifolium** Schrad.; *Ic.* Vaill. *Bot.* tab. 7, fig. 1.

Décombres, au pied des murs.

Rod. Marcillac (Giraud.)

Villef. Bouillac (Giraud.) — Cransac (Chastaingt). — Saint-Julien-d'Empare (fr. S.)

① Juin-septembre. — AR.

1457. **Chenopodium hybridum** L.; Vail. *Bot.* tab. 17, fig. 2.; Bar. *Ic.* tab. 450.

Jardins, lieux cultivés, plus commun dans les terrains siliceux.

Villef. Environs de Villefranche, champs du Mas-de-Fournel! — Environs de Saint-Julien-d'Empare (fr. S.)

① Juillet, août. — AC.

1458. **Chenopodium urbicum** L.

Bord des chemins, au pied des murs, voisinage des habitations.

Rod. Château de Bournazel, dans la cour! — Environs de Rodez à Carcenac (de B.)

Villef. Domaine de l'Estang; Orlhonac; Sainte-Croix, lisière des champs!

Var. β *intermedium* G. G.; Moq.-Tand. *Chenop.* p. 32; *C. intermedium* Mert. et Koch.; Bor. *Fl. cent.* 3e éd. p. 545.

Villef. Villefranche, faubourg Guiraudet, le long des murs; Decazeville, le long des chemins; Cransac, au pied des crassiers des forges! — Saint-Julien-d'Empare, (fr. S.)

② Août, septembre. — C.

1459. **Chenopodium murale** L.

Décombres, pied des murs, basses-cours, bord des chemins.

① Juillet-septembre. — CC.

1460. **Chenopodium rubrum** L.; *Blitum rubrum* Rchb.; *B. polymorphum* C.-A. Mey.; Moq.-Tand. *Chenop.* p. 45.

Lieux humides, décombres, berges des rivières.

St-Af. Raspaillac, dans les vignes (Puech).

① Juillet-septembre. — RR.

1461. **Chenopodium Bonus-Henricus** L.; *Blitum Bonus-Henricus* C.-A. Mey.; Moq.-Tand. *Chenop.* p. 46; Fuchs. *Hist.* p. 463.;

vulg. *Bon-Henri, Épinard-sauvage, Toute-Bonne.*

Région des hautes montagnes, voisinage des bergeries, basses-cours, villages, pied des murs.

Esp. Montagnes d'Aubrac, pâturages rocailleux, Aubrac, près du village, le long des chemins; entre Aubrac et Saint-Geniez, près des burons; prairies de Laguiole!

Mil. Sévérac-le-Château, dans les prés, au-dessous du village!

Rod. Jardins de Carcenac (de B.) — Fontanges (M.)

St-Af. Prés, sous Roquefort (Puech).

♃ Juin-septembre. — AC.

V. CAMPHOROSMA

1462. **Camphorosma monspeliaca** L.

Indiqué dans les lieux secs et sablonneux du département par Bonnaterre *in Cat.* M. Il n'est pas à ma connaissance qu'il y ait été retrouvé.

FAM. LXXXVII POLIGONÉES

POLYGONEÆ Juss.

I. RUMEX L.

1463. **Rumex palustris** Smith; *R. limosus* Thuill.; *R. maritimus* β DC. *Fl. Fr. II*, p. 375; Lob. *Obs.* p. 151, fig. 2.

Bord des fossés, des mares.

Villef. La Bastide-l'Évêque, prairies de Réquista! — Saint-Julien-d'Empare (fr. S.)

② Juillet-septembre. — R.

1464. **Rumex pulchra** L.; Mut. *Fl. Fr.* tab. 57, fig. 456.

Au pied des murs, le long des fossés, des chemins, lieux incultes.

② Juin, août. — CC.

1465. **Rumex Friesii** G. G. *Fl. Fr. III*, p. 36; *R. obtusifo-*

lius DC. *Fl. Fr. III*, p. 375; *Lapathum sylvestre magnum vulgare* J. Bauh. *Hist. II*, p. 984.

Bord des chemins, pied des murs, basses-cours, lieux frais et ombragés.

Rod. Bois de Madame (M.)

Villef. Villefranche, champ à fourrage, à l'entrée de l'Hospice; domaine de l'Estang; la Bastide-l'Évêque, au-dessous du château de Réquista; Sanvensa; Laguépie, fossés des chemins !

♃ Juin-août. — AC.

1466. **Rumex conglomeratus** Murr.; *R. acutus* DC. *Fl. Fr. III*, p. 375, et *mult. auct.*, non L.; *Lapathum acutum minimum* J. Bauh. *Hist. II*, p. 985.

Bord des eaux, fossés, bois humides.

Mil. Fossés des routes, le Rouquet (B.)

Rod. Bois de Madame, de Bourran; bords de l'Aveyron (M.)

Villef. Villefranche, commun le long des routes, au bord des fossés; Laguépie, bord des fossés du chemin de fer !

♃ Juillet-septembre. — CC.

1467. **Rumex nemorosus** Schrad.; *R. Nemolapathum* DC. *Fl. Fr. III*, p. 373; *R. sanguineus* var. *viridis* Smith, *Brit.* p. 390.

Fossés, bois, lieux frais, bord des ruisseaux.

Esp. Montagnes d'Aubrac, endroits rocailleux et humides, lisière du bois d'Aubrac !

Rod. Bonnecombe (de B.)

Villef. Villefranche, plateau de la montagne de Pénevaire; au-dessus de Monteils, plateau du Puy-d'Escarts; la Romiguière; bois de la Gineste; Laguépie, fossés du chemin de fer !

Var. β *coloratus* G. G.; *R. sanguineus* L.; vulg. *Sang-Dragon*.

Cultivé et spontané çà et là.

♃ Juillet, août. — CC.

1468. **Rumex acutus** L.; *R. pratensis* Mertens et Koch; Bor. *Fl. cent.* 3e éd. p. 553; vulg. *Patience-sauvage*.

Prés, lieux frais, jardins.

Esp. Aubrac, dans la prairie, le long des fossés !

Rod. Cayssials, dans les prés (M.) — La Contie, près de Valady (de B.)

Villef. Villefranche, çà et là dans les prairies et les fossés.

♃ Juillet-septembre. — AR.

1469. **Rumex crispus** L.; Lam. *Ill.* tab. 271, fig. H.; Mut. *Fl. Fr.* tab. 57, fig. 432.

Prairies, bord des champs, des fossés, le long des murs.

♃ Juillet, août. — CC.

1470. **Rumex Hydrolapathum** Huds.

Marécages, bord des étangs (de B.)

♃ Juillet, août. — RR.

1471. **Rumex patientia** L.; Fuchs, *Hist.* 462; vulg. *Patience.*

Subspontané çà et là au voisinage des habitations.

Cultivé dans quelques jardins potagers. Dans la croyance populaire la tisane faite avec la racine de cette plante est très-efficace contre les maladies psoriques.

♃ Juillet, août. — RR.

1472. **Rumex aquaticus** L. *non* Lecoq et Lam. *nec* Bor.

Lieux humides.

Rod. Carcenac (de B.)

Grenier et Godron, *Flore de France*, tome III, page 40, ne l'indiquent que dans le Doubs et dans la Moselle et font remarquer qu'il est souvent confondu avec les espèces voisines.

♃ Juillet-septembre.

1473. **Rumex Alpinus** L.; *Lapathum folio rotundo Alpinum* J. Bauh. *Hist. II*, p. 987.

Hautes montagnes.

Esp. Montagnes d'Aubrac, près des burons !

♃ Juillet, août. — RR.

1474. **Rumex scutatus** L.

Vieux murs, coteaux pierreux, parmi les éboulis.

Esp. Laguiole, sur les rochers, autour de l'église ! — Saint-Geniez, rive droite du Lot, sur les murs (ab. R.)

Mil. Millau, rochers d'Ambousquèses; vignes de Creissels; côte de Nant; plateau du Larzac, la Couvertoirade, sur les murs du village; entre la Cavalerie et Sainte-Eulalie ! — Millau (B.)

Rod. Rodez, sur les murs des boulevards! — Murs et rochers à Valady (M.) — Près du hameau du Puech (ab. R.)

St-Af. Sur les rochers de Caylux; Cornus, versant septentrional du plateau de Guillaumard; éboulis de Castels-Viels! — Broquiès, bords du Tarn (de B.) — Tournemire (Puech).

Villef. Vallée du Lot, Saujac, Salvaguac!

♃ Juin-août. — AC.

1475. **Rumex acetosa** L.; vulg. *Oseille.*

Cultivé dans les jardins potagers, subspontané au voisinage des habitations.

♃ Mai, juin. — CC.

1476. **Rumex thyrsoides** Desf.; *R. intermedius* DC.

Terrains rocailleux et incultes.

Mil. Raujoles; bois du Puy-de-France; Sauclières, au pied des rochers du plateau du Rouquet! — Caussibal; coteaux de la Granède, au-dessus de Roucoules (B.)

♃ Mai, juin. — R.

1477. **Rumex Acetosella** L.; vulg. *Petite-Oseille.*

Lieux sablonneux, champs, pâturages secs, principalement dans les terrains primitifs.

♃ Mai-juin. — CC.

II. POLYGONUM L.

1478. **Polygonum Bistorta** L.; vulg. *Bistorte.*

Prairies humides, lieux fangeux ou marécageux.

Esp. Montagnes et pâturages d'Aubrac; pâturages près de la Tour de Belvezet; prairies de Laguiole; plateau vers Saint-Geniez! — Près du village de Pinsonnac (Bern.)

Rod. Environs de Rodez, prairies des bords de l'Aveyron; Anglars, prairies des bords de l'Alzou! — Prés de Magnac (ab. R.) — Environs de Rignac, bords de l'Aveyron (de V.) — Bonnecombe (fr. S.)

Villef. Privezac, broussailles des bords de l'Alzou!

♃ Juin, juillet. — AR.

1479. **Polygonum amphibium** L.; Dod. *Pempt.* p. 582, fig. 1.

Lieux humides, bord des mares, lieux où l'eau a séjourné.

Mil. Cureplats; la Grosfesenque; la Pomarède (B.)

Villef. Villefranche, au moulin de Franques; les Granges; étang de Camarade, près du Mas de Vernet; Laguépie; Salles-Courbatiès, fossés des prairies tourbeuses!

Les auteurs divisent cette espèce en deux variétés : l'une vivant dans l'eau, *P. natans* Mœnch; l'autre végétant sur la terre, *P. terrestre* Mœnch. Mais les caractères distinctifs de l'une et de l'autre variété s'observent souvent sur le même individu s'il a éprouvé des alternatives d'immersion et d'émersion.

♃ Juin-septembre — C.

1480. **Polygonum Lapathifolium** L.; Mut. *Fl. Fr.* tab. 58, fig. 439.; Dod. *Pempt.* 607.

Lieux humides, bord des fossés, des ruisseaux, des rivières.

Cette espèce présente aussi deux variétés : l'une à feuilles pubescentes, blanches-tomenteuses en dessous, *P. icanum* D C.; l'autre ayant des tiges à nœuds très-renflés, *P. nodosum* Pers.; Mut. *Fl. Fr.* tab. 58, fig. 440. Dans l'une et l'autre de ces variétés la face supérieure des feuilles est souvent maculée d'une tache noirâtre.

① Août, septembre. — CC.

1481. **Polygonum Persicaria** L.; Mut. *Fl. Fr.* tab. 58, fig. 442.; vulg. *Persicaire.*

Lieux frais, jardins, fossés, bord des eaux.

Les feuilles présentent souvent une tache noirâtre sur leur face supérieure.

① Juillet-octobre. — CC.

1482. **Polygonum dubium** Stein.

Bord des eaux, lieux inondés pendant l'hiver.

Villef. Environs de Villefranche, bords du ruisseau de la Romiguière!

① Août-octobre. — RR.

1483. **Polygonum Hydropiper** L.; Fuchs, *Hist.* p. 843; Mut. *Fl. Fr.* tab. 59, fig. 444.; vulg. *Poivre-d'eau.*

Lieux humides, fossés, marécages, bord des eaux.

① Juillet-octobre. — CC.

1484. **Polygonum aviculare** L.; Fuchs, *Hist.* p. 614; vulg. *Trainasse*, *Centinode.*

Bord des chemins, rues peu fréquentées, basses-cours, jardins.

① Juillet-octobre. — CC.

1485. **Polygonum Bellardi** All. *Fl. Ped.* tab. 90, fig. 2.

Champs cultivés calcaires ou rocailleux.

Mil. Plateau du Larzac, moissons de la Couvertoirade; causse de la Liquisse !

Indiqué à Mende par Gren. et God. *Fl. Fr.*, et dans le département de Tarn-et-Garonne par Lag.-Foss. *Fl. Tarn-et-Garonne.*

① Juin-août. — AR.

1486. **Polygonum Convolvulus** L.; vulg. *Faux-Liseron.*

Champs, jardins, moissons, lieux cultivés.

① Juillet-octobre. — C.

1487. **Polygonum dumetorum** L.

Haies, bois, broussailles, bord des rivières.

① Juillet-octobre. — AC.

1488. **Polygonum Fagopyrum** L.; *Fagopyrum esculentum* Mœnch ; vulg. *Sarrasin, Blé-noir.*

Cultivé et spontané çà et là surtout dans la région montueuse et dans les terrains siliceux et granitiques.

① Juillet, août.

1489. **Polygonum Tataricum** L. ; *Fagopyrum Tataricum* Gærtn. ; vulg. *Sarrasin-de-Tartarie, Blé-de-Tartarie.*

Cultivé dans quelques localités et subspontané dans les champs, au bord des chemins.

① Juillet-septembre.

FAM. LXXXVIII. DAPHNOIDÉES

DAPHNOIDEÆ VENT.

I. DAPHNE L.

1490. **Daphne Mezereum** L.; vulg. *Bois-gentil, Garou.*

Bois et coteaux des hautes montagnes.

Esp. Montagnes d'Aubrac, bois de Rigambal; Viourals! — Bois de Montheils (Jord. de Pf.)

Mil. Le Levezou! — Montagne de la Vaysse (Majorel). — Entre Lenne et Saint-Martin (ab. R.) — Sévérac, forêt de Serres (de B.)

Rod. Bois du Rouquet (de B.)

Bernier rapporte que les moines de l'abbaye de Bonneval cultivaient cette plante dans leur jardin pour la bonne odeur de ses fleurs.

♄ Février-avril — AR.

1491. **Daphne Laureola** L., vulg. *Lauréole.*

Bois montueux, coteaux calcaires parmi les bois.

Mil. Environs de Millau sur les ruines d'une vieille tour, près du Monna; bois de Salbous; la Pesade, bois de Cervières; environs de Sauclières, bois de Virenque! — Bois de la Resce, près de Saint-Laurent-d'Olt (M.) — Coteaux calcaires à Millau (de B.) — Bois de Massol, de la Granède, près de Millau (B.)

St-Af. Sylvanès (M.)

Vallée de l'Aveyron à Saint-Antonin, pentes d'Anglars! *Tarn-et-Garonne.*

♄ Février-avril. — R.

1492. **Daphne alpina** L.

Fentes des rochers, débris calcaires.

Mil. Plateau du Larzac, la Pesade, sur les rochers de Servières; sur les rochers de Combazéma, entre Cornus et la Pesade; Sauclières, sur les rochers des bois de Virenque et de Salbous; entre Nant et Saint-Jean-du-Bruel, le Roc-Nantais; montagne de Dourbias! — Sévérac-le-Château (fr. M.-J.) — Vallon de Saint-Martin; Puy-de-France (B.)

St-Af. Roquefort, sur les rochers éboulés, au pied de Combalou; Cornus, sur le versant septentrional du plateau de Guillaumard! — Castels-Viels (Puech).

♄ Avril-juin. — AR.

1493. **Daphne Cneorum** L.

Coteaux arides et calcaires, broussailles, rochers.

Environs de Sauclières, au pied des rochers du plateau, bois de Salbous! — Entre Sévérac et Campagnac (fr. M.-J.)

♄ Juillet, août. — RR.

II. PASSERINA L.

1494. **Passerina annua** Spreng.; *Stellera Passerina* L.

Champs cultivés, après la moisson, vignes.

Esp. Au-dessus de Venzac (Jord. de Pf.)

Rod. Entre l'Albénie et Saint-Laurent (ab. R.)

Villef. Environs de Villefranche, bois de la Gineste, vignes d'Ordiget, plateau de la Bouisse; Léonard, sommet de la gorge; Toulonjac, au domaine des Cousis; Sainte-Croix; causse de Saujac; Montsalès; plateau entre Saint-Remy et Saint-Igest !

(1) Juillet-octobre. — CC.

FAM. LXXXIX. LAURINÉES

LAURINEÆ D C.

I. LAURUS Tournef.

1495. **Laurus nobilis** L.; vulg. *Laurier.*

Cultivé dans les jardins, subspontané au voisinage des habitations. S'est reproduit de graines en grande abondance dans mon jardin pendant plusieurs années, mais les jeunes sujets, après avoir végété vigoureusement, ont toujours fini par périr après un ou deux ans.

Fl. mars, avril; *fr.* octobre, novembre.

FAM. XC. SANTALACÉES

SANTALACEÆ R. Br.

I. THESIUM L.

1496. **Thesium Alpinum** L.; Rchb. *Ic. XI*, fig. 1151.

Pelouses et pâturages des hautes montagnes.

Esp. Montagnes d'Aubrac, sommet de las Truques ! — Paulhac (Valadier).

Villef. Najac, versant rocailleux de la vallée de l'Aveyron !

♃ Juin-août. — AR.

1497. **Thesium pratense** Ehrh.; Rchb. *Ic. XI*, fig. 1157.

Prés et bois montagneux dans les terrains granitiques.

Esp. Environs du Bourguet, dans les prairies longeant le ruisseau de Séniq, près du pont de la Vielle (Jord. de Pf.)

♃ Juin, juillet. — AR.

1498. **Thesium humifusum** DC.; Rchb. *Ic. XI*, fig. 1153.

Pelouses, prés secs, lieux herbeux des coteaux.

Mil. Bois de Salbous (de Pouzolz).

Rod. Devèze de Vayssettes; entre Lioujas et Gages ! — Devèze de Floyrac; Valady (M.) — Entre Rignac et Bournazel, dans les petits bois; près de la station de Salles-la-Source (Abbé Soulié).

St-Af. Environs de Tournemire, pentes rocailleuses du plateau !

Villef. Saint-Julien-d'Empare, bois de Carcenac (fr. S.) — Asprières (Giraud.)

♃ Juin, juillet. — AC.

1499. **Thesium divaricatum** Jan. *in* M. et K.; Rchb. *Ic. XI*, p. 10, fig. 1155.

Bois secs, taillis rocailleux.

Mil. Sauclières, pelouses au pied des rochers de Roquefoulet ! — Coteaux calcaires aux environs de Millau (M.) — Le Crès ; Saint-Martin; Caussibal (B.)

St-Af. Plateau de Tournemire ! — Tiergues (M.) — Tournemire, devèze de la Bastide (Puech).

Villef. Floyrac, pentes rocailleuses de la gorge ; la Rouquette !

♃ Juin-août. — R.

II. OSYRIS L.

1500. **Osyris alba** L.; Rchb. *Ic. XI*, fig. 1164.

Terrains arides, pentes rocailleuses des causses.

Mil. Saint-Jean-du-Bruel, coteaux des gorges de la Dourbie; Millau, vallée du Tarn, sur les rochers de la Cadenède; le Monna, sur les rochers du sommet de la montagne; entre Saint-Rome-de-Tarn et le Minier, coteaux rocailleux! — Caussibal (B.)

St-Af. Saint-Affrique, versant rocailleux des montagnes au couchant!

Vallée de l'Aveyron, à Saint-Antonin, après le premier tunnel, du côté de Montauban, au pied des escarpements des rochers de Baune; Cazals, pentes rocailleuses sur la rive gauche de l'Aveyron! *Tarn-et-Garonne.*

♄ *Fl.* avril, mai; *fr.* juillet. — RR.

FAM. XCI. ELEAGNÉES

ELEAGNEÆ R. Br.

I. ASARUM Tournef.

1501. **Asarum Europæum** L.; Fuchs. *Hist.* p. 10; Rchb. *Ic. XII*, fig. 1339.

Esp. Au-dessous du Bourguet, au pied des hêtres rabougris (Jord. de Pf.)

Mil. Arinhac (Vaissier). — Dans quelques bois du Sévéraguais (Berth. *in Cat.* B.)

♃ Avril, mai. — RR.

FAM. XCII. ARISTOLOCHIÉES

ARISTOLOCHIEÆ Juss.

I. ARISTOLOCHIA Tournef.

1502. **Aristolochia Clematitis** L.; Rchb. *Ic. XII*, fig. 1340.

Vignes, haies, lisière des champs.

Mil. Entre Nant et Saint-Jean-du-Bruel, rive droite de la Dourbie! — Environs de Millau; Sévérac; les Bourines (M.) — Nant, montagne du Roc-Nantais; Creissels (B.)

Esp. Espalion, vignes de Cestens (Bern.) — Environs d'Espalion (M.)

S^t-Af. Environs de Saint-Affrique (M.) — Broquiès, vallée du Tarn (de B.) — Le Truel (Puech).

Villef. Bords du Lot, Saujac, Salvagnac ! — Vallée du Lot, de Coursavy à Bouillac (Chastaingt).

♃ Mai, juin. — AR.

1503. **Aristolochia Pistolochia** L.; Rchb. *Ic. XII*, fig. 1341.

Pentes rocailleuses dans les débris calcaires.

Mil. Millau, sommet de la côte du Larzac; vallée du Tarn, pentes de la Cadenède; entre Saint-Rome-de-Tarn et le Minier; gorge de la Jonte, pentes rocailleuses au-dessus de Peyreleau; coteaux de la rive droite de la Dourbie, entre Nant et Saint-Jean-du-Bruel; vallon du Mensou ! — Bords du bois de Salbous (Martin). — La Tacherie; Caussibal; Puy-de-France; Hôpital-du-Larzac (B.)

S^t-Af. Saint-Affrique, pentes rocailleuses de la montagne de la Rouquette ! — Tiergues (de B.) — Les Costes, commune de Saint-Jean-et-Saint-Paul; bois du mas de Roquefort (Puech).

♃ Juin, juillet. — R.

1504. **Aristolochia rotunda** L.; Rchb. *Ic. XII*, fig. 1342.

Lieux herbeux et rocailleux, champs pierreux.

Mil. Nant, au pied de la montagne du Roc-Nantais !

S^t-Af. Rochers au-dessus de Roquefort (Limousin-Lamothe *in Cat.* M.) — Saint-Rome-de-Cernon (Puech).

♃ Juin, juillet. — RR.

1505. **Aristolochia longa** L.; Rchb. *Ic. XII*, fig. 1344.

Coteaux calcaires, champs pierreux.

Mil. Haies, aux environs de Millau (Berth. *in Cat.* M.)

S^t-Af. Nonenque (Puech).

Villef. Vallée du Lot, coteaux calcaires de Saujac !

Est indiqué dans le Lot dans les champs et les haies (Delpont *Stat. du Lot.*)

♃ Avril, Mai. — RR.

FAM. XCIII. EMPÉTRÉES

EMPETREÆ Nuttal.

I. EMPETRUM Tournef.

1506. **Empetrum nigrum** L.

Lieux pierreux et tourbeux.

St-Af. Indiqué par l'abbé Vaissier à Labastide-Pradines (Note de M. Valadier); vient dans les montagnes de l'Auvergne (Lecoq et Lam. *Cat.* p. 325.)

♄ Avril, mai.

FAM. XCIV. EUPHORBIACÉES

EUPHORBIACEÆ Juss.

I. EUPHORBIA L.

1507. **Euphorbia Chamæsyce** L.; Rchb. *Ic.* V, fig. 4750.

St-Af. Dans les vignes à Castels-Viels! — Environs de Tournemire (Puech).

Villef. Environs de Villefranche, terrains incultes au-dessous du domaine de l'Albenque (11 juillet 1834)! — Najac, dans le ballast de la station (15 juillet 1870)!

Le 20 juillet 1872, j'ai constaté la permanence de cette espèce dans la station de Najac, envahissant non-seulement le ballast, mais même la banquette du chemin; le même jour je l'observe à la station de Monteils, aussi en grande abondance. En 1873 je la trouve au passage à niveau des Pesquiés, près de Villefranche; en 1874, elle m'est communiquée par M. Jordan de Puyfol, provenant d'Arpajon (Cantal), cueillie sur les talus du chemin de fer de cette station à six cent soixante mètres d'altitude. Voilà encore une plante adventive qui, comme le *Coriandrum sativum*, le *Pterotheca nemausensis* et quelques autres espèces, a été importée dans notre région par les trains du chemin de fer. Je la trouve pour la première fois en 1834, comme une rareté, aux environs de Villefranche, au domaine de l'Albenque, je ne la vois plus ailleurs dans mes nombreuses herborisations jusqu'en 1870, époque où elle fait son apparition à la station de Najac; elle se propage ainsi d'année en année dans la vallée de l'Aveyron, et monte jusqu'au Cantal, en suivant toujours la voie ferrée, sans se propager encore dans les terres environnantes.

① Juin-septembre — RR.

1508. **Euphorbia platyphylla** L. ; Rchb. *Ic. V*, fig. 4758.

Champs humides en friche, bords des chemins, fossés.

Rod. La Courtie, (de B.)

Villef. Saint-Remy, terrains abandonnés près du moulin de l'étang ; Monteils, dans les vignes des bords de l'Aveyron; Najac, champs et vignes de la plaine du Roubel; entre Penchot et Livinhac, rive droite du Lot, dans les terrains incultes !

Vallée de l'Aveyron, à Lexos, le long de la route, près de la gare ! *Tarn-et-Garonne.*

① Juin-septembre. — A C.

1509. **Euphorbia stricta** L.; Rchb. *Ic. V*, fig. 4757.

Bord des fossés, des chemins, cultures.

Rod. Cimetière de Saint-Austremoine (ab. R.)

① Juin-août. — R.

1510. **Euphorbia hyberna** L. ; Rchb. *Ic. V*, fig. 4767.

Prairies, bois, lieux frais des montagnes.

Esp. Aubrac, dans la prairie, bois de Gandillot, de Rigambal ! — Laguiole (M.) — Les Viourals, (fr. M.-J.) — Vers le lac de Saint-Andéol (ab. R.) — Bois au-dessous du Bourguet (Jord. de Pf.)

Rod. Environs de Rignac, prairies du Buenne (de V.)

Villef. Environs de Villefranche, Morlhon, lisière des bois, au sommet de la gorge, vers Durcu; Labastide-l'Évêque; Privezac, broussailles des bords de l'Alzou !

♃ Juin, juillet. — R.

1511. **Euphorbia dulcis** L.; *E. purpurata* Thuill.; *E. solisequa* Rchb. *Ic. V*, fig. 4759.

Bois couverts et montueux.

Mil. Bois de Massol — (B.) — Bois de Salbous (Martin).

Rod. Environs de Rodez, bois de Madame, de Linars; devèze de Floyrac (M.)

Villef. Environs de Villefranche, la Maladrerie, la Magdelaine, Garrials, bois des bords de l'Aveyron; bois du Quoiti; Rieupeyroux lisière des bois de la baraque de Pauquettou; gorge de la Sérène; Capdenac, bords du Lot! — Asprières; Sonnac; Saint-Julien-d'Empare (Giraud.)

♃ Avril-juin. — A C.

1512. **Euphorbia angulata** Jacq.; Rchb. *Ic. V,* fig. 4762.

Rod. Pâturages qui bordent le petit ruisseau de Ceignac; Vors (M.)

♃ Mai, juin.

1513. **Euphorbia papillosa** de Pouzolz, *Fl. Gard. II,* p. 186, tab. 7; *E. Duvalii* Lecoq et Lam. *Cat. Pl. cent.* p. 327.

Coteaux rocailleux, broussailles dans les terrains calcaires.

Mil. Causse de la Liquisse; environs de Sauclières, bois de Salbous! — Nant; Sauclières; Sévérac (M.) — Millau; Saint-Estève; Caussibal; la Granède; Hôpital-du-Larzac; Puy-de-France; Massabuau (B.) — Lestang, près de la cave à fromage (ab. R.) — Bois de Salbous (de Pouzolz).

Rod. Entre Lioujas et Gages! — Environs de Rodez; Valady; Floyrac (M.) — Bois de Bourrignac (ab. R.)

St-Af. Saint-Affrique, plateau du Bau-des-Singles; Saint-Rome-de Tarn, pentes rocailleuses!

Villef. Salvagnac, pelouses rocailleuses du plateau de Cubèle; Saint-Clair, plateau calcaire de la Bouissonnade!

Vallée de l'Aveyron, Saint-Antonin, au pied des rochers d'Anglars! *Tarn-et-Garonne.*

♃ Mai-juillet — AR.

1514. **Euphorbia verrucosa** Lam. *Dict.*; Rchb. *Ic. V,* fig. 4763.

Bois, tertres, bord des chemins.

Esp. Prés secs au-dessus de Bars (Jord. de Pf.)

Mil. Plateau du Larzac, la Pesade; Sauclières, bois de Salbous!

Rod. Salles-la-Source, parties rocailleuses du plateau! — Vallon de Bruéjouls (ab. R.) — prés montueux (M.)

Villef. Coteaux de Labastide-Capdenac; Firmy, sur les serpentines du Puy-de-Volf; Najac, coteaux calcaires de Mazerolles; entre Najac et Laguépie, montagne au confluent de l'Aveyron et de la Sérène! — Martiel (Giraud).

♃ Mai-juillet. — AR.

1515. **Euphorbia flavicoma** DC. *Cat. hort. Monsp.*; *E. suffruticulosa* Lecoq et Lam. *Cat. Pl. cent.* p. 327.

Coteaux calcaires.

Mil. Raujoles (B.)

Rod. Plateau de Salles-la-Source !

Villef. Villefranche, prairies de Notre-Dame; Najac, prairies des bords de l'Aveyron !

♄ Mai, juin. — AC.

1516. **Euphorbia Gerardiana** Jacq. ; Rchb. *Ic. V,* fig. 4794.

Lieux pierreux, incultes, des terrains calcaires.

Mil. Millau, bords du Tarn; coteaux du Monna; alluvions de la Dourbie; très-commun sur tout le plateau du Larzac, sommet de la côte de Millau; Sauclières, bois de Salbous, pelouses du Rouquet! — Millau; Sévérac (M.) — La Pomarède; Calès (B.)

Rod. Causse de Sébazac (ab. R.)

St-Af. Cornus, plateau de Guillaumard; Sainte-Eulalie !

Villef. Capdenac, au pied des rochers !

♃ Mai-juillet. — AC.

1517. **Euphorbia nicæensis** All. ; *E. oleæfolia* Gouan; Rchb. *Ic. V,* fig. 4795.

Lieux arides et rocailleux.

Mil. Terrains incultes de la rive droite du Tarn, entre Saint-Rome et le Minier; plateau du Larzac au sommet du chemin de l'Escalette qui descend à Lodève !

Versant méridional de la montagne de Saint-Guiral ! *Gard.*

MM. Loret et Barrandon *(Fl. de Montp.)* signalent cette espèce comme étant commune sur le Larzac.

♃ Mai-juillet. — R.

1518. **Euphorbia Esula** L.; Rchb. *Ic. V,* fig. 4791. *E. salicifolia* DC.

Alluvions, sable des rivières.

Lieux arides (Berth. *in Cat.* M.)

Mil. Choisy (B.)

♃ Mai-juillet. — R.

1519. **Euphorbia serrata** L.; Rchb. *Ic. V,* fig. 4784.

Champs cultivés, vignes.

Mil. Millau, moissons des bords du Tarn; sur les rochers du Monna; rochers de Raujoles ! — Côte de Nant (M.) — Vallon de Saint-Martin; Puy-de-France (B.)

Rod. Causse de Rodez; vignes (de B.)

♃ Mai-juillet. — R.

1520. **Euphorbia Cyparissias** L.; Rchb. *Ic. V*, fig. 4793.

Lieux incultes, rocailleux, bord des champs, des chemins.

Mil. Sévérac; Millau; Compeyre, toute la vallée du Tarn! — Nant (M.)

St-Af. Roquefort, au pied du rocher de Combalou; Cornus! — Vallée du Tarn, sous Broquiès (de B.) — Environs de Saint-Affrique (M.)

Villef. Environs de Villefranche, côte de l'Alzou; Barbat; Najac, sur les rochers de Ferragut; très-commun sur les plateaux calcaires qui dominent la vallée du Lot, à Saujac, à Salvagnac! — Entre Viviez et Penchot! (Chastaingt).

♃ Avril, mai. — AC.

1521. **Euphorbia exigua** L.; Rchb. *Ic. V*, fig. 4777.

Lieux cultivés, champs; moissons, jardins.

Rod. Plateau de Figcaguet!

Villef. Bois de la Gineste; moissons du plateau de la Bouisse; coteaux de Labastide-Capdenac; domaine de l'Estang!

① Mai-octobre. — AC.

1522. **Euphorbia falcata** L.; Rchb. *Ic. V*, fig. 4776.

Vignes, champs, lieux pierreux.

Mil. Environs de Millau; entre Nant et Saint-Jean-du-Bruel, dans les vignes! — Hôpital-du-Larzac (B.)

Rod. Champs à Valady; Gradels (M.)

St-Af. Saint-Affrique! — Broquiès (de B.)

Villef. Champs du plateau de la Bouisse, d'Ordiget; vignes au-dessus du bois du Quoiti; bois du mas de Tastayre; Vic, bords du Lot! — Asprières; Sonnac (Giraud.)

① Juin-septembre. — CC.

1523. **Euphorbia Peplus** L.; Rchb. *Ic. V*, fig. 4773.

Lieux cultivés, jardins, haies.

① Juin-octobre. — CC.

1524. **Euphorbia segetalis** L.; Rchb. *Ic. V*, fig. 4780.

Champs cultivés, vignes.

Mil. Millau, champs des bords du Tarn; vignes de Peyre; champs de Saint-Rome-de-Tarn ! — Calès (B.)

St-Af. Plateau de la montagne de la Rouquette près de Saint-Affrique; côte de Saint-Rome-de-Tarn à Montjaux !

① Avril-septembre. — AR.

1525. **Euphorbia amygdaloides** L.; *E. sylvatica* Jacq.; Rchb. *Ic. V*, fig. 4799.

Haies, bois, dans tout le département.

Esp. Montagnes d'Aubrac, bois près des lacs; bois de Rigambal !

Mil. Environs de Millau; Sauclières, bois de Salbous; alluvions de la Dourbie; Peyre, bords du Tarn !

Villef. Villefranche, dans tous les bois; montagne de Pénevaire; la Maladrerie; la Bastide-Capdenac !

♃ Avril, mai. — CC.

1526. **Euphorbia ligulata** Chaub.; Bor. *Fl. cent.* 3e éd. p. 572; *E. sylvatica* Saint-Amans, *Fl. Ag.* p. 192, non L.; Lagrèze-Fossat, *Fl. T.-et-G.* p. 342.

Vallée de l'Aveyron à Arnac, bord du ruisseau ! *Tarn-et-Garonne.*

Rayons de l'ombelle hérissés de longs poils roussâtres; involucelles les uns oblongs et libres presque ligulés, les autres ovales, en cœur à la base, soudés, perforés, hispides.

♃ Juin, juillet — RR.

1527. **Euphorbia Characias** L.; Rchb. *Ic. V*, fig. 4800.

Coteaux arides, bord des champs des chemins.

Mil. Coteaux du Monna; coteaux vers Saint-Georges ! — Alluvions de la Dourbie; Massabuau, près de Millau (B.)

St-Af. Vallée du Cernon !

Lexos; Saint-Antonin, rochers d'Anglars; Penne ! *Tarn-et-Garonne.*

♄ Avril, mai. — R.

1528. **Euphorbia Lathyris** L.; Rchb. *Ic. V*, fig. 4683; vulg. *Épurge.*

Lieux cultivés près des habitations, champs, vignes, jardins.

Esp. Mur-de-Barrez, jardins et terrains cultivés (Jord. de Pf.)

Rod. Salles-la-Source (M.)

Villef. Veuzac, près des maisons; station de Monteils, sur le talus du chemin de fer, près du village des Guilloux; vallée du Lot entre la Roque et Bouillac, au pied des grands rochers; Capdenac, au pied des éboulements des vieux remparts! — Livinhac-le-Haut (Giraud.) — Plateau de Montbazens (Chastaingt).

① Juin, juillet. — AR.

II. MERCURIALIS Tournef.

1529. **Mercurialis perennis** L.

Bois ombragés, le long des haies.

Esp. Longagnac, bois taillis (Jord. de Pf.)

Rod. Prés du domaine de la Garde (ab. R.)

St-Af. Roquefort, au pied des rochers de Combalou; Cornus!

Villef. Environs de Villefranche, la Baume; au pied des rochers de Garrials; Balaguier! — Asprières; Salvagnac-Saint-Loup (Giraud.) — Montbazens (Chastaingt).

♃ Mars-mai. — AC.

1530. **Mercurialis annua** L.

Lieux cultivés, vignes, champs, jardins

① Mai-octobre. — CC.

III. CROZOPHORA Neck.

1531. **Crozophora tinctoria** Juss.; *Croton tinctorium;* vulg. *Tournesol.*

Lieux secs et chauds des environs de Millau (Berth. *in Cat.* M.) sans indication de localité.

① Juin, juillet.

IV. BUXUS Tournef.

1532. **Buxus sempervirens** L.; vulg. *Buis.*

Coteaux calcaires.

Esp. Estaing; Saint-Laurent-d'Olt, sur les schistes (M.)

Rod. L'Albénie; Saint-Laurent (ab. R.)

Villef. Vallée de l'Aveyron, en amont et en aval de Villefranche; bords du Lot, plateau de Salvagnac-Cajarc; gorge d'Estrabols!

♄ Mars-mai. — CC.

FAM. XCV. MORÉES

MOREÆ Endl.

I. MORUS Tournef.

1533. **Morus alba** L.; vulg. *Mûrier-blanc.*

Originaire d'Orient, cultivé en grand dans les arrondissements de Millau et de Saint-Affrique pour l'élève des vers-à-soie; çà et là dans les parcs et les vergers, dans les autres arrondissements.

♄ *Fl.* mai; *fr.* juillet, août.

1534. **Morus nigra** L.; vulg. *Mûrier-noir.*

Originaire d'Asie; cultivé çà et là dans les parcs et les jardins.

♄ *Fl.* mai; *fr.* juillet, août.

Le **Broussonnetia papyrifera** Duham., vulg. *Mûrier-de-la-Chine*, originaire du Japon et de la Chine, est cultivé dans les parcs et les jardins, où il se reproduit spontanément.

II. FICUS Tournef.

1535. **Ficus Carica** L.; vulg. *Figuier.*

Spontané dans les fentes des rochers; cultivé daus les vignes et les jardins.

Rod. Salles-la-Source, sur les rochers calcaires (M.) — Sur les rochers de Fonfrège (ab. R.)

Villef. Environs de Villefranche, sur les rochers du mamelon calcaire, entre la route de Figeac et l'embouchure du ruisseau de Saint-Igest; Saujac, sur les rochers dits *Saou-de-lo-Mounino*; rochers de Balaguier; sur les rochers de la vallée du Lot, entre Capdenac et Cajarc!

♄ Juillet, août. — AR.

FAM. XCVI. CELTIDÉES

CELTIDEÆ Endl.

I. CELTIS Tournef.

1536. **Celtis australis** L.; vulg. *Micocoulier, Bois-de-Perpignan.*

Coteaux rocailleux.

Rod. Bonnecombe, au plus épais du bois (de B.)

Villef. Najac, pentes escarpées et rocheuses des bords de l'Aveyron, au-dessus de la station.

Vallée du Lot, entre Cajarc et Montbrun, à l'exposition du midi, s'élevant à une grande hauteur, appliqué contre les rochers ! *Lot.*

♄ Avril, mai. — RR.

FAM. XCVII. ULMACÉES

ULMACEÆ Mirbel.

I. ULMUS L.

1537. **Ulmus campestris** Smith; vulg. *Orme.*

Bois montueux, fréquemment planté au bord des chemins et sur les promenades.

La var. β *suberosa* Koch; *U. suberosa* Ehrh. s'observe assez fréquemment le long des haies, sur la lisière des bois.

♄ Mars, avril. — CC.

1538. **Ulmus effusa** Willd.

Çà et là au bord des routes et dans les bois.

Rod. La Rouquette sur la route de Rodez (de B.)

♄ Mars, avril. — AR.

FAM. XCVIII. URTICÉES

URTICEÆ DC.

I. URTICA Tournef.

1539. **Urtica urens** L.; vulg. *Ortie-grièche.*

Le long des murs, des haies, sur les décombres, autour des habitations.

① Mai-novembre. — CC.

1540. **Urtica dioica** L.; vulg. *Ortie, Grande-Ortie.*

Pied des murs, décombres, lieux cultivés et incultes.

① Juin-septembre. — CC.

1541. **Urtica pilulifera** L.

Le long des murs, lieux incultes.

Mil. Environs de Millau, sans indication de localité (Berth. *in Cat.* M.)

Villef. Villefranche, au pied des murs du jardin du Château-Fadaise, à l'entrée du chemin qui va aboutir à la route de Figeac au sommet de la côte de Sainte-Marguerite.

② ou ♃ Avril-octobre. — RR.

II. PARIETARIA Tournef.

1542. **Parietaria erecta** Mert. et Koch.; *P. officinalis* DC. *Fl. Fr. III*, p. 324; Rchb *Ic. XII*, fig. 1317.; vulg. *Pariétaire.*

Décombres, au pied des murs, vieux édifices, rues des villages, lieux ombragés et humides.

♃ Juin-octobre. — CC.

1543. **Parietaria diffusa** Mert. et Koch.; *P. judaica* DC. *Fl. Fr. III*, p. 824 et *auct. plurm.* non L.; Rchb. *Ic. XII,* fig. 1318.

Fissures des vieux murs, décombres, rochers.

Rod Bournazel, sur les ruines du château ! — Environs de Rodez, sur les murs en pierre calcaire (M.) — Sommet de la côte du Monastère (de B.)

Villef. Najac, murs du château !

Le *P. judaica* L. originaire de l'Orient n'a pas encore été signalé en France, d'après MM. Grenier et Godron, *Fl. Fr.*

♃ Juin-octobre. — CC.

FAM. XCIX. CANNABINÉES

CANNABINEÆ ENDL.

I. CANNABIS Tournef.

1544. **Cannabis sativa** L.; vulg. *Chanvre.*

Originaire de l'Inde septentrionale et de la Sibérie, cultivé en grand dans le département, subspontané çà et là autour des habitations.

① Juin-septembre.

II. HUMULUS L.

1545. **Humulus Lupulus** L.; vulg. *Houblon.*

Haies, buissons, lieux frais et ombragés, bord des cours d'eau.

Esp. Environs d'Espalion, bords du Lot, en allant à Flaujac (Bern.)

Rod. Lieux frais, bords de l'Aveyron (M) — Vallon du Cruou; Bonnecombe, bords du Viaur; Carcenac, haies du pré de la Rivière (de B.)

Villef. Villefranche, prairies de Notre-Dame, bords du ruisseau; la Bouisse, bords de l'Aveyron; Salvagnac, bords du Lot !

♃ Juin, juillet. — AC.

FAM. C. JUGLANDÉES

JUGLANDEÆ DC.

I. JUGLANS L.

1546. **Juglans regia** L.; vulg. *Noyer.*

Originaire du Caucase, de la Perse et de l'Inde, cultivé dans tout le département, particulièrement dans les terrains calcaires.

♄ *Fl.* mai; *fr.* août, septembre.

FAM. CI. CUPULIFÉRÉES

CUPULIFEREÆ A. RICH.

I. FAGUS Tournef.

1547. **Fagus sylvatica** L.; vulg. *Hêtre.*

Bois des montagnes granitiques et volcaniques. Constitue exclusivement les grands bois des montagnes d'Aubrac.

♄ *Fl.* avril, mai; *fr.* juillet, août. — CC.

II. CASTANEA Tournef.

1548. **Castanea vulgaris** Lam.; vulg. *Châtaignier.*

Coteaux montagneux granitiques, schisto-argileux, volcaniques.

♄ *Fl.* mai, juin; *fr.* septembre, octobre. — CC.

III. QUERCUS Tournef.

1549. **Quercus sessiliflora** Smith; *Q. Robur* β L. *Fl. Suec.* 2e éd. p. 340; Rchb. *Ic. XII,* fig. 1309.; vulg. *Chêne, Chêne-Rouvre, Rouvre.*

Bois des plaines et des coteaux dans les terrains calcaires.

♄ *Fl.* mai; *fr.* septembre, octobre. — CC.

1550. **Quercus pubescens** Willd.; Rchb. *Ic. XII,* fig. 1312.

Bois et forêts.

Mil. Puy-de-France (B.)

St-Af. Vallée du Tarn, à Broquiès; le Salze (de B.) — Brengues (fr. S.)

Villef. Vallée de l'Aveyron, Najac; vallée du Lot, Saujac, Salvagnac-Cajarc ! — Asprières; Naussac; Salvagnac-Saint-Loup (Giraud.)

♄ *Fl.* avril, mai; *fr.* août, septembre. — AC.

1551. **Quercus pedunculata** Ehrh.; *Q. robur* α L. *Fl. Suec.* 2e éd. p. 340; Rchb. *Ic. XII*, fig. 1313.; vulg. *Chêne*, *Chêne-commun*, *Rouvre*.

Bois, forêts, taillis, principalement dans les terrains schisteux.

♄ *Fl.* avril, mai; *fr.* août, septembre. — C.

1552. **Quercus Ilex** L.; Rchb. *Ic. XII*, fig. 1307.; vulg. *Yeuse*, *Chêne-vert*.

Bois et coteaux rocailleux de la partie méridionale du département.

Mil. Puy-de-France ! — Vallée du Tarn (Berth. *in Cat.* M.)

St-Af. Bois à Briols, dans le Camarès (de B.)

♄ *Fl.* avril, mai; *fr.* août, septembre. — R.

IV. CORYLUS Tournef.

1553. **Corylus Avellana** L.; vulg. *Noisetier*.

Bois, taillis, buissons.

♄ *Fl.* février, mars; *fr.* août, septembre. — C.

V. CARPINUS L.

1554. **Carpinus Betulus** L.; Rchb. *Ic. XII*, fig. 1296.; vulg. *Charme*.

Forêts, bois et taillis.

Villef. Villefranche, montagne de Pénevaire; vallée de la Diége, près de la station de Naussac, sur les bord de la route, où il s'élève à une grande hauteur !

Cet arbre est employé dans la culture d'agrément pour former des allées et des berceaux que l'on taille avec soin; il porte alors le nom particulier de *Charmille*.

♄ *Fl.* avril, mai; *fr.* août, septembre. — AR.

FAM. CII. SALICINÉES

SILICINEÆ Juss.

I. SALIX Tournef.

1555. **Salix pentandra** L.; Rchb. *Ic. XI*, fig. 1269.

Bord des ruisseaux, marécages des hautes montagnes.

Esp. Montagnes d'Aubrac; bois de Rigambal; prairie d'Aubrac; au bas du bois d'Aubrac, le long des rivulets; pâturages marécageux, sur le chemin de Laguiole à Aubrac, près du village de Vergnes; bois de Laguiole!

♄ Mai, juin. — R.

1556. **Salix fragilis** L.; Coss. et Germ. *Atl. Fl. Par.* tab. 27, B.; Rchb. *Ic. XI*, fig. 1264.

Bord des eaux, haies humides.

Mil. Bords de la Dourbie (B.)

Rod. Salmiech (de B.)

Villef. Saint-Julien-d'Empare, bords de la Diége (fr. S.; Giraud.)

Var. β. *Pendula* Fries; *S. Russelliana* Smith; Rchb. *Ic. XI*, fig. 1265.; vulg *Osier-rouge*. Souvent cultivé en oseraies.

♄ Avril, mai. — R.

1557. **Salix alba** L.; Coss. et Germ. *Atl. Fl. Par.* tab. 27, A.; Rchb. *Ic. XI*, fig. 1263.; vulg. *Saule.*

Prairies; bord des ruisseaux, des rivières, souvent planté au bord des eaux.

Var. *Vitellina* G. G.; *S. vitellina* L.; vulg. *Osier-jaune.*

Souvent planté dans les oseraies et les vignes.

♄ Avril, mai. — CC.

1558. **Salix Babylonica** L.; Coss. et Germ. *Atl. Fl. Par.* tab. 27, C.; vulg. *Saule-pleureur.*

Fréquemment planté dans les parcs et au bord des eaux.

♄ Mars-mai.

1559. **Salix amygdalina** L.; *S. triandra* Duby; Coss. et Germ. *Atl. Fl. Par.* tab. 28, D.; Rchb. *Ic. XI,* fig. 1256-1260.; vulg. *Osier-brun*.

Bord des eaux, des ruisseaux, des rivières. Planté quelquefois dans les vignes et les oseraies.

Rod. Valady, dans les vignes (M.) — Salmiech (de B.)

Villef. Capdenac; Vic! — Saint-Julien-d'Empare, bords du Lot (fr. S.) — Bouillac (Giraud.)

♄ Avril, Mai. — CC

1560. **Salix incana** Schrank.; *S. riparia* Willd.; *S. rosmarinifolia* Gouan; Rchb. *Ic. XI,* fig. 1247.

Bord des ruisseaux, des rivières.

Esp. Saint-Geniez, bords du Lot (ab. R.)

Mil. Millau, au-dessus du Pont de Pierre; bords du Tarn, vis-à-vis de Creissels; Nant, bords de la Dourbie; environs de Sauclières, le long du ravin du bois de Salbous! — Environs de Millau, bords de la Dourbie et du Tarn; ravin de Cartayre; ravin de Saint-Auzély (B.)

St-Af. Devèze de Sainte-Eulalie! — Sylvanès (M.) — Bords du Tarn, sous Broquiès; rives du Dourdou, vers Saint-Izaire (de B.)

Villef. Vallée du Lot à Vic! — Bouillac (Giraud.) — Bords du Lot, à Saint-Parthem, à Penchot (Giraud.)

Vallée du Lot, à Cadrieu! *Lot.*

♄ Mars, avril — AR.

1561. **Salix purpurea** L.; *S. monandra* DC.; Coss. et Germ. *Atl. Fl. Par.* tab. 29, G.; Rchb. *Ic. XI,* fig. 1230.; vulg. *Osier-rouge*.

Bord des eaux, oseraies.

Mil. Bords de la Dourbie (B.)

Rod. Vallon du Cruou (ab. R.)

Villef. Najac, dans le ravin de Ferragut; vallée du Lot, à Vic! — Bouillac; Asprières (Giraud.)

Var. β *Helix* G. G.; *S. Helix* L.; Rchb. *Ic. XI,* fig. 1232.

Rod. Bords de l'Aveyron, sous Rodez; le Rouquet (de B.)

Villef. Villefranche, Bascaud, bords de l'Alzou; Floyrac, bords de l'Aveyron; Cadrieu, bords du Lot!

♄ Mars, avril. — AC.

1562. **Salix viminalis** L.; Coss. et Germ. *Atl. Fl. Par.* tab. 29, K.; Rchb. *Ic. XI*, tab. 1248.; vulg. *Osier-vert, Osier-blanc.*

Le long des ruisseaux, dans les oseraies, souvent planté dans les vignes.

Rod. Valady (M.) — Le Rouquet, sous Trémouilles (de B.)

St-Af. Bords du Tarn, sous Broquiès (de B.)

Villef. Asprières (Giraud.)

♄ Mars, avril. — A R.

1563. **Salix Smithiana** Willd.; *S. Seringiana* Gaud.; Coss. et Germ. *Atl. Fl. Par.* tab. 30, L.; Rchb. *Ic. XI*, tab. 1229.

Lieux frais.

Cultivé dans les oseraies. Se distingue par ses rameaux plus robustes et plus allongés que ceux des autres espèces cultivées.

Esp. Bords du chemin du Bourguet à Lacapelle-Barrez (Jord. de Pf.)

♄ Mars, avril. — R.

1564. **Salix cinerea** L.; Coss. et Germ. *Atl. Fl. Par.* tab. 30, M.; Rchb. *Ic. XI*, tab. 1222.; vulg. *Saule-gris.*

Bois humides, bord des eaux, des fossés aquatiques.

Rod. Cayssials (M.)

Villef. Saint-Julien-d'Empare, bords de la Diége (fr. S.)

Var. β *aquatica* Koch, *Syn.* p. 748; *S. aquatica* Smith, *Fl. Brit.* p. 1065; Rchb. *Ic. XI*, fig. 1223.

Esp. Aubrac, bords du ruisseau, dans la prairie; Laguiole vers Oustrac !

♄ Mars, avril. — A R.

1565. **Salix capræa** L.; Coss. et Germ. *Atl. Fl. Par.* tab. 31, O.; Rchb. *Ic. XI*, tab. 1224.; vulg. *Marceau.*

Bois taillis, haies, bord des eaux.

Mil. Creissels, aux cascades (B.)

Villef. Environs de Villefranche, prés de la Romiguière, ravin de la Baume; le Garriguet; le Pouget !

♄ Mars, avril. — C C.

1566. **Salix aurita** L.; Coss. et Germ. *Atl. Fl. Par.* tab. 30, N.; Rchb. *Ic. XI*, tab. 1220.

Bord des eaux, marais, lieux humides des montagnes granitiques et siliceuses.

Esp. Aubrac, dans la prairie, le long du ruisseau; Laguiole, le long des cours d'eau, dans les prairies !

Rod. Sous Cayssials, bords de l'Aveyron (M.) — Carcenac (de B.)

Villef. Environs de Villefranche, la Baume; Najac ! — Asprières (Giraud.)

♄ Murs, avril. — AC.

1567. **Salix repens** L.; *S. depressa* DC. *Fl. Fr. V*, p. 346; Rchb. *Ic. XI*, tab. 1239.

Prés aquatiques et tourbeux des hautes montagnes granitiques et volcaniques.

Esp. Aubrac, le long des petits cours d'eau, près des burons des Places, vers le lac de Saliens; Laguiole, dans les prairies tourbeuses et dans les bois ! — Au-dessous du Bourguet, prairies fangeuses (Jord. de Pf.)

Dans l'herbier, la plante macule le papier d'une teinte violacée.

♄ Mai-juin. — RR.

II. POPULUS Tournef.

1568. **Populus Tremula** L.; vulg. *Tremble.*

Bois humides, prés buissonneux, surtout dans les terrains siliceux.

♄ Mars, avril. — AC.

1569. **Populus alba** L.; vulg. *Peuplier-de-Hollande, Peuplier-blanc.*

Bois, terrains humides; souvent planté au bord des cours d'eau, des routes.

♄ Mars, avril. — CC.

1570. **Populus canescens** Smith; vulg. *Grisard.*

Mêmes stations que le précédent, mais bien moins répandu.

A presque disparu aux environs de Villefranche, où on l'emploie pour la fabrication du papier.

♄ Mars, avril. — AR.

1571. **Populus Virginiana** Desf.; *P. monilifera* Lois.; vulg. *Peuplier-Suisse, Peuplier-de-Virginie.*

Originaire de l'Amérique du Nord; assez souvent planté en avenues et dans les prés.

♄ Mars, avril.

1572. **Populus nigra** L.; vulg. *Peuplier-commun, Peuplier-noir*.

Terrains humides, bord des eaux, planté partout.

♄ Mars, avril. — CC.

1573. **Populus pyramidalis** Rozier; *P. fastigiata* Poir.; vulg. *Peuplier-d'Italie*.

Cultivé presque partout, au bord des routes et des rivières.

On ne connait que l'individu mâle de cet arbre dont la patrie est inconnue. M. Spach le considère comme une variété du *Populus nigra* obtenue par la culture (Coss. et Germ. *Fl. Par.*)

♄ Mars, avril.

FAM. CIII. PLATANÉES

PLATANEÆ Lestib.

I. PLATANUS L.

1574. **Platanus orientalis** L.; vulg. *Platane*.

Originaire de l'Orient et des îles de l'Archipel; planté en avenues et sur les promenades.

♄ *Fl.* avril, mai; *fr.* août.

1575. **Platanus occidentalis** L.

Originaire de l'Amérique du Nord; planté plus rarement que le précédent.

♄ *Fl.* avril, mai; *fr.* août.

FAM. CIV. BÉTULACÉES

BETULACEÆ ENDL.

I. BETULA Tournef.

1576. **Betula alba** L.; vulg. *Bouleau.*

Bois montueux, taillis, coteaux sablonneux.

Rod. Environs de Salars. — Solzac, près de la mine, isolé dans un champ (ab. R.)

Villef. Bérals; Rieupeyroux, au-dessous de la chapelle! — Bois des montagnes, Rieupeyroux; les Arbres-de-la-Garde (M.)

♄ *Fl.* avril, mai; *fr.* août, septembre. — AR.

II. ALNUS Tournef.

1577. **Alnus glutinosa** Gœrtn.; *Betula Alnus* α *glutinosa* L.; vulg. *Aune, Aulne, Vergne, Verne.*

Bord des eaux, lieux marécageux des bois.

♄ *Fl.* février, mars; *fr.* août, septembre. — CC.

1578. **Alnus incana.** DC.

Est signalé par Berthoud dans les montagnes du département; je ne l'y ai pas observé.

♄ *Fl.* février, mars; *fr.* août.

FAM. CV. ABIÉTINÉES

ABIETINEÆ L. C. RICH.

I. PINUS L.

1579. **Pinus sylvestris** L.; vulg. *Pin-de-Genève, Pin-commun.*

Bois montagneux.

Esp. Montagnes de Laguiole (de B.)

Mil. Sévérac-le-Château, montagnes près des sources de l'Aveyron;

Bois-du-Four ! — Environs de Sévérac ; Nant (M.) — Forêt de Vinnac, de la Salvage; bois au causse Noir, à Carbassas (B.)

Rod. Environs de Salars !

♄ Avril, mai. — R.

1580. **Pinus Pinaster** Soland.; *P. maritima* Lam.; vulg. *Pin-des-Landes*, *Pin-de-Bordeaux*.

Cette espèce forme les grandes forêts de pins des Landes de l'ouest de la France. Elle est plantée çà et là dans nos pays.

Villef. Planté dans le bois du Baldrat près de Maleville !

♄ Mai.

1581. **Pinus Picea** L.; *Abies pectinata* DC.; vulg. *Sapin*, *Sapin-blanc*.

Esp. Lacalm (M.)

♄ Mai. — R.

FAM. CVI. CUPRESSINÉES

CUPRESSINEÆ L. C. RICH.

I. CUPRESSUS Tournef.

1582. **Cupressus sempervirens** L.; vulg. *Cyprès*.

Originaire de Grèce et de l'Asie-Mineure, souvent planté dans les jardins et les cimetières.

♄ Avril.

II. JUNIPERUS L.

1583. **Juniperus communis** L.; vulg. *Genévrier*.

Lieux incultes, clairières des bois, à peu près dans tout le département.

♄ *Fl.* avril; *fr.* août, septembre. — CC.

1584. **Juniperus Oxycedrus** L.; Rchb. *Ic. XI*, p. 6, fig. 1145.

Pentes rocailleuses et arides.

Collines arides (Berth. *in Cat.* M.)

Mil. Environs de Millau, sur les rochers du Monna !

♄ Mai. — RR.

1585. **Juniperus Phœnicea** L.; Rchb. *Ic. XI*, p. 6, fig. 1144.

Coteaux rocheux exposés au midi.

Mil. Sur les rochers du Monna ! — Dans un bois, au-dessus de Saint-Lambert ; au-dessus de Massabuau, sur les rochers exposés au midi (B.)

Les jeunes sujets ont dans la partie inférieure des rameaux à feuilles ouvertes, étalées, linéaires, très-aigues, longues d'un centimètre ; tandis que les feuilles des sujets adultes sont étroitement imbiquées et marquées sur le dos d'une fossette glanduleuse.

♄ Mai. — RR.

III. TAXUS Tournef.

1586. **Taxus baccata** L.; vulg. *If.*

Cultivé dans les jardins où, par la taille, on lui donne souvent les formes les plus bizarres.

♄ *Fl.* avril; *fr.* août, septembre.

FAM. CVII. GNÉTACÉES

GNETACEÆ Lind.

I. EPHEDRA L.

1587. **Ephedra Villarsii** G. G. *Fl. Fr. III*, p. 161 ; *E. distachya* Vill. *Dauph. III*, p. 816, non L.

Mil. Environs de Millau, sur les rochers de Raujoles ; sur les rochers de la montagne d'Ambousquèses ; vallon du Mensou, sur les rochers, vers Compeyre ! — Creissels ; Saint-Martin, sur les rochers (B.)

St-Af. Environs de Tournemire, au fond du cirque de Castels-Viels, sur les rochers herbeux, presque inaccessibles (Puech) ! — Roquefort, rocher de Combalou (Puech).

Cette espèce, indiquée sur les murs de la citadelle de Sisteron par Grenier et Godron, est sans doute la même qui vient sur les rochers de Villeneuve-les-Avignon d'après de Pouzolz *Fl. du Gard II*, p. 338 Elle se distingue de l'*E. distachya* de Linné, qui est une plante maritime, par ses tiges très-rameuses, à branches ligneuses, dures, non-flexibles, dressées ou étalées, formant un buisson épais. Rameaux non rugueux ; gaine des articulations à tube évasé, extrêmement court, à lobes arrondis.

♄ Mai. — RR.

ENDOGÈNES PHANÉROGAMES

OU

MONOCOTYLÉDONÉES

FAM. CVIII. ALISMACÉES

ALISMACEÆ R. BR.

I. ALISMA L.

1588. **Alisma Plantago** L.; Rchb. *Ic. VII*, p. 30, fig. 100.; vulg. *Fluteau, Plantain-d'eau.*

Fossés, mares, lieux inondés dans tout le département.

Var. β *lanceolatum* G. G.; Rchb. *Ic. VII*, p. 3, tab. 57, fig. 101.

Mil. Cureplats, bords de la Dourbie (B.)

Rod. Bonnecombe (fr. S.)

Villef. Villefranche, mares, aux Granges !

♃ Juillet, août. — CC.

1589. **Alisma ranunculoides** L.; Rchb. *Ic VII*, p. 29, fig. 97.

Fossés tourbeux, mares des bois, bord des étangs, marais, lieux inondés pendant l'hiver.

Rod. Bournazel, bords de l'étang !

Villef. Prairies tourbeuses du Rey ! — Saint-Julien (fr. S.)

♃ Juin-septembre. — AR.

1590. **Alisma natans** L.; Rchb *Ic. VII*, p 29, fig. 95.

Mares et étangs.

Esp. Montagnes d'Aubrac, dans le lac de Saint-Andéol ! — Rivière de Séniq, non loin du Bourguet, près du Pont-de-la-Vieille (Jord. de Pf.)

Villef. Salles-Courbatiès, fossés de la prairie tourbeuse !

Vient en grande abondance dans l'Ouïsse, au-dessous de Rocamadour ! *Lot.*

♃ Juin-septembre. — R.

Berthoud signale dans le département, mais sans indication de localité, les **Damasonium stellatum**, **Sagittaria sagittæfolia**, **Butomus umbellatus**. Je n'ai pas eu occasion d'observer ces espèces dans notre région; elles se trouvent néanmoins dans quelques départements voisins : dans le Cantal, dans le Gard, dans le Tarn-et-Garonne.

FAM. CIX. COLCHICACÉES

COLCHICACEÆ DC.

I. COLCHICUM Tournef.

1591. **Colchicum autumnale** L.; vulg. *Colchique*.

Prairies, pâturages humides, dans tout le département.

Var. *vernale*, *C. vernale* Hoffm.

Esp. Prés à Paulhac (Valadier, *in Cat.* M.) RR.

♃ *Fl.* août, septembre; *fr.* mai, juin. — CC.

II. VERATRUM Tournef.

1592. **Veratrum album** L.; vulg. *Hellébore-blanc*.

Prairies et pacages des hautes montagnes.

Esp. Montagnes d'Aubrac, prairie d'Aubrac; prairies entre le Pouget-Viel et Salacroux; çà et là, depuis Aubrac, jusqu'à Laguiole; prairies de Laguiole ! — Le Cayrol (Bern.) — Prairie au-dessous du Bourguet (Jord. de Pf.)

Mil. Le Levezou; Salles-Curan; les Faux; bois de Fages, sur les bords du Viaur (de B.)

Rod. Vallée du Vioulou, sous Trémouilles, vers le moulin Sarlit (de B.)

♃ Juillet, août. — AR.

III. NARTHECIUM Mohrng.

1593. **Narthecium ossifragum** Huds.; *Anthericum ossifragum* L.; *Abama ossifraga* D C.

Lieux humides et marécageux des montagnes.

Rod. Les Palanges; Carcenac (de B.) — Combrouse (ab. Cérès, *in Cat.* M.)

Villef. Rieupeyroux, dans les prairies humides, près de la chapelle !

♃ Juin-août. — A R.

FAM. CX. LILIACÉES

LILIACEÆ D C.

I. TULIPA Tournef.

1594. **Tulipa sylvestris** L.; Rchb. *Ic. X,* p. 8, fig. 983.

Champs, bois clairs, vignes.

Esp. Bois de Curières, près d'Aubrac (de B.) — Paulhac (Valadier).

Villef. Villefranche, dans les vignes du Riol; Saint-Clair, dans les bois des Combes de la Bouissonade ! — Lanuéjouls, bords de l'Alzou (de B.)

Au Caylar, sur les limites des départements de l'Aveyron et de l'Hérault, avec le *T. Celsiana* (Loret).

♃ Avril, mai. — A R.

1595. **Tulipa Celsiana** D C.; Rchb. *Ic. X,* p. 8, fig. 984.

Dans les bois, les pacages.

Esp. Bois de Curières, près d'Aubrac (de B.) — Environs de Paulhac, dans un pré, au sud-ouest du village (Valadier).

Mil. Bois de Salbous, dans la partie découverte du bois, au sommet de la gorge qui va du midi au nord !

St-Af. Environs de Tournemire, bois de Montclarat !

Port du *T. sylvestris*, mais de moitié plus petit dans toutes ses parties; ses pétales extérieurs sont teintés de rose sur le dos, tandis qu'ils sont verdâtres ou brunâtres dans le *T. sylvestris.* Est indiqué dans toute la chaîne de l'Espérou par de Pouzolz, *Flore du Gard.*

♃ Avril, mai. — RR.

II. FRITILLARIA L.

1596 **Fritillaria Meleagris** L.; Rchb. *Ic. X,* p. 7, fig. 974.; vulg. *Damier.*

Dans les prés humides, les bois.

Rod. Environs de Rodez, prairies entre la gare du chemin de fer et Floyrac! — Saint-Félix; Boscus; Rignac, prés humides (M.) — Prés de la rive gauche de l'Aveyron, en face de Manhac (ab. R.) — Prés de Lauterne (Bern.) — Commun aux environs de Rignac (de V.)

Villef. Villefranche, rive gauche de l'Aveyron, ravin de Couchy, au-dessus de la Baume, vis-à-vis du moulin à foulon!

♃ Avril. — AC.

1597. **Fritillaria pyrenaica** L.; Rchb. *Ic. X*, p. 7, fig. 976.; *F. aquitanica* Clus. *Hist. I*, p. 153, fig. 2.

Dans les bois, les prés secs.

St-Af. Cornus (De Martrin-Donos, *in* G. G. *Fl. Fr. III*, p. 179.) — La Mouline près de Cornus (Larembergue, *in herb.* Dunal); — Cornus, près du moulin, le long du bois communal de Saint-Véran; bois de Guillaumard, non loin de Cornus, dans les rocailles dolomitiques (E. Planchon, *in Bull. Soc. bot. Fr. XX*, p. 102.)

Indiqué au Caylar, Hérault, sur les limites du département de l'Aveyron (Loret). — Dans le département du Tarn, dans les prés de Gaix, près de Castres, par Doumenjou (De Martrin *Floruls du Tarn* p. 661.)

♃ Juin, juillet. — RR.

III. LILIUM L.

1598. **Lilium pyrenaicum** Gouan.; Rchb. *Ic. X*, p. 10, fig. 992.

Bois, broussailles.

Vallée de l'Aveyron, à Saint-Antonin, parmi les broussailles, au-dessous des escarpements des rochers d'Anglars! *Tarn-et-Garonne.*

Est indiqué dans plusieurs localités du département du Tarn par De Martin-Donos, *Fl. Tarn*, p. 662.

♃ Juin, juillet. — RR.

1599. **Lilium Martagon** L.; Rchb. *Ic. X*, p. 9, fig. 989.

Bois montagneux.

Esp. Aubrac, bois de Gandillot! — Puech de Vernes (Bern.) — Aubrac (M.) — Venzac, bords du Bromme (Jord. de Pf.)

Mil. Bois de la Pesade; coteaux d'Ambousquèses; bois entre le Monna et Massabuau; Sauclières, au bas du bois de Virenque! — Bois de la Resce; Saint-Laurent-d'Olt (M.) — Bois de la Garrigue (B.) — Sévérac; bois de Salbous (de B.)

Rod. Devèze de Floyrac; Salles-la-Source; Gages; la Frégière (M.) — Le Rouquet (fr. S.)

St-Af. Bois de Nonenque (de B.) — Environs de Tournemire, bois de Fajas, bois de Pélissier (Puech).

Villef. Villefranche, bois du Quoiti; la Maladrerie, coteaux de Fontanes; talus du chemin de fer, vis-à-vis de Floyrac! — Villefranche, montagne de Pénevaire (fr. S.)

Au Caylar, près des limites du département de l'Aveyron (Loret). *Hérault.*

♃ Juin, juillet. — AR.

IV. SCILLA L.

1600. **Scilla autumnalis** L.

Pelouses arides et rocailleuses.

Mil. Le Larzac! — Puy-de-France (B.)

Rod. Devèze de Vayssettes! — Cayssials; Baulès; Valady; Lioujas; Floyrac (M.) — Bois de la Barthe (ab. R.) — Rochers de Gages-le-Bas (Valadier).

St-Af. Tournemire, sommet du bois de Fajas (Puech). — Andabre (M.)

Villef. Villefranche, versant méridional de la montagne de Pénevaire; montagne du Calvaire, château de Franques; sur le chemin du Pradélou; la Rouquette; Floyrac; pelouses rocailleuses, entre Ols et Montsalès; plateau calcaire de Cubèle, au-dessus de Salvagnac!

J'ai trouvé, dans cette dernière localité, une variété à fleurs blanches.

♃ Août, septembre, quelquefois avril. — AC.

1601. **Scilla lilio-hyacinthus** L.

Lisière des bois, le long des haies, lieux frais et ombragés.

Rod. Bois de Linars, bords du Rieutat, près d'Ampiac; bords de l'Aveyron, sous Moyrazès; bords de l'Alzou, entre Rignac et Bournazel (M.) — Bonnecombe (de B.) — Rignac (de V.) — Bonnecombe; le Rouquet (fr. S.)

Villef. Environs de Villefranche, ravin de la Baume; bois du Quoiti! — Entre Aubin et Montbazens, près des Escabrins-Bas (Chastaingt).

Var. à fleurs blanches.

Rod. Au-dessus d'Arvieu, bois de Goulas (fr. S.)

♃ Avril, mai. — AR.

V. ADENOSCILLA G. G.

1602. **Adenoscilla bifolia** G. G.; *Scilla bifolia* L.

Haies, broussailles, lieux frais et ombragés.

Esp. Aubrac, bois de Rigambal, bois d'Aubrac! — Espalion, roc de Roquatinouse; environs de Saint-Geniez, prés de Garrigues (Bern.)

Rod. Bois de Madame, de Linars (M.) — Bois au sommet de la côte de la Baisse (ab. R.) — Environs de Rignac (de V.) — Bois de Carcenac (de B.)

Villef. Villefranche, la Maladrerie, pelouses près des fours à chaux; bois du Quoiti; bois de Saint-Igest! — Montbazens (Chastaingt).

Var. à fleurs roses.

Villef. Bois du Quoiti!

Var. à fleurs blanches.

Villef. Bois de Morlhon!

♃ Avril, mai. — AC.

VI. ORNITHOGALUM L.

1603. **Ornithogalum pyrenaicum** L.; Rchb. *Ic. X*, p. 16, fig. 1028.

Prés secs, haies, lieux couverts.

Mil. Entre la Cavalerie et Sainte-Eulalie! — Bois de Cayroules, près de Laissac (de B.)

Rod. Prairies de Salmiech (de B.)

St-Af. Tournemire, pré de Vergnasses (Puech).

Villef. Villefranche, bois du Quoiti; Villeneuve, champs incultes, près de la station du chemin de fer; Salles-Courbatiès; plateau des mines de Pichiguier !

♃ Juin, juillet. — AR.

1604. **Ornithogalum sulfureum** Rœm. et Schult.; Rchb. *Ic. X*, p. 16, fig. 1027.; *O. pyrenaicum* var. α *flavescens* Duby; Bor. *Fl. cent.* 3e éd. p. 627.

Haies, prés, pâturages buissonneux des terrains calcaires.

Rod. Environs de Rignac, broussailles des petits bois, près du Roudillou ! — Salmiech (fr. S.)

♃ Mai, juin. — AR.

1605. **Ornithogalum umbellatum** L.; Rchb. *Ic. X*, p. 14, fig. 1019.

Lieux secs des terrains calcaires, champs cultivés.

Mil. Environs de Millau, coteaux du Monna !

Rod. Floyrac, coteaux rocailleux !

Villef. Firmy, sur les serpentines du Puy-de-Volf ! — Montbazens (Chastaingt).

Var. β *angustifolia* G. G.; *O. angustifolium* Bor. *Fl. cent.* 3e éd. p. 625.

Mil. Puy-de-France (B.)

Rod. Environs de Gages (M.)

St-Af. Plateau de la devèze du Viala-du-Pas-de-Jaux !

Villef. Pentes rocailleuses du vallon de Calcomier; bois de la Trivale !

Var. γ *affine, O. affine* Bor. *Fl. cent.* 3e éd. p. 625.

Bois incultes, lieux secs.

Mil. Rivages de Choisy; Creissels (B.)

Voir dans la *Flore de Montpellier* de MM. Loret et Barrandon, p. 846, la note critique concernant les *O. angustifolium*, *affine*, *divergens* de Boreau, groupe qui, d'après M. Loret, pourrait s'identifier spécifiquement sous le nom d'*O. umbellatum*.

♃ Avril, mai. — AC.

1606. **Ornithogalum tenuifolium** Gus.; Rchb. *Ic. X*, p. 15, fig. 1020.

Mil. Coteaux de la Borie-Blanque; Creissels (B.)

St-Af. Environs de Tournemire, plateau des Arnals; plateau de Cornus! — Roquefort, bois du mas de Roquefort, près de la roche basaltique (Puech).

Indiqué sur le Larzac par M. Loret (*Fl. Montp.*)

♃ Mai, juin. — RR.

VII. GAGEA Salis.

1607. **Gagea stenopetala** Fries; Rchb. *Ic. X*, p. 17, fig. 1033-1037.; *Ornithogalum luteum* DC. *Fl. Fr. III*, p. 214 (excl. var. β).

Rochers, terrains pierreux.

Mil. Bois de Salbous (Martin). — Est indiqué sur le Larzac par MM. Loret et Barrandon (*Fl. Montp.*)

♃ Mars, avril. — RR.

1608. **Gagea lutea** Schult.; Rchb. *Ic. X*, p. 18, fig. 1045.; *Ornithogalum luteum* L.

Bois et prés.

Esp. Vilherols, aux bords du ruisseau (Jord. de Pf.)

Rod. Bois de Linars (ab. Cérès, *in Cat.* M.)

♃ Avril, mai. — RR.

1609. **Gagea arvensis** Schultz.; Rchb. *Ic. X*, p. 19, fig. 1049, 1050.; *Ornithogalum minimum* DC. *Fl. Fr. III*, p. 215.

Champs sablonneux ou pierreux, terrains en friche.

Rod. Champs de Mondalazac (ab. R.) — Saint-Félix, près de Rodez (de B.)

St-Af. Tournemire (Puech).

Villef. Champs près du domaine de l'Estang; Marin, dans les champs de Bourrafié!

♃ Mars, avril. — AR.

VIII. ALLIUM L.

1610. **Allium sativum** L.; Rchb. *Ic. X*, p. 22, fig. 1069.; vulg. *Ail.*

Cultivé en grande abondance dans les jardins potagers.

① Juillet, août.

1611. **Allium Scorodoprasum** L.; Rchb. *Ic. X*, p. 23, fig. 1073.; vulg. *Rocambole, Ail-d'Espagne, Ail-rouge.*

Cultivé dans quelques jardins.

♃ Juin, juillet.

1612. **Allium vineale** L.; Rchb. *Ic. X*, p. 23, fig. 1075.; vulg. *Oignon-bâtard.*

Vignes, champs, terrains arides dans le calcaire.

♃ Juin, juillet. — AC.

1613. **Allium Porrum** L.; Rchb. *Ic. X*, p. 22, fig. 1071.; vulg. *Poireau, Porreau.*

Cultivé dans les jardins potagers et en plein champ; subspontané çà et là.

♃ Juillet, août. — CC.

1614. **Allium polyanthum** Rœm. et Schultes; *A. multiflorum* DC. *Fl. Fr. V*, p. 316.

Lieux cultivés, vignes.

Mil. Coteaux d'Embarry (B.)

Villef. Villefranche, vignes au-dessus du bois du Quoiti !

♃ Mai-juillet. — AR

1615. **Allium sphærocephalon** L.; Rchb. *Ic. X*, p. 24, fig. 1080.

Lieux secs et pierreux, vignes, bois.

Esp. Rochers de Peralbe près du Fraysse (Jord. de Pf.)

Mil. Côte de Nant ! — Vignes de Creissels; Caussibal; la Tacherie; la Grosfesenque (B.)

Rod. Devèze de Floyrac; Salles-la-Source, le long de la vieille côte (ab. R.) — Coteaux de la vallée de Cougousse (de B.)

St-Af. Condamine (Puech).

Villef. Environs de Villefranche, vignes de Fondiès; Léonard, dans les vignes; au-dessous de Najac, sur les rochers de Ferragut; Salvagnac, dans les vignes !

♃ Juin, juillet. — AC.

1616. **Allium Ascalonicum** L.; Rchb. *Ic. X*, p. 23, fig. 1076.; vulg. *Échalotte.*

Cultivé dans quelques jardins potagers où il fleurit rarement. Sa véritable patrie est inconnue; il est généralement indiqué comme originaire de l'Asie-Mineure.

♃ Juin, juillet.

1617. **Allium Cepa** L.; Rchb. *Ic. X*, p. 24, fig. 1083.; vulg. *Oignon.*

Cultivé dans les jardins potagers et dans les champs. Patrie inconnue.

♃ Août.

1618. **Allium Schœnoprasum** L.; Rchb. *Ic. X*, p. 25, fig. 1085.; vulg. *Civette, Ciboulette.*

Plante des régions alpines et sous-alpines, plantée assez souvent en bordure dans les jardins potagers. Elle est indiquée dans les Cévennes et la Lozère par G. G. *Fl. Fr. III*, p. 202.

Var. β *Alpinum* G. G.; *A. foliosum* Clarion, *in* DC. *Fl. Fr. III*, p. 725.

Vallée de l'Aveyron, environs de Saint-Antonin ! *Tarn-et-Garonne.*

Entre Bonne et Cazals, dans le lit de l'Aveyron; sur les rochers émergés (Lagrèze-Fossat, *Fl. Tarn-et-Garonne*, p. 394.)

♃ Juin, juillet. — RR.

1619. **Allium roseum** L.; Rchb. *Ic. X*, p. 28, fig. 1102.

St-Af. Coteaux du Salze, près de Saint-Izaire (de B.)

♃ Mai, juin. — RR.

1620. **Allium ursinum** L.; Rchb. *Ic. X*, p. 29, fig. 1109.

Bois frais, prés couverts.

Esp. Montagnes d'Aubrac, bois de la gorge de Rigambal, au pied des taillis de hêtres, prairie d'Aubrac ! — Bénaven (Cérès).

Mil. Environs de Millau, bords de la Dourbie, au Monna (B.)

Rod. Bois du Cruou (ab. R.)

♃ Avril, mai. — R.

1621. **Allium victorialis** L.; Rchb. *Ic. X*, p. 29, fig. 1110.

Bois herbeux des montagnes.

Esp. Viourals (fr. M.-J.) — Aubrac (de B.)

♃ Juillet, août. — RR.

1622. **Allium oleraceum** L.; Rchb. *Ic. X*, p. 22, fig. 1067.

Champs, vignes, bord des haies, surtout dans les terrains calcaires.

Mil. Sévérac-le-Château, plateau calcaire de la montagne de la Camusèle ! — La Rode (B.)

Rod. Bois de Madame (M.)

St-Af. Plateau au-dessus de Tournemire !

Villef. Environs de Villefranche, vignes d'Ordiget, d'Orlhonac !

♃ Juin, juillet. — AC.

1623. **Allium flavum** L.; Rchb. *Ic. X*, p. 21, fig. 1063.

Pelouses rocailleuses.

Mil. Sauclières, bois de Salbous, sur les rochers ! — Environs de Millau; la Tacherie; Caussibal (B.) — Causse de Campagnac (Vayssière, *in Cat.* M.) — Causse-Noir (Lecoq et Lam.)

St-Af. Saint-Affrique, sur les rochers des montagnes, au couchant; devèze de Tournemire, lisière supérieure des bois de Montclarat, de Fajas ; plateau de Cornus, près des rochers de la Tour d'Aiguillon !

♃ Juillet, août. — RR.

1624. **Allium paniculatum** L. non DC.; *A. intermedium* DC. *Fl. Fr. V*, p. 318; Rchb. *Ic. X*, p. 21, fig. 1065.

Champs, vignes.

Mil. La Bode (B.)

Villef. Villefranche, vignes d'Ordiget; la Romiguière, terrains incultes au milieu des vignes !

Vallée du Lot à Cadrieu ! *Lot.*

Var. β *pallens* G. G.; *A. pallens* L.; Rchb. *Ic. X*, p. 21, fig. 1062.

Mil. Environs de Millau, de Sévérac (Berth. *in Cat.* M.)

Villef. Villefranche, Ordiget, au sommet des vignes !

♃ Juillet, août. — AR.

1625. **Allium moschatum** L.; Rchb. *Ic. X*, p. 26, fig. 1091.

Sur quelques coteaux, sans indication de localité (Berth. *in Cat.* de B.)

Est signalé au Vigan par G. G. *Fl. Fr. III*, p. 210; sur le Larzac, dans l'Hérault, à Saint-Maurice et à la Vacquerie, par MM. Loret et Barrandon *Fl. Montp.*

♃ Juillet, août.

1626. **Allium ochroleucum** W. K.; *A. ericetorum* Thore; Rchb. *Ic, X*, p. 25, fig. 1090.

Mil. Saint-Jean-du-Bruel, dans le ravin de la rive droite de la Dourbie, vis-à-vis du Moulin-Boudou ?

Cette espèce m'a été communiquée par Puel, pharmacien à Figeac, qui l'avait cueillie dans des prés marécageux, près de Figeac (*Lot.*)

♃ Juillet, août. — RR.

1627. **Allium fallax** Don.; *A. angulosum* D C.; Rchb. *Ic. X*, p. 26, fig. 1094.

Rochers et pentes rocailleuses.

Esp. Rochers de Bars (Jord. de Pf.)

Mil. Gorges de la Jonte, au-dessus du Truel, au pied des rochers; environs de Saint-Jean-du-Bruel, sur les rochers du Moulin-Boudou !

Villef. Vallée du Lot, sur les rochers de la Roque-Bouillac !

♃ Juin-août. — R.

IX. ERYTHRONIUM L.

1628. **Erythronium Dens-canis** L.

Bois, bruyères, lieux ombragés des montagnes.

Esp. Montagnes d'Aubrac, bois de Rigambal ! — Bois de Bonneval (Bern.) — Châtaigneraies au-dessus de Trionnac (Jord. de Pf.)

Rod. Bois de Linars, de Calzins; les Palanges (M.) — Carcenac (de B.) — Environs de Rignac, à la Taillade, sur l'Aveyron (de V.) — Bonnecombe (fr. S.)

Villef. Villefranche, bois du Quoiti; Morlhon; Monteils; Najac, bois Rond; Rieupeyroux !

♃ Mars, avril. — CC.

X. MUSCARI Tournef.

1629. **Muscari racemosum** D C.; *Hyacinthus racemosus* L.

Vignes, champs des terrains calcaires, pelouses sèches.

♃ Mars, avril. — CC.

1630. **Muscari bothryoides** DC.; *Hyacinthus botryoides* L.

Vignes, bois taillis.

Mil. Entre Millau et Paulhe, au sommet de la montagne, au pied des rochers ! — Creissels, aux cascades (B.)

Rod. Bonnac (de B.)

Villef. Gorges d'Estrabols !

♃ Mars, avril. — RR.

1631. **Muscari comosum** Mill.; *Hyacinthus comosus* L.

Vignes, champs cultivés, dans tout le département et dans tous les terrains.

♃ Avril-juin. — CC.

XI. PHALANGIUM Tournef.

1632. **Phalangium Liliago** Schreb.; *Anthericum Liliago* L.

Bois, pelouses, lieux pierreux des coteaux, rochers.

Mil. Millau, bois du sommet de la côte du Larzac; Sauclières, plateau du Rouquet ! — Bois au-dessus de Massabuau (B.)

Rod. Plateau de Lioujas; devèze de Vayssettes ! — Devèze de Floyrac; Ceignac; Bonnecombe; le Rouquet; Roquemissou (de B.) — Plateau de Lauterne; vallon de Bruéjouls; bois de Biars, près de la Roque (ab. R.)

St-Af. Plateau de Tournemire; Sainte-Eulalie !

Villef. Villefranche, montagne de Pénevaire, côte de l'Alzou; Saint-Clair, dans les combes de la Bouissonnade, pentes de Lantouï; Firmy, sur le Puy-de-Volf; au-dessous de Najac, à Ferragut !

♃ Mai, juin. — AC.

1633. **Phalangium ramosum** Lam.; *Anthericum ramosum* L.

Coteaux rocheux ou pierreux du calcaire.

Esp. Environs d'Espalion (Lecoq et Lam.) — Puech de Vermes (Bern.)

Mil. Saint-Jean-du-Bruel, coteaux des gorges de la Dourbie; gorge de la Jonte; bois de Salbous ! — Vinnac; Ambousquèses (B.)

Rod. Plateau entre Lioujas et Gages ! — Valady ; Marcillac (M.) — Salles-la-Source, lisière des bois, dans le vallon ; la Roque, bois de Biars (ab. R.) — Le-Rouquet (de B.)

Villef. Monteils ; la Rouquette ; Najac ; gorges de Lantouï ; combes d'Estrabols !

♃ Juin, juillet. — AC.

XII. SIMETHIS Kunth.

1634. **Simethis planifolia** G. G. ; *Anthericum planifolium* L. ; *Phalangium bicolar* D C. *Fl. Fr. III*, p. 209.

Bois montueux, bruyères.

Esp. Bruyères au-dessus du Fel (Jord. de Pf.)

Rod. Durenque, au village de Monteillet (de B.)

Villef. Environs de Rieupeyroux, près de la Serre, sur les coteaux arides ; la Roque-Bouillac, sur les rochers du sommet de la montagne !

♃ Mai, juin. —RR.

XIII. ASPHODELUS L.

1635. **Asphodelus albus** Willd. ; Rchb. *Ic. X*, p. 31, fig. 1119. ; *Asphodelus II*, Clus. *Hist. I*, p. 197.

Prés, surtout des terrains primitifs, landes et bruyères.

Esp. Coteaux de Salgues-Hautes, parmi les bruyères, au-dessus de Saint-Chély ! — Environs du Fraysse, sur les rochers de Péralbe (Jord. de Pf.)

Mil. Sévérac (M.) — Coteaux du Puy-d'Andan ; ravin de Cartayre (B.) — Gorge de la Jonte (Lecoq et Lam.)

Rod. Cayssials ; Ceignac (M.)

Villef. Prés au-dessus de Morlhon ; la Bastide-l'Évêque !

♃ Mai, juin. — C.

1636. **Asphodelus cerasiferus** Gay ; *A. ramosus* Gouan ; L. *pro parte ;* Rchb. *Ic. X*, p. 30, fig. 1118. ; *Asphodelus I*, Clus. *Hist. I*, p. 196.

Lieux incultes.

Mil. Bois de Salbous (Martin).

♃ Mai, juin. — R.

XIV. APHYLLANTHES Tournef.

1637. **Aphyllanthes monspeliensis L.**

Lieux pierreux, secs stériles.

Mil. Environs de Millau, coteaux du Monna; coteaux de la Cadenède; entre Saint-Geniez et Sévérac; lisière du bois de Sauclières ! — Environs de Millau, coteaux d'Ambousquèses; la Pesade (B.)

St-Af. Saint-Affrique, sur les pentes rocailleuses de la vallée; coteaux de Caylux; Cornus, au pied des rochers de la Tour d'Aiguillon; Roquefort, pentes de Combalou; plateau de Tournemire, au sommet du bois de Montclarat !

♃ Mai. — C.

FAM. CXI. SMILACÉES

SMILACEÆ R. Br.

I. PARIS L.

1638. **Paris quadrifolia L.**

Bois ombragés et montagneux des terrains primitifs et volcaniques.

Esp. Montagnes d'Aubrac; bois de Rigambal; bois d'Aubrac; bois près du lac de Saliens; prairie d'Aubrac; bois de Laguiole ! — Tertre à Venzac (Jord. de Pf.)

Mil. Trie (B.)

Rod. Le Lagast; Bonnecombe (de B.) — Vallon de Balzac; vallon du Cruou (ab. B.) — Le Rouquet (fr. S.)

♃ Mai, juin. — AR.

II. STREPTOPUS L. C. Rich.

1639. **Streptopus amplexifolius DC.**

Esp. Montagnes d'Aubrac (G. G. *Fl. Fr. III*, p. 228.) Je n'ai pas eu occasion de l'y observer.

♃ Juin, juillet. — RR.

III. POLYGONATUM Tournef.

1640. **Polygonatum vulgare** Desf.; *Convallaria Polygonatum* L.; Rchb. *Ic. X*, p. 5, fig. 964.; vulg. *Sceau-de-Salomon.*

Bois montagneux, taillis, pâturages ombragés.

Esp. Saint-Martin-de-Lenne (M.)

Mil. Sauclières, bois de Salbous, plateau du Rouquet; Nant, montagne du Roc-Nantais! — Sévérac (M.) — Au-dessus de Massabuau; bois de Plalong; bois d'Issis (B.) — Bois de Salbous (Martin).

Rod. Salles-la-Source! — Devèze de Floyrac; Gages (M.) — Prés de la Roque, bois de Biars; Lioujas, le long des haies, sur le plateau; bois de la Barthe (ab. R.)

Villef. Environs de Villefranche, ravin de la Bouisse; bois du Quoiti; bois de la vallée de la Rouquette!

♃ Mai, juin. — AC.

1641. **Polygonatum multiflorum** All.; *Convallaria multiflora* L.; Rchb. *Ic. X*, p. 5, fig. 961.

Bois montagneux, haies des terrains primitifs.

Esp. Venzac (Jord. de Pf.)

Mil. Bois de Salbous (Martin).

Rod. Vallon du Pas; vallon du Cruou (ab. R.) — Le Périé (de B.)

Villef. Villefranche, bois du Quoiti, bois du tournant de la Roque; Dauquiès; le Garriguet; Marmont!

♃ Mai, juin. — AC.

1642. **Polygonatum verticillatum** All.; *Convallaria verticillata* L.

Bois des hautes montagnes granitiques et volcaniques.

Esp. Montagnes d'Aubrac, bois d'Aubrac; bois de Rigambal; bois de Gandillot, dans les broussailles, au bord du Boralde; bois de Laguiole! — Bois au-dessous du Bourguet (Jord. de Pf.) — Paulhac (de B.)

Rod. Bois de Serres, près de Trémouilles (de B.)

IV. CONVALLARIA L.

1643. **Convallaria maialis** L.; vulg. *Muguet-de-Mai.*

Bois montagneux, lieux frais et couverts.

Esp. Saint-Martin-de-Lenne (M.)

Mil. Environs de Sauclières, bois de Salbous! — Sévérac; Saint-Laurent-d'Olt; bois de la Resce (M.)

Rod. Bois de Linars, de Druelle (M.) — Cruou; Rouquet (de B.) — Vallon du Pas; entre le château du Colombier et la côte du Cruou; près de la Roque, bois de Biars (ab. R.) — Bonnecombe (fr. S.)

St-Af. Tournemire (Puech).

Villef. Environs de Villefranche, prés au-dessus de Morlhon, de Dauquiès; Vialatèle, dans le bois, à droite de la route de Cajarc, après le village; bois de Salvagnac; Najac, bois Rond!

♃ Mai, juin. — AR.

V. MAIANTHEMUM Wiggers.

1644. **Maianthemum bifolium** DC.; *Convallaria bifolia* L.

Bois et broussailles des coteaux montagneux, dans les terrains granitiques et volcaniques.

Esp. Montagnes d'Aubrac, prairie d'Aubrac, bois d'Aubrac, bois de Rigambal, bois de Gandillot, bois de Laguiole! — Bois de Montheils (Jord. de Pf.) — Paulhac (Valadier).

Mil. Bois de Trie (B.)

Rod. Bois du Lagast; bois de Serres (de B.)

① Mai-juillet — AC.

VI. ASPARAGUS Lam.

1645. **Asparagus tenuifolius** Lam.; Rchb. *Ic. X*, tab. 519, fig. 969.

Pelouses rocailleuses au pied des taillis.

Mil. Environs de Sauclières, bois de Salbous, de Virenque, de la Couvertoirade, de la Pesade! — Gorges de la Jonte près de Meyrueis (Lecoq et Lam.) — Puy-de-France, ravin de Cartayre (B.)

♃ Mai, juin. — AR.

1646. **Asparagus officinalis** L.; vulg. *Asperge.*

Généralement cultivé dans les jardins potagers, subspontané çà et là.

Mil. Cartayre, dans les broussailles (B.)

Villef. Villefranche, bords de l'Aveyron, au gravier de la Magdelaine ! — Bords de l'Aveyron, en amont de Najac (Peujade).

♃ Juin, juillet.

1647. **Asparagus acutifolius** L.; Rchb. *Ic. X*, tab. 520, fig. 972.

Lieux pierreux et arides des terrains calcaires.

Mil. Millau, vallée du Tarn, montagne de la Cadenède ! — Environs de Millau, lieux pierreux (Berth. *in Cat.* M.) — Ravin de Cartayre; Caussibal; bords du Tarn à la Manne (B.)

St-Af. Saint-Affrique, au pied des rochers de la montagne de la Rouquette ! — Rochers calcaires du château de Brusques (M.) — Roc de Janolles, près du Salze (de B.)

Villef. Vallée du Lot, Saujac, au pied des grands rochers; gorge de Montsalès; Balaguier !

♄ Août, septembre. — A R.

VII. RUSCUS L.

1648. **Ruscus aculeatus** L.; vulg. *Petit-Houx.*

Bois et broussailles des terrains d'alluvion et calcaires.

Esp. Travers au-dessous de Mayrinhac (Jord. de Pf.)

Mil. Massebiau; Puy-de-France (B.)

Rod. Salles-la-Source (M.) — Bois de la Barthe (ab. R.) — Bois en face du Bruel, rive gauche de Selves (Valadier).

Villef. Villefranche, sur les rochers du Gour-de-l'Oule; bois du Quoiti; Najac, bois Rond; ravin des Guilloux ! — Montbazens (Chastaingt).

♄ Mars, avril. — A C.

FAM. CXII. DIOSCORÉES

DIOSCOREÆ R. BR.

I. TAMUS L.

1649. **Tamus communis** L.; Rchb. *Ic. X*, fig. 971.; vulg. *Sceau-de-Notre-Dame, Herbe-aux-femmes-battues.*

Bois, haies, dans tous les terrains.

Mil. Au-dessus de Massebiau (B.)

Rod. Bois de Bonnecombe (de B.)

Villef. Bois de Veuzac, bois de la Bouisse; au-dessus de Morlhon, haies des prairies; lisière des bois, entre l'Estang et les Oliviers !

♃ Mars, avril. — A C.

FAM. CXIII. IRIDÉES

IRIDEÆ Juss.

I. CROCUS L.

1650. **Crocus vernus** All.; *C. sativus* β *vernus* L.; Rchb. *Ic. IX*, fig. 786.

Prés et pâturages des hautes montagnes.

Esp. Aubrac, dans les pâturages, en allant vers Laguiole ! — Laguiole, prés humides (Cérès, *in Cat.* M.) — Paulhac (Valadier).

Les deux tubercules, qui constituent le bulbe et dont le supérieur est plus petit, sont enveloppés de plusieurs tuniques brunâtres composées d'un grand nombre de filaments.

♃ Avril, mai. — R.

1651. **Crocus nudiflorus** Sm.; *C. multifidus* Ramond.

Prés et pelouses des régions montagneuses.

Rod. Environs de Rodez, près de Cassagnes (Cérès, *in Cat.* M.) — Carcenac (de B.) — Lavaysse (Majorel, *in Cat.* M.) — Environs de Laissac, dans un pré, au-dessus d'Ayrinhac (ab. R.) — Carcenac (fr. S.)

Cette belle espèce a été d'abord signalée dans le département par M. l'abbé Revel ; ce botaniste ne dit cependant pas que cette découverte lui appartienne. Dans ses *Recherches botaniques*, page 49, il la signale comme ayant été trouvée pour la première fois en octobre 1840, à deux kilomètres au sud des hauteurs du Tourriol, près de Laissac, sur la limite des terrains calcaires et houillers, mais sans dire par qui. Elle fleurit en automne, en même temps que le *Colchique* avec lequel elle est souvent confondue à première vue.

♃ *Fl.* septembre. — RR.

II. IRIS.

1652. **Iris Chamæiris** Bertol.

Pelouses rocailleuses.

Mil. Environs de Sauclières, pelouses près du hameau du Bousquet ! — Bois de Salbous (de Pouzols).

Cette espèce, que je n'ai eu occasion d'observer dans le département que dans les environs de Sauclières, présente des variétés de forme et de nuance dans la couleur de ses fleurs qui rendent sa détermination très-embarrassante. Elle a de nombreux points de contact avec l'*Iris Chamæiris*, Berthol., l'*Iris lutescens* Lam. et même avec l'*Iris Olbiensis* Hénon. La ligne de démarcation tracée par les auteurs pour distinguer ces trois espèces est d'ailleurs très-incertaine. L'élément qui, dans les flores, sert de base principale à la diagnose est la différence de grandeur qui existe entre les divisions externes et internes du périgone; mais rien n'est moins constant que cette base; j'ai pu constater, en effet, sur les nombreux sujets que j'ai observés sur le plateau du Bousquet que ces divisions étaient tantôt de même dimension, comme dans l'*I. lutescens* Lam. et *Olbiensis* Hén.; que d'autres fois les divisions externes étaient bien plus étroites et plus courtes que les internes, comme dans l'*I. Chamæiris* L. Il en est de même du tube qui est tantôt plus long, tantôt plus court que l'ovaire. La couleur du périgone est, elle-même, très-variable, je l'ai vue tantôt violette tantôt d'un jaune pâle sur les sujets groupés près du Bousquet. Ces variations j'ai pu les constater non pas seulement sur place ou sur le sec, mais tous les ans, dans mon jardin, où se sont propagés, en grande abondance, par leurs souches, quelques pieds que j'avais rapportés des environs de Sauclières en 1853.

M. Loret, dans sa *Flore de Montpellier*, signale la confusion qui règne dans les flores en ce qui concerne ces trois espèces : il donne pour synonyme à l'*I. Chamæiris* de Bertholoni l'*I. lutescens* de Grenier et Godron et à l'*I. lutescens* de Lamark l'*I. olbiensis* d'Hénon et, avec un point de doute cependant, l'*I. Italica* de Parlatore. Je dois ajouter que ce floriste indique cette dernière espèce à Pégayrolles-de-l'Escalette (Hérault), versant méridional du plateau du Larzac, localité éloignée de dix à douze kilomètres environ de la station aveyronnaise du Bousquet.

Que conclure de ces divergences ? Je ne sais. Serait-ce que les *I. Chamæiris*, *lutescens*, *olbiensis* pourraient être rapportés à un seul et même type sous le nom de *Chamæiris* ? La comparaison que j'ai pu faire des nombreux échantillons contenus dans l'herbier de Grenier, déposé au Muséum du jardin des Plantes de Paris, me ferait incliner vers cette opinion, ces espèces y sont en effet souvent étiquetées du même nom.

♃ Avril, mai. — RR.

1653. **Iris Germanica** L.; Rchb. *Ic. IX*, fig. 765.; vulg. *Iris-Flambe.*

Lieux arides, sur les rochers, les vieilles murailles.

Mil. Puy-de-France, sur les rochers des bords du Tarn; considéré comme subspontané (B.)

Rod. Rochers de Tripadou; sur les murs à Serre, près de Valady (M.)

Villef. Villefranche; sur les rochers de la montagne de Pénevaire.

♃ Mars, avril. — AR.

1654. **Iris Pseudo-Acorus** L.; Rchb. *Ic. IX*, fig. 771.; vulg *Iris-jaune.*

Bord des eaux, lieux fangeux et marécageux.

Esp. Venzac, bords du Bromme (Jord. de Pf.)

Rod. Prairie de Fontange, près de Rodez; ruisseau de Lauterne! — Environs de Rodez, ruisseau de Puech-Mourguiol (de B.)

Villef. Villefranche, bords du ruisseau de Notre-Dame; étang du Mazet, près de Morlhon; dans les fossés des prairies tourbeuses de Salles-Courbatiès, du Rey!

♃ Mai-juillet. — CC.

1655. **Iris fœtidissima** L.; Rchb. *Ic. IX*, fig. 775.; vulg. *Iris-Gigot.*

Lieux incultes et pierreux, haies, clairières des bois montueux.

Villef. Environs de Villefranche, coteaux boisés de la Bouisse; talus du chemin de fer, vis-à-vis de Floyrac; entre Najac et Laguépie!

Gorge de Ferragut; vallée de l'Aveyron entre Varens et Lexos! *Tarn-et-Garonne.*

♃ Mai, juin, juillet. — AR.

III. GLADIOLUS L.

1656. **Gladiolus segetum** Gawle.; *G. communis plur. auct.*; Rchb. *Ic. IX*, fig. 781.

Champs cultivés.

Esp. Nadailhac (Bern.) — Environs d'Espalion (M.)

Mil. Côte de Cruéjouls (ab. R.) — Creissels; le Crès (B.)

Rod. Valady; Marcillac; Saint-Cyprien (M.) — La Selve (de B.) — Environs du château du Colombier (ab. R.) — Saint-Christophe (Chastaingt).

St-Af. Plateau de Tournemire!

Villef. L'Estang; Floyrac; Villeneuve, dans les moissons! — Saint-Santin (Jord. de Pf.) — Plateau de Montbazens (Chastaingt).

♃ Mai-juillet. — AC.

FAM. CXIV. AMARYLLIDÉES

AMARYLLIDEÆ R. BR.

I. GALANTHUS L.

1657. **Galanthus nivalis** L.; vulg. *Perce-neige.*

Prés, haies et bois ombragés.

Esp. Le Bourguet, tertres et bois (Jord. de Pf.)

Mil. Bois de Salbous (Martin).

Rod. Bois de Madame, de Linars, de Bonnecombe; bords de l'Alzou, entre Rignac et Montbazens (M.) — Las Fons, sur l'Aveyron, près de Rignac (de V.)

Villef. Villefranche, bois du Quoiti; Garrials, au pied des rochers des bords de l'Aveyron !

♃ Février, mars. — CC.

II. NARCISSUS L.

1658. **Narcissus Pseudo-Narcissus** L.; vulg. *Fleur-de-Coucou, Jeannette.*

Bois et prés couverts.

Esp. Prairie d'Aubrac ! — Environs de Bonneval, chemin de Lairol (Bern.)

Rod. Bois de Linars; prairies de Vors (M.) — Bois au haut de la côte de la Baisse (ab. R.) — Environs de Rignac, bords de l'Aveyron (de V.) — Le Rouquet (de B.)

Villef. Environs de Villefranche, bois du Quoiti; Najac, sur les rochers et dans les bois, au-dessous du château, du côté de la station du chemin de fer; rochers près du pont de Mergieux !

Montagne de Saint-Guiral, avant d'arriver au sommet, du côté de Saint-Jean-du-Bruel ! *Gard.*

♃ Mars, avril. — AC.

1659. **Narcissus grandiflorus** Salisb.; *N. major* Curt.; Rchb. *Ic. IX*, fig. 817.

Prairies humides.

Esp. Aubrac ! — Montagnes de Laguiole (Lagrèze-Fossat, *Fl. Tarn-et-Gar.*) — Prairies au-dessous du Bourguet (Jord. de Pf.)

Mil. Salles-Curan (fr. S.)

Très-voisin du *N. Pseudo-Narcissus* dont il n'est peut-être qu'une variété.

♃ Mars, avril. — RR.

1660. **Narcissus Pseudo-Narcisso-poeticus** Boutigny et Bernard. Dans les localités où les *N. Pseudo-Narcissus* et *N. poeticus* croissent ensemble et fleurissent simultanément.

Mil. Salles-Curan (fr. S.)

♃ Avril, mai — RR.

1661. **Narcissus poeticus** L.; vulg. *Jeannette-blanche.*

Prairies fraîches, pâturages des montagnes.

Esp. Prairies de Saint-Chély-d'Aubrac, du Pouget-Viel ! — Venzac (Jord. de Pf.)

Rod. Environs de Mondalazac (ab. R.) — Environs de Rignac (de V.)

St-Af. Tournemire (Puech).

Villef. Commun dans les prairies, particulièrement dans le Ségala !

♃ Avril, mai. — CC.

1662. **Narcissus radiiflorus** Salisb.; Koch *Syn.* 2e éd. p. 811 ; Rchb. *Ic. IX,* fig. 809.

Lagrèze-Fossat *(Fl. Tarn-et-Gar.* p. 382*)* a reçu cette espèce des montagnes de Laguiole d'où elle lui avait été envoyée sous le nom de *N. poeticus.* Elle s'en distingue d'après Reichenbach, par ses feuilles plus étroites, tortillées, glauques; par les divisions du périgone ovales-lancéolées, plus étroites, écartées ; par sa couronne relevée en coupe au lieu d'être étalée en plateau.

♃ Avril, mai.

1663. **Narcissus Juncifolius** Requien; *N. Jonquilla* var. δ DC. *Fl. fr. III,* p. 232.

Coteaux et plateaux calcaires et rocailleux.

Mil. Environs de Millau, sommet du Puy-d'Andan; la Tacherie ; vallon de Saint-Martin (B.)

St-Af. Environs de Tournemire, lisière des bois de Fajas, de Montclarat (Puech) !

Villef. Saint-Clair, pentes rocailleuses du sommet des Combes de la Bouissonnade ; vallée du Lot, côte de Salvagnac !

Vallée du Lot; Montbrun, sur le Roc-Punxut ; Cadrieu, sommet de la gorge dite Fin-du-Monde ! *Lot.*

♃ Mars, avril. — R.

1664. **Narcissus lætus** Salisb.

Indiqué par M. Bonhomme aux environs de Millau, au Puy-d'Andan, sur les pelouses, parmi les bois; à la Tacherie, dans les pâturages. Cette espèce n'étant signalée en France que dans la région la plus méridionale, environs de Toulon, de Grasse, ces stations aveyronnaises me paraissent ne devoir être admises qu'avec doute.

♃ Mars, avril.

1665. **Narcissus dubuis** Gouan.; Rchb. *Ic. IX*, fig. 812.

Mil. Environs de Saint-Jean-du-Bruel, vers le Moulin-Boudou, sur les rochers de la rive gauche de la Dourbie (Cambassèdes *in* de B.)

♃ Mars, avril. — RR.

Dans le catalogue de Mazuc l'on trouve, indiqués par Berthoud, le **Narcissus Tazetta** aux environs de Millau et le **Cypripedium calceolus** dans le bois d'Aubrac. Ces deux stations ne doivent être admises qu'avec une grande réserve. La première de ces plantes appartient à la région méditerranéenne, la seconde est une plante des hauts sommets, très-rare en France, que Delarbre (*Fl. d'Auvergne*) a cependant trouvée au sommet du Puy-de-Dôme et dans le bois de Monnéou. Je n'ai rencontré aucune de ces deux espèces dans mes herborisations dans l'Aveyron et il n'est pas à ma connaissance que d'autres botanistes aient eu une meilleure chance.

FAM. CXV. ORCHIDÉES

ORCHIDEÆ Juss.

I. SPIRANTHES L. C. Rich.

1666. **Spiranthes æstivalis** Rich.; Rchb. *Ic. XIII*, p. 151, tab. 123; *Neottia æstivalis* DC.; *Ophrys spiralis* γ L.

Prés secs, pelouses, surtout dans les terrains siliceux.

Mil. Entre Nant et Saint-Jean-du-Bruel, au bas d'un petit ravin près de Saint-Jean, au milieu d'une abondante végétation de *Cristus laurifolius* !

Rod. Prés humides des Palanges (Cérès, *in Cat.* M.) — Environs de Rignac (de V.)

Villef. Prairies du Paroyre, près de Douzoulet; prairies tourbeuses du Rey; prairies de Lunac !

♃ Juillet, août. — AR.

1667. **Spiranthes autumnalis** Rich.; Rchb. *Ic. XIII*, p. 150, tab. 122; *Ohprys spiralis* L.; *Neottia spiralis* Swartz.

Pelouses et prés secs surtout dans le calcaire.

Esp. Pacages de Trionnac (Jord. de Pf.) — Les Gouzettes (Valadier).

Rod. Bournazel, dans un bois de pins près de l'étang ! — Environs de Saint-Joseph (ab. R.) — Environs de Rignac (de V.)

Villef. Environs de Villefranche, baraque de Pachins, dans les prés, vers la Bastide-l'Évêque ; Sanvensa, prairies de Cantagrel ; domaine de l'Estang, près du château, et dans le bois de Cantagrel ; Martiel, bois de Russery ; Salles-Courbatiès, lisière des bois !

♃ Août-octobre. — AC.

II. GOODYERA R. Br.

1668. **Goodyera repens** R. Br.; Rchb. *Ic. XIII*, p. 155, tab. 310; *Satyrium repens* L.;

Bois couverts et montagneux.

Mil. Environs de Millau, bois de pins à Vinnac (B.)

Cette orchidée subalpine est indiquée dans la Lozère, près de Camprieux, et de Lanuéjouls, par de Pouzolz, *Fl. du Gard* ; au Puy-de-Dôme, aux environs de Saint-Nectaire, par Lecoq et Lamothe, *Cat.* : Voir pour le mode de reproduction et de développement de cette rare espèce, le rapport de de Schœnefeld sur une herborisation dans la forêt de Fontainebleau, *in Bull. Soc. bot. Fr. II*, p. 594.

III. CEPHALANTHERA L. C. Rich.

1669. **Cephalanthera ensifolia** Rich.; *C. Xiphophyllum* Rchb. *Ic. XIII*, p. 135, tab. 518.

Bois montueux, broussailles des coteaux calcaires.

Esp. Tertres boisés, au-dessus de Venzac (Jord. de Pf.)

Mil. Sauclières, bois de Salbous ! — Vinnac ; vallon de Saint-Martin (B.)

St-Af. Saint-Clément, commune de Saint-Rome-de-Tarn (abbé Vaissier, note de M. Valadier).

Villef. Villefranche, bois du Quoiti !

♃ Mai, juin. — R.

1670. **Cephalanthera grandiflora** Babingt.; Rchb. *Ic. XIII*, p. 136, tab. 119, 120; *Epipactis lancifolia* DC.; *Serapias grandiflora* L.

Bois secs, montueux, dans les terrains calcaires ou argileux.

Esp. Venzac, tertres boisés (Jord. de Pf.)

Mil. Environs de Sévérac (M.) — Bois de pins au sommet de la côte de Mostuéjouls (de B.) — Lenne (ab. R.) — Bois du Puy-d'Andan, au-dessus de Soulanes (B.)

St-Af. Environs de Tournemire, sommet du bois de Montclarat! — Tournemire (Puech).

♃ Mai, juin. — R.

1671. **Cephalanthera rubra** Rich.; Rchb. *Ic. XIII*, p. 133, tab. 117. *Serapias rubra* L. *Mant.*

Bois montueux, broussailles des coteaux calcaires.

Esp. Venzac (Jord. de Pf.)

Mil. Millau, bois de Massol (B.)

Rod. Valady; Salles-la-Source; Bertholène (M.) — Bois du vallon du Cruou (ab. R.)

St-Af. Tournemire (Puech). — Saint-Rome-de-Tarn (ab. Vaissier, note de M. Valadier).

Villef. Villefranche, bois du Quoiti, vers le village du mas de Rival; environs de Villeneuve, bois près de la station du chemin de fer; Saujac, bois rocailleux des bords du Lot; Salvagnac-Cajarc, pentes rocailleuses et boisées de la côte!

♃ Juin, juillet. — AR.

IV. EPIPACTIS L.

1672. **Epipactis latifolia** All.; *E. Helleborine* b. *viridans* Crantz; Rchb. *Ic. XIII*, p. 143, tab. 136; *Serapias latifolia* L.

Bois taillis, bord des chemins, coteaux pierreux.

Esp. Prés au-dessus de Venzac (Jord. de Pf.)

Mil. Bois de Saint-Estève; bois de Pourcayras; Boulsayrets, près de Saint-Léon (B.)

Rod. Salles-la-Source! — Bertholène; Baulès (Cerès, *in Cat.* M.)

St-Af. Roquefort, bois de Bouis; environs de Tournemire, bois de Carles (Puech).

Villef. Villefranche, bois du Quoiti; mamelon de Fontanes; combes de Salvagnac, au pied des rochers!

♃ Juillet, août. — AC.

1673. **Epipactis viridiflora** Hoffm.; E. *Helleborine* c. *varians* Crantz; Bor. *Fl. cent.* 3e éd. p. 651; Rchb. *Ic. XIII*, p. 142, tab. 135.

Bois ombragés, au bord des petits ruisseaux.

Esp. Aubrac, bois de Gandillot !

Mil. Lenne (ab. R.)

Villef. Aubin (Chastaingt).

♃ Juin, juillet. —R.

1674. **Epipactis atrorubens** Hoffm.; *E. Helleborine* a. *rubiginosa* Crantz; Rchb. *Ic. XIII*, p. 141, tab. 133.

Bois et coteaux pierreux, dans les terrains calcaires.

Rod. Bertholène (Cerès, *in Cat.* M.)

St-Af. Environs de Tournemire, Fajas, au-dessous du Puech-Gros !

Villef. Bois découverts, près de la station de Villeneuve !

Plateau du Larzac, au Caylar (Loret, *Fl. Montp.*) *Hérault.*

♃ Juin, juillet. — RR.

1675. **Epipactis microphylla** Swartz; *E. latifolia* β *microphylla* DC. *Fl. Fr. V*, p. 334; Rchb. *Ic. XIII*, p. 141, tab. 132.

Les bois secs.

Esp. Bois au-dessus de Venzac (Jord. de Pf.)

Mil. Entre Saint-Martin et Lenne (ab. R.)

Villef. Combes de Salvagnac, au pied des grands rochers !

♃ Juin, juillet. — RR.

1676. **Epipactis palustris** Crantz; Rchb. *Ic. XIII*, p. 139, tab. 131; *Serapias longifolia* β et γ L.

Prés marécageux, marais tourbeux.

Esp. Aubrac, prés marécageux près de la Tour de Belvezet; pâturages au-dessus du buron de la Maynobe ! — Prés marécageux à Aubrac; Laguiole (Lecoq et Lam.) — Saint-Joseph (M.) — Prairie de Marcillac, canton du Mur-de-Barrez (Jord. de Pf.)

Mil. Partie élevée du vallon du Mensou, dans les fossés de la route, au pied des grands rochers !

Rod. Domaine du grand séminaire, dans un pré au-dessous du petit bois (ab. R.) — Environs de Rignac (de V.) — Saint-Joseph près de Rodez; Malrieu près de Rignac (de B.)

Villef. Villefranche, près de la Romiguière !

♃ Juin, juillet. — AR.

V. LISTERA R. Br.

1677. **Listera ovata** R. Br.; *Ophrys ovata* L.; *Neottia ovata* Bluff.; Rchb. *Ic. XIII*, p. 147, tab. 127.

Bois, pâturages ombragés, taillis humides.

Esp. Prairies de Laguiole; bois d'Aubrac ! — Saint-Geniez, bords du ruisseau de Juéry (ab. R.)

Mil. Creissels, aux cascades (B.)

Rod. Ruffepeyre; côte du Cruou (ab. R.) — Carcenac (de B.) — Salmiech (fr. S.)

St-Af. Coteaux au-dessous du rocher de Caylux ! — La Tuilerie-Basse, sur la route de Saint-Affrique (Puech).

Villef. Villefranche, pentes rocailleuses du terroir de Fontanes; Garrials, au pied des rochers; Puy-d'Escarts; la Capelle-Balaguier, prairies de Saint-Georges; Najac, bords de l'Aveyron; entre Naussac et Asprières, dans les prairies élevées; Privezac, dans la prairie; Rieupeyroux, pâturages de la baraque de Pauquetou !

♃ Mai, juin. — AR

VI. NEOTTIA L. C. Rich.

1678. **Neottia Nidus-avis** Rich.; Rchb. *Ic. XIII*, p. 145, tab. 121; *Ophrys Nidus-avis* L.

Lieux ombragés, bois couverts.

Esp. Aubrac, bois de Gandillot et dans les autres bois, en aval vers Belvezet, dans les parties touffues, au milieu des feuilles de hêtre tassées; bois d'Aubrac, parties ombragées; bois près de la Tour de Belvezet, dans la vallée du Boralde ! — Espalion, bords du Lot, près du hameau de la Fabrègue (Bern.) — Bois de Venzac (Jord. de Pf.) — Bois del Bouyssou, à l'est de Paulhac (Valadier).

Rod. Bois de la Barthe (ab. R.)

St-Af. Tournemire, bois Rond (Puech).

Villef. Environs de Villefranche, vallée de la Romiguière, dans les bois au-dessous du mas de Rivals !

♃ Mai, juin. — RR.

VII. LIMODORUM L. C. Rich.

1679. **Limodorum abortivum** Swartz; Rchb. *Ic. XIII*, p. 138, tab. 129; *Orchis abortiva* L.

Clairières des bois, pelouses herbeuses, coteaux pierreux.

Esp. Bois à Venzac (Jord. de Pf.)

Mil. Puy-de-France (B.) — Environs de Sévérac (fr. M.-J.)

Rod. Coteaux de Bruéjouls, de Balzac! — Salles-la-Source (Cerès, *in Cat.* M.) — Compeyre (de B.)

St-Af. Saint-Affrique, montagne de la Rouquette! — Environs de Tournemire, bois de Jaux (Puech). — Lapeyre (Lafon). — Montagnol (Duval).

Villef. Bois du Quoiti; bois de la Bouisse; la Rouquette, bois de la gorge de Combe-Cave; bois près de Saint-Remy; bois du domaine de l'Estang; Saujac, versant des bords du Lot!

Vallée de l'Aveyron à Saint-Antonin, au-dessous des rochers d'Anglars! *Tarn-et-Garonne.*

♃ Mai; juillet. — R.

VIII. CORALLORHIZA Hall.

1680. **Corallorhiza innata** R. Br.; Rchb. *Ic. XIII*, p. 159, tab. 138; *Ophrys Corallorhiza* L.

Bois couverts des hautes montagnes.

Esp. Montagnes d'Aubrac, dans le bois d'Aubrac, sur la rive gauche du Boralde, dans les couches tassées de feuilles de hêtre (24 juin 1866). Malgré sa délicatesse cette plante perfore des feuilles qui offrent une assez grande résistance; j'en ai cueilli dans cette localité un échantillon portant deux feuilles ainsi perforées. Voir les observations de MM. Germain de Saint-Pierre et Prillieux sur le développement du rhizome de cette bizarre orchidée et sur son parasitisme, dans le *Bulletin de la Société botanique de France*, t. IV, p. 766-770.

♃ Juin-août. — RR.

IX. SERAPIAS L.

1681. **Serapias cordigera** L.; Rchb. *Ic. XIII*, p. 10, tab. 88; Timb.-Lagr. *Orch. hybr.* tab. 13.

Rod. Prés à Naucelle où il serait abondant (de B.)

Je n'ai pas eu occasion d'observer cette espèce dans mes herborisations dans le département; elle est indiquée dans la vallée de l'Aveyron, à Laguépie (*Tarn-et-Garonne*) par Lagrèze-Fossat.

♃ Avril, juin. — RR.

1682. **Serapias longipetala** Poll.; *S. pseudo-cordigera* Moric.; Rchb. *Ic. XIII*, p. 12, tab. 89; Timb.-Lagr. *Orch. hyb.* fig. 12.

Bois, bruyères, prairies.

Villef. La Bastide-l'Évêque, prairies sèches; Najac, prairies du Roubel !

♃ Mai, juin. — RR.

1683. **Serapias Lingua** L.; Rchb. *Ic. XIII*, p. 9, tab. 87.

Prés, pelouses, clairières des bois.

Esp. Peyrat, prés secs, au-dessus du village (Jord. de Pf.)

Mil. Saint-Laurent-d'Olt (M.)

Rod. Ruffepeyre ! — Cayssials; Bonnecombe; Auzits (M.) — Au pied des rochers de Kaymard, près de Pruines (ab. R.) — Carcenac (de B.) — Environs de Rignac (de V.)

Villef. Plateau du Calvaire, vers la Treille; Marmont; le Moiron; prairies de la Pourtie; baraque de Pauquetou; Laguépie, sommet de la côte, vers Villefranche, dans les pelouses sèches; Najac, coteaux de la vallée de l'Aveyron; prairies de Maroyre; Privezac, dans la prairie; Livinhac-le-Bas; Firmy, pelouses du Puy-de-Volf !

♃ Mai, juin. — CC.

X. ACERAS R. Br.

1684. **Aceras anthropophora** R. Br.; Rchb. *Ic. XIII*, p. 1, tab. 5; *Ophrys anthropophora*. L.

Prés secs, pelouses découvertes des bois montueux.

Mil. Sévérac (fr. M.-J.) — Côte de Montjaux, pentes herbeuses; Lenne (ab. R.) — Puy-de-France; ravin de la Borie-Blanque (B.)

Rod. Valady (M.) — Cruou (de B.)

St-Af. Plateau du rocher de Caylux ! — Nonenque; Laumière; Saint-Rome-de-Cernon (Puech).

Villef. Coteaux de la Romiguière !

Vallée de l'Aveyron, à Penne, pentes gazonnées ! *Tarn-et-Garonne.*

♃ Mai, juin. — AR.

1685. **Aceras hircina** Lindl.; Rchb. *Ic. XIII*, p. 5, tab. 8; *Satyrium hircinum* L.; *Orchis hircina* Crantz; *Himantoglossum hircinum* Richard.

Bois, pelouses, prés secs des terrains argilo-calcaires.

Mil. La Borie-Blanque (B.)

Rod. Valady; Vabre (M.) — Environs de Solzac, près du mamelon de Nauquiès (ab. R.)

St-Af. Environs de Tournemire, bois de Carles (Puech).

Villef. Villefranche, pentes herbeuses du terroir de Fontanes; Najac, au pied des murs du château; bois de Vialatelle; côte de Saujac; bois de l'Estang !

Var. β *Orchis diffissa, spica rariflora, laxissima, labelli lacinia media ultra medium fissa* Lois.

Villef. Bois du Quoiti !

♃ Mai-juillet. — AR.

1686. **Aceras pyramidalis** Rchb. *Ic. XIII*, p. 6, tab. 9; *Orchis pyramidalis* L.

Pelouses sèches, bois, coteaux incultes et herbeux.

Esp. Longagnac, tertres boisés (Jord. de Pf.)

Mil. Plateau du Larzac, pelouses du bois de Cervières près de la Pesade !

Rod. Onet-le-Château (Cerès, *in Cat.* M.)

St-Af. Environs de Roquefort, bois de Bouïs (Puech).

Villef. Villefranche, bois de la Gineste; Monteils, pelouses du plateau calcaire; Toulonjac, pelouses du domaine des Religieuses; Puy-d'Escarts; Najac, au pied des murs ruinés du château, pelouses des prés secs et calcaires du Roubel; vallée de la Sérène, au-dessous de Najac; vallée du Lot, Salvagnac, pelouses du plateau ! — Bords du Lot, rive droite, vis-à-vis de Livinhac-le-Bas (fr. S.)

Vallée de l'Aveyron, pelouses au-dessous de Penne ! *Tarn-et-Garonne.*

♃ Mai-juillet. — AR.

XI. ORCHIS L.

1687. **Orchis Morio** L.; Rchb. *Ic. XIII*, p. 17, tab. 11; Timb.-Lagr. *Orch. hybr.* p. 13, fig. 1.

Prés secs, pelouses, clairières des bois.

Esp. Laguiole! — Peyrat, prés secs (Jord. de Pf.)

Rod. Prairies des environs de Salars, de Sainte-Radegonde! — Carcenac (de B.)

St-Af. Tournemire, bois de Castels (Puech).

Villef. Villefranche, prairies du Guarriguet; domaine de l'Estang; Najac, prés du Roubel; prairie de Privezac; baraque de Pauquetou; la Pourtie; Rieupeyroux; vallée du Lot, prairies de Vitrac!

♃ Mai, juin. — C.

1688. **Orchis ustulata** L.; Rchb. *Ic. XIII*, p. 23, tab. 10.

Commun dans les prés et les coteaux gazonnés.

Esp. Aubrac, pâturages près de la Tour de Belvezet; Laguiole, dans les prairies!

Mil. Pelouses de l'Hôpital-du-Larzac (B.) — Bois de Salbous (Martin).

Rod. Carcenac (de B.)

St-Af. Devèze de la Panouse! — Tournemire (Puech).

Villef. Villefranche, prés du domaine des Pères; bois du Quoiti; la Baume; prairie de Privezac; Saint-Georges, près de la Capelle-Balaguier; Salvagnac, sommet de la côte!

♃ Mai, juin. — CC.

1689. **Orchis coriophora** L.; Rchb. *Ic. XIII*, p. 20, tab. 15.

Prairies, pâturages, lieux herbeux.

Esp. Prés de Peyrat (Jord. de Pf.)

Rod. Lioujas, pelouses du plateau; prés du domaine de Sorps! — Carcenac (de B.)

St-Af. Cornus!

Villef. Environs de Villefranche, Garrials, Morlhon, Dauquiès; la Pourtie; Marmont; baraque de Pauquetou; l'Estang; prairies tourbeuses du Rey!

♃ Mai, juin. — CC.

1690. **Orchis militaris** L.; *O. galeata* Lam. (*exclus. varietatib.*); *O. Rivini* Gouan.; Rchb. *Ic. XIII*, p. 30, tab. 24.

Clairières des bois, pelouses ombragées, prairies montueuses.

Esp. Tertres boisés au-dessus de Peyrat (Jord. de Pf.)

Mil. Lavergne, près de Sévérac; Bertholène (Cerès). — Sévérac-le-Château (fr. M.-J.) — Saint-Saturnin (ab. R.) — Creissels; Saint-Martin; bois d'Issis; Puy-de-France (B.)

Rod. Côte du Cruou (ab. R.) — Coteaux calcaires de Valady (M.)

St-Af. Tournemire, sommet du bois de Montclarat, de Fajas!

Villef. Villefranche, Garrials; Fontanes; vallée du Lot, Salvagnac, lisière des bois; gorge de Lantouï; Saint-Clair!

♃ Mai, juin. — AR.

1691. **Orchis purpurea** Huds.; Rchb. *Ic. XIII*, p. 31, tab. 26; *O. fusca* Jacq.; *O. militaris* var. β et γ L.

Bord des bois, coteaux buissonneux des terrains calcaires.

Mil. Coteaux du Cernon, vers Saint-Georges! — Sévérac-le-Château (fr. M.-J.) — Bois du Rouquet; ravin de la Borie-Blanque; Creissels (B.)

Rod. Valady (M.) — Bois du Cruou (de B.) — Bertholène (Cerès, *in Cat.* M.)

St-Af. Devèze de Tournemire (Puech).

Villef. Villefranche, bois de la Bouisse; Najac, pelouses rocailleuses des bois du Roubel; côte de Saujac!

♃ Mai, juin. — AC.

1692. **Orchis purpureo-militaris** G. G. *Fl. Fr. III*, p. 290.

St-Af. Rayssac, commune de Vabres (Valadier, d'après l'abbé Vaissier).

♃ Mai, Juin.

1693. **Orchis globosa** L.; Rchb. *Ic. XIII*, p. 35, tab. 29.

Prairies des hautes montagnes.

Indiqué par Berthoud dans les prairies d'Aubrac où je ne l'ai pas observé moi-même. Il vient dans les montagnes du Cantal.

♃ Juin, juillet.

1694. **Orchis mascula** L.; Rchb. *Ic. XIII*, p. 41, tab. 38.

Pelouses montueuses, pâturages, clairières des bois.

Esp. Montagnes d'Aubrac; Aubrac, bois de Rigambal! — Bois au-dessus de Trionnac (Jord. de Pf.)

Mil. Millau, pelouses du sommet du Puy-d'Andan (B.) — Bois de Salbous (Martin).

Rod. Prés du domaine de Sorps (ab. R.) — Carcenac (de B.)

Villef. Villefranche, bois au-dessous du château de Franques; bois du Quoiti; Saint-Clair, pelouses calcaires; Najac, prairies du Roubel!

♃ Avril-juin. — AC.

1695. **Orchis laxiflora** Lam.; Rchb. *Ic. XIII*, p. 49, tab 41.

Prairies marécageuses, pâturages des bois humides.

Rod. Kaymard; domaine de Sorps (ab. R.) — Carcenac, au Puech-de-Boutonnet (de B.)

Villef. Villefranche, prairies de Notre-Dame; les Granges; Cantaloube; Marmont; la Pourtie; prairie de Privezac; Najac, prairies des bords de l'Aveyron!

Var. *flore albo.*

Villef. Laurière.

♃ Mai, juin. — CC.

1696. **Orchis sambucina** L.; Rchb. *Ic. XIII*, p. 64, tab. 60.

Bois et prés montagneux.

Esp. Montagnes d'Aubrac, pelouses du bois de Rigambal; bois d'Aubrac; au pied de las Truques! — Vilherols dans les pacages (Jord. de Pf.)

Mil. Pelouses calcaires au-dessus de Cardenal, près de Sévérac; sur le Levezou (M.) Saint-Jean-du-Bruel, dans le cimetière! — Lafon, dans le pré Claux (de B.)

Rod. Prairies de Sainte-Radegonde!

♃ Mai, juin. — R.

1697. **Orchis latifolia** L.; Rchb. *Ic. XIII*, p. 57, tab. 50-52.

Prés humides et marécageux.

Esp. Prairies de Laguiole, du côté d'Aubrac! — Prés marécageux (M.)

Mil. Prés de Creissels; vallon de Saint-Martin (B.)

Rod. Prairies des environs de Rodez! — Carcenac (de B.)

St-Af. Environs de Tournemire, sommet du bois de Montclarat!

Villef. Villefranche, prairies de Notre-Dame, de la Romiguière; Marmont.

Feuilles plus ou moins étalées, oblongues-lancéolées, d'un vert plus ou moins foncé. le plus souvent nuancées de noir.

♃ Mai, juin. — C.

1698. **Orchis incarnata** L.; Rchb. *Ic. XIII*, p. 51, tab. 45-47.

Prés humides.

Esp. Prairies au-dessus de Venzac; Marcillac, commune du Mur-de-Barrez, au bas de la prairie, mêlé avec l'*O. latifolia* (Jord. de Pf.)

Mil. Entre Massabuau et le Monna (B.)

St-Af. Vailhausy (Puech).

Villef. Vallée du Lot, prairie de Vitrac, en longeant le ruisseau de Giraldolt!

Feuilles généralement plus dressées que dans l'espèce précédente, d'un vert clair, ordinairement non maculées.

♃ Mai, juin. — R.

1699. **Orchis maculata** L.; Rchb. *Ic. XIII*, p. 65, tab. 55.

Lieux herbeux des bois, pâturages montueux.

Esp. Prés de Laguiole!

Mil. La Besse (Puech).

Rod. Vallon du Pas; prés de Lauterne!

Villef. Bois du Quoiti; prés de Cantaloube; Loc-Dieu; l'Estang; la Pourtie; prairie de Privezac!

♃ Mai, Juin. — AC.

1700. **Orchis bifolia** L.; *Platanthera bifolia* Rchb.; *P. solstitialis* V. Bœungh. *in* Rchb. *Ic. XIII*, p. 120, tab. 76, fig. 2 et 77.

Bois et prés couverts, prairies humides.

Esp. Laguiole, dans les prairies sèches; Aubrac, près de la Tour de Belvezet!

Mil. Saint-Laurent-d'Olt, bois de la Resce; Sévérac (fr. M.-J.) — Entre Saint-Martin et Lenne (ab. R.) — Bois de la Granède; ravin de Potensac (B.)

Rod. Prairies de Bruéjouls! — Carcenac; le Rouquet (de B.)

St-Af. Environs de Tournemire, sommet du bois de Montclarat!

Villef. Villefranche, bois du Quoiti; Puy-d'Escarts; Rieupeyroux!

♃ Juin, juillet. — C.

3701. **Orchis montana** Schmidt.; *O. bifolia* var. β L.; *Platanthera montana* Rchb. *Ic. XIII*, p. 123, tab. 78.

Bois, lieux herbeux, bruyères.

Esp. Montagnes d'Aubrac; parties élevées des prairies de Laguiole, vers Aubrac ! — Aubrac (Vaissier, Revel, *in Cat.* M.) — Commun dans les pâturages d'Aubrac dans les parties un peu sèches et plus arides; versant oriental de la montagne de las Truques; prairies de Laguiole; entre Verlac et Vieurals (ab. R.)

Mil. Bois de Salbous (Martin).

Villef. La Bastide-Capdenac, coteaux rocailleux; Monteils, parties boisées du plateau calcaire; sommet du Puy-d'Escarts, au-dessus de Monteils !

♃ Mai, juin. — AR.

1702. **Orchis conopsea** L.; Rchb. *Ic. XIII*, p. 113, tab. 70; *Gymnadenia conopsea* R. Brown.

Prairies, coteaux herbeux, lieux humides ou marécageux.

Esp. Laguiole !

Rod. Prés de Bournazel; Solsac, près du mamelon de Nauquiès (ab. R.) — Carcenac (de B.)

St-Af. Environs de Tournemire, bois de Montclarat !

Villef. Villefranche, bois de la Baume; le Garriguet; Loc-Dieu; prairies du Rey; Puy-d'Escarts; Marmont; Rieupeyroux; baraque de Pauquetou; prairies de Privezac !

♃ Juin, juillet. — CC.

1703. **Orchis odoratissima** L.; *Gymnadenia odoratissima* Rich.

Mil. Environs de Millau, collines calcaires; Sévérac; (Berthoud, *in Cat.* M.) — Je n'ai pas observé moi-même cette espèce dans le département.

♃ Juin, juillet.

1704. **Orchis viridis** Crantz *Austr.* 491; *Platanthera viridis* Lindl.; Rchb. *Ic. XIII*, p. 129, tab. 82; Vaill. *Bot. Par.* tab. 31, fig. 6, 7, 8.; *Satyrium viride* L.

Prairies humides et spongieuses, marécages.

Esp. Montagnes d'Aubrac; las Truques ! — Peyrat, prés au-dessus du village (Jord. de Pf.)

Rod. Vallon du Pas, au-dessus de Balzac, le long du ruisseau ! — Saint-Félix; Cayssials (M.) — Bonnecombe, pré de Moussigne (de B.)

Villef. Environs de Villefranche, Bérals, parties sèches de la prairie; sommet du Puy-d'Escarts, versant septentrional !

♃ Juin, juillet. — R.

1705. **Orchis albida** Scop.; *Satyrium albidum* L.

Pelouses des montagnes.

Esp. Aubrac, pelouses près de la cascade, au bas de la prairie (ab. R. *Rech. bot. S.-O. de Fr.* p. 42.)

Rod. Carcenac, pré de Salses (de B.)

♃ Juin-août — RR.

XII. NIGRITELLA Rich.

1706. **Nigritella angustifolia** Rich.; *Orchis nigra* Scop.; *Satyrium nigrum* L.

Pelouses des hautes montagnes.

Esp. Aubrac (de B.) — Près de la cascade du Sal-del-Grel, au bas de la prairie d'Aubrac (ab. R.)

Cette espèce a échappé à mes recherches dans les localités ci-dessus indiquées.

♃ Juin, juillet. — RR.

XIII. OPHRYS L.

1707. **Ophrys aranifera** Huds.; Vaill. *Bot. Par.* tab. 31, fig. 15, 16; Coss. et Germ. *Atl. Fl. Par.* tab 32, B. 1, 2.; Rchb. *Ic. XIII*, p. 88, tab. 97; *O. insectifera* δ L.

Prés secs, pelouses des coteaux calcaires et rocailleux.

Mil. Environs de Millau, collines sèches (Berth. *in Cat.* M.) — Coteaux de la Borie-Blanque; Puy-de-France (B.)

Rod. Pelouses de Lioujas ! — Valady, coteaux calcaires (M.) — Banes, près de Marcillac (ab. R.)

St-*Af.* Bois de Laumières (Puech).

Villef. Villefranche, coteaux de Fontanes, au bas de la côte de

Sanvensa; Capdenac, pelouses rocailleuses; vallée de la Diège, pelouses rocailleuses des bois, près de Saint-Julien-d'Empare; Salvagnac-Cajarc, surle plateau !

♃ Mai, juin. — C.

1708. **Ophrys arachnites** Hoffm.; Coss. et Germ. *Atl. Fl. Par.* tab. 32, D.; *O. fuciflora* Vill.; Rchb. *Ic. XIII*, p. 85, tab. 109; *O. insectifera* η *adrachniles* L.

Bois et pelouses sèches des terrains calcaires.

Esp. Tertres au-dessus de Venzac (Jord. de Pf.)

Mil. Coteaux au nord du Puy-de-France ! — Collines sèches des environs de Millau (Berth. *in Cat.* M.)

Villef. Bois du domaine de l'Estang ; coteaux rocailleux de la Bouisse !

♃ Mai, juin. — AC.

1709. **Ophrys apifera** Huds. ; Coss. et Germ. *Atl. Fl. Par.* tab. 32, C.; Rchb. *Ic. XIII*, p. 96, tab. 105, fig. 1. ; *O. insectifera* L.

Prés secs, bois et pelouses des terrains calcaires.

Mil. Raujoles, pelouses du plateau ! — Environs de Millau (B.)

Rod. Valady ; Bertholène ; Gages (M.) — Au-dessus de Saint-Austremoine, bois de Sourguières (ab. R.)

St-Af. Tournemire, devèze de Galzin (Puech).

Villef. Coteaux de la Romiguière ; bois de la Bouisse ; domaine de l'Estang ; bois d'Estrabols ; coteaux de Saujac !

♃ Mai-juillet. — AC.

1710. **Ophrys scolopax** Cav.; Rchb. *Ic. XIII*, p. 98, tab. 106.

Prés secs, pelouses dans les terrains calcaires et argileux.

Mil. Bois de Lestang, près de la cave à fromage (ab. R.) — Puy-de-France; vallon de Saint-Martin (B.)

Rod. Environs de Saint-Joseph; Solsac (ab. R.) — Environs de Floyrac (de B.)

Villef. Environs de Villefranche, bois de Bernussou ; Najac, lisière des bois, pelouses rocailleuses; vallée de la Diège près de Saint-Julien-d'Empare; Saujac, pelouses rocailleuses au-dessous des rochers del *Saou-dé-lo-Mounino* !

♃ Mai, juin. — AR.

1711. **Ophrys muscifera** Huds. ; Rchb. *Ic. XIII*, p. 78, tab.

95, fig. 1,2.; *O. myodes* Jacq.; Coss. et Germ. *Atl. Fl. Par.* tab. 32, A.; *O. insectifera* α *myodes* L.

Prés secs, pelouses pierreuses dans les terrains calcaires.

Esp. Venzac, tertres au-dessus du village (Jord. de Pf.)

Mil. Environs de Sauclières, bois de Salbous !

Villef. Environs de Villefranche, bois du Quoiti; coteaux rocailleux de la Bouisse !

♃ Mai, juin. — R.

1712. **Ophrys fusca** Link.; Saint-Amans *Fl. Ag.* p. 375, tab. 8; Rchb. *Ic. XIII*, p. 73, tab. 92, 93.

Pelouses sèches et rocailleuses, clairières des bois dans les terrains calcaires ou argileux.

Rod. Lioujas, pelouses du plateau !

Villef. Najac, coteaux rocailleux des bois du Roubel !

♃ Mai. — R.

FAM. CXVI. JUNCAGINÉES

JUNCAGINEÆ Rich.

I. SCHEUCHZERIA L.

1713. **Scheuchzeria palustris** L.

Esp. Bords des lacs des montagnes d'Aubrac (Prost, *in* Lecoq et Lam. *Cat. plat. cent.*) Dans les nombreuses herborisations que j'ai faites sur les montagnes d'Aubrac j'ai vainement cherché cette plante dans les localités indiquées par Prost.

♃ Mai, juin. — RR.

FAM. CXVII. POTAMÉES

POTAMEÆ Juss.

I. POTAMOGETON L.

1714. **Potamogeton natans** L.; Rchb. *Ic. VII*, fig. 89.

Mares, étangs, eaux tranquilles, flaques d'eau au bord des rivières.

♃ Juillet, août. — CC.

1715. **Potamogeton fluitans** Roth.; Rchb. *Ic. VII*, fig. 87,88.

Eaux courantes, rivières.

Mil. La Paulète, dans le Tarn (B.)

Villef. Najac, Laguépie, dans l'Aveyron !

♃ Juillet-septembre. — AC.

1716. **Potamogeton polygonifolius** Pourr.; Rchb. *Ic. VII*, fig. 79-81; de Martr. *Fl. Tarn*, p. 719.

Ruisseaux et fossés des landes tourbeuses, rigoles des prés des terrains granitiques.

Villef. Rieupeyroux, rigoles des prés, près de la chapelle !

♃ Juillet, août. — AR.

1717. **Potamogeton rufescens** Schrad.; Rchb. *Ic. VII*, fig. 56.; *P. obscurum* DC.

Ruisseaux, étangs, eaux stagnantes, mares.

Esp. Montagnes d'Aubrac, lac de Saliens (Lecoq et Lam. *Cat. pl. cent.*)

Villef. Salles-Courbatiès, fossés des prairies tourbeuses !

♃ Juin-août. — RR.

1718. **Potamogeton gramineus** L.; Rchb. *Ic. VII*, tab. 71.

Eaux, fossés, étangs, rivières.

Villef. Le Rey, près de Villeneuve, fossés de la prairie dite *Raouzo-del-Rey*; Salles-Courbatiès, fossés des prairies tourbeuses !

Var. β *heterophyllus* G. G.

Villef. Le Rey, fossés des prairies tourbeuses ! — Privezac, dans l'Alzou (M. de Rudelle). — Salles-Courbatiès, dans les fossés (de B.)

♃ Juin-août. — R.

1719. **Potamogeton lucens** L.; Rchb. *Ic. VII*, fig. 64.

Étangs, fossés, rivières.

Esp. Montagnes d'Aubrac, dans le ruisseau du lac de Saliens !

Villef. Salles-Courbatiès, fossés des prairies tourbeuses !

① Juillet-août. — CC.

1720. **Potamogeton perfoliatus** L.; Rchb. *Ic. VII*, fig. 53.

Rivières, ruisseaux, étangs.

Dans tout le cours de l'Aveyron, depuis Sévérac jusqu'à Saint-Antonin (M.)

Rod. Environs de Rignac, Mirabel (de V.)

Villef. Villefranche, ruisseau des Granges !

♃ Juin-août. — CC.

1721. **Potamogeton crispus** L.; Rchb. *Ic. VII*, fig 50.

Fossés, mares, étangs, rivières, dans tout le département.

♃ Mai-juillet. — CC.

1722. **Potamogeton compressus** L.; Rchb. *Ic. VII*, tab. 42.

Étangs et rivières.

Eaux et fossés (Berth. *in Cat.* M.)

Villef. Fossés de la prairie tourbeuse de Salles-Courbatiès !

♃ Juillet, août. — RR.

1723. **Potamogeton pusillus** L.; Rchb. *Ic. VII*, fig. 38, 39; Coss. et Germ. *Atl. Fl. Par.* tab. 33, fig. 1-3.

Fossés, ruisseaux, rivières.

Esp. Le Bourguet, dans le ruisseau de Pleaux (Jord. de Pf.)

Villef. Salles-Courbatiès, fossés de la prairie tourbeuse !

Saint-Antonin dans l'Aveyron (Lagrèze-Fossat, *Fl. T.-et-G.*)

♃ Juin-août. — AC.

1724. **Potamogeton densus** L.; Rchb. *Ic. VII*. fig. 48, 49.

Étangs, ruisseaux, sources, mares, fossés.

Mil. Sévérac-le-Château, montagne de la Camusèle, dans les mares ! — Lieux marécageux à Sévérac (M.) — La Grosfesenque; Saint-Germain (B.)

Rod. Environs de Rodez, dans l'Aveyron, au moulin de la Voute !

Villef. Fossés des prairies tourbeuses du Rey, de Salles-Courbatiès !

Var. β *laxifolius* G. G.; *P. oppositifolium* DC. *Fl. Fr. III*, p. 186.

Rod. Saint-Félix; Cayssials dans les mares (M.)

Villef. Villefranche, ruisseau de Notre-Dame !

♃ Juillet-septembre. — C.

II. ZANICHELLIA L.

1725. **Zanichellia palustris** L.

Eaux stagnantes, mares.

Rod. Ruisseau de Gougourp, près de Camp-la-Grandville (de B.)

♃ Mai, juin.

FAM. CXVIII. NAIADÉES

NAIADEÆ Link.

I. CAULINIA Willd.

1726. **Caulinia fragilis** Willd.; *Naias minor* All.

Rivières et eaux limpides.

Vallée de l'Aveyron à Saint-Antonin, en amont et en aval du pont (Lagrèze-Fossat *Fl. T.-et-G.*)

① Juillet-septembre.

II. NAIAS Willd.

1727 **Naias major** Roth.

Étangs et rivières sous l'eau (Berth. *in Cat* M.), sans indication de localité. Je n'ai pas eu occasion de l'observer dans le département.

FAM. CXIX. LEMNACÉES

LEMNACEÆ Dub.

I. LEMNA L.

1728. **Lemna minor** L.

Eaux, fontaines, mares dont il couvre souvent toute la surface.

♃ Avril-juin. — CC.

FAM. CXX. AROIDÉES

AROIDEÆ Juss.

I. ARUM L.

1729. **Arum maculatum** L.; *A. vulgare* Lam.; vulg. *Gouet, Pied-de-veau.*

Bois, buissons, haies, lieux ombragés.

Esp. Environs d'Espalion, chemin des vignes de Cestens (Bern.)

Mil. Ravin de Cartayre; vallon de Saint-Martin (B.)

Villef. Villefranche, vignes de Pénevaire; la Romiguière; Dauquiès!

♃ Avril, mai. — AC.

1730. **Arum Italicum** Mill.

Bois, haies, lieux couverts.

Rod. Valady; Marcillac, dans les haies (M.) — Bonnecombe; le Rouquet; Cruou (de B.)

Villef. Villefranche, vallée de l'Alzou, à Bascaud; vallée de l'Aveyron, à Garrials; côte d'Asprières, au-dessus de Tournhac.

♃ Avril, mai. — AC.

FAM. CXXI. TYPHACÉES

TYPHÆ Juss.

I. TYPHA L.

1731. **Typha latifolia** L.

Fossés aquatiques, eaux stagnantes, lieux marécageux.

Mil. Sévérac (M.)

Rod. Bonnecombe; Flavin (M.) — Bords du Viaur sous Bonnecombe (de B.)

St-Af. Environs de Saint-Affrique, près de Vabres, dans les fossés, le long de la route ! — Bords de la Sorgue, au-dessous de la ferme du Pont (Puech).

♃ Juin, juillet. — RR.

1732. **Typha angustifolia** L.

Fossés aquatiques, marais, eaux stagnantes.

Villef. Environs de Villefranche, au-delà du Bourguet, dans les fossés du chemin de fer ; près de Laguépie, aussi dans les fossés de la voie ferrée !

♃ Juin, juillet. — R.

II. SPARGANIUM L.

1733. **Sparganium ramosum** Huds.

Bord des eaux, fossés, étangs.

Rod. Marais, bords de l'Aveyron (M.)

Villef. Villefranche, dans le ruisseau de Notre-Dame ; Salles-Courbatiès, fossés des prairies tourbeuses !

♃ Juin-août. — AC.

1734. **Sparganium simplex** Huds.

Fossés, rives.

Rod. Bournazel, bords de l'étang !

Villef. Villefranche, ruisseau de Notre-Dame !

♃ Juin-août. — AC.

FAM. CXXII. JONCÉES

JUNCEÆ DC.

I. JUNCUS L.

1735. **Juncus conglomeratus** L.; Rchb. *Ic. IX*, fig. 912,913.

Fossés, bord des eaux, lieux humides.

♃ Juin, juillet. — CC.

1736. **Juncus effusus** L.; Rchb. *Ic. IX*, fig. 920.

Fossés, lieux humides, bord des eaux, marais.

♃ Juin, juillet. — CC.

1737. **Juncus glaucus** Ehrh.; Rchb. *Ic. IX*, fig. 922.; vulg. *Jonc-des-jardiniers*.

Fossés, lieux humides.

♃ Juin, août. — AC.

1738. **Juncus filiformis** L.; Rcbb. *Ic. IX*, fig. 919.

Prés marécageux des hautes montagnes.

Esp. Aubrac, parties marécageuses de la prairie, pâturages marécageux, près de la Tour de Belvezet! — Marais des montagnes d'Aubrac (Berth. *in Cat.* M.)

♃ Juin-août. — R.

1739. **Juncus pygmæus** Thuill.; Rchb. *Ic. IX*, fig. 863.

Lieux humides, sablonneux, bord des mares.

Villef. Maroyre près de la Bastide-l'Évêque, parties tourbeuses des praïries, le long du ruisseau !

♃ Mai-juillet. — RR.

1740. **Juncus capitatus** Weig.; Rchb. *Ic. IX*, fig. 862.; *J. ericetorum* Poll.

Sables humides ou tourbeux, lieux inondés pendant l'hiver.

Rod. Cayssials, champs hnmides (M.)

♃ Mai-juillet. — AR.

1741. **Juncus supinus** Mœnch ; Rchb. *Ic. IX*, fig. 882-886.; *J. uliginosus* Mey.

Lieux humides et marécageux, mares, étangs.

Esp. Aubrac, bois de Rigambal !

Rod. Marécages à Combrouze (M.) — Carcenac, étang de la prairie (de B.)

Villef. Domaine de l'Estang, dans les fossés desséchés; étang de Privezac; Rieupeyroux, prairies tourbeuses de Jarlagou; prairies de la gorge de Lantouï !

♃ Juin-septembre. — AC.

1742. **Juncus lamprocarpus** Ehrh.; Rchb. *Ic. IX*, fig. 902-904.; *J. sylvaticus* D C.; *J. articulatus* α et β L.

Lieux humides et marécageux.

Esp. Aubrac (de B.)

Mil. Raujoles, versant humide de la montagne, au-dessus du moulin ! — La Grosfesenque, bords de la Dourbie; ravin de Cartayre (B.)

Rod. Cayssials (M.)

Villef. La Chapelle-Rieupeyroux !

Var. β *macrocephala* G. G.; *J. macrocephalus* Viv.

Mil. Marécages de la Granède (B.)

♃ Juin-septembre. — C.

1743. **Juncus Duvalii** Loret; *J. lagenarius* Gay; G. G *Fl. Fr. III*, p. 346; *J. repens* Req.; D C. *Fl. Fr. V*, p. 308.

Lieux humides, bord des eaux.

Mil. Bords du torrent au-dessous de la Borie-Blanque; bords de la Dourbie (B.)

Voir en ce qui concerne cette espèce et la suivante la communication faite par M. Duval-Jouve à la Société botanique de France dans sa séance du 5 avril 1872; (*Bull.* t. XIX, p. 169) et la note de M. Loret dans l'appendice de sa *Flore de Montpellier*, p. 848.

♃ Mai, juin. — R.

1744. **Juncus striatus** Schousb.

Bord des rivières, des ruisseaux

Mil. Bords du Tarn, à la maison du Juge (B.)

♃ Mai, juin — RR.

1745. **Juncus sylvaticus** Reich.; *J. acutiflorus* Ehrh.; Rchb. *Ic. IX*, fig. 905-908.; *J. articulatus* γ L.

Lieux humides et marécageux, bord des étangs, fossés.

Esp. Montagnes d'Aubrac, bords du ruisseau de la prairie d'Aubrac; bords du ruisseau du lac de Saliens !

Mil. Environs de Millau (B.)

Rod. Cayssials, prés marécageux (M.)

Villef. Villefranche, prés de la Romiguière; parties tourbeuses de la lande du Serre !

♃ Juin-août. — CC.

1746. **Juncus Alpinus** Vill.; Rchb. *Ic. IX*, fig. 896-900.

Marais, bord des eaux, prairies humides des montagnes.

Esp. Aubrac, parties tourbeuses de la prairie ! — Montagnes d'Aubrac (Lecoq et Lam. *Cat. Plat. cent.*)

St-Af. Broquiès, bords du Tarn (de B.). Descendu de la Lozère.

♃ Juillet, août. — R.

1747. **Juncus obtusiflorus** Ehrh.; Rchb. *Ic. IX*, fig. 901.; *J. articulatus* DC.

Marais, bord des fossés, des étangs, prairies marécageuses.

Rod. Cayssials, prés marécageux (M.)

St-Af. Broquiès, bords du Tarn (de B.)

Villef. Villefranche, prés de la Romiguière; prairies tourbeuses de Salles-Courbatiès !

♃ Juillet, août. — CC.

1748. **Juncus squarrosus** L.; Rchb. *Ic. IX*, fig. 893.

Marais, pâturages humides des montagnes granitiques et volcaniques.

Esp. Montagnes d'Aubrac, dans les prairies ! — Laguiole (ab. R.)

Rod. Carcenac, marécages de Cabrières (de B.)

Villef. Vabre; Rieupeyroux, prairies humides au-dessous de la chapelle; baraque de Pauquetou !

♃ Juin-août. — AR.

1749. **Juncus compressus** Jacq.; Rchb. *Ic. IX*, fig. 890-892.; *J. bulbosus* L.

Lieux humides, marais, fossés.

Esp. Aubrac, parties tourbeuses de la prairie; Tour de Belvezet !

Mil. Environs de Millau, bords du Tarn à la Maison-du-Juge (B.)

♃ Juillet, août. — AC.

1750. **Juncus Tenageia** L.; *J. Vaillantii* Thuill.; Rchb. *Ic. IX*, fig. 923.

Lieux humides, fossés à demi-desséchés, chemins humides des bois.

Esp. Environs de Saint-Chély, endroits humides du plateau de Salacroup !

Rod. Cayssials, lieux humides (M.) — Cabrières, près de Carcenac; Monteillet (de B.)

① Juin-septembre. — AR.

1751. **Juncus bufonius** L.; Rchb. *Ic. IX*, fig. 872-876.

Lieux humides ou marécageux dans tout le département.

① Juin, juillet. — CC.

II. LUZULA DC.

1752. **Luzula pilosa** Willd.; *L. vernalis* DC.; *Juncus pilosus* L.

Bois montueux, pâturages ombragés.

Esp. Aubrac!

Rod. Bois de Linars (M.) — Carcenac, puech de Cabrières (de B.)

Villef. Villefranche, bois de la Baume, de Bascaud!

♃ Mars-mai. — C.

1753. **Luzula Forsteri** DC.; Rchb. *Ic. IX*, fig. 850.

Bois montueux, taillis, pàturages.

Mil. Sauclières, bois de Salbous!

Villef. Villefranche, montagne des Pivolettes, bois de la Baume, du Tournant-de-la-Roque; Najac, bois de Mazerolles; vallée de la Diège, bois de Saint-Julien-d'Empare; Capdenac, bords du Lot; bois des Combes de Salvagnac!

♃ Mars, avril. — CC.

1754. **Luzula sylvatica** Gaud.; Rchb. *Ic. IX*, fig. 861.; *L. maxima* DC.

Bois montueux, coteaux ombragés et herbeux.

Esp. Bois de Bonneval; bois d'Aubrac (M.) — Bois de Trionnac (Jord. de Pf.)

Rod. Bois de Bonnecombe (M.) — Moulin de Bontemps, près de Carcenac (de B.)

Villef. Villefranche, bois de la Baume, bois du Quoiti; Najac, bois Rond, bois de Ferragut!

♃ Avril-juin. — AR.

1755. **Luzula nivea** DC.; Rchb. *Ic. IX*, fig. 852.; *Juncus niveus* L.

Bois des montagnes.

Esp. Montagnes d'Aubrac, bois de Rigambal, bois de Gandillot;

vallée du Boralde, près de la Tour de Belvezet ; bois de Laguiole ! — Aubrac ; Laguiole ; bois de Bonneval (M.) — Saint-Geniez, prés du ruisseau de Juéry (ab. R.)

Mil Sauclières, lisière du bois de Salbous ; bois de Virenque !

Rod. Bois de Ruffepeyre ; de Bruéjouls, près du moulin de Saint-Georges ! — Environs de Rignac, bois montagneux (de V.) — Bois de Bonnecombe ; Carcenac, dans les pâturages élevés (de B.) — Le Lagast (fr. S.)

♃ Juin, juillet. — AR.

1756. **Luzula campestris** DC. *Fl. Fr. III*, p. 161 ; Rchb. *Ic. IX*, tab. 831-833 ; *Juncus campestris* α L.

Pelouses, taillis, clairières des bois, bruyères.

Esp. Montagnes d'Aubrac, près de la Tour de Belvezet !

Rod. Carcenac, champs et bois (de B.)

Villef. Villefranche, domaine des Pères ; bois de la vallée de l'Aveyron ; plateau du Guarriguet ; l'Estang, dans les bois ; Firmy, sommet du Puy-de-Volf ; Combes de Salvagnac ; Rieupeyroux, bruyères et pelouses !

♃ Mars-mai. — CC.

1757. **Luzula multiflora** Lej. ; Rchb. *Ic. IX*, fig. 838. ; *Juncus campestris* γ L.

Pelouses ombragées, clairières et chemins des bois, bord des mares tourbeuses.

Esp. Montagnes d'Aubrac, sommet de las Truques, bois d'Aubrac, bois de Rigambal !

Rod. Pâturages près de Viarouge ! — Bois de Linars (M.) — Bois de Bonnecombe (de B.)

Villef. Villefranche, bois du Tournant-de-la-Roque, de la Baume, de la Maladrerie ; Marmont ; Rieupeyroux !

Var. β *congesta* G. G. ; *L. congesta* Lej. ; Rchb. *Ic. IX*, fig. 834.

Villef. Villefranche, côte de l'Alzou ; bois de la Trivale ; Rieupeyroux, prairies de Pauquetou !

Var. γ *nigricans* G. G. ; *L. sudetica* DC. *Fl. Fr. V*, p. 306 ; Rchb. *Ic. IX*, fig. 836.

Esp. Aubrac, bois de Rigambal !

♃ Mai-juillet. — CC. Var. γ R.

1758. **Luzula spicata** DC. ; Rchb. *Ic. IX*, fig. 844-846.

Pâturages des hautes montagnes.

Pâturages du sommet de la montagne de Saint-Guiral ! *Gard.*

♃ Juin-août. — RR.

FAM. CXXIII. CYPÉRACÉES

CYPEROIDEÆ Juss.

I. CYPERUS L.

1759. **Cyperus longus** L.; Rchb *Ic. VIII,* tab. 282, fig. 670.

Fossés, ruisseaux, lieux marécageux, bord des eaux.

Rod. Marcillac (M.) — Environs de Rignac, Mirabel, bords de l'Aveyron (de V.)

St-Af. Environs de Saint-Affrique (M.)

Villef. Villefranche, bords de l'Alzou ; Laguépie, bords de l'Aveyron ; Salles-Courbatiès, fossés de la prairie !

♃ Juillet, août. — C.

1760. **Cyperus fuscus** L.; Rchb. *Ic. VIII,* fig. 667.

Lieux marécageux, sables humides, bord des rivières.

Rod. Bords de l'étang de Bournazel ; Saint-Félix, fossés des prés !

Villef. Laguépie, bords de l'Aveyron ; Ambeyrac ; Capdenac-Gare, bords du Lot !

♃ Juillet, août. — AC.

1761. **Cyperus flavescens** L.; Rchb. *Ic. VIII,* fig. 662-664.

Lieux humides, bord des étangs, des rivières, des mares, surtout dans les terrains sablonneux.

Rod. Cayssials (M.) — Carcenac (de B.) — Bonnecombe (fr. S.)

Villef. Environs de Villefranche, Puech-Loup, le Doumayrenc, baraque de Pachins ; le Serre, prairies tourbeuses ; Floyrac, bords de la mare ; bords du Lot, Ambeyrac, Montbrun, Salvagnac !

① Juillet, août. — AC.

II. SCHŒNUS L.

1762. **Schœnus nigricans** L.; Rchb. *Ic. VIII,* fig. 679.

Bord des fossés, lieux humides et fangeux.

Mil. Entre Nant et Saint-Jean-du-Bruel, sur la rive droite de la Dourbie, dans un ravin un peu humide, mêlé avec le *Cistus laurifolius* et le *Spiranthes æstivalis* ! — Environs de Millau; vallon de Saint-Martin; Monteils; Soulane; Puy-d'Andan (B.)

Rod. Environs de Carcenac (de B.)

St-Af. Saint-Affrique, sommet des montagnes, au couchant, près des petites sources; montagne du Bau-des-Singles !

Villef. Vallée du Lot, entre Cajarc et Cadrieu, dans la gorge dite *Fin-du-monde ! Lot.*

♃ Mai, juin. — R.

III. CLADIUM (Patr. Brown.)

1763. **Cladium Mariscus** R. Brown.; Rchb. *Ic. VIII*, fig. 682; *Schœnus Mariscus* L.

Lieux marécageux, bord des fossés.

Villef. Le Rey, prés de Villeneuve, bord des fossés des prairies tourbeuses dites *Raouzo-del-Rey ;* Najac, bords de l'Aveyron !

Lieux marécageux, sans indication de localité (Berth. *in Cat.* M.)

♃ Juillet, août. — RR.

IV. ERIOPHORUM L.

1764. **Eriophorum gracile** Koch; Rchb. *Ic. VIII*, fig. 687-688.

Marais tourbeux.

Esp. Montagnes d'Aubrac (G. G. *Fl. Fr. III*, p. 386). — Sources tourbeuses au-dessus de Venzac (Jord. de Pf.)

♃ Mai, juin. — RR.

1765. **Eriophorum angustifolium** Roth.; *E. polystachyon* α L.; Rchb. *Ic. VIII*, fig. 689-690.; vulg. *Linaigrette.*

Prés marécageux et tourbeux.

Esp. Montagnes d'Aubrac, dans la prairie d'Aubrac; pâturages près du lac de Saliens; prairies de Laguiole !

Mil. Viarouge !

Rod. Ruffepeyre !

Villef. Prairies de Labastide-l'Évêque ; Grillères; la Rivière; baraque de Pauquetou !

Sommet du Saint-Guiral ! *Gard.*

Var. β *congestum* G. G.; *E. intermedium* Bast. ; Vaill. *Bot. Par.* tab. 16, fig. 1.

Villef. La Chapelle-Rieupeyroux !

♃ Avril-juillet. — C.

1766. **Eriophorum latifolium** Hoppe ; Rchb. *Ic. VIII*, fig. 691-692. ; *E. polystachyon* β L.; vulg. *Linaigrette, Linaigrette-commune.*

Prairies humides, spongieuses, marais tourbeux.

Esp. Montagnes d'Aubrac; Aubrac, dans la prairie; prairies tourbeuses près de la Tour de Belvezet; Laguiole ! — Bords du lac de Saliens (M.)

Rod. Environs de Rignac, prairies du Roudillou !

♃ Avril-juillet. — R.

V. SCIRPUS L.

1767. **Scirpus sylvaticus** L.; Rchb. *Ic. VIII*, fig. 731.

Lieux ombragés et humides, bord des eaux, prairies marécageuses.

Esp. Aubrac, dans la prairie ; Saint-Geniez, rive droite du Lot !

Rod. Cayssials, prés et bois humides (M.) — Carcenac (de B.) — Salmiech (fr. S.)

Villef. Marmont; Rieupeyroux, baraque de Pauquetou !

♃ Juin, juillet. — AC.

1768. **Scirpus maritimus** L.; Rchb. *Ic. VIII*, fig. 726-728.; *S. tuberosus* Desf. *Fl. Atl. I*, p. 50.

Bord des eaux, des étangs.

Villef. Fontaynous, prairies de Fondgrand, inondées pendant l'hiver.

♃ Juillet, août. — RR.

1769. **Scirpus compressus** Pers. ; Rchb. *Ic. VIII*, fig. 693.; *S. caricinus* Schrad. ; *Schœnus compressus* L.; *Blysmus compressus* Panz.

Prairies humides et tourbeuses, bord des ruisseaux, endroits sablonneux.

Esp. Environs de Saint-Geniez-d'Olt, Magne, cours du ruisseau de Juéry (ab. R.)

Mil. Environs de Cornus, bords de la Sorgue! — Environs de Millau, Maison-du-Juge (B.)

♃ Juillet, août. — AR.

1770. **Scirpus Holoschœnus** L.; *Holoschœnus Linnæi* Rchb. *Ic. VIII*, fig. 739-741.

Sables humides, marais.

Mil. Environs de Millau, montagne du Puy-de-France, au-dessus du moulin! — Ravin de Cartayre; Soulanes (B.)

St-Af. Environs de Saint-Affrique (M.) — Bords du Tarn sous Broquiès (de B.) — Tournemire (Puech).

♃ Mai-juillet. — AR.

1771. **Scirpus lacustris** L.; Rchb. *Ic. VIII*, fig. 722.; vulg. *Jonc-des-tonneliers*.

Lieux fangeux ou marécageux, bord des eaux, étangs.

Rod. Dans l'Aveyron (M.) — Vallée de Cougousse (de B.)

Villef. Prairies tourbeuses du Rey, de Salles-Courbatiès; prés marécageux aux environs de Montbazens!

♃ Juin-août. — C.

1772. **Scirpus supinus** L.; Rchb. *Ic. VIII*, fig. 715.; Puel et Maille, *Herb. fl. loc.* nº 12.

Bord des étangs, des mares.

Villef. Près du mas de Tournié, commune de Sainte-Croix, canton de Villeneuve, dans l'étang de Mazac, desséché pendant l'été!

① Juillet-septembre. — RR.

1773. **Scirpus setaceus** L.; Rchb. *Ic. VIII*, fig. 711, 712.

Lieux sablonneux et humides.

Esp. Laguiole, prairies tourbeuses! — Terres détrempées près du village de Trionnac (Jord. de Pf.)

Mil. Saint-Jean-du-Bruel, dans le lit de la Dourbie, près du Moulin-Boudou!

Rod. Prairies marécageuses de Ruffepeyre ! — Cayssials, bords de l'Aveyron (M.) — Pâturages marécageux de Monteillet, près de Durenque (de B.)

St-Af. Tournemire, dans le Bousquet (Puech).

Villef. Villefranche, Puech-Loup; bords de l'Aveyron, au-dessous de Pargasan; Cantagrel; sommet de la côte de Sanvensa; Laguépie, au pied des rochers, dans les fossés de la voie ferrée; Capdenac; Montbrun, bords du Lot!

① Juillet-septembre. — AC.

1774. **Scirpus pauciflorus** Lightf.; *S. Bæothryon* Ehrh.

Marais, eaux stagnantes.

Indiqué dans la Lozère par Lecoq et Lamotte et à Aubrac par de Barrau (*in Cat.* M.)

♃ Juin, juillet. — RR.

1775. **Scirpus cæspitosus** L.; Rchb. *Ic. VIII*, fig. 710.

Marais tourbeux des montagnes.

Esp. Montagnes d'Aubrac, bords du ruisseau de la prairie d'Aubrac!

♃ Mai-juillet. — R.

VI. ELEOCHARIS R. Brown.

1776. **Eleocharis palustris** R. Brown; *Scirpus palustris* L.; Rchb. *Ic. VIII*, fig. 704.

Marais, prés humides, bord des eaux.

Mil. Environs de Millau, Maison-du-Juge; Saint-Lambert (B.)

Rod. Environs de Carcenac, au moulin de Bontemps (de B.)

Villef. Villefranche, prés de la Romiguière; environs de Villeneuve, pradal du Rey! — Livinhac-le-Bas, bords du Lot (fr. S.)

♃ Juin-août. — CC.

1777. **Eleocharis multicaulis** Dietr.

Prairies tourbeuses.

Mil. Environs de Millau, ravin de Potensac (B.)

♃ Juin-août. — R.

1778. **Eleocharis ovata** R. Brown; *Scirpus ovatus* Roth.; Rchb. *Ic. VIII*, fig. 700, 701.

Bord des étangs, lieux inondés pendant l'hiver.

Esp. Montagnes d'Aubrac; bords du lac de Saint-Andéol (de B.) — Saint-Geniez, bords du Lot (ab. R.)

Rod. Bonnecombe (fr. S.)

① Juillet, août. — R R.

1779. **Eleocharis acicularis** R. Brown.; *Scirpus acicularis* L.; Rchb. *Ic. VIII*, fig. 695.

Bord des étangs, des rivières, lieux inondés pendant l'hiver.

Mil. Pâturages du Larzac et de Roquefort (de B.)

Rod. Bords de l'étang de Bournazel! — Carcenac (de B.)

Villef. Ambeyrac, rive limoneuse du Lot!

① Juillet, août. — A C.

VII. RHYNCHOSPORA Vahl.

1780. **Rynchospora alba** Vahl.; Rchb *Ic. VIII*, fig. 678.; *Schœnus albus* L.

Lieux marécageux des montagnes.

Rod. Combrouze; les Palanges (M.) — Carcenac (de B.)

Villef. Prairies tourbeuses, entre la Rivière et Vabre; Rieupeyroux, prairies tourbeuses au-dessous de la chapelle; baraque de Pauquetou!

♃ Juillet, août. — R.

1781. **Rynchospora fusca** Rœm. et Schult.; Rchb. *Ic. VIII*, fig. 677.; *Schœnus fuscus* L.

Esp. Montagnes d'Aubrac, dans la grande prairie d'Aubrac!

♃ Mai-juillet. — R R.

VIII. CAREX L.

1782. **Carex pulicaris** L.; Rchb. *Ic. VIII*, fig. 524.

Prairies spongieuses, tourbeuses.

Esp. Aubrac, parties tourbeuses de la prairie! — Montagnes d'Aubrac, pâturages autour du lac de Saint-Andéol (Lecoq et Lam.)

Villef. Environs de Villeneuve, pradal du Rey!

♃ Mai, juin. — A C.

1783. **Carex pauciflora** Lightf.; Rchb. *Ic. VIII*, fig. 526.

Esp. Aubrac, parties tourbeuses de la prairie ! — Lac de Saliens ; près de Nasbinals (Lecoq et Lam.) — Montagnes d'Aubrac (G. G. *Fl. Fr. III*, p. 387.)

♃ Mai, juin. — RR.

1784. **Carex chordorrhiza** Ehrh.; Rchb. *Ic. VIII*, fig. 535.

Esp. Aubrac, parties tourbeuses de la prairie ! — Près du lac de Saliens (Lecoq et Lam.) — Montagnes d'Aubrac (G. G. *Fl. Fr. III*, p. 389.)

♃ Mai, juin. — RR.

1785. **Carex divisa** Huds.; Rchb. *Ic. VIII*, 545.

Lieux humides et marécageux de tous les terrains, dans tout le département.

Épi muni à sa base d'une bractée acérée, ordinairement plus longue que lui. Espèce très-polymorphe dont la hauteur varie, selon son habitat, de vingt à cinquante centimètres et plus; et dont les feuilles sont tantôt plus courtes, tantôt plus longues que les tiges.

♃ Mai, juin. — CC.

1786. **Carex disticha** Huds. ; *C. intermedia* Good. ; Rchb. *Ic. VIII*, fig. 552.

Marais, prés humides, bord des fossés.

Esp. Aubrac, prés marécageux (Berth. *in Cat.* de B.)

♃ Mai, juin. — CC.

1787. **Carex Schreberi** Schrank; Rchb. *Ic. VIII*, fig. 549.

Lieux herbeux et sablonneux.

Mil. Herbages chauds des environs de Millau (Berth. *in Cat.* M.) — Raujoles, bords de la route (B.)

♃ Mai, juin. — AR.

1788. **Carex vulpina** L.; Rchb. *Ic. VIII*, fig. 564.

Marais, bord des fossés, lieux herbeux et humides.

Rod. Vallon du Cruou (ab. R.)

Villef. Villefranche, prés de Notre-Dame; rive gauche de l'Aveyron, vis-à-vis du moulin du Teulel; la Maladrerie; prairies de la Rivière !

♃ Mai, juin. — CC.

1789. **Carex muricata** L.; Rchb. *Ic. VIII*, fig. 561.

Lieux humides, lisière des bois, prairies, fossés herbeux dans tout le département.

♃ Mai, juin. — CC.

1790. **Carex divulsa** Good.; Rchb. *Ic. VIII*, fig. 570.

Bois, pelouses, bord des chemins, prés humides.

Villef. Villefranche, pré de la Baume; bois de l'Estang; Najac, bords de l'Aveyron! — Saint-Julien-d'Empare (fr. S.)

♃ Mai, juin. — AC.

1791. **Carex paniculata** L.; Rchb. *Ic. VIII*, fig. 574.

Prairies marécageuses, parties humides des bois.

Rod. Landes, au-dessus du Grandmas, sur le chemin de Carcenac à Rodez (de B.)

♃ Mai, juin. — AR.

1792. **Carex paradoxa** Willd.; Rchb. *Ic. VIII*, fig. 573.

Prairies tourbeuses et spongieuses.

Esp. Aubrac, parties tourbeuses de la prairie!

Mil. Puy-d'Andan (B.)

♃ Mai, juin. — RR.

1793. **Carex elongata** L.; Rchb. *Ic. VIII*, fig. 565.

Indiqué dans les bois humides, les ruisseaux par Berthoud *in Cat.* M. — Montagnes d'Aubrac, pâturages tourbeux près du lac de Saliens?

♃ Mai, juin.

1794. **Carex leporina** L.; Rchb. *Ic. VIII*, fig. 554.; *C. ovalis* Good.

Pâturages frais, prairies humides, bord des eaux, dans tout le département.

♃ Mai-juillet. — CC.

1795. **Carex echinata** Murr.; *C. stellulata* Good.; Rchb. *Ic. VIII*, fig. 560.

Prairies tourbeuses, marais des terrains primitifs et volcaniques.

Esp. Aubrac; parties toubeuses de la prairie, bords du lac de Saliens!

Rod. Baraque de Combrouze ! — Environs de Rodez (M.)

Villef. Prairie de Privezac (de B.)

Quelquefois l'épilet terminal est entièrement mâle.

♃ Mai, juin. — CC.

1796. **Carex canescens** L.; Rchb. *Ic. VIII*, fig. 546.; *C. curta* Good.

Prairies marécageuses, marais tourbeux.

Esp. Aubrac (de B.)

♃ Mai, juin. — RR.

1797. **Carex remota** L.; Rchb. *Ic. VIII*, fig. 556.

Lieux humides et ombragés dans presque tout le département.

♃ Mai, juin. — AC.

1798. **Carex Goodenowii** Gay; *C. cæspitosa* Good.; *C. vulgaris* Fries; Rchb. *Ic. VIII*, fig. 579-580.

Marais, bord des fossés, prairies humides.

Esp. Aubrac, pâturages tourbeux près des lacs; prairies d'Aubrac, de la Maynobe ! — Aubrac (de B.)

Villef. Salles-Courbatiès, prairies tourbeuses !

Montagne de Saint-Guiral ! (de B.) *Gard.*

♃ Avril-juillet. — AC.

1799. **Carex stricta** Good.; Rchb. *Ic. VIII*, fig. 583.; *C. cæspitosa* Gay; *C. melanochloros* Thuill.

Marais, prairies spongieuses.

Marais, sans indication de localité (Berth. *in Cat.* M.)

Villef. Villefranche, prés de la Romiguière; prairies tourbeuses de Salles-Courbatiès ! — Saint-Julien-d'Empare (fr. S.)

Gaînes membraneuses se déchirant en filaments; souche cespiteuse; stotons nuls. Plante formant un gazon épais et dense, servant d'appui pour traverser des marais autrement impraticables.

♃ Avril-juin. — AC.

1800. **Carex acuta** Fries; Rchb. *Ic. VIII*, fig. 584.

Prés marécageux, bord des eaux.

Rod. Environs de Rodez, vallon du Cruou; marécages de Cabrières, près de Carcenac; Grand-Mas; Fontange près de Rodez (de B.)

Villef. Salles-Courbatiès, bord des fossés des prairies tourbeuses !

Vallée de l'Aveyron; près de Saint-Antonin, bords de l'Aveyron entre Bonne et Cazals (Lagr. Fos. *Fl. Tarn-et-Garonne.*)

Employé pour rempailler les chaises.

♃ Mai, juin. — R.

1801. **Carex glauca** Scop.; Rchb. *Ic. VIII,* fig. 648.; *C. flacca* Schrb.

Endroits humides, sablonneux ou argileux, prés froids, bois couverts, bord des eaux.

Mil. Environs de Sauclières, lit du torrent desséché du bois de Salbous ! — Bois de Massabuau, près de Millau (B.)

Rod. Cayssials, prés marécageux (M.)

St-Af. Environs de Tournemire, bois de Fajas !

Villef. Villefranche, prés de Notre-Dame, de la Romiguière; bois du Quoiti; Saint-Bel; l'Estang; La Rivière; Puy-d'Escarts; Salles-Courbatiès; sommet de la côte de Salvagnac; gorge de Lantouï; Capdenac, bords du Lot; Saint-Clair, terrains humides des champs et des bois; Najac !

Spicæ femineæ apice sæpe masculæ; spicæ pedunculatæ maturæ fere semper nutantes vel pendulæ (Gaud. *Agr. II*, p. 180.)

Var. β *erythrostachys* Anders.; G. G.; *C. erythrostachys* Hoppe.

Mil. Pâturages argileux au nord du Puy-d'Andan (B.)

Villef. Gorge de Lantouï !

♃ Avril-juin. — CC.

1802. **Carex maxima** Scop.; Rchb. *Ic. VIII,* fig. 604.

Bord des ruisseaux, lieux humides des bois.

Villef. Villefranche, ravin de la Baume; Najac, ravin des bords de l'Aveyron, au delà du pont du chemin de fer de Mergieux ! — Bords de la Diége, de Naussac à Saint-Julien-d'Empare (fr. S.)

Vallée de l'Aveyron à Arnac, bords du ruisseau ! *Tarn-et-Garonne.*

♃ Mai-juillet. — AR.

1803. **Carex alba** Scop.; Rchb. *Ic. VIII,* fig. 596.

Bois des montagnes calcaires.

Mil. Parties découvertes du bois de Salbous !

Est indiqué dans la même localité par G. G. *Fl. Fr. III,* p. 406.

♃ Avril, mai. — RR.

1804. **Carex pallescens** L.; Rchb. *Ic. VIII*, fig. 617, 618.

Prairies, bois humides, haies, bord des eaux.

Esp. Aubrac, dans le bois, le long des petits filets d'eau; prairies de la Maynobe près de la cascade du Sal-del-Grel ! — Saint-Geniez, ruisseau de Juéry (ab. R.)

Rod. Cayssials, dans les prés (M.)

Villef. Villefranche, pré de la Baume; baraque de Pauquetou; Najac, prairies de la vallée du Roubel !

♃ Mai, juin. — A C.

1805. **Carex panicea** L.; Rchb. *Ic. VIII*, fig. 607.

Prés, bois humides, taillis.

Esp. Montagnes d'Aubrac; dans la prairie d'Aubrac; prairies marécageuses près des lacs ! — Prairie de Marcillac, canton de Mur-de-Barrez (Jord. de Pf.)

Rod. Plateau de Salles-la-Source; baraque de Combrouze !

Mil. Environs de Millau, entre Massabuau et le Monna (de B.)

Villef. Villefranche, prairies de la Romiguière; prés de Cantaloube, au-dessus du Calvaire; prairie de Teulières; baraque de Pauquetou; Najac, prairies de la vallée du Roubel !

♃ Avril-juin. — A C.

1806. **Carex obœsa** All.; *C. nitida* Host.; Rchb. *Ic. VIII*, fig. 641.

Bois et pelouses sèches.

Mil. Rivage aux Ondes (B.)

♃ Avril-juin. — RR.

1807. **Carex limosa** L.; Rchb. *Ic. VIII*, fig. 593.

Marais tourbeux des terrains primitifs et basaltiques.

Esp. Montagnes d'Aubrac; haute vallée du Boralde, parties tourbeuses des bois ! — Montagnes d'Aubrac (G. G. *Fl. Fr. III*, p. 411). — Lac de Saliens (Lecoq et Lam. *Cat. Plat. cent.* p. 379).

♃ Mai, juin — R.

1808. **Carex prœcox** Jacq.; Rchb. *Ic. VIII*. fig. 634.

Terrains arides, pelouses sèches, bord des chemins.

Esp. Aubrac, dans la prairie; près de la Tour de Belvezet !

Mil. Puy-de-France (B.)

Rod. Cayssials, pelouses sèches (M.) — Carcenac (de B.)

Villef. Villefranche, le Pradélou, le Calvaire, Cantaloube, le Garriguet; Morlhon, au pied du château des Anglais; Puy-d'Escarts; la Trivale, lisière du Bois-Grand; Najac, pelouses de Ferragut; bois de Mazerolles; Salvagnac, sommet de la côte; Saint-Clair, bois entre ce village et le hameau du Juge!

♃ Avril-juin. — CC.

1809. **Carex polyrhiza** Wallr.; *C. umbrosa* Hoppe; Rchb. *Ic. VIII*, fig. 639.

Bois humides et montagneux.

Esp. Coteaux sur les bords du Goul, au-dessus du village de Campheït (Jord. de Pf.)

Villef. Environs de Villefranche, Garrials, bords de l'Aveyron!

♃ Avril-juin. — R.

1810. **Carex tomentosa** L.; Rchb. *Ic. VIII*, fig. 638.

Lieux ombragés, bois, prés, pâturages.

Prés humides (Berth. *in Cat.* M.)

Mil. Ravin de Potensac (B.)

♃ Mai, juin. — AR.

1811. **Carex pilulifera** L.; Rchb. *Ic. VIII*, fig. 632.

Lieux secs et herbeux, pelouses, bruyères, clairières des bois.

Esp. Bois au-dessous de Trionnac (Jord. de Pf.)

Mil. Environs de Sauclières, pelouses du sommet du bois de Salbous! — Choisy (B.) — Bois et pâturages (Berth. *in Cat.* M.)

♃ Mai, juin. — AR.

1812. **Carex montana** L.; Rchb. *Ic. VIII*, fig. 633.

Pelouses sèches, bruyères, bois montagneux.

Mil. Bois du ravin de Potensac (B.) — Bois de Salbous (Martin).

♃ Mai, juin. — AR.

1813. **Carex Halleriana** Asso; *C. gynobasis* Vill.; Rchb. *Ic. VIII*, fig. 630.

Collines sèches surtout dans les terrains calcaires.

Esp. Au-dessus de la Capelle-Bourriou, parmi les genévriers et les bruyères (Jord. de Pf.)

Mil. Rochers de Compeyre ! — Puy-de-France; Causse-Noir; Roc de Pourcayras (B.)

Rod. Salles-la-Source ! — Floyrac, pentes rocailleuses; côte du Cruou; Solsac, rochers de Bouche-Roland (ab. R.)

Villef. Villefranche, sur les rochers de Fondiès; Morlhon, prairies sèches du sommet de la gorge; route d'Asprières, sur les rochers au-dessus du Moulin-de-Cavaillac; côte de Salvagnac !

Vallée de l'Aveyron, Saint-Antonin, sur les escarpements d'Anglars ! *Tarn-et-Garonne.*

♃ Avril, mai. — AC.

1814. **Carex humilis** Leyss.; *C. clandestina* Good.; Rchb. *Ic. VIII*, fig. 596.

Bois et coteaux calcaires.

Bois des montagnes (Berth. *in Cat.* de B.)

Mil. Bois de Salbous (Martin).

Indiqué à Mende et à Florac dans la Lozère (Lecoq et Lam. *Cat. pl. cent.*)

♃ Mars, avril. — RR.

1815. **Carex digitata** L.; Rchb. *Ic. VIII*, fig. 599.; Puel et Maille, *Herb. fl. loc.* n°s 37 et 63.

Bois montueux et couverts.

Mil. Environs de Sauclières, pelouses du sommet du bois de Salbous !

♃ Avril, mai. — R.

1816. **Carex ornithopoda** Willd.; Rchb. *Ic. VIII*, fig. 598.

Coteaux calcaires.

Villef. Villefranche, lisière supérieure du bois du Quoiti; vallée du Lot, coteaux rocailleux de Saujac, de Salvagnac !

♃ Avril, mai. — R.

1817. **Carex sylvatica** Huds.; Rchb. *Ic. VIII*, fig. 603.; *C. patula* Scop.

Bois ombragés, lieux frais et humides.

Esp. Bois de Servières (Jord. de Pf.)

Mil. Bois de la Resce, près de Saint-Laurent-d'Olt (M.)

Rod. Anglars, prairies marécageuses des bords de l'Alzou! — Bois de Linars (M.)

Villef. Bois du domaine de l'Estang!

♃ Mai, juin. — C.

1818. **Carex depauperata** Good.; Rchb. *Ic. VIII*, fig. 615.

Bois.

Mil. Lieux boisés (Berth. *in Cat.* M.) — Bois de Salbous (Martin; G. G. *Fl. Fr. III*, p. 422.)

♃ Avril-juin. — RR.

1819. **Carex flava** L.; Rchb. *Ic. VIII*, fig. 654.; Coss. et Germ. *Atl. Fl. Par.* tab. 35, fig. 4-8.

Prés humides, lieux marécageux, bord des fossés.

Esp. Montagnes d'Aubrac, Aubrac, dans la prairie; prairie de la Maynobe; pâturages tourbeux vers les lacs! — Saint-Laurent (M.)

Mil. Vallon de Saint-Martin (B.)

Rod. Anglars, prairies marécageuses des bords de l'Alzou! — Cayssials (M.) — Prés au-dessous du domaine du grand séminaire (ab. R.)

Villef. Le Rey, près de Villeneuve, au Pradal; Salles-Courbatiès, prairies tourbeuses; Rieupeyroux, fossés des prairies! — Saint-Julien-d'Empare, prairie de Bancarel (fr. S.)

♃ Mai-juillet. — AC

1820. **Carex Œderi** Ehrh; Rchb. *Ic. VIII*, fig. 652.; *C. flava* var. β DC.

Marais desséchés, bord des mares, surtout dans les terrains sablonneux.

Mil. Environs de Millau, bords de la Dourbie!

Villef. La Bastide-l'Évêque!

♃ Mai-août. — AR.

1821. **Carex Mairii** Coss. et Germ. *Atl. Fl. Par.* tab. 35, fig. 1-3.

Endroits humides des terrains fangeux et tourbeux.

Mil. Vallon de Saint-Martin, cascade entre le Monna et Massabuau (B.)

♃ Mai, juin. — R

1822. **Carex Hornschuchiana** Hoppe; Rchb. *Ic. VIII*, fig. 621.; Coss. et Germ. *Atl. Fl. Par.* tab. 35, fig. 9-11.

Prés humides et marécageux.

Rod. Environs de Rodez, Saint-Joseph, prés humides (de B.) — Prés au-dessous du domaine du grand séminaire (ab. R.)

♃ Mai, juin. — AR.

1823. **Carex fulva** Good.; Rchb. *Ic. VIII*, fig. 620.

Prés marécageux.

Villef. Prairies tourbeuses de Salles-Courbatiès !

♃ Mai, juin. — AR.

1824. **Carex distans** L.; Rchb. *Ic. VIII*, fig. 622 et 623.; Coss. et Germ. *Atl. Fl. Par.* tab. 35, fig. 12-14.

Prés, lieux humides et herbeux.

Mil La Granède; la Soulane; Montels; Puy-d'Andan (B.)

Rod. Prés au domaine du grand séminaire (ab. R.)

Villef. Villefranche, prés de Notre-Dame, de la Romiguière; prairies de Saint-Bel; vallée d'Asprières, dans les prairies au-dessous du Moulin-de-Cavaillac !

♃ Mai, juin. — C.

1825. **Carex binervis** Sm.; Rchb. *Ic. VIII*, fig. 624.

Prés humides, landes incultes.

Mil. Environs de Millau, la Soulane (B.)

Rod. Cayssials, prés humides (M.)

♃ Mai, juin. — R.

1826. **Carex lævigata** Sm.; Rchb. *Ic. VIII*, fig. 623.

Prairies humides et ombragées.

Mil. Vallon de Saint-Martin; le Périé (B.)

♃ Mai, juin. — R.

1827. **Carex ampullacea** Good.; Rchb. *Ic. VIII*, fig. 659.; *C. longifolia* Thuill.

Bord des ruisseaux, lieux marécageux.

Esp. Montagnes d'Aubrac, parties tourbeuses des prairies; prairie d'Aubrac, prairie de la Maynobe, bords du lac de Saliens !

Rod. Domaine du grand séminaire (ab. R.)

Villef. Environs de Sauvensa, prairies tourbeuses près de la Grifoulière !

♃ Mai, juin. — AR.

1828. **Carex vesicaria** L.; Rchb. *Ic. VIII*, fig. 658.

Marais, prairies tourbeuses, bord des eaux.

Rod. Cayssials, bords du Rieutort (M.) — Vallon du Cruou; domaine du grand séminaire (ab. R.)

Villef. Villefranche, Gourgassiers, bords de l'Aveyron; prairie de Privezac; Salles-Courbatiès, fossés des prairies tourbeuses; baraque de Pauquetou !

♃ Mai, juin. — CC.

1829. **Carex paludosa** Good.; Rchb. *Ic. VIII*, fig. 644.

Lieux marécageux, bord des eaux.

♃ Mai-juillet. — AC.

Var. β *Kochiana* G. G.; *C. Kochiana* D C.; Rchb. *Ic. VIII*, fig. 651.

Prés humides, bord des eaux.

Mil. La Pomarède, bords de la Dourbie (B.)

Villef. Villefranche, prés de Notre-Dame !

♃ Juillet. — RR.

1830. **Carex riparia** Curt.; Rchb. *Ic. VIII*, fig. 647.

Lieux marécageux, bord des eaux, des fossés.

Rod. Cayssials, bords du Rieutort (M.)

Villef. Villefranche, prés de Notre-Dame !

♃ Mai, juin. — CC.

1831. **Carex filiformis** L.; Rchb. *Ic. VIII*, fig. 643.

Marais tourbeux des montagnes.

Esp. Montagnes d'Aubrac (G. G. *Fl. Fr. III*, p. 431). — Bords des lacs de Saliens et de Saint-Andéol (Lecoq et Lam. *Cat. pl. cent.*)

♃ Juin, juillet. — R.

1832. **Carex hirta** L.; Rchb. *Ic. VIII*, fig. 628.

Lieux humides et sablonneux, bord des fossés, des prairies, le long des chemins.

Esp. Prairie d'Aubrac ! — Aubrac (de B.)

Mil. Rivage à la Pomarède (B.)

Rod. Vallon de Bruéjouls, au-dessous du bois de Bourran ! — Cayssials; Druelle (M.) — Domaine du grand séminaire (ab. B.)

Villef. L'Estang; Salles-Courbatiès, fossés des prairies tourbeuses !

Var. *hirtæformis ; C. hirtæformis* Pers.

St-Af. Tournemire (Puech).

Villef. Villefranche, prés de la Romiguière !

♃ Mai, juin. — C.

FAM. CXXIV. GRAMINÉES

GRAMINEÆ Juss.

I. ZEA Lin.

1833. **Zea Mays** L.; vulg. *Maïs, Blé-de-Turquie.*

Cultivé particulièrement dans les terrains calcaires et argileux pour ses graines et comme fourrage.

Originaire de l'Amérique méridionale où il était cultivé avant la découverte du Nouveau-Monde ; mais où il n'a pas été trouvé à l'état spontané.

① Juin-septembre.

II. LEERSIA Soland.

1834. **Leersia oryzoides** Soland. ; *Phalaris oryzoides* L.; Rchb. *Ic.* ed. 2, I, fig. 494.

Villef. Villefranche, près du pont d'Alzou, dans une mare desséchée en été (13 août 1839). Cette localité a été détruite par les travaux du chemin de fer Je n'ai pas observé cette plante ailleurs dans le département.

♃ Août, septembre. — RR.

III. PHALARIS P. Beauv.

1835. **Phalaris paradoxa** L.; Rchb. *Ic.* ed. 2, *I*, fig. 490.

Mil. Lieux les plus chauds des environs de Millau (Berth. *in Cat.* de B.)

Je ne l'ai pas observé moi-même dans le département. Il est indiqué dans le Lot à Montdoumerq, canton de Lalbenque (Puel, *Cat. Lot.*)

① Avril, Mai.

1836. **Phalaris arundinacea** L.; Schrad. *Germ. I*, p. 180, tab. 6, fig. 5.; *Baldingera arundinacea* Dumort.; Rchb. *Ic.* ed. 2, I, fig. 493.; *Calamagrostis colorata* D C.

Bord des ruisseaux, des rivières, prés humides, lieux marécageux.

Esp. Aubrac, dans la prairie, le long du ruisseau; bois de Gandillot, bords du Boralde !

Rod. Lauterne; bords de l'Aveyron, au-dessous de la Guioule ! — Cayssials; Saint-Joseph, lieux humides (M.)

Villef. Villefranche, prés de Notre-Dame; Salles-Courbatiès, le long des fossés des prairies tourbeuses !

♃ Juin, juillet. — CC.

IV. ANTHOXANTHUM L.

1837. **Anthoxanthum odoratum** L.; Rchb. *Ic.* ed. 2, I, fig. 495-498.; vulg. *Flouve.*

Prés, bois, pacages, dans tout le département.

♃ Mai, juin. — CC.

1838. **Anthoxanthum Puelii** Lecoq et Lam.

Champs et bruyères des terrains sablonneux.

Mil. La Pomarède, vieux fourrages (B.)

Rod. Conques (Chastaingt).

Villef. Côte de l'Alzou; le Moiron; Najac, dans les bois; Saint-Julien-d'Empare !

♃ Mai-septembre. — C.

1839. **Anthoxanthum villosum** Lois. *Not.* p. 7; Rchb. *Ic.* ed. 2, I, fig. 498.

Pelouses des bois.

Rod. Conques (Chastaingt).

Velu dans toutes ses parties, les glumes paraissent plus étroites et les arêtes plus longues que dans les espèces précédentes. Il est indiqué dans l'Auvergne par Loiseleur.

♃ Juin-septembre. — RR.

V. MIBORA Adans.

1840. **Mibora verna** P. Beauv.; *Agrostis minima* L.; Rchb. *Ic.* ed. 2, I, fig. 453.

Terrains légers et sablonneux.

Villef. Najac, sur les pelouses des rochers de Ferragut; plus abondant sur la voie ferrée entre Najac et Mergieux !

Depuis plusieurs années je n'observe plus cette plante sur les banquettes du chemin de fer; mais elle persiste dans les interstices des rochers serpentineux de Ferragut. N'ayant pas eu occasion de l'observer dans d'autres localités, je soupçonne qu'elle a été transportée à Najac par des charriots venus du midi pour la construction du chemin de fer. Elle est cependant indiquée dans le département du Tarn par de Martrin-Donos.

① Mars, avril. — RR.

VI. CRYPSIS Ait.

1841. **Crypsis alopecuroides** Schrad.; Rchb. *Ic.* ed. 2, I, fig. 496.

Terrains inondés pendant l'hiver.

Villef. Étang de Mazac, entre les Oliviers et le Tournié, commune de Sainte-Croix !

① Août, septembre. — RR.

VII. PHLEUM L.

1842. **Phleum pratense** L.; Rchb. *Ic.* ed. 2, I, fig. 482.

Prés, lieux herbeux.

Esp. Aubrac, dans la prairie !

Rod. Cayssials, prés humides (M.)

Villef. Villefranche, prés de la Romiguière; prés de Sainte-Croix !

Var. β *nodosum* Gaud; *P. nodosum* L.

Pelouses sèches, bord des chemins.

Esp. Montagnes d'Aubrac, prés de la Tour-de-Belvezet !

Mil. Sauclières, pelouses du plateau ! — Puy-de-France, Hôpital-du-Larzac (B.)

Rod. Plateau de Balzac !

Villef. Villefranche, vignes près du mas de Vernet; plateau d'Ordiget; prairies sèches du sommet du Puy-d'Escarts; Salles-Courbatiès; plateau de Salvagnac !

♃ Juin, juillet. — AC.

1843. **Phleum Bœhmeri** Wibel.; *Phalaris phleoides* L.; *Chilochloa Bœhmeri* P. B.; Rchb. *Ic.* ed. 2, I, fig. 487.

Pelouses sèches des coteaux calcaires.

Bois et prés secs (Bonnat. *in Cat.* M.)

Mil. Saint-Martin; Puy-de-France (B.)

Rod. Salles-la-Source, dans les moissons !

Villef. Villefranche, montagne de Pénevaire; plateau d'Ordiget; de la Bouisse; Najac, sur les roches serpentineuses de Ferragut !

♃ Juin, juillet. — AR.

1844. **Phleum præcox** Jord.; Bor. *Fl. cent.* 3e éd. p. 693; *P. nodosum* L. *(pro parte)*.

Champs, pelouses sèches.

Mil. Environs de Millau, champs sablonneux ? (B.)

♃ Avril-septembre.

1845. **Phleum asperum** Jacq.; *Chilochloa aspera* P. B.; Rchb. *Ic.* ed. 2, I, fig. 486.

Lieux secs, coteaux arides et rocailleux.

Villef. Environs de Villefranche, plateau de la montagne de Pénevaire; Fondiès, le long des chemins; la Magdelaine, sur les rochers du talus du chemin de fer; Veuzac, le long des chemins; côte de Sanvensa, à la Miroulie; plateau calcaire entre Saint-Remy et le ruisseau de Saint-Igest; Salles-Courbatiès, le long du chemin de fer !

① Avril, mai. — R.

1846. **Phleum arenarium** L.; *Chilochloa arenaria* P. B.; Rchb. *Ic.* ed. 2, I, fig. 481.

Lieux sablonneux.

Mil. Sauclières, sables dolomitiques du plateau du Rouquet ! — Saint-Estève; la Pomarède (B.)

St-Af. Cornus, pelouses du plateau !

① Mai, juin — RR.

VIII. ALOPECURUS L.

1847. **Alopecurus pratensis** L.; Rchb. *Ic.* ed. 2, I, fig. 478.

Prairies, pâturages, endroits herbeux.

Esp. Montagnes d'Aubrac, sommet de la prairie d'Aubrac; prairies marécageuses de Laguiole !

Rod. Cayssials (M.) — Prés de Magnac (ab. R.)

♃ Mai, juin. — CC.

1848. **Alopecurus agrestis** L.; Rchb. *Ic.* ed. 2, I, fig. 573.

Champs, vignes, lieux cultivés, bord des chemins.

① Avril-juin. — CC.

1849. **Alopecurus geniculatus** L.; Rchb. *Ic.* ed. 2, I, fig. 472.

Fossés, marais, bord des mares et des étangs.

Esp. Entre Aubrac et Saint-Geniez, pâturages marécageux !

Rod. Floyrac, dans le ruisseau; bords de l'étang de Bournazel !

Villef. Villefranche, entre les Pesquiés et les Millets, fossés du chemin; l'Estang, fossés des prairies; bords de l'étang de Camarade près de Marin !

① Mai-septembre. — AR.

1850. **Alopecurus bulbosus** L.; Rchb. *Ic.* ed. 2, I, fig. 474.

Lieux humides, prés marécageux.

Mil. Sévérac, dans les prés (Berth. *in Cat.* de B.)

Villef. Vallée du Lot, entre Cajarc et Cadrieu ! *Lot.*

♃ Mai, juin. — RR.

IX. SESLERIA Scop.

1851. **Sesleria cærulea** Arduin.; Rchb. *Ic.* ed. 2, I, fig. 444.

Rochers, coteaux calcaires, pelouses arides.

Mil. Entre Millau et Paulhe, sur les rochers du sommet de la montagne; environs de Sauclières, bois de Salbous, sur les rochers de la partie moyenne du bois, plateau du Rouquet, fentes des rochers! — Bois de Massol; Creissels (B.) — Sévérac-le-Château, sur les rochers calcaires (M.)

Rod. Rochers de Salles-la-Source! — Solsac, au Roc-Ponsard (ab. R.)

St-Af. Roquefort, sur les rochers de Combalou!

Villef. Vallée du Lot, combes d'Estrabols, de Salvagnac-Cajarc, rochers de Montbrun!

Vallée de l'Aveyron, Lexos, Saint-Antonin! *Tarn-et-Garonne.*

♃ Mars-mai. — AC.

X. ECHINARIA Desf.

1852. **Echinaria capitata** Desf.; *Sesleria echinata* Lam.; *Cenchrus capitatus* L.; Rchb. *Ic.* ed. 2, 1, fig. 441.

Lieux pierreux, terrains secs, bord des champs.

Mil. Côte de Montjaux, pelouses rocailleuses du sommet; entre Sauclières et le bois de Salbous, le long des cultures du plateau! — Environ de Millau, Issis, Hôpital-du-Larzac (B.)

Rod. Lioujas, pelouses du plateau; Cayssials (M.) — Floyrac; près de la station de Salles-la-Source (l'abbé Soulié).

St-Af. Saint-Affrique, plateau calcaire de la montagne de la Rouquette; Roquefort, dans les moissons de la plaine, vers Saint-Affrique; plateau au-dessus de Cornus; Sainte-Eulalie!

Villef. Villefranche, coteaux de la Romiguière, la Boriette, Bernussou; Loc-Dieu; plateau entre Labastide-Capdenac et Calcomier; Naussac, pelouses des bois le long du chemin de fer; Asprières, plateau rocailleux du calcaire d'eau douce; pelouses du plateau d'Estrabols; Salvagnac, champs du plateau de Cubèle!

① Mai-juillet. — AR.

XI. TRAGUS Hall.

1853. **Tragus racemosus** Hall.; *Cenchrus racemosus* L.; *Lappago racemosa* Willd.; Rchb. *Ic.* ed. 2, I, fig. 514.

Terrains secs, sablonneux, le long des chemins.

Rochers, lieux montueux (Bonnat *in Cat.* M.)

Villef. Villefranche, la Romiguière, le long du chemin ! — Bords du Lot, au-dessous de Capdenac (fr. S.)

Vallée du Lot à Cadrieu ! *Lot.*

① Juin-août. — RR.

XII. SETARIA P. Beauv.

1854. **Setaria glauca** P. Beauv. ; Rchb. *Ic.* ed. 2, I, fig. 509. ; *Panicum glaucum* L.

Champs sablonneux, moissons maigres, vignes.

Esp. Trionnac (Jord. de Pf.)

Rod. Rochers de Rocomissou près de Gages (Vaissier, *in Cat.* M.)

Villef. Villefranche, chaussée du moulin du Teulel; Monteils, dans les vignes ; la lande du Serre !

① Juin-août. — CC.

1855. **Setaria viridis** P. Beauv.; Rchb. *Ic.* ed. 2, I, fig. 510.; *Panicum viride* L.

Lieux cultivés, champs, jardins, vignes, terrains sablonneux, dans tout le département.

① Juin-octobre. — CC.

1856. **Setaria verticillata** P. Beauv. ; Rchb. *Ic.* ed. 2, I, fig. 511. ; *Panicum verticillatum* L.

Lieux cultivés, champs, jardins, décombres.

St-Af. Tournemire (Puech).

Villef. Villefranche, vignes du bois du Quoiti ; Monteils, sur la montagne calcaire.

① Juin-octobre. — CC.

1857. **Setaria Italica** P. Beauv. ; *Panicum Italicum* L.; vulg. *Millet-à-grappe.*

Originaire de l'Inde, cultivé dans quelques jardins pour la nourriture des oiseaux, subspontané çà et et là.

① Juillet, août.

XIII. PANICUM L.

1858. **Panicum miliaceum** L.; Rchb. *Ic.* ed. 2, I, fig. 519.; vulg. *Mil, Millet-des-oiseaux.*

Plante originaire de l'Inde, cultivée presque partout et naturalisée quelquefois.

① Juillet, août.

1859. **Panicum Crus-galli** L.; *Echinochloa Crus-galli* P. B.; Rchb. *Ic.* ed. 2, I, fig. 515-516.

Lieux cultivés, sablonneux et humides, fossés, bord des routes.

Esp. Trionnac (Jord. de Pf.)

Villef. Villefranche, bords de l'Alzou; Morlhon; Laguépie, dans les fossés du chemin de fer; Salvagnac; Ambeyrac, bords du Lot!

Var. α *spiculis submuticis* Lois.

Villef. Villefranche, Bascaud bords de l'Alzou!

Var. β *spiculis aristatis* Lois.

Villef. Villefranche, la Maladrerie bois de l'Igue!

① Juillet-septembre. — CC.

1860. **Panicum sanguinale** L.; *Paspalum sanguinale* Lam.; *Digitaria sanguinalis* Scopol.; Rchb. *Ic.* ed. 2, I, fig. 507.

Champs, jardins, vignes, décombres.

① Juillet, août. — CC.

Var. β *ciliare* G G.; *Panicum ciliare* Retz; *Paspalum ciliare* D C.; *Digitaria ciliaris* Kœl.; Rchb. *Ic.* ed. 2, I, fig. 508.

Champs cultivés et sablonneux.

Villef. Vallée du Lot au-dessous de Cadrieu! *Lot.*

① Juillet, août. — R.

1861. **Panicum glabrum** Gaud.; *Paspalum ambiguum* D C.; *Digitaria filiformis* Kœl.; Rchb. *Ic.* ed. 2, I, fig. 506.

Lieux cultivés, décombres, terres légères et sablonneuses.

Mil. Anglars-du-Causse, dans les champs (Vaissier, *in Cat.* de B.)

Villef. Villefranche, au-dessous de la Gasse, bords de l'Aveyron, le long des chemins; vallée du Lot, au-dessous de Cadrieu!

L'entrée des gaînes est munie de quelques poils courts.

① Juillet-octobre. — C.

XIV. CYNODON Rich.

1862. **Cynodon Dactylon** Pers.; Rchb. *Ic.* ed. 2, I, fig. 454.; *Paspalum Dactylon* D C.; *Digitaria stolonifera* Schrad.

Lieux incultes et cultivés dans tous les terrains et dans tout le département.

① Juin-octobre. — CC.

XV. ANDROPOGON L.

1863. **Andropogon Ischæmum** L.; Rchb. *Ic.* ed. 2, I, fig. 461.

Coteaux calcaires, pelouses sèches, bord des chemins, lieux sablonneux.

Mil. Le Théron; la Grosfesenque (B.)

Rod. Bords de l'Aveyron, vers le moulin de la Roquette !

Villef. Villefranche, au Mespoul; plateau de la Bouisse; Salvagnac, bords du Lot !

♃ Juin-septembre. — CC.

XVI. ARUNDO L.

1864. **Arundo Donax** L.; Rchb. *Ic.* ed. 2, I, fig. 504.; vulg. *Roseau-à-quenouille.*

Originaire de la partie orientale du midi de l'Europe, cultivé dans quelques jardins pour ses hautes tiges dont on fait des manches de quenouille.

♃ Fleurit rarement.

XVII. PHRAGMITES Trin.

1865. **Phragmites communis** Trin.; Rchb. *Ic.* ed. 2, I, fig. 502.; *Arundo Phragmites* L.; vulg. *Roseau-à-balais, Jonc-à-balais.*

Lieux humides, bord des fossés, des mares, des rivières.

Bords de l'Aveyron, sans indication de localité (M.)

Rod. Environs de Rodez, prairies des bords de l'Aveyron au moulin de la Voute !

Villef. Villefranche, prairies de Notre-Dame; Orlhonac, fossés des prairies; Salles-Courbatiès; prairies tourbeuses du Rey !

♃ Août, septembre. — C.

XVIII. CALAMAGROSTIS Adans.

1866. **Calamagrostis arundinacea** Roth.; *C. sylvatica* DC.; Rchb. *Ic.* ed. 2, I, fig. 143.

Bois montagneux.

Esp. Aubrac, sur les rochers, près de la cascade (ab. R.)

Mil. Saint-Jean-du-Bruel, bords de la Dourbie, près du Moulin-Boudou !

♃ Juillet-août. — A.R.

XIX. AGROSTIS L.

1867. **Agrostis alba** L.; Rchb. *Ic.* ed. 2, I, fig. 133.; vulg. *Train, Trainasse.*

Lieux herbeux, prés, champs, vignes.

Bords de l'Aveyron, sans autre indication (M.)

Mil. La Grosfesenque, bords de la Dourbie (B.)

Villef. Salles-Courbatiès, sur les bords des fossés de la prairie tourbeuse !

La panicule, le plus souvent violacée, ne s'épanouit que pendant l'enthèse, elle est contractée avant et après, et se contracte également dans très-peu de temps dès que la plante est arrachée.

♃ Juin-août. — C.

1868. **Agrostis vulgaris** With.; Rchb. *Ic.* ed. 2, I, fig. 131.; *A. stolonifera* L.

Tertres, bord des chemins, prés secs, pâturages de tous les terrains.

♃ Juin-septembre. — CC.

1869. **Agrostis canina** L.; Rchb. *Ic.* ed. 2, I, fig. 128-129.

Prés et bois humides.

Villef. Monteils, pelouses des bois du Puy-d'Escarts; Labastide-l'Évêque, le long des chemins; la Rivière, bord des fossés des prairies !

♃ Juillet, août. — AC.

1870. **Agrostis Spica-Venti** L.; *Apera Spica-venti* P. B.; Rchb. *Ic.* ed. 2, I, fig. 125.

Champs sablonneux, moissons.

Villef. Assez répandu dans les moissons de la vallée du Lot, à Livinhac-le-Haut, Ambeyrac, Saujac, Salvagnac ! — Saint-Julien-d'Empare (fr. S.)

① Juin, juillet. — AR.

1871. **Agrostis Interrupta** L.; *Apera interrupta* P. B.; Rchb. *Ic.* éd. 2, I, fig. 123.

Lieux sablonneux.

Mil. Sauclières, lisière des bois ! — Champs (Bonnat. *in Cat.* M.)

Villef. Villefranche, montagne du Calvaire !

① Juin, juillet. — RR.

XX. GASTRIDIUM P. Beauv.

1872. **Gastridium lendigerum** Gaud.; Rchb *Ic.* ed. 2, I, fig. 122.; *Milium lendigerum* L.

Champs sablonneux, lieux secs.

Mil. Saint-Jean-du-Bruel, le long des chemins dans la vallée de la Dourbie !

Rod. Cayssials; Gages (Vaissier, *in Cat.* M.) — Champs à la Boutique (Jord. de Pf.)

Villef. Champs du plateau de la Bouisse; Sainte-Croix; Najac, bords de l'Aveyron ; domaine de l'Estang ! — Saint-Julien-d'Empare (fr. S.)

① Mai-août. — C.

XXI. POLYPOGON Desf.

1873 .**Polypogon Monspeliense** Desf.; Rchb. *Ic.* ed. 2, I, fig. 170.; *Alopecurus Monspeliensis* L.

Mil. Gorge de la Jonte, à moitié chemin environ de Peyreleau à Meyrueis, à l'entrée d'une espèce de grotte creusée dans un grand rocher calcaire, le long des eaux stagnantes d'une petite source ! (27 juillet 1854).

Indiqué dans le Puy-de-Dôme, au-dessous du château du Pont-du-

Château, sur le tuf basaltique bitumineux, arrosé par une eau minérale (Lec. et Lam. *Cat. pl. cent.* p. 388.)

Vallée de l'Aveyron, au pied des rochers qui bordent cette rivière, entre Bonne et Cazals (Lagrèze-Fossat, *Fl. Tarn-et-Garonne* p. 426.)

① Mai, juin. — RR.

XXII. STIPA L.

1874. **Stipa juncea** L.; Desf. *Fl. Atl I,* p. 98, tab. 28.

Lieux secs et pierreux.

Mil. Environs de Millau, vallée du Tarn, sur les rochers des travers de Brocuéjouls; pentes des montagnes de la Cadenède ! — Rochers de Caussibal (B.)

♃ Mai, juin. — RR.

1875. **Stipa pennata** L.; Rchb. *Ic.* ed. 2, I, fig. 165.

Rochers calcaires.

Mil. Millau, vallée du Tarn, sur les rochers du Monna, de Creisseils, de Peyre; causse de la Liquisse; plateau du Larzac, la Pesade, sur les rochers de Servières; Sauclières ! — Sévérac-le-Château (M.) — La Tacherie; Puy-de-France (B.)

Rod. Plateau de Balzac, au-dessus de la ferme de la Calconière ! — Rocher de Rocomissou près de Gages (ab. Cérès, *in Cat.* M.)

St-Af. Cornus ! — Tournemire à Castels-Viels (Puech).

Villef. Villefranche, pentes rocailleuses du terroir de Fontanes; rochers des Canals de Morlhon; vignes de la Romiguière; combes de Salvagnac; rochers des gorges de Montsalès !

♃ Mai-juillet. — AC.

XXIII. LASIAGROSTIS Link.

1876. **Lasiagrostis Calamagrostis** Link.; Rchb. *Ic.* ed. 2, I, fig. 167.; *Agrostis Calamagrostis* L.

Lieux montagneux et stériles.

Mil. Gorge de la Jonte, près de Meyrueis, parmi les débris du calcaire jurassique (Lecoq et Lam. *Cat. pl. cent.* p. 391.)

♃ Juin-août. — RR.

XXIV. PIPTATHERUM P. Beauv.

1877. **Piptatherum paradoxum** P. Beauv.; Rchb. *Ic.* ed. 2, I, fig. 163.; *Milium paradoxum* L.

Bois, lieux stériles, rochers des terrains calcaires.

Mil. Vallée du Tarn, pentes rocailleuses entre Saint-Rome-de-Tarn et le Minier; Sauclières, lisière rocailleuse du bois de Salbous, fentes des rochers de Roquefoulet !

Rod. Bois du Salvage (de B.)

Villef. Anglars, près de Saint-Clair, sur les rochers, au-dessous du village; vallée du Lot, Salvagnac-Cajarc, sur les rochers, le long du chemin qui conduit à la gorge de Lantouï; au pied des rochers de Vaïffier !

♃ Mai-juillet. — R.

XXV. MILIUM L.

1878. **Milium effusum** L.; Rchb. *Ic.* ed. 2, I, fig. 159.

Bois ombragés des hautes montagnes.

Esp. Aubrac, partie inférieure du bois de Gandillot, parmi les rocailles; sommet du bois d'Aubrac ! — Bois d'Aubrac (ab. R.)

♃ Mai-août. — R.

XXVI. AIRA L.

1879. **Aira caryophyllea** L.; Rchb. *Ic.* ed. 2, I, fig. 180.

Dans les lieux sablonneux, principalement dans les terrains primitifs, dans tout le département.

① Mai-juillet. — CC.

1880. **Aira multiculmis** Dumort.; Bor. *Fl. Cent.* 3e éd. p. 702.

Champs cultivés, lisière des bois, pelouses sèches.

Villef. Villefranche, à Veuzac, le long du chemin de fer; Monteils, au pied du Puy-d'Escarts; Najac, lisière des bois; entre Capdenac et Penchot, dans les bois, le long du chemin de fer !

① Juin-août. — AC.

1881. **Aira præcox** L.; Rchb. *Ic.* ed. 2, I, fig. 179.; *Avena præcox* P. Beauv.

Champs, pelouses, lieux sablonneux.

Villef. Aubin, au pied des ruines du château !

Vallée du Lot à Cadrieu ! *Lot.*

① Avril, mai. — AC.

XXVII. DESCHAMPSIA P. Beauv.

1882. **Deschampsia cæspitosa** P. Beauv.; Rchb. *Ic.* ed. 2, I, fig. 185.; *Aira cæspitosa* L.

Bois frais, prés, pelouses des montagnes.

Esp. Aubrac, bois de Rigambal, bords du Boralde; au-dessus de la cascade du Sal-del-Grel !

Mil. Sevérac-le-Château, montagne de la Camusèle !

Rod. Bois de Bourran ! — Cayssials; Gages (M.) — Bords du Viaur (de B.)

Villef. Villefranche, au Cabanat; Sanvensa; Marmont !

Var. β *pallida* G. G.; *Aira parviflora* Thuill.; *Aira altissima* Lam.

Villef. Villefranche, coteaux d'Ordiget !

♃ Juin, juillet. — AC.

1883. **Deschampsia media** Rœm. et Schult.; *Aira media* Gouan; *A. juncea* Vill.; *Ic.* Mut. *Fl. Fr.* tab. 78, fig. 588.

Bois, lieux incultes.

Rod. Environs de Rodez, devèze de Floyrac ! — Cayssials (M.)

Saint-Guiral (de Pouzolz), *Gard.*

♃ Juin, juillet. — R

1884. **Deschampsia Thuillieri** G. G.; *Aira montana* Desv.; *A. discolor* Thuill.; *A. uliginosa* Weihe; Rchb. *Ic.* ed. 2, I, fig. 184.

Lieux marécageux, bruyères humides.

Rod. Rodez, bois de Bourran !

Villef. Environs de Villefranche, gorge de la Maladrerie; Monteils, endroits humides des ravins de la Bouisse !

♃ Juillet-septembre. — RR.

1885. **Deschampsia flexuosa** Gris.; *Aira flexuosa* L.; Rchb. *Ic.* ed. 2, I, fig. 182.

Dans les bois des terrains siliceux.

Esp. Aubrac, bois de Rigambal, sur les rochers de la Tour-de-Belvezet !

Rod. Bois de Linars (de B.) — Sur les rochers de Kaymard, près de Pruines (ab. R.) — Environs de Rignac (de V.)

Villef. Villefranche, côte de l'Alzou, gorge de la Maladrerie ; Najac, dans les bois !

♃ Juin-août. — AC.

XXVIII. VENTENATA Kœl.

1886. **Ventenata avenacea** Kœl.; *Avena tenuis* Mœnch ; Rchb. *Ic.* ed. 2, I, fig. 197.; *A. triaristata* Vill.

Champs en friche, moissons, bruyères, bord des chemins.

Rod. Cayssials ; Saint-Joseph (M.)

Villef. Le Moiron, terrains incultes ; Sanvensa, lisière des bois ; la Molinie, sur la route de Montbazens !

La valve externe de la fleur inférieure n'a pas d'arête dorsale, elle se termine par une arête droite ; dans quelques sujets cette arête manque et la valve est mutique.

① Juin, juillet. — CC.

XXIX. AVENA L.

1887. **Avena sativa** L.; vulg. *Avoine.*

Cultivé et souvent subspontané dans les moissons et au bord des chemins. Patrie inconnue.

① Juillet, août.

1888. **Avena orientalis** Schreb.; *A. racemosa* Thuill.; vulg. *Avoine-de-Hongrie.*

Cultivé en grand, mais moins communément que l'*A. sativa*. Patrie inconnue.

① Juillet, août.

1889. **Avena strigosa** Schreb.; Rchb. *Ic.* ed. 2, I, fig. 217.

Cultivé dans la montagne, se retrouve quelquefois dans les moissons. Patrie inconnue.

① Juillet, août.

1890. **Avena barbata** Brot.; *A. hirsuta* Roth.

Terrains calcaires, lieux arides.

Rod. A paru une seule fois à Mondalazac, à l'entrée du village, au bord d'un champ, dans une haie (ab. R.)

① Juin-août. — RR.

1891. **Avena fatua** L.; Rchb. *Ic.* ed. 2, I, fig. 218.; vulg. *Folle-Avoine*.

Moissons, prairies artificielles, vignes.

① Mai, juin. — CC.

Var. *hybrida; A. hybrida* Peterm.

Rod. Plateau au-dessus de la Guioule (ab. R.)

1892. **Avena Ludoviciana** Durieu *Act. soc. linn. Bord.*; *Bull. soc. bot. Fr. II*, p. 57.

Vallée de l'Aveyron, à Lexos, lisière des champs! *Tarn-et-Garonne*. Souvent confondu avec l'*A. fatua* L.

① Juin-août. — RR.

1893. **Avena sterilis** L.; Rchb. *Ic.* ed. 2, I, fig. 219.

Champs cultivés.

N'est peut-être qu'une variété de l'*A. fatua*.

① Juillet, août. — C.

1894. **Avena montana** Vill.; *A. sedenensis* DC.

Lieux secs des montagnes.

Villef. Firmy, montagne serpentineuse du Puy-de-Volf!

♃ Juin, juillet. — R.

1895. **Avena sulcata** Gay.; Bor. *Fl. cent.* 3e éd. p. 704; Puel et Maille *Herb. fl. loc.* no 43.

Bois, landes sablonneuses.

Villef. Rieupeyroux, lisière des bois au-dessous du village!

♃ Mai, juin. — R.

1896. **Avena pubescens L.**; Rchb. *Ic.* ed. 2, I, fig. 213.; Schrad. *Germ. I*, p. 382; Smith, *Brit. I*, p. 140.

Coteaux incultes, pâturages secs, taillis, prés.

Esp. Aubrac, sur les ruines du couvent; lisière des bois de Gandillot, de Rigambal; Laguiole !

Mil. Environs de Millau, bords du Tarn, vers Saint-Georges; Saint-Rome-de-Tarn, le long des chemins ! — Bois de Salbous (Martin). — Plalong; Puy-de-France; Choisy (B.)

Rod. Environs de Mondalazac (ab. R.)

Villef. Villefranche, lisière du bois du Quoiti; Morlhon, prairies du sommet de la gorge; l'Estang; Saint-Clair, bois des combes de la Bouissonnade !

D'après Schrader et Smith les épilets sont le plus souvent composés de trois fleurs dont la supérieure est stérile.

♃ Mai, juin. — AR.

1897. **Avena pratensis** L.; Rchb. *Ic.* ed. 2, I, fig. 207.

Prés secs, bois, coteaux herbeux.

Mil. Causse-Noir; Puy-d'Agar (B.) — Bois de Salbous (Martin).

Rod. Devèze de Floyrac (de B.)

Villef. Entre la Rivière et Vabre, pelouses découvertes !

♃ Juin. — AR.

XXX. ARRHENATHERUM P. Beauv.

1898. **Arrhenatherum elatius** Mert. et Koch; *A. avenaceum* P. Beauv.; Rchb. *Ic.* ed. 2, I, fig. 192.; *Avena elatior* L.

Prairies, pâturages, lisière des bois, champs.

Esp. Aubrac, sommet de la prairie; Saint-Chély !

Mil. Nant, bords de la Dourbie; bois de Salbous ! — Choisy; Cureplats (B.)

Rod. Vabre, haies pierreuses !

S^t^-*Af.* Cornus !

Villef. Villefranche, bois du Quoiti; prés de Notre-Dame; Najac, au pied du château !

Var. β *bulbosum* Gaud.; Rchb. *Ic.* ed. 2, I, fig. 193.

Villef. Bords du Lot, Salvagnac, Ambeyrac !

♃ Juin, juillet. — AC.

1899. **Arrhenatherum Thorei** Desm. *Cat. Dord.*; *Avena longifolia* Thore *Prom. Gasc.*; Rchb. *Ic.* ed. 2, I, fig. 203.

Mil. Environs de Millau, bois de Plalong (B.)

♃ Juin, juillet. — R.

XXXI. TRISETUM Pers.

1900. **Trisetum flavescens** P. Beauv.; *Avena flavescens* L.; Rchb. *Ic.* ed. 2, I, fig. 204-206.

Prairies, pâturages, lieux herbeux.

Esp. Saint-Chély ! — Aubrac (de B.)

Villef. Villefranche, prés de Notre-Dame, côte de l'Alzou; au-dessous de Monteils, sur les talus du chemin de fer; Puy-d'Escarts; domaine de l'Estang; vallée du Lot, sur les rochers de Montbrun; Rieupeyroux, dans les prés !

♃ Juin, juillet. — C.

XXXII. HOLCUS L.

1901. **Holcus lanatus** L.; Rchb. *Ic.* ed. 2, I, fig. 190.; vulg. *Houque.*

Prés, bois, pâturages humides, bord des chemins, dans tout le département.

♃ Juin-septembre. — CC.

1902. **Holcus mollis** L.; Rchb. *Ic.* ed. 2, I, fig. 191.; *Avena mollis* Kœl.; DC.

Lieux herbeux, prairies, lisières et clairières des bois; un peu partout, moins commun que le précédent :

Villef. Villefranche, prés de la Romiguière; Rieupeyroux, champs au-dessous de la Chapelle; montagne de la Roque-Bouillac !

♃ Juin-août. — AC.

XXXIII. KŒLERIA Pers.

1903. **Kœleria cristata** Pers.; Rchb. *Ic.* ed. 2, I, fig 174.

Prés secs, pelouses, lieux arides des coteaux calcaires.

Esp. Aubrac, sur les rochers de la Tour-de-Belvezet !

Rod. Cayssials; Gages, pelouses sèches (de B.)

Villef. Environs de Villefranche, à Saint-Remy, pelouses des bois le long de la route; Monteils, plateau calcaire! — Saint-Julien-d'Empare, bois de Roquefort (fr. S.)

Vallée de l'Aveyron, Lexos, pelouses du plateau au-dessus de la gare ! *Tarn-et-Garonne.*

♃ Juin-août. — AC.

1904. **Kœleria setacea** Pers.

Coteaux calcaires, pelouses, pâturages et prés secs.

Mil. Ravin de Cartayre; Hôpital-du-Larzac (B.)

Rod. Rochers de Rocomissou (Vaissier, *in Cat.* M.) — Gages; Mondalazac (ab. R.)

Villef. Coteaux de Calcomier; combes de Salvagnac !

Var. β *ciliata* G G.; *K. setacea* D C. *Hort. Monsp.*; *K. tuberosa* Pers.; Lois. *Fl. Gall.*; *K. valesiaca* Gaud.; Rchb. *Ic.* ed 2, 1, fig. 175.

Mil. Millau, sommet de la côte du Larzac; plateau du Larzac, à la Pesade, sur les rochers de Servières !

Rod. Lioujas, pelouses du plateau; plateau de Balzac !

St-Af. Saint-Affrique, pelouses de la montagne de la Rouquette; Roquefort; Cornus, près de la Tour d'Aiguillon !

Villef. Vallée du Lot, coteaux de la gorge de Lantouï !

Var. γ *pubescens* Parl.

Rod. Entre Lioujas et Gages, pelouses rocailleuses !

Villef. Villefranche, sur la montagne de Pénevaire, au confluent de l'Aveyron et de l'Alzou; Najac, pelouses sur les roches serpentineuses de Ferragut !

Var. *lobulata* Bonhomme, *Cat. cant. Mil.*

Chaume glabre; panicule de six-huit centimètres, lobée et souvent interrompue. Plante plus grande que le type dans toutes ses parties.

Mil. Pâturages de l'Hôpital-du-Larzac (B.)

♃ Juin-août. — AC.

1905. **Kœleria phleoides** Pers.; *Festuca cristata* L.; *Lophochloa phleoides* Rchb. *Ic.* ed. 2, 1, fig. 337.

Lieux secs, bord des chemins.

Villef. Villefranche, côte du Calvaire, la Magdelaine, le long des chemins; sommet de la côte d'Ordiget; côte de Sanvensa, à la Miroulie et tout le long de la côte !

Vallée de l'Aveyron, Lexos, plateau calcaire au-dessus de la gare ! *Tarn-et-Garonne.*

① Mai, juin. — AR.

XXXIV. CATABROSA P. Beauv.

1906. **Catabrosa aquatica** P. Beauv.; Rchb. *Ic.* ed. 2, I, fig. 374.; *Aira aquatica* L.

Marais, fossés aquatiques, bord des eaux.

Esp. Pierrefiche, chemin fangeux (ab. R.)

Mil. Sauvebiau, fossés de la route (B.)

Rod. Cayssials, mares et prés humides (M.)

Villef. Labastide-l'Évêque, près des sources, le long des chemins inondés !

♃ Mai-juillet. — AC.

XXXV. GLYCERIA R. Brown.

1907. **Glyceria fluitans** R. Brown; Rchb. *Ic.* ed. 2, I, fig. 380.; *Festuca fluitans* L.

Mares, fossés aquatiques, étangs, bord des ruisseaux et des rivières.

Esp. Aubrac, fossés tourbeux de la prairie !

Mil. Environs de Millau, Sauvebiau, fossés de la route (B.)

Rod. Cayssials, mares (M.)

Villef. Rieupeyroux, dans les mares; prairies tourbeuses de Salles-Courbatiès, du Rey !

♃ Mai-juillet. — CC.

1908. **Glyceria plicata** Fries; Rchb. *Ic.* ed. 2, I, fig. 381.

Fossés, marais.

Villef. Ruisseau de la gorge de Lantouï, près de Salvagnac ! — Saint-Julien-d'Empare, dans les fossés (fr. S.)

♃ Mai-juillet. — R.

1909. **Glyceria loliacea** Godr.; *Festuca loliacea* Huds.; *Lolium festucaceum* Link.; Rchb. *Ic.* ed. 2, I, fig. 236.

Prairies humides, bord des fossés aquatiques, lieux herbeux.

Villef. Najac, le long du chemin de fer! — Saint-Julien-d'Empare (fr. S.)

♃ Mai, juin. — R.

1910. **Glyceria aquatica** Wahl.; Rchb. *Ic.* ed. 2, I, fig. 379.; *G. spectabilis* Mert. et Koch; *Poa aquatica* L.

Bord des rivières et des étangs, lieux marécageux.

Rod. Bonnecombe, bord des eaux (de B.)

Villef. Saint-Julien-d'Empare, fossés de la fontaine de Trapy (fr. S.)

♃ Juillet, août. — RR.

XXXVI. POA L.

1911. **Poa annua** L.; Rchb. *Ic.* ed. 2, I, fig. 387.

Pelouses, rues, cours peu fréquentées, lieux cultivés et incultes, dans tout le département.

① Avril-octobre. — CC.

1912. **Poa nemoralis** L.; Rchb. *Ic.* ed. 2, I, fig. 403-408.

Prés, bois, lieux cultivés.

Esp. Aubrac, au-dessus du bois de Gandillot!

Rod. Bois de Linars, de Bonnecombe (de B.)

Villef. Villefranche, bois du Quoiti; rochers de Garrials; Najac, au pied des murs du château!

Var. β *Gramen cirrhosa et villosa spongia ad singula genicula donatum paniculatum alpinum* Boc.; Scheuchz. *Agr.* p. 165.

Esp. Aubrac, au bas du bois de Rigambal! — R.

♃ Mai-septembre. — CC.

1913. **Poa Alpina** L.; Rchb. *Ic.* ed. 2, I, fig. 390-393.

Pelouses et rochers herbeux des montagnes.

Montagnes de l'Aveyron (G. G. *Fl. Fr. III*, p. 342.)

Esp. Aubrac (de B.)

♃ Juillet, août. — AR.

1914. **Poa bulbosa** L.; Rchb. *Ic.* ed. 2, I, fig. 385.

Pâturages, pelouses, lieux secs, sur les murs.

Var. β *Vivipara* Rchb. *Ic.* ed. 2, I, fig. 386.

Rod. Lioujas, pelouses rocailleuses! — Rodez, sur les murs (M.)

St-Af. Roquefort, versant méridional du rocher de Combalou; village du Figayrol, sur le Larzac!

Villef. Villefranche, sur les murs du faubourg du Pont; Najac, le long des chemins; pelouses du Causse-de-Saujac.

♃ Avril-juin. — CC.

1915. **Poa compressa** L.; Rchb. *Ic.* ed. 2, I, fig. 401.

Prairies sèches, lieux pierreux, champs sablonneux, murs, vignes.

Mil. Sauclières, lisière des petits bois du plateau! — Prés (M.) — Saint-Estève (B.)

St-Af. Côte de Cornus!

Villef. Côte de Sanvensa; bois du Quoiti; coteaux de la Bouisse; Labastide-l'Évêque, dans les moissons; Salles-Courbatiès, le long du chemin de fer!

♃ Juin-août. — C.

1916. **Poa pratensis** L.; Rchb. *Ic.* ed. 2, I, fig. 414-417.

Prés, lieux herbeux, pâturages, bord des chemins, dans tous les terrains.

Var. β *augustifolia* Smith; *P. angustifolia* L.; Rchb. *Ic.* ed. 2, I, fig. 413.

Villef. Villefranche, sur les rochers d'Ordiget!

♃ Mai-juillet. — CC.

1917. **Poa trivialis** L.; Rchb. *Ic.* ed. 2, I, fig. 418-420.

Lieux herbeux, fossés, prairies, endroits humides, partout.

♃ Mai-juillet. — CC.

1918. **Poa sudetica** Hœnke; Rchb. *Ic.* ed. 2, I, fig. 421, 422.; *P. trinervata* DC.

Bois et pâturages des montagnes.

Esp. Pâturages d'Aubrac!

♃ Juin, juillet. — R

XXXVII. ERAGROSTIS P. Beauv.

1919. **Eragrostis megastachya** Link.; Rchb. *Ic.* ed. 2, I, fig. 426.; *Poa megastachya* Kœl.; *Briza Sagrostis* L.

Lieux sablonneux, terres légères.

Rod. Le Tripadou (de B.)

St-Af. Environs de Saint-Affrique, sur les rochers secs (M.) — Le Salze (de B.)

Villef. Villefranche, champs du domaine des Pères; Najac, au bord de l'Aveyron; Laguépie, sur le ballast du chemin de fer; vallée du Lot, Salvagnac! — Marcenac (Chastaingt).

Vallée du Lot, Cadrieu! *Lot.*

① Juin-août. — AC.

1920. **Eragrostis poæoides** P. Beauv.; *E. poæformis* Rchb. *Ic.* ed. 2, I, fig. 427.; *Poa Eragrostis* L.

Terrains sablonneux, lieux cultivés.

Rod. Roc de Tripadou!

St-Af. Le Salze, près de Saint-Izaire; vallée du Dourdou (de B.)

Villef. Capdenac, alluvions du Lot, au-dessous de Vic!

① Juillet-septembre. — RR.

1921. **Eragrostis pilosa** P. Beauv.; Rchb. *Ic.* ed. 2, I, fig. 424.; *Poa pilosa* L.

Lieux sablonneux, inondés en hiver, bord des rivières.

Villef. Vallée du Lot, Ambeyrac, dans les alluvions du Lot! — Saint-Julien-d'Empare (fr. S.)

① Juin-septembre. — R.

XXXVIII. BRIZA L.

1922. **Briza maxima** L.; Rchb. *Ic.* ed. 2, I, fig. 431.

Cette belle espéce, se multiplie abondamment et spontanément dans mon jardin depuis plus de trente ans provenant de graines que j'avais rapportées du midi.

① Mai, juin.

1923. **Briza media** L.; Rchb. *Ic.* ed. 2, I, fig. 429.

Dans les prés, les bois, les pâturages de tous les terrains, dans tout le département.

♃ Mai-juillet. — CC.

1924. **Briza minor** L.; Rchb. *Ic.* ed. 2, I, fig. 428.

Terres sablonneuses, champs cultivés ou en jachère.

Mil. Environs de Millau (de B.)

Villef. Livinhac, dans les bois des bords du Lot !

① Mai, juin. — RR.

XXXIX. MELICA L.

1925. **Melica Magnolii** G. G.; *M. ciliata* Vill.; Rchb. *Ic.* ed. 2, I, fig. 435.

Coteaux et rochers calcaires et arides.

Mil. Sauclières, sur les rochers ! — Millau, sur les murs de la ville; Puy-de-France (B.)

Rod. Rochers de Salles-la-Source; bois de la Barthe, au pied d'une muraille, à côté du bois; Solsac, au bas du mamelon de Nauquiès (ab. R.)

Villef. Villefranche, côte du Calvaire; Notre-Dame, sur les rochers qui bordent la route; Saint-Remy; Estrabols; Salvagnac-Cajarc, sur les rochers des Combes; entre la Rouquette et Monteils !

♃ Avril-juillet. — AC.

1926. **Melica Nebrodensis** Parl.; *M. ciliata auct. plur. non* L.

Lieux arides et pierreux, rochers, murs.

Mil. Bois de Salbous (Martin).

Rod. Vallon du Cruou, précipice de Frontignan; environs de Solsac, près du mamelon de Nauquiès; murs du village de Cougousse (ab. R.)

♃ Mai-juillet. — AR.

1927. **Melica nutans** L.; Rchb. *Ic.* ed. 2, I, fig. 437.

Bois montagneux.

Mil. Environs de Sauclières, bois de Salbous et de Virenque ! — Bois de la Resce, près de Saint-Laurent-d'Olt (M.)

♃ Mai, juin. — RR.

1928. **Melica uniflora** Retz.; Rchb. *Ic.* ed. 2, fig. 436.

Haies, bois, buissons, coteaux ombragés.

Esp. Aubrac, sur la lisière du bois d'Aubrac, bois de Gandillot !

Mil. Environs de Millau ! — Bois de Salbous (Martin).

Rod. Bois de Bonnecombe, de Linars (de B.) — Rochers de Salles-la-Source; coteaux de Cantemerle; côte du Cruou (ab. R.)

St-Af. Roquefort (Puech).

Villef. Villefranche, bois du Quoiti, vallée de l'Alzou, la Baume, bois du Sanaïre; Montsalès; vallée du Lot, Capdenac, Salvagnac, lisière des bois !

♃ Juin, juillet. — C

XL. SCLEROPOA Gris.

1929. **Scleropoa rigida** Gris.; *Poa rigida* L.; *Festuca rigida* Kunth.; *Sclerochloa rigida* Link; Rchb. *Ic.* ed. 2, I, fig. 370.

Coteaux incultes, pelouses arides, rochers, vieux murs.

Mil. Bois de la montagne du Puy-de-France ! — Côte d'Embarry; Creissels; Massabuau (B.)

Rod. Valady, Marcillac, murs, chemins (M.) — Coteau au-dessus de Magnac (ab. R.)

Villef. Villefranche, coteaux de la Romiguière; plateau de la Bouisse; Najac, le long du chemin de fer; Salvagnac-Cajarc ! — Saint-Julien-d'Empare (fr. S.)

① Juin, juillet. — AR.

XLI. DACTYLIS L.

1930. **Dactylis glomerata** L.; Rchb. *Ic.* ed. 2, I, fig. 363,364.

Prairies, pâturages, lieux herbeux, bord des chemins.

♃ Juin, juillet. — CC.

1931. **Dactylis Hispanica** Roth.; Rchb. *Ic.* ed. 2, I, fig. 362.

Lieux arides, coteaux pierreux, rochers.

Mil. Caussibal; Puy-de-France (B.)

Villef. Villefranche, coteaux d'Ordiget; Najac, au pied des rochers du château, plateau d'Estrabols !

♃ Mai-juillet. — AR.

XLII. MOLINIA Schrank.

1932. **Molinia cærulea** Mœnch.; Rchb. *Ic.* ed. 2, I, fig. 372, 373.; *M. littoralis* Host.; *Aira et Melica cœrulea* L.

Lieux frais et couverts, prairies, bois, bord des eaux.

Esp. Aubrac, dans la prairie; Laguiole!

Mil. Entre Campagnac et Saint-Laurent-de-Rives-d'Olt, coteaux boisés de la vallée du Lot!

Rod. Cayssials, prés humides (M.) — Environs de Carcenac (de B.)

Villef. Villefranche, prés du Guarriguet; Laguépie, bords du Viaur, où il s'élève à plus d'un mètre de hauteur!

♃ Juin-août. — R.

XLIII. DANTHONIA DC.

1933. **Danthonia decumbens** DC.; *Festuca decumbens* L.; *Poa decumbens* Scop.; Schrad. *Fl. Germ. I*, p. 305; *Triodia decumbens* P. Beauv.; Rchb. *Ic.* ed. 2, I, fig. 433.; *Gramen montanum, avenaceum, locustis muticis, tumentibus, pilosum* Scheuchz. *Agrost.* p. 170, tab. 3, fig. 16, A, B, C.

Prés, bois, bruyères, dans tous les terrains.

Esp. Prairies de la Borie-Basse, au-dessus du Mur-de-Barrez (Jord. de Pf.)

Villef. Villefranche, Gourgassiers; Loc-Dieu; Pargasan; la Pourtie; Rieupeyroux; Privezac, dans la prairie; la Roque-Bouillac, sur les rochers de la montagne! Dans cette localité les chaumes sont entièrement dressés.

♃ Juin, juillet. — AC.

XLIV. CYNOSURUS L.

1934. **Cynosurus cristatus** L.; Rchb. *Ic.* ed. 2, I, fig. 366.; vulg. *Crételle.*

Prairies, pâturages, lieux herbeux, dans tous les terrains.

♃ Juin, juillet. — CC.

1935. **Cynosurus echinatus** L.; Rchb. *Ic.* ed. 2, I, fig. 365.

Champs et terrains incultes, bord des chemins.

Mil. Gorges de la Jonte (Lecoq et Lam. *Cat.*)

Rod. Monteillet, commune d'Auriac (fr. S.)

Villef. Environs de Villefranche, vallée de l'Aveyron, coteaux des moulins à papier; la Penchénerie; Najac, dans les bois!

① Juin, juillet. — AR.

XLV. VULPIA Gmel.

1936. **Vulpia pseudomyuros** Soy-Willm.; Rchb. *Ic.* ed. 2, I, fig. 290.; *Festuca myuros* Poll.

Bord des chemins, moissons, terrains sablonneux.

Villef. Villefranche, gorge de la Maladrerie; rochers de Guarrigue-Redonde; le Moiron; Monteils, sur le talus du chemin de fer; Salvagnac-Cajarc, le long des chemins; Firmy, sur le Puy-de-Volf!

Chaume engaîné jusque sous la panicule.

♃ Mai-juillet. — CC.

1937. **Vulpia sciuroides** Gmel.; *V. bromoides* Link.; Rchb. *Ic.* ed. 2, I, fig. 293.; *Festuca bromoides* Sm.

Bord des champs, terres sablonneuses.

Villef. Villefranche, plateau du Calvaire; chemin de la Baume; Sanvensa; Labastide-l'Évêque; Rieupeyroux, pelouses du village de la Serre; Firmy, montagne serpentineuse du Puy-de-Volf!

Chaume non engaîné jusque sous la panicule.

① Mai-juillet. — C.

1938. **Vulpia myuros** Rchb. *Fl. excurs.* et *Ic.* ed. 2, I, fig. 289.; *Festuca myuros* L.; *F. ciliata* Pers.; DC.

Lieux secs et arides des terrains calcaires, bord des chemins.

Mil. Environs de Millau, Saint-Estève (B.) — Gorges de Meyrueis (Lecoq et Lam. *Cat.*)

Villef. Le Parayre; Estrabols; Salvagnac-Cajarc, le long de la côte!

① Mai-juillet. — AC.

1939. **Vulpia bromoides** Rchb.; *V. uniglumis* Parl.; Rchb. *Ic.* ed. 2, I, fig. 291.; *Festuca bromoides* L.; *F. uniglumis* Soland.

Lieux stériles et sablonneux.

Villef. Environs de Villefranche, dans les châtaigneraies; Pargasan; le Parayre !

① Mai, juin. — RR.

XLVI. FESTUCA L.

1940. **Festuca tenuifolia** Sibth.; Rchb. *Ic.* ed. 2, I, fig. 296.; *F. capillata* Lam.

Lieux arides, bois, prés secs.

Esp. Environs d'Aubrac, le long des petits ruisseaux de la prairie !

Mil. Causse-Noir, au haut de la côte d'Embarry; coteaux d'Ambousquèses (B.)

Rod. Cayssials, pelouses (M.)

Villef. Villefranche, bois de la Baume; moulin de Parayre, bord des champs; le Moiron, bois découverts; vallée du Lot à la Roque-Bouillac, sur la montagne; route d'Aubin à Cransac ! — Saint-Julien-d'Empare, pelouses sèches (fr. S.)

♃ Mai-juillet. — AC.

1941. **Festuca ovina** L.; Rchb. *Ic.* ed. 2, I, fig. 294.

Pelouses, lieux incultes, bois, rochers, vieux murs.

Esp. Pâturages d'Aubrac, prairie d'Aubrac !

Mil. Montagne du Puy-de-France ! — Bois de la Garrigue (B.)

Rod. Ruffepeyre, carrières d'ardoise de Cantemerle.

Villef. Villefranche, côte de Fondiès, côte de l'Alzou; Penchot, lisière des bois; Najac, sur les rochers du château !

Var. β *Alpina* G. G.; *F. Alpina* Gaud.; Rchb. *Ic.* ed. 2, I, fig. 298.

Mil. Vallon de Saint-Martin; Hôpital-du-Larzac (B.)

♃ Mai, juin. — CC.

1942. **Festuca durinscula** L.; Rchb. *Ic.* ed. 2, I, fig. 303.

Pâturages, pelouses, sables arides, lisières et clairières des bois.

Rod. Salles-la-Source (ab. R.)

St-Af. Plateau de Cornus !

Villef. Villefranche, coteaux rocailleux de Fontanes, sur les rochers; au pied des rochers de Garrigue-Redonde; Monteils, pentes rocailleuses de la vallée de l'Aveyron; combes de Salvagnac !

Vallée de l'Aveyron, Lexos, sur le plateau calcaire qui domine la gare! *Tarn-et-Garonne.*

Var. γ *glauca* Koch; *Festuca glauca* Schrad.

Mil. Haut de la côte d'Embarry; Causse-Noir; Puy-de-France; côte d'Issis (B.)

Villef. Villefranche, bois de la Gineste; gorges de l'Aveyron, au-dessous de Pargasan!

♃ Mai, juin. — CC.

1943. **Festuca rubra** L.; Rchb. *Ic.* ed. 2, I, fig. 321.

Prairies, pâturages, lieux sablonneux, lisière des champs, bord des chemins.

♃ Mai, juin. — CC

1944. **Festuca heterophylla** Lam.; *F. nemorum* Leyss.; Rchb. *Ic.* ed. 2, I, fig. 323.

Bois montueux, taillis, lieux herbeux et ombragés, dans tout le département.

♃ Juillet. — CC.

1945. **Festuca pilosa** Hall. Fil.; *F. rhætica* Sut.; *F. poæformis* Host.; Rchb. *Ic.* ed. 2, I, fig. 318.

Pâturages des montagnes.

Esp. Montagnes d'Aubrac (G. G. *Fl. Fr. III*, p. 577; Lecoq et Lam. *Cat. pl. cent.*)

♃ Juilllet, août. — R.

1946. **Festuca spadicea** L.; Rchb. *Ic.* ed. 2, I, fig. 325.

Prairies des montagnes.

Mil. Environs de Sauclières, parties montueuses du bois de Salbous! — Bois de Lagarrigue, près de Millau (B.)

St-Af. Environs de Tournemire, bois de Fajas, de Montclarat!

♃ Juillet, août. — RR.

1947. **Festuca interrupta** Desf.

Prairies, lieux incultes.

Mil. Environs de Millau, côte de Soulane; Saint-Lambert, champ de fourrage (B.)

♃ Mai.

1948. **Festuca arundinacea** Schreb.; Rchb. *Ic.* ed. 2, I, fig. 334.

Bord des eaux, fossés, prairies humides.

Mil. Nant, bords de la Dourbie ! — Ravin de Cartayre ; Cureplats, bords du Tarn (B.)

Villef. Villefranche, prés de la Romiguière ; le Rey, près de Villeneuve, prairies tourbeuses dites *Raouzo-del-Rey ;* prairies tourbeuses de Salles-Courbatiès ; Livinhac, sables des bords du Lot !

♃ Juin, juillet. — AC.

1949. **Festuca pratensis** Huds.; *F. elatior* L.; Rchb. *Ic.* ed. 2, I, fig. 330-333.

Prairies humides, bord des eaux.

Esp. Montagnes d'Aubrac !

Mil. Rivages (B.)

Rod. Cayssials ; Bertholène ; les Bourines (B.)

Villef. Prés de la Romiguière ; coteaux de la Bouisse ; l'Estang !

♃ Mai-juillet. — AC.

1950. **Festuca gigantea** Vill. ; *Bromus giganteus* L.; Vaill. *Bot.* tab. 18, fig. 3. ; Rchb. *Ic.* ed. 2, I, fig. 358.

Bois montueux, haies et buissons ombragés.

Rod. Vallon du Cruou, précipice de Frontignan (ab. R.)

Villef. Villefranche, bois du Quoiti ; Léonard, lisière des bois ; plateau de Montcouyoul, près de Saint-Clair ; bords du ruisseau de Peyrusse, près de las Cazes.

♃ Juin, juillet. — AR.

XLVII. BROMUS L.

1951. **Bromus tectorum** L.; Rchb. *Ic.* ed. 2, I, fig. 340.

Vieux murs, toits en chaume, lieux sablonneux, coteaux incultes.

Mil. Environs de Millau, vallée du Tarn vers Peyre ; Nant, bords de la Dourbie !

Rod. Rodez à la Mouline, sur les murs de la côte du Monastère !

Villef. Villefranche, chemin du Calvaire !

① Mai, juin. — CC.

1952. **Bromus sterilis** L.; Rchb. *Ic.* ed. 2, I, fig. 339.

Vieux murs, bord des chemins, haies, buissons, lieux incultes, dans tous les terrains.

① Mai-septembre. — C.

1953. **Bromus madritensis** L.; Rchb. *Ic.* ed. 2, I, fig. 342.

Lieux stériles.

Mil. Débris calcaires au pied des rochers de Caussibal (B.)

① Mai, juin. — R.

1954. **Bromus asper** L.; Rchb. *Ic.* ed. 2, I, fig, 357.

Buissons ombragés, taillis humides, clairières des bois, fourrés des bords des rivières.

Mil. Sévérac-le-Château, montagne de la Camusèle; lisière du bois de Salbous! — Le Rouquet (B.)

Rod. Salles-la-Source, lisière des bois; entre le château du Colombier et la côte du Cruou (ab. R.)

Villef. Bois du Quoiti, lisière inférieure du bois; bois de la Baume; Garrials!

① Juin, juillet. — AC.

1955. **Bromus erectus** Huds.; Rchb. *Ic.* ed. 2, I, fig. 360.; *B. perennis* Vill. *Dauph. II*, p. 122.

Lieux secs, coteaux calcaires, bord des champs, clairières des bois.

Mil. Sauclières, lisière des bois rocailleux; montagne du Puy-de-France; côte de Nant! — Plalong; Hôpital-du-Larzac; vallon de Saint-Martin (B.)

Rod. Prairies de Rodez; plateau de Salles-la-Source; Saint-Christophe!

St-Af. Plateau de Cornus!

Villef. Villefranche, plateau rocailleux de Fontanes; Montbazens; Labastide-l'Évêque; coteaux de Calcomier; vallée du Lot, gorge de Lantouï; combes de Salvagnac!

Var. *argilaceus* Bonhomme, *Cat. cant. Mil.*

Tige de dix-vingt centimètres, raide; panicule dressée, sub-ovale, n'ayant qu'un petit nombre d'épilets.

Mil. Pâturages argileux à la Granède (B.)

♃ Mai-octobre. — AC.

XLVIII. SERRAFALCUS Parl.

1956. **Serrafalcus secalinus** Godr. *Fl. Lor.; Bromus secalinus* L.; Rchb. *Ic.* ed. 2, I, fig. 353, 354.

Moissons, champs en friche, prairies artificielles.

Rod. Cayssials, champs (M.)

Villef. Villefranche, Ordiget, sur le plateau !

Var. β *macrostachys* Godr.; *B. multiflorus* Sm.; Rchb. *Ic.* ed. 2, I, fig, 350.

Villef. Ambeyrac, dans les champs !

① Juin, juillet. — AC.

1957. **Serrafalcus arvensis** Godr.; *Bromus arvensis* L.; Rchb. *Ic.* ed. 2, I, fig. 343.

Moissons, champs en friche, bord des chemins.

Mil. Saint-Jean-du-Bruel, vignes des gorges de la Dourbie ! — Environs de Millau, la Granède, la Borie-Blanque (B.)

Rod. Cayssials, champs, chemins (M.)

St-Af. Querbes, le long des chemins !

Villef. Villefranche, vignes d'Ordiget, de la Gineste; Veuzac, le long du chemin de fer; Salvagnac, le long de la côte ! — Saint-Julien-d'Empare (fr. S.)

① Juin-août. — CC.

1958. **Serrafalcus commutatus** Godr.; *Bromus pratensis* Ehrh.; DC.; *B. commutatus* Schrad.; Rchb. *Ic.* ed. 2, *I*, fig. 347

Moissons, champs cultivés, prés.

Mil. Environs de Millau, coteaux de la Granède (B.)

Rod. Pelouses de Lioujas !

Villef. Bois d'Estrabols !

② Mai-juin. — AC.

1959. **Serrafalcus mollis** Parl.; *Bromus mollis* L.; Rchb. *Ic.* ed. 2, I, fig. 346, 347.

Bord des chemins, prairies artificielles, prés.

Mil. Nant !

Rod. Cayssials, prés, chemins (M.)

Villef. Rieupeyroux, pâturages de la Serre; sommet de la côte de Salvagnac ! — Saint-Julien-d'Empare (fr. S.)

① Mai, juin. — CC.

1960. **Serrafalcus intermedius** Parl.; *Bromus intermedius* Guss.; *B. Requieni* Lois. *Gall. I*, p. 90; *Bromus confertus* M. B.; Rchb. *Ic.* ed. 2, I, fig. 349.

Lieux incultes.

Mil. Sommet de la côte d'Embarry; Causse-Noir (B.)

① Mai, juin. — RR.

1961. **Serrafalcus patulus** Parl.; *Bromus patulus* Mert. et Koch; Rchb. *Ic.* ed. 2, *I*, fig. 344.

Lieux stériles.

Mil. Bords des champs, Plalong; côte d'Embarry; la Pomarède (B.)

② Juin. — RR.

1962. **Serrafalcus squarrosus** Bab.; *Bromus squarrosus* L.; Rchb. *Ic.* ed. 2, I, fig. 355.

Murs, champs cultivés, prairies artificielles.

Mil. Causse de la Liquisse, le long des chemins; vallon du Mensou, dans les champs ! — Coteaux de Saint-Martin; Caussibal (B.)

Rod. Salles-la-Source, le long de la vieille côte; Solsac; vallon du Cruou, sur les rochers exposés au midi (ab. R.)

St-Af. Andabre dans le Rouergue (G. G. *Fl. Fr. III*, p. 592.)

Villef. Capdenac (Puel, *in Cat.* M.) — Saint-Julien-d'Empare (fr. S.)

② Mai, juin. — R.

XLIX. HORDEUM L.

1963. **Hordeum vulgare** L.; vulg. *Orge.*

Cultivé et quelquefois subspontané. Patrie inconnue.

① et ② mai-Août.

1964. **Hordeum hexastichon** L.; vulg. *Orge-d'hiver, Orge-carrée.*

Cultivé çà et là dans quelques parties du département. Patrie inconnue.

① Mai-juillet.

1965. **Hordeum distichon** L.; vulg. *Paumelle, Pamelle.*

Cultivé dans les terrains maigres. Patrie inconnue.

① Juin, juillet.

1966. **Hordeum murinum** L.; Rchb. *Ic.* ed. 2, I, fig. 249.

Champs, le long des chemins, lieux incultes, murs, décombres.

① Mai-juillet. — CC.

1967. **Hordeum secalinum** Schreb.; *H. pratense* Huds.; Rchb. *Ic.* ed. 2, I, fig. 251.

Prairies, pâturages, lieux herbeux.

Mil. Pelouses de la Pesade; Sévérac-le-Château, montagne de la Camusèle, parties boisées ! — Prés (M.)

Rod. Prés de Magnac; Pruines, lisière des bois, au-dessous du village (ab. R.)

Villef. Villefranche, prés de la Romiguière; prés de Montbazens; prairies de Salles-Courbatiès !

② Juin, juillet. — AR.

L. ELYMUS L.

1968. **Elymus Europæus** L.; Rchb. *Ic* ed. 2, I, fig. 246.

Esp. Aubrac, dans la prairie, parmi les arbustes qui la bordent au levant !

② Juin, juillet. — RR.

LI. SECALE L.

1969. **Secale cereale** L.; vulg. *Seigle.*

Cultivé en grand, surtout dans les terrains siliceux désignés, à cause de cette culture, sous le nom de terrains du *Ségala.* Patrie inconnue.

② Mai-juillet.

LII. TRITICUM L.

1970. **Triticum vulgare** Vill.; vulg. *Blé, Froment.*

Var. *hybernum* G. G.; *T. hybernum* L. Épilets mutiques ou presque mutiques.

Var. *æstivum ib.*; *T. æstivum* L. Épilets aristés.

Cultivé partout. Patrie inconnue.

① ou ② Juin-août.

1971. **Triticum turgidum** L.; vulg. *Blé-barbu*; *Gros-Blé.*

Var. *compositum*, *T. compositum* L. Épis rameux; vulg. *Blé-de-miracle*, *Blé-de-Smyrne.*

Cultivé dans les terres fortes, moins communément que l'espèce précédente.

① ou ② Juin, juillet.

1972. **Triticum Spelta** L.; vulg. *Epautre.*

Cultivé dans un petit nombre de localités.

② Juin, juillet.

1973. **Triticum vulgari-ovatum** G. G. *Fl. Fr. III*, p. 600; *Ægilops triticoides* Requien.

Mil. Environs de Millau, champs sablonneux; Saint-Estève, vignes (B.)

① Juin. — RR.

1974. **Triticum ovatum** G. G.; *Ægilops ovata* L.; Rchb. *Ic.* ed. 2, I, fig. 240.

Coteaux arides, lieux secs, bord des chemins des terrains calcaires.

Mil. Bord des champs, des chemins (B.)

Rod. Entre Lioujas et Gages; Saint-Christophe! — Plateau rocailleux de Salles-la-Source; Solsac, au Roc-Ponsard (ab. R.) — La Boutique (Jord. de Pf.)

St-Af. Entre Roquefort et Tournemire, le long de la route; Sainte-Eulalie!

Villef. Plateau de la Bouisse; Saint-Remy, le long de la grande route; Villeneuve, lisière des champs; Monteils, le long des chemins!

Vallée de l'Aveyron à Lexos! *Tarn-et-Garonne.*

① Mai-juillet. — AR.

1975. **Triticum triaristatum** G. G.; *Ægilops triaristata* Willd.; Rchb. *Ic.* ed. 2, I, fig. 241.

Coteaux calcaires, lieux secs, stériles.

① Juin. — R.

1976. **Triticum triunciale** G. G.; *Ægilops triuncialis* L.; Rchb. *Ic.* ed. 2, I, fig. 242.

Lieux secs et stériles, coteaux arides, bord des chemins dans les terrains calcaires.

Mil. Côte de Nant, le long de la route !

Rod. Saint-Christophe ! — Coteaux au-dessus de Manhac (ab. R.)

St-*Af.* Plateau de Tournemire !

Villef. Villefranche, plateau de la Bouisse; Villeneuve; Mauriac, sur les rochers, le long de la route; vallée de la Diége, le long des chemins près de Las-Cazes !

Saint-Antonin; Bonne; Cazals, sur les bords de l'Aveyron (Lagr. Fos. *Fl. Tarn-et-Garonne.*)

① Mai, juin. — C.

LIII. AGROPYRUM P. Beauv.

1977. **Agropyrum campestre** G. G.; *A. glaucum* Rchb. *Ic.* ed. 2, I, fig. 262 (non Desf.)

Champs, lieux sablonneux, haies.

Mil. Gorge de la Jonte ! — Choisy (B.)

St-*Af.* Saint-Affrique, montagne du Bau-des-Singles !

Villef. Salvagnac-Cajarc, bords du Lot !

♃ Mai, juin. — AR.

1978. **Agropyrum glaucum** Rœm. et Schult.; *Triticum glaucum* Desf.

Lieux secs et pierreux.

Esp. Saint-Geniez, bords du Lot, près du gouffre de Gragnols (ab. R.)

Mil. Mas de Trauque, bords du Tarn (B.)

Rod. Saint-Christophe !

Villef. Villefranche, coteaux d'Ordiget; vallée du Lot, Cadrieu, chemin de halage !

Var. β *microstachyum* G. G. *Fl. Fr. III*, p. 608.

Mil. Environs de Millau, Choisy, rivages sablonneux (B.)

♃ Juin-septembre. — R.

1979. **Agropyrum Pouzolzii** G. G. *Fl. Fr. III*, p. 608; de Pouzolz, *Fl. du Gard*, *II*, p. 604.

Mil. Environs de Millau, rivages, lieux frais: ravin de Cartayre; rivages du Tarn, au Chayran (B.)

♃ Mai. — RR.

1980. **Agropyrum repens** P. Beauv.; *Triticum repens* L.; Rchb. *Ic.* ed. 2, I, fig. 257-261.; vulg. *Chiendent*.

Champs, lieux cultivés, bord des chemins.

Esp. Saint-Geniez, bords du Lot, près du gouffre de Gragnols (ab. R.)

Villef. Villefranche, lisière des prés de Notre-Dame, coteaux rocailleux de Fontanes; vallée du Lot à Salvagnac-Cajarc; Capdenac, lisière des champs.

♃ Juin-septembre. — CC.

1981. **Agropyrum caninum** Rœm. et Schult.; Rchb. *Ic.* ed. 2, I, fig. 254.; *Triticum caninum* Huds.

Buissons, lieux ombragés, lisière des bois.

Esp. Aubrac, le long des chemins, sommet de la prairie!

Mil. Sauclières, lisière du bois de Salbous!

Villef. Plateau de Mauriac, lisière des champs!

Vallée du Lot à Cadrieu! *Lot.*

♃ Juillet, août. — R.

LIV. BRACHYPODIUM P. Beauv.

1982. **Brachypodium sylvaticum** Rœm. et Schult.; *B. gracile* P. Beauv.; *Triticum sylvaticum* DC.; Rchb. *Ic.* ed. 2, I, fig. 277-279.

Bois taillis, buissons, pâturages ombragés.

Esp. Saint-Geniez, rive droite du Lot!

Mil. Sévérac-le-Château, montagne de la Camusèle; bois de Salbous! — Bords de la Virenque (Dr Martin).

Villef. Villefranche, bois du Quoiti, sommet de la côte de l'Alzou, lisière des champs; Najac, dans les bois, le long du chemin de fer; vallon de la Diége!

♃ Juillet-octobre. — CC.

1983. **Brachypodium pinnatum** P. Beauv.; Rchb. *Ic.* ed. 2, I, fig. 281.; *Triticum pinnatum* D C.

Pelouses arides, lisière des bois, coteaux pierreux.

Mil. Bois, coteaux (B.)

Rod. Bois de Bourran ! — Haies (M.)

St-Af. Cornus, bords de la Sorgue !

Villef. Côte de Sanvensa; Saint-Remy; côte de Salvagnac; Najac, lisière des bois !

♃ Juin-septembre. — AR.

1984. **Brachypodium phœnicoides** Lor. et Bar. *Fl. Montp.* p. 764; *B. pinnatum* var. β *australe* G. G. *Fl. Fr. III*, p. 610; *Triticum phœnicoides* D C. *Fl. Fr. III*, p. 87; *Festuca phœnicoides* Gouan, *Illust.* p. 4.

Rod. Entre Lioujas et Gages, pelouses rocailleuses !

♃ Juillet. — R.

1985. **Brachypodium distachyon** P. Beauv.; *Trachynia distachya* Link.; Rchb. *Ic.* ed. 2, I, fig. 287.

Lieux arides, coteaux calcaires et rocailleux.

Rod. Saint-Christophe, pelouses rocailleuses !

Villef. Environs de Villefranche, plateau d'Ordiget, de la Bouisse; Monteils, lisière des bois du Puy-d'Escarts; Villeneuve, dans les bois du Rey; au-dessus du tunnel de las Plagnes; Léonard; Ferragut !

Vallée de l'Aveyron, pelouses rocailleuses du plateau qui domine la gare de Lexos ! *Tarn-et-Garonne.*

♃ Mai-juillet. — AR.

LV. LOLIUM L.

1986. **Lolium perenne** L.; Rchb. *Ic.* ed. 2, I, fig. 235.; vulg. *Ray-Grass.*

Pelouses, pâturages, lieux herbeux, bord des chemins.

Villef. Bois du Quoiti; Salvagnac, plateau de Cubèle, le long des chemins ! — Saint-Julien-d'Empare, bords du Lot (fr. S.)

Var. β *tenue* Schrad.; *L. tenue* L.; Rchb. *Ic.* ed. 2, I, fig. 235 b.

Villef. Villefranche, plateau de la Bouisse; champs d'Ambeyrac, bords du Lot !

♃ Juin-octobre. — CC.

1987. **Lolium Italicum** Braun.; Rchb. *Ic.* ed. 2, I, fig. 238-239.; vulg. *Ray-grass-d'Italie.*

Lieux herbeux, prés, prairies artificielles, assez souvent cultivé comme fourrage.

Mil. Environs de Millau, subspontané dans un chemin au village de Chayran (B.)

♃ Juin, juillet. — R.

1988. **Lolium multiflorum** Lam.; Rchb. *Ic.* ed. 2, I, fig. 234.

Pâturages, lieux cultivés, décombres, moissons.

Mil. Cureplats; la Pomarède (B.)

Villef. Plateau du Guarriguet; au-dessous de Monteils, bords de l'Aveyron, lisière des bois ! — Prairies de Saint-Julien-d'Empare (fr. S.)

① Mai-juillet. — AR.

1989. **Lolium strictum** Presl.; *L. rigidum* Gaud.; *L. complanatum* Schrad.; Rchb. *Ic.* ed. 2, I, fig. 230.

Prés secs, champs, vignes.

Mil. Sauclières, bois de Salbous ! — Hôpital-du-Larzac ; la Tacherie (B.)

Villef. Villefranche, vignes du Calvaire; le Moiron; Veuzac, le long du chemin de fer; Villeneuve, dans les moissons; entre Salles-Courbatiès et Naussac, le long de la voie ferrée !

① Juin, juillet. — C.

1990. **Lolium linicola** Sond. *in* Koch, *Syn.*; *L. arvense* Schrad.; Rchb. *Ic.* ed. 2, I, fig. 226.

Villef. Coteaux rocailleux de Calcomier; le long de la côte de Salvagnac !

① Juin, juillet. — R.

1991. **Lolium temulentum** L.; vulg. *Ivraie.*

Dans les moissons.

Var. α *macrochœton* Braun; G. G.; *L. temulentum* Rchb. *Ic.* ed. 2, I, fig. 232-333.

Mil. Sauclières, moissons du plateau calcaire; Campagnac, dans les moissons ! — La Tacherie; Hôpital-du-Larzac (B.)

Villef. Moissons du plateau de la Bouisse, d'Estrabols, de Salvagnac-Cajarc !

Var. β *leptochæton* Braun; *L. speciosum* Bieb.; *L. robustum* Rchb. *Ic.* ed. 2, I, fig. 229.

Villef. Pargasan; moulin de Parayre; Teulières, dans les moissons ! — Saint-Julien-d'Empare dans les champs (fr. S.)

① Juin, juillet. — C.

1992. **Lolium arvense** Withering; Rchb. *Ic.* ed. 2, I, fig. 226-228.; Bor. *Fl. cent.* 3e éd. p. 733, *non* Schrad.; *L. temulentum* var. *muticum auct.*

Villef. Coteaux calcaires du vallon de Calcomier !

① Juin, juillet. — R.

LVI. GAUDINIA P. Beauv.

1993. **Gaudinia fragilis** P. Beauv.; Rchb. *Ic.* ed. 2, I, fig. 168.; *Avena fragilis* L.

Prés, lieux herbeux, bord des champs.

Villef. Villefranche, au-dessus de Gourgassiers, bords de l'Aveyron; prés du Guarriguet; l'Estang, dans les prés; bois de Loc-Dieu; Najac, le long du chemin de fer; Villeneuve, moissons près de la station; Capdenac, fossés le long du chemin de fer; côte d'Aubin !

① Mai, juin. — C.

LVII. NARDURUS Rchb.

1994. **Nardurus tenellus** Rchb.; *Festuca tenuiflora* Koch; *Brachypodium unilaterale* R. et S.; Rchb. *Ic.* ed. 2, I, fig. 275.

Lieux arides, bord des champs, des chemins.

Mil. Saint-Jean-du-Bruel, sur les rochers des bords de la Dourbie !

Villef. Coteaux de la Romiguière; coteaux escarpés des bords de l'Aveyron, au-dessous de Pargasan; Rieupeyroux, à la chapelle; vallée du Lot, plateau de Gaïflié ! — Saint-Julien-d'Empare (fr. S.)

Var. β *aristatus* Parl.; *Triticum Nardus* DC.; *Triticum tenellum* Viv.; *Nardurus tenellus* Rchb. *Ic.* ed. 2, I, fig. 288.

Villef. Côte de Sanvensa, à la Miroulie !

① Mai-juillet. — CC.

1995. **Nardurus Lachenalii** God. *Fl. Lor.*; *Festuca Poa* Kunt; *Brachipodium Halleri* R. et S.; Rchb. *Ic.* ed. 2, I, fig. 276.

Var. α *genuinus* G. G.; *Triticum Halleri* Viv.; *T. poa* DC.

Coteaux incultes, pelouses sablonneuses, coteaux schisteux.

Esp. Saint-Geniez, vis-à-vis de l'usine de Saint-Pierre (ab. R.)

Rod. Cayssials, champs, chemins (M.)

Villef. Villefranche, montagne du Calvaire, gorge de la Maladrerie, rochers de la vallée de l'Alzou; coteaux de l'Aveyron, au-dessous de Pargasan; côte de Sauvensa; Firmy, sur les roches serpentineuses du Puy-de-Volf; Mouteils, pentes rocailleuses de la vallée de l'Aveyron; Najac, le long du chemin de fer, Bois-Rond; baraque de Combrouse; Capdenac; la Roque-Bouillac, dans les bois, le long du chemin de fer !

① Mai-juillet. — CC.

LVIII. NARDUS L.

1996. **Nardus stricta** L.; Rchb. *Ic.* ed. 2, I, fig. 450.

Pelouses montagneuses, lieux incultes, bruyères, bord des routes dans les terrains siliceux, granitiques ou volcaniques.

♃ Mai-juillet. — CC.

ENDOGÈNES CRYPTOGAMES

OU

ACOTYLÉDONÉES VASCULAIRES

FILICINÉES

FAM. CXXV. FOUGÈRES

FILICES Juss.

I. BOTRYCHIUM Swartz.

1997. **Botrychium Lunaria** Sw.; *Osmunda Lunaria* L.

Pâturages montueux, pelouses, bruyères.

Esp. Montagnes d'Aubrac, pelouses au-dessus du bois de Rigambal ! — Laguiole (Valadier).

Mil. Environs de Sauclières, pelouses rocailleuses du plateau du Rouquet !

J'ai remarqué des échantillons sur lesquels la fronde inférieure, dite stérile, se ramifie et dont les segments sémi-lunaires des rameaux inférieurs étaient couverts de sporanges; sur d'autres sujets des sporanges en assez grand nombre envahissaient les segments supérieurs des mêmes frondes.

♃ Mai-juillet. — R.

II. OPHYOGLOSSUM L.

1998. **Ophyoglossum vulgatum** L.

Prairies et taillis humides.

Esp. Environs d'Espalion, dans les prés du village de la Bro (Bern.) — Mur-de-Barrez, prairies au-dessous de Bromme (Jord. de P f.)

Mil. Bois de la Resce (fr. M.-J.)

Rod. Versant du plateau de Balzac, dans les prés élevés; près de la station de Salles-la-Source (Ab. Soulié).

Villef. Environs de Villefranche, prairies des Granges, de la Romiguière; prés du Tournié; gorges au-dessus des Millets ! — Environs de Saint-Julien-d'Empare, prés de Guiraldol (fr. S.)

♃ Mai, juin. — AR.

III. OSMUNDA L.

1999. **Osmunda regalis** L.

Lieux humides, marécageux, bord des eaux.

Rod. Les Palanges (Cérès). — Bords du Giffou, sous Castelpers; Carcenac, ruisseau de Puech; Sainte-Juliette, bords du Viaur (de B.)

Villef. Au-dessous de Najac, bords de la Sérène près de son confluent dans l'Aveyron; vallée du Lot, près de la zinguerie de Penchot; vallée de l'Aveyron à Laguépie !

Quelquefois les lobes des frondes supérieures sont bordés de sporanges à la manière des *Pteris*.

♃ Juin-septembre. — R.

IV. CETERACH Bauh.

2000. **Ceterach officinarum** Willd.; *Asplenium Ceterach* L.

Vieilles murailles, rochers humides, orifice des puits.

♃ Mai-octobre. — CC.

V. NOTHOCLÆNA R. Br.

2001. **Nothoclæna Marantæ** R. Br.; *Acrostichum Marantæ* L.

Fentes des rochers.

Villef. Firmy, sur les rochers de serpentine du Puy-de-Volf; au-dessous de Najac, sur les rochers de même nature, à Ferragut; dans la gorge de la Sérène ! — Saint-Parthem, sur le schiste (Chastaingt).

♃ Avril, mai. — RR.

VI. POLYPODIUM L.

2002. **Polypodium vulgare** L.

Vieux murs humides, pied des arbres, rochers, lieux ombragés.

♃ Fructifie pendant la plus grande partie de l'année. — CC.

2003. **Polypodium Phegopteris** L.

Bois ombragés montagneux, broussailles.

Esp. Montagnes d'Aubrac, lisière du bois d'Aubrac, bords du ruisseau du bois de Rigambal ; sur les rochers éboulés de la cascade du Sal-del-Grel !

Rod. Bois de Serres, près de Trémouilles, sur le Vialou (de B.)

♃ Juillet-août. — R.

2004. **Polypodium Dryopteris** L.

Lieux ombragés et rocailleux des montagnes, au pied des arbres, sur les rochers.

Esp. Montagnes d'Aubrac, bois d'Aubrac, de Laguiole, de Rigambal, de Gandillot ! — Bois au-dessous de Trionnac (Jord. de Pf.)

Rod. Carcenac, bois de Serres, près du hameau de Salsés, sous Carcenac (de B.)

St-Af. Roquefort (Puech).

Montagne de Saint-Guiral ! *Gard.*.

♃ Juillet, août. — R.

2005. **Polypodium Robertianum** Hoffm.; Bor. *Fl. cent.* 3e éd. p. 739; *P. calcareum* Smith.

Murs et rochers calcaires.

Mil. Gorges de la Jonte (Lecoq et Lam.)

♃ Juin, juillet. — RR.

VII. GRAMMITIS Sw.

2006. **Grammitis leptophylla** Sw.; *Polypodium leptophyllum* L.

Fentes des rochers, sur les murailles.

Villef. Environs de Villefranche, sur les murs éboulés, au bas de la côte du Doumayrenq, vis-à-vis de la Gasse ; côte de l'Alzou, sur les rochers, au sommet du ravin de Dardes ; fentes des rochers près du Boï-Haut ; la Roque-Bouillac, entre ce village et l'usine à zinc, sur les murs des vignes ! — La Coste, près de Saint-Julien-d'Empare, sur les murs des vignes (fr. S.)

① Mars-mai. — R R.

VIII. ASPIDIUM R. Br.

2007. **Aspidium aculeatum** Dœll. ; *Polypodium aculeatum* L.

Bois ombragés, ravins boisés des montagnes.

Var. α *vulgare* G. G. ; *Polystichum Pluckenetii* D C. *Fl. Fr.* V, p. 241.

Esp. Montagnes d'Aubrac, prairie d'Aubrac, le long du ruisseau ; bois de Rigambal ; bois de Gaudillot ! — Bois au-dessous de Campheït (Jord. de P f.)

Rod. Bonnecombe (de B.)

Mil. Bois de Salbous (Martin).

St-Af. Roquefort (Puech).

Villef. Villefranche, ravins de la Baume, côte de l'Alzou ; Najac, Laguépie, bords de l'Aveyron !

Var. β *angulare* G. G. ; *A. aculeatum* Swartz.

Esp. Ruisseau de Trionnac, commune de Taussac (Jord. de Pf.)

Rod. Cayssials ; Bonnecombe (M.)

Mil. Bois de Salbous (Martin).

St-Af. Cornus, bois de la Sorgue !

Villef. Vallée de l'Alzou, chemin des vignes du Calvaire, le long des haies ; gorges de l'Aveyron, au-dessous de Pargasan ; Monteils, ravins de la Bouisse ; ravin des Guilloux !

♃ Juillet, août. — C C.

IX. POLYSTICHUM Roth.

2008. **Polystichum Thelypteris** Roth. ; *Polypodium Thelypteris* L.

Indiqué par Berthoud dans les bois herbeux et marécageux de nos montagnes. Je ne l'ai pas observée moi-même dans le département.

♃ Juin-septembre.

2009. **Polystichum Oreopteris** D C.; *Polypodium Oreopteris* Ehrh.

Lieux humides et ombragés des montagnes boisées.

Esp. Châtaigneraies au-dessus de Campheït (Jord. de Pf.)

Rod. Ruisseau derrière le Puech de Carcenac; moulin de Bontemps, près de Carcenac (de B.)

♃ Juillet-août. — RR.

2010. **Polystichum Filix-mas** Roth.; *Polypodium Filix-mas* L.; vulg *Fougère-mâle.*

Bois et rochers humides, lieux couverts.

Rod. Environs de Carcenac (de B.)

S^t-Af. Roquefort, dans les gorges (Puech).

Villef. Vallée de l'Aveyron, ravins des bois de la Baume, de Combenègre; Marmont; ravin du Guilloux, près de Monteils!

♃ Août, septembre. — CC.

2011. **Polystichum cristatum** Roth.; *P. Callipteris* D C.; *Aspidium cristatum* Swartz; *Polypodium cristatum* L.

Bois humides, lieux montueux.

Rod. Bois de Serres et autres bois montagneux des environs de Carcenac (de B.)

♃ Juillet, août. — RR.

2012. **Polystichum spinulosum** D C. *Fl. Fr. II*, p. 351.

Bois, lieux couverts des montagnes dans les terrains schisteux, granitiques et volcaniques.

Var. α *vulgare* G. G.; *P. dilitatum* Duby, *Bot.*

Esp. Bois au-dessous de Longue-Brousse, commune de Taussac (Jord. de Pf.) — Au bas du coteau de Lacam (de B.)

Rod. Les Palanges (Cérès). — Carcenac, près du ruisseau de Salses (de B.)

Var. β *dilatatum* G. G.; *Polystichum tanacetifolium* D C.; *Aspidium dilatatum* Willd.

Esp. Bois au-dessus de Monteil, commune de Thérondels (Jord. de Pf.)

Rod. Environs de Montillet (de B.)

Villef. Ravins de la vallée de l'Aveyron, à la Baume, à Monteils!

♃ Juillet, août. — AC.

X. CYSTOPTERIS Bernh.

2013. **Cystopteris fragilis** Bernh.; *Aspidium fragile* DC.; *Polypodium fragile* L.

Lieux frais et pierreux, bord des bois, rochers, vieux murs.

Esp. Montagnes d'Aubrac, bois d'Aubrac, sur les rochers; rochers de la cascade du Sal-del-Grel; les Places-Basses; bois de Rigambal, fentes des rochers sur les bords du Boralde! — Bars, commune de Lacroix, base des rochers basaltiques (Jord. de Pf.)

Mil. Sauclières, rochers de Roquefoulet, ravins des bois de Salbous et de Virenque!

Rod. Bois de Madame (M.) — Le Rouquet (fr. S.)

St-Af. Cornus, versant septentrional du plateau de Guillaumard!

Villef. Villefranche, vallée de l'Alzou, rochers au-dessus du Mas-de-Tézic; la Maladrerie; village de Costes près de Toulonjac; Laguépie, fentes des rochers des bords du Viaur!

♃ Juin-septembre. — AR.

XI. ASPLENIUM L.

2014. **Asplenium Filix-femina** Bernh.; *Polypodium Filix-femina* L.

Bois, broussailles, haies, lieux ombragés, surtout dans les terrains siliceux ou granitiques.

Rod. Cayssials (M.)

Villef. Villefranche, ravins de l'Aveyron, la Baume, Combenègre; entre Pelras et Marmont; Labastide-l'Évêque, le long du ruisseau!

♃ Juillet-octobre. — AC.

2015. **Asplenium Halleri** DC. *Fl. Fr. V*, p. 240; *Athyrium fontanum* DC. *Fl. Fr. II*, p. 557; *Polypodium fontanum* L.

Fentes des rochers, murs ombragés et humides.

Mil. Sauclières, fentes des rochers, près du village!

Villef. Villefranche, sur les rochers de la gorge de la Maladrerie; rochers des bords de l'Aveyron, à Monteils; les Guilloux, Longcol; Najac, fentes des rochers au-dessus de la station!

Var. β *fontanum* G. G.; *Asplenium fontanum* D C. *Fl. Fr. V*, p. 239.

Rod. Le Lagast (fr. S.)

Villef. Villefranche, rochers du Gour-de-l'Oule !

♃ Juillet, août. — R.

2016. **Asplenium lanceolatum** Huds.

Rochers humides, lieux pierreux et couverts.

Rod. Rocher de Kaymard, près de Pruines (ab. R.) — Conques, rochers primitifs (M.) — La Bastide, près de Carcenac, murs intérieurs d'une fontaine (de B.)

Villef. Villefranche, sur les rochers de la gorge de la Maladrerie; plateau du Calvaire, près du village de la Treille !

Des poils rougeâtres, un peu épars, couvrent le rachis et la face inférieure des frondes.

♃ Juin-septembre. — R.

2017. **Asplenium Trichomanes** L.; vulg. *Capillaire.*

Murs humides, puits, ruines, rochers ombragés.

♃ Mai-septembre. — CC.

2018. **Asplenium septentrionate** Swartz; *Acrosticum septentrionale* L.

Fentes des rochers, vieux murs.

Esp. Aubrac, bas de la prairie, sur les rochers des bords du Boralde ! — Puy-de-Vernes, près d'Espalion (Bern.)

Rod. Environs de Rodez, rochers de schiste et de gneiss (M.) — Environs de Rignac (de V.) — Carcenac (de B.)

Villef. Villefranche, commun sur les rochers des bords de l'Aveyron, à la Gasse, la Baume, la Maladrerie; canals de Morlhon, au pied du château des Anglais; les Guilloux, Monteils, rive droite de l'Aveyron; Cabanes, sur les rochers du ravin du Lezert !

♃ Juin, septembre.

2019. **Asplenium Breynii** Retz.; *A. germanicum* Weiss.

Fentes des rochers.

Esp. Sur les rochers schisteux, près de Saint-Geniez, au bas du chemin d'Aubrac !

Rod. Carcenac, murs de soutènement, au-dessous des jardins (de B.)

Villef. Villefranche, sommet des canals de Morlhon, sur les rochers, à la jonction des deux ruisseaux; au-dessous de Cabanes, fentes des rochers du dernier martinet, sur le ruisseau du Lézert; Najac, fentes des roches serpentineuses de Ferragut !

♃ Juin-septembre. — RR.

2020. **Asplenium Ruta-muraria** L.

Vieux murs, interstices des pierres de taille, rochers.

Esp. Côte de Saint-Côme ! — Environs d'Espalion, murailles *del Prat-Sarrat* (Bern.)

Mil. Sauclières, fentes des rochers de Roquefoulet ! — Murs et rochers (M.)

Rod. Rochers de Salles-la-Source; Bournazel, murs du château !

Villef. Vallée de l'Aveyron, sur le pont du Cayla; Rieupeyroux, sur les murs de la chapelle !

♃ Juillet-octobre. — CC.

2021. **Asplenium Adianthum-nigrum** L.

Murs et rochers humides, lieux couverts, chemins creux.

Juillet, automne, hiver. — CC.

XII. SCOLOPENDRIUM Smith.

2022. **Scolopendrium officinarum** Swartz; *Asplenium Scolopendrium* L.; vulg. *Scolopendre.*

Rochers et bois ombragés, bord des eaux.

Mil. Gorges de la Jonte; vallée du Tarn, à Entraygues (Lecoq et Lam. *Cat.*)

Rod. Salles-la-Source, au pied des rochers des sources ! — Salles-la-Source, grotte de la Frégière (M.) — Vallée du Cruou (de B.)

St-Af. Le Truel, bords du Tarn (Puech).

Villef. Garrials, sur les rochers, au-dessous du village; Najac, Bois-Rond, bois de Ferragut; Saint-Julien-d'Empare, Capdenac, bords du Lot; Saujac, sur les rochers *del Saou-de-lo-Mounino*; Ambeyrac, bords du ruisseau qui traverse le village; Saint-Igest, sur les murs du ruisseau !

♃ Juin-septembre — AR.

XIII. BLECHNUM Roth.

2023. **Blechnum Spicant** Roth.; *Osmunda Spicant* L.

Lieux humides des bois montagneux, bord des chemins couverts, buissons marécageux.

Esp. Aubrac, ravins des montagnes; bois de Rigambal! — Rochers du bois de Bonneval (Bern.)

Rod. Les Palanges ; Conques (M.) — Environs de Rignac (de V.) — Carcenac (de B.)

Villef. Villefranche, ravin de la Baume; chemin de Marmont, près du village de Pelras; entre la Roque et Bouillac, bords du Lot; Rieupeyroux, le long des chemins couverts, au-dessus du village; baraque de Pauquetou !

♃ Août, septembre. — AR.

XIV. PTERIS L.

2024. **Pteris aquilina** L.; vulg. *Fougère-commune.*

Coteaux, bois, bruyères, jachères, lieux incultes, dans les terrains siliceux basaltiques.

♃ Juillet-septembre. — CC.

XV. ADIANTHUM L.

2025. **Adianthum Capillus-Veneris** L.; vulg. *Capillaire.*

Lieux humides, puits, fontaines, excavations des rochers.

Esp. Au bas de la côte de Saint-Côme !

Mil. Sévérac-le-Château, au pied des rochers humides, près des sources de l'Aveyron ! — Gorges de la Jonte, excavations des rochers calcaires (Lecoq et Lam. *Cat.*)

Rod. Salles-la-Source, gorge de la Frégière (M.)

Villef. Saujac, sur les rochers du *Saou-de-lo-Mounino*; Saint-Remy; bords du Lot, gorge du Fin-du-Monde, entre Cajarc et Cadrieu !

♃ Juin-août. — AR.

XVI. CHEILANTHES Sw.

2026. **Cheilanthes odora** Sw.; *Polypodium fragrans* L. *Mant.*

De Barrau indique cette plante sur les rochers et les vieux murs, sans indication de localité. Bien qu'elle vienne dans la Lozère et dans le Gard, où je l'ai observée moi-même, au Vigan, sur les roches schisteuses, il n'est pas à ma connaissance qu'aucun autre botaniste l'ait trouvée dans l'Aveyron.

FAM. CXXVI. EQUISETACÉES

EQUISETACEÆ Rich.

I. EQUISETUM L.

2027. **Equisetum arvense** L.; Duval-Jouve, *Equis.* p. 183, 255; vulg. *Prêle, Queue-de-Rat.*

Champs, prés humides, bord des rivières.

Rod. Rodez, prairies des bords de l'Aveyron; vallon du Cruou (ab. R.)

Villef. Villefranche, prés de la Romiguière; Montbrun, bords du Lot!

♃ Avril, mai. — CC.

2028. **Equisetum Telmateya** Ehrh.; *E. maximum* Duval-Jouve, *Equis.* p. 170, 253; vulg. *Prêle, Queue-de-Cheval.*

Bord des fossés, des rivières, lieux marécageux.

Esp. Le Bournhou-la-Capelle, près de Peyrat (Jord. de Pf.)

Rod. Vallon de Bruéjouls, près de la ferme de Calcomière! — Valady, dans les vignes (M.)

St-Af. Cornus, bords du ruisseau d'Aygues-Vieilles!

Villef. Montsalès, prés marécageux, au bas de la côte; Balaguier! — Saint-Julien-d'Empare, au-dessus du cimetière (fr. S.)

♃ Mars-mai. — AC.

2029. **Equisetum sylvaticum** L.; Duval-Jouve, *Equis.* p. 176, 254.

Bois et prairies des hautes montagnes.

Esp. Montagnes d'Aubrac, parmi les broussailles, au bas de la prairie d'Aubrac; bois de Rigambal, bois de Laguiole !

♃ Mai, juin. — RR.

2030. **Equisetum palustre** L.; Duval-Jouve, *Equis.* p. 200,256.

Prés marécageux, lieux humides, bord des eaux.

Villef. Villefranche, prés de Notre-Dame, de la Romiguière; Labastide-l'Évêque, dans les prairies; l'Estang; Salles-Courbatiès ! — Saint-Julien-d'Empare (fr. S.)

♃ Mai, juin. — AC.

2031. **Equisetum limosum** L.; Duval-Jouve, *Equis.* p. 196, 256.

Marécages, fossés aquatiques, mares, étangs.

Rod. Bords du ruisseau de Lauterne; étang de Bournazel, où il croit en grande abondance ! — Il est fauché à mesure que les eaux se retirent et sert à l'alimentation des bestiaux.

Villef. Prairies tourbeuses du Rey, près de Villeneuve !

♃ Mai, juin. — AR.

2032. **Equisetum hyemale** L.; Duval-Jouve, *Equis.* p. 219, 257.

Lieux sablonneux bords des étangs, bois humides, tourbières.

Esp. Montagnes d'Aubrac, Aubrac, parties tourbeuses de la prairie, au pied de la cascade du Sal-del-Grel !

St-Af. Saint-Affrique, côte du Bau-des-Singles !

♃ Mars-mai. — RR.

2033. **Equisetum ramosum** Schl.; *E. ramosissimum* Desf.; Duval-Jouve, *Equis.* p. 204, 257.

Champs humides, bord des fossés, lieux sablonneux.

Rod. Cougousse, mur de soutènement au bord de la route (de B.)

St-Af. Environs de Saint-Affrique, dans les champs !

Villef. Saint-Julien-d'Empare, dans une vigne, près du chemin de fer (fr. S.)

♃ Juin, juillet. — R.

2034. **Equisetum variegatum** Schl. ; Duval-Jouve, *Equis.* p. 210, 257.

Lieux sablonneux.

Villef. Livinhac, sables des bords du Lot, au-dessus du Pont! — Saint-Julien d'Empare, sables des bords du Lot (fr. S.)

♃ Juin, juillet. — R.

FAM. CXXVII. ISOETÉES

ISOETEÆ Rich.

I. ISOETES L.

2035. **Isoetes lacustris** L.; Puel et Maille, *Herb. Fl. loc.* nº 119.

Dans les lacs.

Esp. Montagnes d'Aubrac, lac de Saint-Andéol (J. Gay, *Bul. soc. bot. Fr.* t. VIII, p. 510; Lecoq. et Lam. *Cat.*; G G. *Fl. fr.*)

Villef. Prévinquières, sur une chaussée (de B.)

♃ Août-octobre. — RR.

2036. **Isoetes echinospora** du R.

Esp. Montagnes d'Aubrac, lac de Saint-Andéol ! (J. Gay, *Bul. soc. bot. Fr.* t. VIII, p. 510; de B.; Jord. de P f.)

FAM. CXXVIII. LYCOPODIACÉES

LYCOPODIACEÆ DC.

I. LYCOPODIUM L.

2037. **Lycopodium Selago** L.

Bois montagneux, rochers herbeux.

Esp. Aubrac, dans les bruyères!

Rod. Bois de Serres, au Rouquet sous Trémouilles (de B.)

♃ Juin-août. — RR.

2038. **Lycopodium inundatum** L.

Bruyères humides, bords des étangs, des marais tourbeux.

Esp. Montagnes d'Aubrac, lac de Saliens (Lecoq et Lam. *Cat.*)

♃ Juillet, août. — RR.

2039. **Lycopodium Chamæcyparrissus** A. Br.; *L. complanatum* DC. *Fl. fr. II*, p. 572, non L.

Bruyères humides.

Esp. Environ de Lacalm, à Montyrac, dans les bruyères, limites de l'Aveyron et du Cantal (fr. S.)

♃ Août, septembre. — RR.

2040. **Lycopodium clavatum** L.

Bruyères des terrains humides.

Esp. Montagnes d'Aubrac ! — Châtaigneraies au-dessous de Peyrat, commune de Taussac (Jord. de Pf.)

Rod. Au pied du versant sud du Puech de Carcenac (de B.)

♃ Juillet-septembre. — RR.

FIN

TABLE ALPHABÉTIQUE

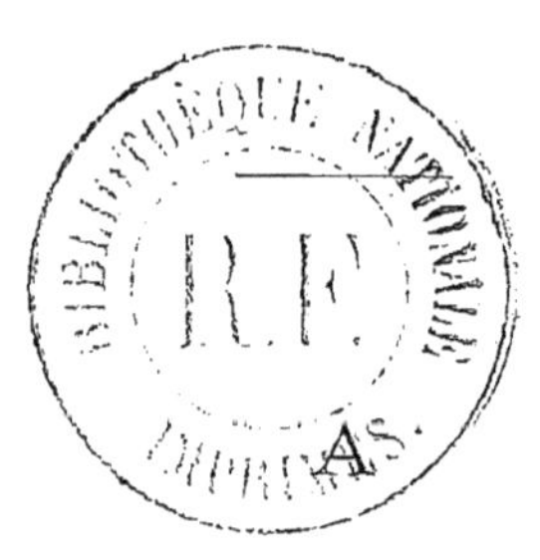

A

B

C

D

E

F

G

H

I

J

K

L

M

N

O

P

Q

R

S

T

U

V

W

X

Z

FIN DE LA TABLE ALPHABÉTIQUE

ADDENDA

Page 168, après la ligne 9, ajoutez :

164 *bis*. **Lythrum bibracteatum** Salzm.

Villef. Bords de l'étang de Mazac, entre le Tournié et les Oliviers!

① Juin-septembre. — R.

Page 107, après la ligne 32, ajoutez :

Villef. Au-dessous de Najac, sur les serpentines de Ferragut!

Page 201, après la ligne 25, ajoutez :

791 *bis*. **Petroselinum segetum** Koch; *Sison segetum* L.

Villef. Saint-Julien, dans les haies (fr. S.)

① Juillet, août. — R.

Page 497, après la ligne 6, ajoutez :

1873 *bis*. **Polipogon littorale** Smth.; Rchb. *Ic. I*, ed. 2, p. 15, fig. 172.; *ad sinistram. P. maritimus.*

Villef. Entre Najac et Laguépie, à quatre kilomètres de cette dernière localité, plongeant par ses racines et ses stolons dans la vase humide ou inondée du fossé du chemin de fer, en fruit (10 août 1877)!

Souche vivace, rampante, radicante à ses nœuds inférieurs.

♃ Juin-juillet. — RR.

ERRATA

Page 1, ligne 8 : *au lieu de* RENUNCULACÉES *lisez* RENONCULACÉES

Page 1, ligne 9 : *au lieu de* RENUNCULACÆ *lisez* RENONCULACEÆ

Pages 2 à 16, lignes premières : *au lieu de* RENUNCULACÉES *lisez* RENONCULACÉES

Page 31, ligne 21 : *au lieu de* ♃ *lisez* ②

Page 76, ligne 11 : *au lieu de* ; *lisez* ! —

Pages 181, 182, 183, lignes premières : *au lieu de* XAXIFRAGÉES *lisez* SAXIFRAGÉES

Page 208, ligne 2 : *au lieu de* 812 *lisez* 814.

Page 208, ilgne 7 : *au lieu de* 814 *lisez* 815.

Page 208, ligne 15 : *au lieu de* 815 *lisez* 816.

Page 208, ligne 21 : *au lieu de* 816 *lisez* 817.

Page 208, ligne 33 : *au lieu de* 817 *lisez* 818.

Page 241, ligne 16 : *après* G. G. *Fl. Fr. ajoutez II,*

Page 344, ligne 28 : *au lieu de* tab. 15 *lisez* tab. 16.

Page 346, ligne 15 : *au lieu de* **DIGITATIS** *lisez* **DIGITALIS**

Page 346, ligne 16 : *au lieu de* **Digitatis** *lisez* **Digitalis**

Page 388, ligne 9 : *au lieu de* tab. 17 *lisez* tab. 7,

Page 395, ligne 35 : au commencement de la ligne ajoutez *Mil.*

Page 513, ligne 28 : *au lieu de* **Durinscula** *lisez* **Duriuscula**

Page 516, ligne 19 : *au lieu de* ① *lisez* ♃

Page 531, ligne 26 : au lieu de *dilitatum* lisez *dilatatum*

Page 536, ligne première : *au lieu du* EQUISETACÉES *lisez* EQUISÉTACÉES

Page 536, ligne 9 : *au lieu de* EQUISETACÉES *lisez* EQUISÉTACÉES

Page 537, ligne première : *au lieu de* EQUISETACÉES *lisez* EQUISÉTACÉES

Page 538, ligne 8 : *au lieu de* ISOETÉES *lisez* ISOÉTÉES

Page 539, ligne 6 : *au lieu de* **Chamæcyparrissus** *lisez* **Chamæcyparissus**

DÉPARTEMENT DE L'AVEYRON

Par A.M. Perrot.

—— Chemin de fer.

Lieues communes de France.

1 2 3 4 5 10

Kilomètres

20 40

le plan gravé par Thierry

La lettre Gravée par Lallemand